中医疾病源流考丛书

姜德友　总主编

中医妇儿科疾病源流考

主　编　韩洁茹　孙许涛

科学出版社

北　京

内 容 简 介

由于历代名医对妇儿科常见疾病建树颇深，且著书立说良多，但医家观点各有千秋，百家争鸣。因此作为"中医疾病源流考"丛书之《中医妇儿科疾病源流考》，对历代医家所述之妇儿科常见疾病的病名、病因病机、治疗等内容从源到流地梳理整合。全书共分为两篇，其中妇科篇根据妇人生理特点分为六章，包括月经病、带下病、妊娠病、产后病、前阴疾病及妇科杂病，主要阐述四十余种临床常见的妇科疾病；儿科篇主要论述二十余种儿科常见疾病，包括新生儿疾病、心系疾病、脾胃系疾病、肝胆系疾病、肾系疾病、虫病、传染病等。

本书适用于广大中医药工作者，中医院校学生及中医药爱好者阅读，希望为中医妇儿科疾病的现代临床研究提供参考。

图书在版编目（CIP）数据

中医妇儿科疾病源流考 / 韩洁茹，孙许涛主编. —北京：科学出版社，2021.1

（中医疾病源流考丛书 / 姜德友总主编）

ISBN 978-7-03-067251-3

Ⅰ. ①中… Ⅱ. ①韩… ②孙… Ⅲ. ①中医妇科学–诊疗②中医儿科学–诊疗 Ⅳ. ①R271.1②R272

中国版本图书馆 CIP 数据核字（2020）第 250574 号

责任编辑：鲍　燕 / 责任校对：王晓茜
责任印制：赵　博 / 封面设计：北京图阅盛世文化传媒有限公司

科学出版社 出版
北京东黄城根北街 16 号
邮政编码：100717
http://www.sciencep.com
北京厚诚则铭印刷科技有限公司印刷
科学出版社发行　各地新华书店经销
*
2021 年 1 月第 一 版　开本：787×1092　1/16
2025 年 1 月第二次印刷　印张：24 1/2
字数：581 000
定价：**139.00 元**
（如有印装质量问题，我社负责调换）

"中医疾病源流考"丛书编委会

《中医妇儿科疾病源流考》编委会

主　　编　　韩洁茹　　孙许涛

副 主 编　　常佳怡　　王　海　　隋博文　　李富震　　杨东霞

编　　委　　（按姓氏笔画排序）

于　琨　　王　旭　　王　海　　王　硕　　王　瑶

王托资　　王昊晨　　王佳柔　　王金贺　　王海强

王萌萌　　毛雪莹　　石伯伦　　任鹏鹏　　庄晓彤

刘国鑫　　孙许涛　　李　妍　　李三洋　　李文昊

李爱东　　李富震　　杨东霞　　杨圣英　　邹展鹏

张　虎　　张　倩　　张　静　　张永政　　张宜默

张绪峰　　陈天玺　　陈星燃　　和鹏飞　　周　岚

孟　云　　孟　璐　　赵　艳　　赵丽杰　　赵洪旭

段芳芳　　俞　婧　　高　山　　高　阳　　常佳怡

隋博文　　韩洁茹　　焦志玲　　温　馨　　谭曾德

鞠丽丽

主　　审　　冯晓玲　　韩凤娟　　张　伟

学术秘书　　和鹏飞　　周　岚

总　序

　　源者水之始也，流者水之支也，有源始能成其根本，有流方能汇其磅礴，海有其广博，在于源流之汇聚，中医亦然！

　　内难之始，成国医之根源，自此以降，历代先贤无不穷其学以羽翼之，至此方有如今浩如烟海之论述，卷帙浩繁之医籍，是以中医之发展乃前辈先贤呕心沥血、甘为人梯之硕果，数千年对疾病之见解论述，方成今日中医发展之盛况，然自西学东进，于中医之冲击可谓巨大，对于疾病之论述大有取而代之之势，历代先贤之论述亦有被弃如草芥者，对中医诊病之误解比比皆是，故而溯本求源之声不绝于耳，回归中医之意振聋发聩。

　　今喜闻门人姜德友教授总编"中医疾病源流考"丛书即将付梓，展卷之余美不胜收，丛书汇古今之论，上至先秦经典医籍，下至历代各家专著，亦有各朝官修医典，分内科、外科、妇儿、五官四部，将二百余种疾病，分篇分病论述，汇古通今，详细整理，探赜发微，取舍得当。考据各病之病名、病因、病机、证候分类，归纳分析，梳理疾病发展之脉络沿革，荟萃治疗之观点经验，遑论囊括古今，确能见病知源。

　　此举展示中医学对疾病认识治疗之历程，乃回归中医本原、为中医正名之壮举，对于中医之发展价值重大，意义深远，可供中医学有识之士广为参详，展卷有益，常踞案头，故而乐为之序。

国医大师　张琪

戊戌年八月于冰城

总 前 言

中华医学典籍卷帙浩繁，博大精深，彰显历代医家之中医智慧。特别是中医对疾病的认识，历代医家各有体会，见仁见智，然多散见而未成系统，故从疾病之源流角度对其进行梳理，既必要也重要。编委会以《中华医典》为主要文献检索工具，旁及其他方式文献，在科学出版社支持下，整理编写"中医疾病源流考"丛书，以期为中医各科疾病的现代临床治疗研究提供理论文献依据和参考。

"中医疾病源流考"丛书所引用参考文献有先秦汉隋时期的《五十二病方》《黄帝内经》《神农本草经》《伤寒杂病论》《难经》《诸病源候论》等临床经典医籍；魏晋唐宋时期的《脉经》《肘后备急方》《针灸甲乙经》《备急千金要方》《外台秘要》《三因极一病证方论》《妇人大全良方》《小儿药证直诀》等方脉全书、各科专著，以及《新修本草》《太平惠民和剂局方》《圣济总录》等官方修订的本草书籍；金元明清时期的《黄帝素问宣明论方》《儒门事亲》《格致余论》《脾胃论》《临证指南医案》《温病条辨》《外科正宗》等各家学术类方书，亦探求《证治准绳》《景岳全书》《杂病广要》《张氏医通》等临证综合医籍。

本丛书共四个分册，即《中医内科疾病源流考》《中医外科疾病源流考》《中医妇儿科疾病源流考》《中医五官科疾病源流考》。

《中医内科疾病源流考》共分八篇，择选六十余种中医内科常见疾病，第一篇主要介绍春温、风温、伏暑等温病学常见疾病。第二至第六篇，以脏腑为纲，分别介绍了肺系、心系、脾胃系、肝胆系及肾系常见疾病。第七篇，以气血津液为纲，主要介绍郁证、血证、痰饮、消渴等疑难杂病。第八篇主要介绍六类具有代表性的肢体经络病证。

《中医外科疾病源流考》共分七篇，其中包括疮疡，如疖、疔、痈、疽、发颐、瘰疬等；乳房疾病，如乳痈、乳痨、乳核、乳癖等；瘤岩病，如筋瘤、肉瘤、血瘤、失荣、乳岩等；皮肤病，如热疮、蛇串疮、疣、黄水疮、癣等；肛门直肠疾病，如痔、肛痈、肛裂、脱肛、肠痈等；男性前阴病，如子痈、囊痈、子痰、水疝；外伤性疾病与周围血管疾病，如臁疮、青蛇毒、股肿、脱疽、破伤风、脉痹等。共计五十余种外科常见疾病。

《中医妇儿科疾病源流考》共分两篇，即妇科篇与儿科篇。其中妇科疾病根据妇人生理特点分为六章，包括月经病、带下病、妊娠病、产后病、前阴疾病及妇科杂病，共四十余种妇科常见疾病；儿科疾病包括新生儿疾病、心系疾病、脾胃系疾病、肝胆系疾病、肾系疾病、虫病、传染病等二十余种儿科常见疾病。

《中医五官科疾病源流考》共分五篇，分别为眼科疾病，如胞睑疾病、针眼、睑弦赤烂、眼丹、椒疮、粟疮、目劄、漏睛、暴风客热、白涩症、聚星障、宿翳、青风内障、圆翳内障、青盲、云雾移睛、暴盲、风牵偏视、雀目、近视、远视等；耳科疾病，如耳疖、耳疮、耵耳、断耳疮、耳鸣、耳聋等；鼻科疾病，如鼻疮、鼻疔、鼻疳、鼻窒、鼻槁、鼻衄、鼻渊、鼻塞等；

咽喉科疾病，如乳蛾、喉痹、喉风、喉瘤、喉痈、喉癣、白喉；口齿科疾病，如牙痛、牙宣等五十余种五官科常见疾病。

各分册分别从病名、病因病机、证候分类及治疗四个方面，对古代医家所论述的疾病详细整理，探赜发挥。其中病名部分，将历代医家所提及之名称搜集分类，对比鉴别，发现各种疾病或以病症特点命名、或以病位脏腑命名、或以病因病机命名，凡此等分类方法，不一而足，均得以概括总结。在病因病机与证候分类两部分，将历代典籍中指出的各种病因病机加以概括，并参考近现代医学论著中提到的证候类型加以归纳。在治疗的论述中，不仅对历代医家医著中辨证论治的精华进行提炼分析，而且分别将中药、针灸等治疗方法加以归纳总结。

编委会编纂历时十余载，对丛书反复校对，多次修改完善，终有所成。由于中医典籍宏富，编纂所阅古籍尚有未及之处，加之编者水平有限，不足之处在所难免，冀望广大读者提出宝贵意见，以利再版时修订。

"中医疾病源流考"丛书编委会

2018 年 5 月

目 录

总序
总前言

妇 科 篇

儿 科 篇

妇科篇

第一章 月 经 病

月经先期源流考

早在《金匮要略》中即有"经一月再见"的记载，仲景根据其伴发的"带下经水不利"之症，通因通用，主以调营血破瘀滞的土瓜根散治之，开创了论治月经先期的先河。"先期"之名首见于宋代陈自明的《妇人大全良方》，其言："阳太过则先期而至"，故后世医家多有"先期属热"之说。虽然古代医家很早注意到这一病证，但只是将其列为月经不调一类证候。直至明代，万全《万氏女科》以"不及期而经先行"之名，将月经先期正式作为一种独立疾病进行论述。明清时期医家在认识及治疗月经先期方面亦日臻完善，可谓百家争鸣。因历代医家关于月经先期的论述颇多，故从病名、病因病机、证候分类及治疗四方面入手，对历代重要医籍的相关论述进行总结归纳，以辨析学术的发展规律，考镜源流。

（一）病名

历代医家均以月经提前之病状特点命名，汉代张仲景于《金匮要略》中首次以"经一月再见"对月经先期进行定义，此命名对后世影响深远，众多医家多有沿用。晋代王叔和习承仲景之说，于《脉经》中将本病命名为"一月再来"及"来而频并"。由此可见，自汉代至隋代，诸医家对月经先期虽有论述，但并不具体，未体现"先期"之独特性。时至明代，万全《万氏女科》以"不及期而经先行"之名，将月经先期正式作为独立疾病加以论述。后世众多医家崇万全之说，始以先期特征为命名之侧重点，并加以进一步扩充与完善，如"经水先期而来""经不及期""经水不及期先行""经不及期""经早"及"月经先期"等。至清代，"月经先期"这一病名受医家推崇并广泛应用，因此作为本病的主要病名沿用至今。

（二）病因病机

月经先期之基本病位在胞宫，病因主要与血热、气虚、血瘀相关。其发病机制总属冲任不固，经血失约。经整理概括为三类：血瘀阻络，新血妄行；血热扰冲，血海不宁；气虚不固，统摄无权。兹分述如下：

1. 血瘀阻络，新血妄行

张仲景《金匮要略》云："带下经水不利，少腹满痛，经一月再见者，土瓜根散主之。"应用土瓜根散治疗经水下行不利、兼有少腹满痛之月经先期。土瓜根散方药物组成为土瓜根、芍药、桂枝、蟅虫各三两。后世医家以方测证，认为本方具有调营血、破瘀滞之功，用于血瘀型月经先期的治疗。如明代王肯堂《女科证治准绳》按曰："仲景此方，乃破坚下血之剂。"同时期医家岳甫嘉在《妙一斋医学正印种子编》中对土瓜根散的应用作出补充，其言："此方乃破坚下血之剂，而见之经行，一月再见者，且未辨明小腹满痛、小满痛之别。古方未尝不是，后人用之多误，特辨之，所谓方不可执也。"岳氏认为诸多医家偏执于"一月再见"，而忽视女子是否出现小腹满痛之症。若遇经水先期下行者，便盲目使用土瓜根散破坚下血，实为误用。清代医家沈金鳌亦宗此说，于《妇科玉尺》中强调以"小腹满痛"为诊断依据，其言："此散乃破坚下血之剂，观此则经不及期，有因瘀血者矣，前论所未及也，然欲知瘀血，须以小腹满痛为凭。"

2. 血热扰冲，血海不宁

（1）肝经郁热：明代薛己认为肝火血热是月经先期的重要病因。在诸多医籍中均有提及，如《女科撮要》言："月经先期，此是肝火血热妄行。"薛氏所作《疬疡机要》亦云："一女子月经先期……清肝火益肝血。"其《校注妇人良方》进一步将肝火旺盛致月经先期之理分为虚实两类，其中"经候先期，肝脉弦数，此肝火血涸筋挛也"之论述，指出肝火旺盛、灼损阴血，发为月经先期之虚证，可见肝脉弦数，此弦数之脉多见无力之象，因肝主藏血，火盛伤阴，血虚不充脉道则无力。而薛氏所举医案则体现肝火旺盛致月经先期之实证，其曰："一女子十五岁，寒热，月经先期，两寸脉弦出鱼际。此肝经血盛之症。"万全《万氏女科》对肝经郁热致经水先期而下的发病机理作出阐述，言："如性急躁。多怒多妒者，责其气血俱热，且有郁也。"认为女子平素情志抑郁、急躁、触事易怒，可致使肝气结，冲脉血热，郁热化火，火迫月经先期，经行不爽。后世医家多崇此说，认为"肝火血热""肝经怒火"者易患本病。如明代孙一奎《赤水玄珠》言："月经先期，此肝火血热妄行。"王肯堂《女科证治准绳》云："一妇人性善怒，常自汗，月经先期。余以为肝火血热。"武之望《济阴纲目》、清代萧壎《女科经纶》亦有"先期而至……有因肝经怒火者"记载。并且清代医家对怒气伤肝而损伤冲任之记载尤为丰富，如静光禅师《女科秘要》云："一月经再行症……性躁多气，伤肝而动冲任之脉。"周诒观《秘珍济阴》与陈佳园《妇科秘书八种》均载有歌诀曰："经水一月再行歌。经水一月再来行，多因怒气损肝经。"蒋宝素《问斋医案》亦言："经不及期，十余日一至，经前作痛……由郁怒烦劳所致。"单南山《胎产指南·调经章》云："女子之性，执拗偏急，忿怒妒忌，以伤肝气。肝为血海，冲任之系。冲任失守，血气妄行也。"可见恚怒伤肝，肝气瘀滞，郁久化火，下扰血海，损伤冲任是导致月经先期的重要因素。

（2）阳盛血热：宋代许叔微《普济本事方》将《黄帝内经》中"天暑地热，经水沸溢"作为女子月经先期、经水乍多发作之机理，并提出"阳气乘阴"之说，文曰："阳气乘阴，则血流散溢……故令乍多，而在月前。"陈自明《妇人大全良方》以"先期"之名率先提出"阳太过则先期而至"之病因病机。薛古愚《薛氏济阴万金书》亦有"不及期者有二……有热者""阴虚阳盛，阳乘于阴，乃生内热而得之"之相似论述，又言："过食辛辣，脾胃受热，膏粱之变，流于冲任而得之。"指出过食辛辣等阳盛之品，可导致阳盛乘于冲任，阳盛乘阴，进而发为本病。元代朱丹溪提出"经水不及期而来者，血热也"之论，强调并奠立了本病"血热"之病因病机观，后世医家亦多宗此说，如明代万全《万氏女科》云："或一月再行兮，邪火迫而气血不藏。"认为感受热邪是导致阳盛血热、气血不藏的因素之一。又言："如曾误服辛热暖宫之药者，责之冲任伏火也。"指出若女子误服辛热药物，致使热邪扰于冲任，亦可导致不及期而经先行。亦指出若平素性格温和且无宿疾之女子出现本病，则多由素体血盛且热所致，正如《万氏女科》言："不及期而经先行，如性德温和，素无他疾者，责其血盛，且有热也。"可见，万全对月经先期认识之全面。吴正伦在《脉症治方》中云："有经不及期而至者……为热，血得沸热，不必之期而下流。"认为"热"是月经先期的病因，血得沸热，故经水不及期而下行。王文谟《济世碎金方》亦言："经水不及期而至者，血热气盛也。"认为血热气盛是本病病因。吴本立《女科切要》对"血热者"加以解释，有言："血热者，腹多不痛，乃火也，身必热，其色必紫，其脉必洪。"认为血热型月经先期，其行经时多不腹痛，若身热，则所下经水颜色必紫暗，脉证现洪象，此皆由于"火"所致。张景岳《景岳全书》对"火"证表现进一步丰富完善，其言："若形色多赤，或紫而浓，或去多，其脉洪滑，其脏气、饮食喜冷畏热，皆火之类。"此说对后世影响深远，众医家多以此作为阳盛血热之月经先期的诊断标准。皇甫中《订补明医指掌》引丹溪之言对月经先期"经水来而血色紫黑者"作出解释，其曰："血紫黑，热极从火化故也，经水去必多。"指出血色紫黑，由热极火化所致。时至清代，傅青主《傅青主女科》指出："夫同是先期而来，何以分虚实之异……先期者火气之冲；多寡者水气之验。故先期而来多者，火热而水有余也；先期而来少者，火热而水不足也。"由此可知，清代医家在继承前人"血热致先期"发病机理基础上，提出以量之多少辨血热虚实之论，均可资临床辨证参考。

（3）阴虚血热：宋代《薛氏济阴万金书》言："阴虚火动，内蕴积热，郁而不散，入于血室而得之者之。"认为阴虚火动，郁而化热，热入血室可致本病。金元时期，"滋阴派"之代表人物朱丹溪禀《黄帝内经》之旨，提出"阳常有余，阴常不足""诸火病自内作"之论，于《格致余论》曰："阴虚则发热，夫阳在外为阴之卫。阴在内为阳之守。精神外驰，嗜欲无节，阴气耗散，阳无所附，遂致浮散于肌表之间而恶热也。"朱氏认为精血是生命活动的物质基础，不断消耗，易损难复，故阴常不足。如不注意保养精血，嗜酒纵欲，伤戕过度，则阳气易亢，虚火妄动，故阳常有余。阴虚阳亢，则百病丛生。此观点对后世从"滋阴降火"论治月经先期影响颇深。明代徐春甫《古今医统大全》提出："经水先期而来，过多不止。盖因肾水阴虚，不能镇守，待时相火助行故也。"认为肾阴虚是月经先期且经量过多、经行不止之主要原因。吴正伦《脉症治方》载："若脉数而无力，则为虚，热从虚生。"以脉症论月经先期之虚实，提出若女子脉数而无力，则病因从虚而来，热从虚而生。张景岳《景岳全书》言："血热经早。凡血热者，多有先期而至，然必察其阴气之虚实。"指出凡女子血热者，多有月经先期之象。且提出在治疗时，须详察阴气之虚实。孙志宏《简明医彀》提出："经水先期而来……盖因肾损阴虚。"认为肾损阴虚亦可致血热。又指出："经水不及期而来者，血虚有热也。"若阴血亏虚，而生内热，热伏冲任，血海不宁，则经水先期而下。后世医家之相似论述颇多，如明代陶本学《孕育玄机》、张岱宗《胎产要诀》等。傅青主于《傅青主女科》指出："先期经来只一、二点，人以为血热之极也，谁知是肾中火旺而阴水亏乎？"若女子月经先期、经水量少，其病因病机与阴虚火动密切相关，不可仅局限于血热一点。同一时期医家蒋宝素于《问斋医案》亦有阴亏血热之说，其言："经不及期，一月双至，阴亏血热可知。"

3. 气虚不固，统摄无权

（1）脾气虚弱：脾气虚弱是月经先期的病因之一。李杲《脾胃论》提出："脾为劳倦所伤，劳则气耗，而心火炽动，血脉沸腾，则血病而阳气不治，阴火乃独炎上而走空窍，以至燎于周身。反用热药以燥脾胃，则谬之谬也。"认为劳倦伤脾，脾气虚弱，心火过盛，致使阴火上炎，血脉沸溢。此为脾气虚弱而致血病之病因概括，对后世医家启迪颇深。薛己《女科撮要》亦有"有因劳役火动"而致经早之论述。薛氏以医案一则作出解释，言："一妇人月经先期，素有痛症，每劳必作，用众手重按，痛稍止。此气血虚而火。"值得一提的是，若脾气虚兼心血不足，证属心脾两虚，不能固摄亦可致月经先期。明代张景岳《景岳全书》言："若脉证无火，而经早不及期者，乃其心脾气虚，不能固摄而然……此辈极多，若作火治，必误之矣。"景岳又言："若一月二三至，或半月或旬日而至者，此血气败乱之证，当因其寒热而调治之，不得以经早者并论。"进一步将经早与经水一月二三至的病因病机作出明确区分，认为后者多为气血败乱所致，病情较经早加深，可见对本病认识的全面。时至清代，吴谦等所撰的《医宗金鉴》提出"先期血少浅淡，乃气虚不能摄血也"及"中气不足，血失所摄"之论述，其认为月经先期且血少、颜色浅淡，此乃气虚不摄血之候，中气不足所致。张山雷《沈氏女科辑要笺正》亦有"如虚不能摄，则虽无火，亦必先期"及"如半月或十日而来，且延绵不止者，属气虚"之说，认为气虚不摄，经必先期。李德中《医学指南》言："先期固多属热，亦有气不摄血而先期者"，认为本病虽多由热所致，但亦有气不摄血致经水先期者。查阅历代医籍，从脾论治月经先期之方药颇多，以方测证，诸多医家主张脾气虚为本病的基本病因病机之一，可见历代医家对本病因虚而发之机理认识之广泛。

（2）肾气不固：清代柴得华《妇科冰鉴》曰："先期而至……纵肆情欲，致损肝肾冲任之源者。"指出房劳伤肝肾冲任之气，以致本病。同时期医家周诒观《秘珍济阴·卷一》言："又或未及二七天癸之期，而男子强与之合，或适月事未断之时而男子纵欲不已，致冲任内伤，血海不固，由斯二者乃有为崩、为漏，一月再行，不及期而行者矣。"认为女子肾气未充之时而与男子交合，或经水未断而与男子纵欲不已，可使肾气受损，若肾气不固，扃闭失司，冲任失于约制，则可致经水下溢，发为本病。《胎产指南·调经章》亦有相似论述。

（三）证候分类

历代医家对月经先期证候分类的表述有：①瘀血停滞；②肝郁血热；③阳盛血热；④阴虚血热（阴虚火旺）；⑤心脾气虚；⑥脾气虚弱；⑦肾气不固。

（四）治疗

明代万全《万氏妇人科》曰："大抵调治之法，热则清之，冷则温之，虚则补之，滞则行之，滑则固之，下陷则举之，对症施治，以平为期。"万氏将历代医家对月经不调的治疗加以归纳总结，但对不及期而经先行者之治法并未详细分述，根据历代医家对本病辨证论治及其他治疗方法之相关论述，将其总结为活血化瘀、凉血固经、补虚摄血等方面，现兹述如下：

1. 辨证论治

（1）活血化瘀：汉代张仲景《金匮要略》提出"土瓜根散"治疗经水不利、少腹满痛、经一月再见者。清代黄元御《金匮悬解》亦有相似论述，其言："妇人带下，经水不利，此以血瘀而不流也。血瘀木陷，不得升达，则少腹满痛。木陷风生，经水疏泄，则一月再见。"并指出土瓜根散中桂枝、芍药具有达木清风之效，土瓜根、䗪虫有破瘀行血之力。《医宗金鉴》承袭前人所述，对活血化瘀法之应用进一步完善，文曰："若血多有块，色紫稠黏，乃内有瘀血，用四物汤加桃仁、红花破之，名桃红四物汤。"应用桃红四物汤治疗血多有块之月经先期血瘀证。

（2）凉血固经：宋代薛古愚《薛氏济阴万金书》曰："先期汤。经水先期而来，宜凉血固经。"主张以凉血固经之法，治疗经水先期。后世诸多医籍引用先期汤治疗本病，如王肯堂《女科证治准绳》、武之望《济阴纲目》、清代黄朝坊《金匮启钥》等。值得一提的是，武之望对于艾叶在先期汤中的应用具有独到见解，其言："当归、白芍药（炒）……艾叶、香附子、甘草（灸，各七分）上作一服，水二盅，煎一盅，食前温服（先期血热也，艾叶乃温下元之药，非先期所宜，而少加于寒凉之中者，即复卦之义，亦有不必用者，在自斟酌）。"认为月经先期多为血热而来，艾叶虽性温，为温下元之要药，非先期所适宜选用，而少加于寒凉之中，乃取阴阳升复的复卦之意。

虽凉血固经为血热型月经先期的治疗总则，但由于病因病机不同，故亦需兼顾配合其他方法。现将历代医家所述凉血法及其加减应用归纳如下。

1）疏肝清热：自古便有"妇人多郁"之说，古人认为妇人善怀而多郁，性喜褊隘，故肝病尤多（此说不可以偏概全，大抵妇人性格与历史背景、生长环境及教育水平等诸多因素相关）。女子以肝为先天，肝主疏泄调畅气机，若肝失调和，则月事不调。查阅历代医籍，关于众医家应用疏肝清热法治疗月经先期之论述颇为丰富。薛己《校注妇人良方》对此记载详细，其言："若先期而至……肝经怒火者，加味小柴胡汤。"又言："月经先期，此是肝火血热妄行，用加味逍遥加生地而愈。"并附载医案二则说明此法的应用。如其曰："一女子月经先期……余谓肝火血燥……先用加味逍遥散清肝火益肝血。"认为加味逍遥散有清肝火、益肝血之效。又如其曰："一女子十四岁，发热作渴，月经先期，睡中咬牙，此肝脾二经虚热也，用加味逍遥散而安。"认为本方可清肝脾之虚热，从而治疗月经先期。后世医家多崇"疏肝清热法"治疗月经先期，如孙一奎《赤水玄珠》、龚廷贤《万病回春》。王肯堂《女科证治准绳》在其基础上加以完善，指出肝火血热型月经先期，切不可泛用降火寒凉之剂，否则先期未愈反可致月经过期，其言："一妇人性善怒，常自汗，月经先期。余以为肝火血热，不信，乃泛用降火之剂，反致月经过期。"

2）清热凉血：薛古愚《薛氏济阴万金书》提出应用"二荆汤"治疗血热型经水不及期，并指出"行后再服五六剂"之服药注意事项。金代李东垣《医方便懦》言："经水不及期而来者，血热也，四物加黄连。"以四物汤为总方加黄连，以求清热凉血之效，诸多医家效用此法。万全习承此说，于《万氏女科》提出"凡经水来太多者，不问肥瘦，皆属热也"，以清热凉血之剂"四物加芩连汤"治疗。后世医家如明代陶本学《孕育玄机》、清代吴仪洛《成方切用》、清代鲍相璈《验方新编》、清代单南山《胎产指南》等均有"四物加芩连汤"的引用。此外，明代张景岳《景岳全书·妇人规》提出"分清火之虚实"的治疗原则。以"清化饮"清热凉血，若火热之象甚之，则以"抽薪饮"暂治，并指出火热得退则属实火，反之久不愈者则属虚火。其言："治血热有火者，宜清化饮主之。若火之甚者，如抽薪饮之类亦可暂用，但不可以假火作真火，以虚火作实火也。"明代汪机《医学原理》认为治疗本病应以"清热凉血"为本，言："治经水先期而来，乃血热之故。法当清热凉血为本。"并遵薛氏之旨，以"先期汤"治疗。明代赵献可《邯郸遗稿》提出："宜服凉血地黄汤，或四物汤加芩、连、柴胡、香附，或加黄柏、知母、陈皮为丸。"应用凉血地黄汤或加减四物汤以凉血清热，养血滋阴，辅助行气理血之品。清代顾靖远《顾松园医镜》亦有"若月经先期者，法当凉血"之说，并强调阴虚血热者应远离辛香温燥之品。吴谦等所撰《医宗金鉴·妇科心法》有"经水先期而至，属热而实者，用四物汤加黄芩、黄连清之，名芩连四物汤"及"血多因热者，用四物汤加黄芩、白术和之，名芩术四物汤"等记载，以芩连四物汤治疗阳盛血热之月经先期，又以芩术四物汤治疗血热且经血量大之月经先期。傅青主创制"清经散"治疗先期而来者，原方出自《傅青主女科·女科上卷·调经》，文曰：

"经水先期……治之法但少清其热，不必泄其水也。方用清经散：丹皮（三钱）、地骨皮（五钱）、白芍（三钱，酒炒）、大熟地（三钱，九蒸）、青蒿（二钱）、白茯苓（一钱）、黄柏（五分，盐水浸炒）水煎服。二剂而火自平。此方虽是清火之品，然仍是滋水之味，火泄而水不与俱泄，损而益也。"可见"清经散"以清热泻火之品为主，同时少佐滋阴药，抑阳以配阴，使火泻而液不伤。后世医家将此法作为治疗火热有余之阳盛血热证的主要方剂。清代竹林寺僧《竹林女科证治》中载有"加味调经丸"治疗月经先期，若夹痰火、脉数等，属热证，以"坤厚资生丸加生地、牡丹皮"治疗。

3）滋阴清热：明代徐春甫拟"镇经汤"对肾阴虚之月经先期进行治疗，以达滋阴清热之效。其于《古今医统大全》言："镇经汤。治经水先期而来，过多不止。盖因肾水阴虚，不能镇守，待时相火助行故也。"同时期医家倪朱谟《本草汇言》指出："若阴虚血燥火盛，真气衰微，干咳咯血，及血热经水先期者，法当用滋阴润养之药。误用香附，病必转甚。"认为经水先期属阴虚血燥者，在治疗时应以"滋阴润养"药物为主，并慎用香附。明代张景岳《景岳全书·妇人规》言："若微火阴虚而经多早者，治宜滋阴清火，用保阴煎之类主之。"应用"保阴煎"治疗阴虚经早量多者，以达滋阴清火之功。清代傅青主认为阴虚血热之证，应以滋阴清热为治法，创制"两地汤"以达"水盛而火自平"之效。《傅青主女科》言："有先期经来只一二点者……方用两地汤。"并阐述"有先期经来者，其经甚多……此有余之病，非不足之症也……方用清经散"。指出从虚实辨治先期之基本原则，又曰："所用诸药，纯是补水之味，水盛而火自平理也。此条与上条参观，断无误治先期之病矣。"认为月经先期来只一二点者，多为肾阴虚之经早，治之法不必泻火，只专补水，水既足，而火自消矣。医者若辨清虚实，灵活运用两地汤、清经散，则可防止产生误治。俞根初《通俗伤寒论》提出应用生地、玉竹、麦冬等滋阴药物治疗血热阴亏型月经先期，以达"养血增液，使血液充足而经自调"之功。陈修园在《医学实在易》中有"经早者加丹皮、栀子"及"血热经早，地骨皮、续断之类可加"之语，可见陈氏从虚实论治经早，灵活加减滋阴清热之品。正如蒋宝素《问斋医案》曰："经不及期，一月双至，阴亏血热可知，壮水潜阳为主。"提出"壮水潜阳"之治疗方法，以生地、白芍、鳖甲等滋补肾阴，并配伍牡丹、犀角清热潜阳凉血，以牡蛎重镇潜阳。

（3）补虚摄血

1）健脾补气：明代赵献可《邯郸遗稿》提出以"补中汤"治疗经早，并指出："半月或十日而来，且绵延不止者，属气虚。"认为经水半月或十日一至，且经水淋漓绵延不止，多由气虚所致。后世医家多崇其说，如清代萧壎《女科经纶》、叶其蓁《女科指掌》、沈尧封《女科辑要》（也称《沈氏女科辑要》）等医籍中均有记载。同时期医家郑钦谕《女科心法》提出以"补中益气汤"治疗，其言："补中益气汤，治气不摄血，经行先期过多。"由此可见，健脾补气法是补虚摄血治疗月经先期的重要方法。

2）健脾养心：明代张景岳《景岳全书·妇人规》以"大营煎""大补元煎""五福饮"等治疗心脾气虚型经早，其言："若脉证无火，而经早不及期者，乃其心脾气虚，不能固摄而然，宜大营煎、大补元煎，或五福饮加杜仲、五味子之类主之。"清代医家柴得华《妇科冰鉴》曰："心脾亏损，情志抑郁，以致经早，其血淋沥不止者，归脾汤最妙，盖脾统血也。"认为心脾亏虚、情志抑郁者，可致经水先期而来、经水淋漓不尽，须以归脾汤治疗。陈佳园等撰《妇科秘书八种》以"八珍汤"加减化裁治疗心脾气虚型月经先期，并提醒诸医家临证遇到此证时"切不可作火治"。

3）益气补血：《医宗金鉴》载有"圣愈汤""当归补血汤"，用以治疗虚致经水先期，其言："虚甚参芪圣愈补……先期血少浅淡，乃气虚不能摄血也，用当归补血汤补之，其方即当归、黄芪也。若虚甚者，则当用四物汤加人参、黄芪补之，名圣愈汤。"吴氏指出先期血少、经水色浅淡者为气虚不能摄血所致，当以当归补血汤调治，若虚损严重则以"圣愈汤"治疗。柴德华《妇科冰鉴》亦有相似论述，并以"胶艾八珍汤"治疗气血两亏，血多不止者，其言："血色浅淡，乃气虚不能摄血也，当归补血汤；虚甚者，圣愈汤；荣卫怯弱，气血两亏，血多不止者，胶艾八珍汤。"

4）补肾固气：明代孙志宏《简明医彀》言："镇经汤，经水先期而来，过多不止。盖因肾损阴虚，不能镇守。"徐大椿《古今医统大全》亦有相似论述。由此可知，若先天禀赋薄弱，或房劳多产，损伤肾气，或年逾六七，或不及二七、肾气虚怯，此皆属肾气虚衰，故致封藏失职，冲任不固，而发作月经先期。因此治疗肾虚型经早时，需补肾气、固冲任。现代医家常以"二仙固冲汤""固阴煎"治疗。

2. 针灸疗法

针灸疗法是月经病重要的辅助方法。明代杨继洲《针灸大成》言："月脉不调：气海、中极、带脉（一壮）、肾俞、三阴交。"应用针刺气海、中极、肾俞、三阴交，艾灸带脉（一壮）等方法调理月经。清代廖润鸿《针灸集成》以"关元""间使""阴跷"及"天枢"等穴位治疗。虽然古代医家并未明确指出治疗月经先期的具体穴位，但前人之理论与经验可资借鉴，现代医家临证时选取位于任脉及三条阴经上的穴位可以调理月经，取得较好临床效果。

综上所述，历代医家对月经先期的文献记载蔚为大观，对于月经先期理法方药的论述随着时代发展日臻详备，故对月经先期病名、病因病机及证治的发展源流进行浅析，以期对月经先期之辨治有所继承、发展。

（陈星燃　韩洁茹）

月经后期源流考

月经后期首见于东汉张仲景《金匮要略》，被称为"至期不来"，唐代孙思邈《备急千金要方》亦有记载，称为"隔月不来""两月三月一来"。元代以来，其内容日益丰富，如元代朱震亨《丹溪心法》对其病因病机加以论述，并提出相应方药。至明代薛己《校注妇人良方》、张景岳《景岳全书》对其治疗论述加以完善补充。月经后期病因病机十分复杂，涉及多个脏腑，治疗方药繁多，故从病名、病因病机、证候分类及治疗入手，对历代重要医籍中月经后期的相关病证论述进行整理研究如下。

（一）病名

"月经后期"一词，历经千年沿用至今。纵观历代医家有关月经后期的诸多论述可知，本病大多以病症特点分类命名，指经周期延期 7 天以上，甚至三五个月一行者。明代缪希雍《先醒斋医学广笔记》称本病为"经行后期"，形象生动地表述出本病之病症特点，为后世医家命名本病奠定了基础。明代张景岳《景岳全书》称本病为"经迟"，并将其从病因角度加以归纳，分为"血寒经迟""血热经迟"。后至清代，竹林寺僧《竹林女科证治》以病症特点命名，称为"月经后期"，后世基本遵其命名。同时《竹林女科证治》对本病之生理病理特点加以论述，其云："妇人以血为主，惟能谨于调护，则气血周流月水自然如期，若阴不足而月经退后一月，忽迟一月。"郭诚勋《证治针经》沿袭前人基础，将此病称为"月信来迟"。

（二）病因病机

纵观历代医家所述，月经后期之病因病机较为复杂，或因寒热，或因痰湿；其病或在气血，或在脏腑。故将古籍所述加以整理概括，总结认为本病之病因病机为：寒热失宜，气血失调；痰湿内停，气血虚滞；脏腑失和，气血两虚。现分别论述如下。

1. 寒热失宜，气血失调

妇人血虚或阴不足，而虚热自生，阴火灼之而郁滞，或阳虚而血寒，失于推动，则发为经迟。明代龚廷贤《万病回春》云："经水过期而来作痛者，血虚有热也。"明确指出月经后期且伴发疼痛者，为血虚夹热所致。又言："经水过期而来，紫黑成块者，气郁血滞也。"指出月经后期兼见紫黑血块者属气血失调之证。可见，龚氏重视虚热、气郁、血滞之病理因素，主张寒热失宜，气血失调之致病机理。明代张景岳《景岳全书》载曰："血热者经期常早，此营血流利及未甚亏者多有之。其有阴火内烁，血本热而亦每过期者，此水亏血少。"对血热致月经先期、后期分别加以阐述，其中先期者多属实热证，此时营血尚未亏损过多，血热则流利而先期；但若血热日久，阴火内烁，水亏血少则发为后期即张氏所云"经迟"。张氏又云："凡血寒者，经必后期而至。"张氏认为血寒因阳气不足，寒从中生，经水失于温煦所致，故来时迟缓，或生化失期，此即血寒导致月经后期之机理。若阴寒由外而入（外感之寒），或因内服生冷而寒（内生之寒），致血逆、疼痛之症，张氏认为此类属另一种寒滞之证，非血寒经迟者，故当详辨。

清代汪昂《医方集解》亦云："热郁经迟，丹溪治经水过期，紫黑成块。紫血热也，黑热甚也，过期而成块，气滞也，或风冷乘之也。"提出紫黑为热，成块为气滞，若经迟兼见紫黑成块者，多为血热兼气滞所致，然亦有属外受风冷寒邪所致者，临证时当仔细辨别。清代竹林寺僧《竹林女科证治》曰："妇人以血为主，惟能谨于调护，则气血周流月水自然如期，若阴不足而月经退后一月，忽迟一月。"从气血之虚实角度进一步指出阴血亏虚无以充养，则可发为经期延迟或月水量少等症。又云："形瘦素无他症，而过期经行者，此气血不足也……如食少而脾胃虚弱，过期经行者，此气衰血少也。"气虚无以行经，血虚经水不足，气血两虚则经迟而量少，又脾胃为后天之本，气血生化之源，脾胃虚弱则气血无以充养。又言："妇人德性温和，有痰而过期经行，此气血两虚也……如性躁多怒而过期经行，亦气血虚也。"指出妇人过期经行或为痰多而阻，或为性急多怒而郁滞，其根本病因皆为气血虚。清代常朝宣《医学脉灯》语："若虚寒者必缓而迟细，为阳虚，为畏寒……女人为经迟血少，为失血下血。"提出阳虚畏寒者，必脉缓而细，若是妇人则血缓、经迟。亦如清代石寿棠《医原》论曰："缓脉四至，从容和缓，浮沉得中……虚寒必迟缓无力。"脉来迟缓者，在女子为经迟血少、气不统血等证，脉证相应。清末唐宗海《中西汇通医经精义》曰："督脉癸水之阳不足，则经迟经滞。"督脉为阳脉之海，癸水为肾脏，督脉及肾阳不足，则经水无以温煦，经期迟来。

2. 痰湿内停,气血虚滞

妇人平素痰盛,日久壅塞,痰浊中阻,而为经期过期而至。元代朱震亨《罗太无口述三法》论曰:"病因:经候过期……亦有肥盛而为痰塞阻者。"指出妇人肥盛痰多,壅塞不通,可为经期后至。元代朱震亨《丹溪心法》曰:"妇人经水过期,血少也……带痰,加南星、半夏、陈皮之类。"妇人血少无以生化者,脾胃虚弱,脾胃为生痰之源,故脾失健运而生痰,痰塞阻经,使经水迟来。明代龚廷贤《万病回春》曰:"经水过期而来,色淡者,痰多也。治当活血化痰,经自调也。"提出妇人平素痰多,致血行不畅,痰凝血滞,经水迟来。是以元明两代,多宗形盛而脾胃生痰之证候论治此病,至清代则有从气虚痰壅论治此病者。清代汪昂《医方集解》论曰:"芎归六君子汤,治经水后期,其来涩少,形体肥盛。体肥而经水后期涩少者,气虚而痰滞于经络也。"指出若妇人本形肥痰盛,又气虚不行,使痰滞经络,则发为经迟;又言:"过期而成块……或挟痰停水以混之也,如烟尘豆汁屋漏水混漏水混浊模糊者,湿痰也。"指出因痰湿而致月经后期者,经水混浊模糊。清代竹林寺僧《竹林女科证治》亦曰:"形肥饮食过多,而过期经行者,此湿痰壅滞,躯脂迫逼也。"认为痰湿壅滞,躯脂压迫,经水难行,而过期经行。

3. 脏腑失和,气血两虚

妇人以肝肾为本,一者藏血,一者藏精,精血充足,则经水自足,又脾为后天生化之源,脾健则血盈,若脾肝肾亏虚,经水无以充,则经来迟缓。清代陈士铎《外经微言》言:"火衰不能生水,则水寒火冷,经水必后期至矣。经水之愆期,因水火之盛衰也。"火者命门之火,水者肾水,命门火衰、肾阳不足,则经水失于温煦,而为月经后期。清代郭诚勋《证治针经》云:"惟女子以血为主,故治法首重调经……又有外寒阳微内热阴弱,暮剧晨安,脊脊痛无汗,经事愆期,月候常愆,肝肾至阴伤损。"认为妇人肾虚精亏,肝血不足,冲任即亏,血海不能按时满溢,遂致月经后期而至。

(三)证候分类

历代医家对月经后期证候分类的表述有:①血寒(实寒、虚寒);②气滞;③痰湿;④肾虚;⑤血虚;⑥血瘀。

(四)治疗

月经后期之治法繁杂,现经过对古代医籍文献的整理总结,将治法概括为以下4类,分别论述如下。

1. 调气和血,温经散寒

妇人气血不和,失于濡养,使经水不足,又血虚生寒,寒滞经络,终为经迟,需益气和血,调经散寒以治之。元代朱震亨《罗太无口述三法》曰:"经过期而来,病因:经候过期,血少也……脉:血少必涩……药:血少,四物汤加参、术。"应用四物汤加人参、白术调治血虚型月经后期,养血补脾以生气血之源。值得一提的是,朱氏《丹溪心法》又言:"过期而来,乃是血虚,宜补血,用四物加黄芪、陈皮、升麻。"同用四物汤养血活血,然于益气一途,后者用黄芪、陈皮、升麻使之补而不滞。明代龚廷贤《万病回春》语:"经水过期不来作痛者,血虚有寒也,治当温经养血,痛自止也。"以当归、白芍、熟地黄、甘草养血和血,川芎、桃仁、红花、香附、莪术、苏木、木通活血理气，肉桂以温经散寒，虽言温经养血，观其方药以调和气血为主，适合血虚有寒而兼见瘀者用之。龚氏又曰："经水过期而来，紫黑成块者，气郁血滞也。治当调经顺气，经自准也。"气血不行，经水难行，气血通畅，经水自安。明代张介宾《景岳全书》记载："凡阳气不足，血寒经迟者，色多不鲜，或色见沉黑，或涩滞而少，其脉或微，或细，或沉迟弦涩，其脏气形气必恶寒喜暖。"凡此证者，皆是无火之证，治宜温养血气，以大营煎、理阴煎之类加减治之，寒则多滞，轻者宜加姜、桂、吴茱萸、荜茇之类，甚者则需用附子，辨证用药需清晰准确。

明代万全《万氏妇人科》曰："妇人不得自专，每多忿怒，气结则血亦枯。"认为急躁之人，气郁化火，耗伤阴血，可见月经后期之证，其多配以疏肝之药；以四君子汤加香附、青皮，健脾益气养血，行气开结，使结气散之而气血不耗。清代吴仪洛《成方切用》论曰："理阴煎，治真阴虚弱，胀满呕逆，痰饮恶心，吐泻腹痛，妇人经迟血滞等证。"药用熟地黄、当归、干姜、甘草，寥寥数味，温其经、养其血。清代陈念祖《医学实在易》言："愚按二症，经迟者，用归脾汤加附子、干姜。"指出经迟属于血虚寒凝者，宜用归脾汤以养血，附子、干姜以温经散寒。清代竹林寺僧《竹林女科证治》言："妇人德性温和，有痰而过期经行，此气血两虚也，宜服八物汤。"八物汤可养血益气，气行则痰行，故不专设治痰药；又曰："如性躁多怒而过期经行，亦气血虚也，宜服八物汤加青皮、香附，兼服苍附丸。"此气血虚而兼有郁滞，以青皮、香附行气解郁，并服苍附丸，取其行气益气之功；又云："妇人以血为主，惟能谨于调护，则气血周流月水自然如期，若阴不足而月经退后一月，忽迟一月。"则其经水形色不鲜，或涩滞而少，其脏气恶寒喜暖，宜服正经养血汤，此方益气养血兼补脾胃，可达调经散寒之功。清代林珮琴《类证治裁》记载："经迟，后期至者主血虚，加味五珍汤。"原书未记载加味五珍汤之方药，以证推方，应为补血养血之类。又曰："立斋分脾经血虚者，人参养营汤。"脾胃为气血生化之源，补脾益胃以生血补血。又言："气血俱弱者，八珍汤。"八珍者气血双补。林氏又载若过期作痛者，为气血两虚，方用八珍汤加木香，木香是为行气止痛。若血虚腹多空痛者，又兼见脉大无力或濡细，当用八物汤加香附，重补气血，并佐香附止痛。

2. 化痰调气，和血调经

元代朱震亨《罗太无口述三法》曰："经过期而来……治各不同……痰阻脂塞者必滑，诊脉最易辨……痰脂凝塞者，二陈汤加南星、二术。"女子平素形体肥盛，体弱气虚，痰脂壅盛，若痰阻脂塞，气机不畅，当以二陈汤功专燥湿化痰、理气和中，加胆南星、苍术、白术增其化痰之力。元代朱震亨《丹溪心法》云："妇人经水过期，血少也，四物加参术；带痰，加南星、半夏、陈皮之类。"指出妇人平素血虚，又夹痰，治以四物汤养血调经，加南星、半夏、陈皮等化痰理气之品，使气顺痰消，经期得复。明代万全《万氏妇人科》进一步总结指出："肥白者多痰，瘦黑者多火。"言肥硕之人，膏脂充满，痰涎壅滞，血海之波不流，故多有月经后期及经水来少之证，当用二陈汤燥湿化痰以调治；若后期多由饮食过多而致湿痰壅滞，加党参、白术、当归、川芎、香附而治之，以健脾理气，活血行气。化痰易，消脂难，药物治疗的同时，要多加运动，健康之体魄非单纯药物可获得。此外，明代龚廷贤《万病回春》称："经水过期而来，色淡者，痰多也。治当活血化痰，经自调也。"提出经水迟来而色淡，属痰多所致，当用陈皮、半夏、白茯苓等化痰之品；若见月经量少、带有血块、疼痛等症状，则当同时辅以当归、川芎、白芍、生地黄即四物汤以调气和血，如此则可标本兼顾，痰、气、血三者同调，使经期复然。

清代汪昂《医方集解》曰："芎归六君子汤，治经水后期，其来涩少，形体肥盛，体肥而经水后期涩少者，气虚而痰滞于经络也，此足太阴、厥阴药也。"指出平素形体肥盛而月经后期量少者，为气虚痰滞所致，方用芎归六君子汤，其中包含二陈汤之药物，以治痰滞；用参、术补其气虚，使气行则痰行；加芎、归活其经血，血行则痰消，痰消则络通，终可达经水畅通、经期复正之功。清代郭诚勋《证治针经》曰："又如经来后期，色或淡或紫，心痛呕涎，气冲不已，气坠少腹为泻，冲脉病也。"指出妇人冲脉不和，脾气下陷，气机不畅，则可致冲气上逆、中气下陷，月经后期，同时脾虚痰湿内生，上犯心胸、蒙蔽心阳则心痛，随冲气上逆则呕吐涎沫，故用二陈汤去甘草以取其化痰理气之功，加金铃子、小茴香增其理气行气之力，用桂枝、归尾通经活血，黄连佐之除郁热，不单以行气理气，更兼重化痰，唯气行痰去，方经期得复。清代林珮琴《类证治裁》记载若肥人月经过期，经水色淡，为夹痰，用二陈汤加川芎、当归、贝母，痰化则经行。

3. 滋阴清热，养血和血

女子阴虚血少，经水枯涩，又血热日久可渐成瘀滞，致使月经迟来，当滋阴清热，和血调经。明代龚廷贤《万病回春》云："经水过期而来作痛者，血虚有热也。治当生血清热，痛自止也。"方用当归、生地黄、白芍养血滋阴，血虚而有热，用生地黄、牡丹皮凉血养血而不留瘀，血瘀而痛，故加桃仁、红花、木香、延胡索、香附活血化瘀，理气止痛，并以甘草调和诸药，强调月经后期兼见痛经者，当以滋阴清热，和血行气之品，使气血相和，则经血自调。明代张景岳《景岳全书》曰："四阴煎，此保肺清金之剂，故曰四阴……如血燥经迟，枯涩不至者，加牛膝二钱。"妇人阴亏血少，血海空虚无以出，四阴煎以滋阴养血，血枯而不至者，加牛膝引血下行以通经。明代缪希雍《先醒斋医学广笔记》记载治血虚经行后期者，药用当归、白芍、川芎等养血和血药，并且载有方治"血虚经行后期太甚，半边头疼"者，指出此为月经后期兼有风热袭表之证，故药用川芎、菊花、藁本、荆芥穗等疏风清热解表之品，皆为从证论治。清代汪昂《医方集解》言："热郁经迟，丹溪治经水过期，紫黑成块。紫血热也，黑热甚也……四物汤（见血门）加香附黄连，此手少阴手足厥阴药也。"四物以养血和血，加黄连以清血热，香附以行气郁，言为手少阴、手足厥阴药，是辨经论治。清代林珮琴《类证治裁》载有阴火内烁，血本热而仍后期者，乃水亏血少，用加味四物汤、地黄丸，滋阴养血。

4. 益肾调肝，扶脾养血

肾藏精，肝藏血，肝肾同源，精血互生，为经水之源，又脾为后天之本，气血生化之源，亦可补充经水。明代缪希雍《神农本草经疏》论曰："经行后期，为血虚，忌行血，破气，燥热，苦寒。诸药俱见前。宜补肝肾，甘温，酸温。"言血虚所致月经后期，当以甘温、酸温之品补益精血，补气调脾，可谓治其本也。明代张景岳《景岳全书》曰："大营煎，景岳治真阴精血亏损，及妇人经迟血少，腰膝筋骨疼痛，或血气虚寒，心腹疼痛等证。"妇人肾虚阳弱，精血亏损，药用熟地黄、枸杞子、杜仲、当归、牛膝、肉桂、炙甘草，简而效专，功在益肾温阳，凡此证遣方用药，不离此范畴。

清代郭诚勋《证治针经》云："抑或产后不复虚羸，积年不育，月信来迟，先期痛作，周身脉络牵掣而不和，酸楚偏深于筋骨，此由肝血阴虚，勿投破气刚药。"因肝为木行，其喜条达而恶抑郁，故应投以生地黄、紫河车、枸杞子、沙蒺藜、杜仲、山楂、白薇、益母草等柔润之药。又载："又或经水几月不来……下焦肢体常冷属虚寒，暖肾益肝冲任脉损治。人参、河车、熟地、归身、白芍、川芎、香附、茯神、肉桂、蕲艾炭、小茴、紫石英，益母膏丸。"经水迟来者血不足，下焦虚寒者命门火衰，温肾益肝以温煦下焦，充养血海，药用血肉有情之品。又言："至如病属奇经，经迟瘕泄，少腹干涸而疼，下焦麻痹上冲心呕逆，心辣腹鸣，脾不磨食，能食不运。"皆为肝肾亏虚所致，用药与前方基本一致。又言："又有外寒阳微内热阴弱，暮剧晨安，膂脊痛无汗……月候常愆，肝肾至阴伤损。"妇人肝肾阴损至极，精血大亏，此时病重，需峻补真阴，药用阿胶、生地黄、生白芍、麦冬、甘草等，又加牡蛎益阴潜阳，以平镇阴阳。又云："若脉涩，脘闷减食，经迟而腹疼，越鞠丸逍遥散参拟。"妇人若平素性急易怒，可致肝气郁滞，而使月经后期而至，气行则血行，越鞠丸、逍遥散可谓理气疏肝之要方，同时若肝郁有火者，不可过投香燥理气之品。如王孟英云："理气不可徒以香燥也，盖郁怒为情志之火，频服香燥，则营阴愈耗矣。"

清代林珮琴《类证治裁》载曰："经迟……肝经血少者，地黄汤。"既是肝经血少，应有入肝经养肝柔肝之药。

综上所述，历代医家对月经后期的认识繁多，辨证思路多种多样，遂整理如上，以期有助于临床之用。

（刘国鑫　孙许涛）

月经先后不定期源流考

月经先后不定期的论述始见于唐代孙思邈《备急千金要方》。历代医家关于月经先后不定期的论述涉及多个方面，故从病名、病因病机、证候分类及治疗入手，对历代医籍中月经先后不定期的相关病证论述进行整理研究，考查其学术脉络和规律，颇有意义。

（一）病名

唐代孙思邈《备急千金要方》对本病初有认识，对其病证进行有关阐述，认为"月水或在月前，或在月后"，常常兼有"女人脐下癥结刺痛"，但此时对于月经先后不定期尚无确定的病名。后至宋代陈自明《妇人大全良方》曰："夫妇人月水不调，由劳伤气血致体虚，风冷之气乘也。"称为"月水不调"，然此处的"月水不调"并不单指月经先后无定期，也包括月经血量时多时少。严用和《严氏济生方》曰："殊不知妇室以肝气为主，盖肝乃血之府库，肝既受病，经候愆期，或多或少，或闭断不通，胞宫埋塞，随气虚实而生病焉。"将此病称为"经候愆期"，这种命名方式对后世影响颇深。明代医家对于此病的称呼进一步丰富，张景岳《景岳全书》中将此病命名为"经乱"，并对其病因病机进行阐述。明代万全《万氏女科》曰："经行或前或后，悉从虚治，加减八物汤主之。"将此病称为"经行或前或后"。清代吴谦等《医宗金鉴·妇科心法要诀》指出："经来前后为愆期，前热后滞有虚实。淡少为虚不胀痛，紫多胀痛属有余。"书中将此病称为"愆期"，并在前人的基础上，对月经先后不定期的病因病机进行总结。

（二）病因病机

明代医家陶本学《孕育玄机》指出："究其因，或因于脾气困弱，不能统摄，致血下陷而然者；或由于血虚血热，沸腾而然者；或由于心多愁郁，不能主血而然者；或因于肝有郁火血不归经而然者。"可见月经先后不定期或因于脾气亏虚，或因于血虚血热，或因于思虑伤心，或因于肝气郁结，其病因纷繁复杂，临证就需要我们能够有效利用四诊所获得的信息，准确辨证。

1. 情志失和

（1）郁则气结：女子常忧思，思则气结，气结则血不行，气血运行不畅，则会导致月经先后不定期。清代陈修园《女科要旨》曰："室女郁怒伤肝，经来先后不一必先腹痛极。"认为未嫁之女因郁怒伤肝，气机蕴结，则会导致月经先后不定期，且指出这种情况常伴有剧烈腹痛。清代王九峰《王九峰医案》云："忧思郁怒，最损肝脾……肝郁中伤，气血失于条畅，月事愆期，肢节酸楚，气坠少腹，胀痛不舒……先宜调中和气。"认识到忧思郁怒导致肝气郁结，进而发为月经先后不定期，同时伴有其他肝气不能顺达之气郁而滞的症状，在治疗时应以调畅气机为基本原则。此外，林珮琴《类证治裁》记载："经乱，迟早无定，乍前乍后……情志不遂，肝脾气结，经期乱者，逍遥饮。"同样认为女子长期情志不遂，出现肝气郁滞，可进一步导致月经先后不定期，并且指出治疗法则当以疏肝理气为主，方用逍遥饮。

（2）惊则气乱：《素问·举痛论》曰："惊则心无所倚，神无所归，虑无所定，故气乱矣。"早在《黄帝内经》时期，医家对于惊吓致病已有所认识，认为过度惊吓，可能会导致气机逆乱，在女子可能会表现为月经周期错乱，即月经先后不定期。明代董宿《奇效良方》指出："常以三旬而一见，不失其时，又名月信……若或愆期，或先期者，或闭而不行，皆成病也……错经妄行者，气之乱也。"认为气机逆乱可能会导致月经先后不定期，书中虽未阐述气乱的原因，但惊吓有可能为其原因之一。清代林珮琴《类证治裁》曰："经乱，迟早无定，乍前乍后……或因受惊，气乱经亦乱，茯神、枣仁、柏子仁、麦冬、下归附丸。"认为惊吓导致气机逆乱则可能会出现经乱，并且指出治疗的方法，治疗多以宁心安神为主。

2. 房事不节

《黄帝内经》曰："交接时纵欲泄精，精伤，任督之脉亦伤矣。任督脉伤，不能行其气于腰脐，则带脉亦伤，经水有至有不至矣。夫经水者，火中之水也。水衰不能制火，则火炎水降，经水必先期至矣。火衰不能生水，则水寒火冷，经水必后期而至矣。经水之愆期，因水火之盛衰也。"认为女子纵欲过度，则会出现精伤，进而伤及任督二脉，二脉不能行气于带脉，带脉亦伤，则发为月经先后不定期。阳火盛，火性上炎，煎灼精水则发为月经先期；阴水盛，阴寒内滞，则发为月经后期。明代张介宾《景岳全书》指出："妇人因情欲房劳以致经脉不调者，其病皆在肾经……凡欲念不遂，沉思积郁，心脾气结，致伤冲任之源，则肾气日消，轻则或迟或早，重则渐成枯闭。"强调房劳过度，损伤经脉，合以思虑伤心，冲任二脉受伤，轻则出现月经先后不定期，重则发展为经闭。清代陈士铎《外经微言》亦有关于房事不节的论述："容成问：妇女经水，上应月，下应潮，宜月无愆期，何以有至有不至乎？岐伯曰：人事至乖违也。天癸之水，生于先天，亦长于后天。妇女纵欲伤任督之脉，则经水不应月矣。"认为正常情况下，女子月事以时下，但若是女子有纵欲过度，则会伤任督二脉，出现月经先后不定期。清代罗国纲《罗氏会约医镜》云："补阴益肾汤，治房劳伤肾，冲任不固，以致经乱者……此方若作丸服，更妙。但须节欲，乃得全愈。"认为不节房事，房劳过度可致冲任不固，冲任不固则发为月经先后不定期，并且强调节制房事与治疗方药并重，两者配合，方可痊愈。

3. 起居失常

明代郑钦谕《女科心法》云："苟或七情以伤其内，六淫以侵其外，饮食失节，起居不常，则脾胃亏损，心火妄动，而经候不调矣。"认为饮食失节，生活方式不规律，导致脾胃功能失常，心火妄动，发为月经先后不定期。清代柴得华《妇科冰鉴》云："尝鉴薄弱之女，每每先至，积想之妇，恒多后期。盖薄弱者，中气尝馁，脾宫失其统摄之权；积想者，心火时烁，元海乏其源流之血。又见纵欲之辈，亏损肝肾，冲任失守，以致乍多乍少，或前或后。"指出体质孱弱，脾胃虚弱；思虑太过，心火亢盛；纵欲过度，肝肾亏损，冲任二脉失常，导致月经先后不定期。

4. 脏腑失常

（1）心肺两虚：肺主气，心主血，心肺亏虚，则会出现气血亏虚，气血不足，月经不能按时以下，则会出现月经先后不定期。金代刘完素《素问病机气宜保命集》曰："虚损之疾寒热，因虚而感也，感寒而损阳，阳虚则阴盛，损自上而下……一损损于肺，皮聚而毛落，二损损于心，血脉虚少，不能荣于脏腑，妇人月水不通。"认为感受寒热之邪，损伤心肺二脏，肺虚则皮聚毛落，心虚则血脉虚少，心肺两虚，脏腑失于濡养，发为先后不定期。清代林珮琴《类证治裁》曰："经乱，迟早无定，乍前乍后，多因心肺虚损，滋血汤。"认为心肺虚损，多导致月经先后不定期，在治疗的时候就应该以滋养心肺为主。

（2）脾胃虚弱：脾胃受纳水谷，化生精微，滋养五脏六腑。若脾胃虚弱，则气血生化乏源，胞宫无充足的气血以滋养，发为月经先后不定期。清代《竹林女科证治》曰："经来或前或后，名曰愆期。此由脾胃虚弱，冲任损伤，气血不足。"认为脾胃虚弱，气血不足，冲任无以充养，就会出现月经先后不定期。清代照碑山人《女科医则玄要》曰："月经或前或后，脾土不胜，不思饮食，由此血衰，故月水往后，或次月饮食多进，月水又往前矣。"亦认为脾土亏损，饮食不调，气血生成失常，气血生化不足或者过盛，月经时而提前，时而推后。林珮琴《类证治裁》云："经乱，迟早无定，乍前乍后……食少脾不健运。"即认为，脾失健运，饮食减少，气血生化乏源，会导致经期紊乱，乍前乍后。

（3）肝脏失用：女子以肝为先天，其生殖功能与肝的功能密切相关，若肝脏功能失常，则可发为妇科疾病。宋代严用和《严氏济生方》云："殊不知妇室以肝气为主，盖肝乃血之府库，肝既受病，经候愆期，或多或少，或闭断不通，胞宫埋塞，随气虚实而生病焉。"认为女子的生殖功能主要与肝相关，肝藏血，其主条达，若肝脏受病，功能失用，则可发为月经先后不定期。清代傅青主《傅青主女科》有云："妇人有经来断续，或前或后无定期，人以为气血之虚也，谁知是肝气之郁结乎！夫经水出诸肾，而肝为肾之子，肝郁则肾亦郁矣。肾郁而气必不宣，前后之或断或续，正肾之或通或闭耳。"认为肝气郁结，失其条达之功，子病及母，则肾气亦郁，气郁而不畅，则发为月经先后不定期。

（4）肝肾阴虚：肾藏精，肝藏血，精血充盈，血聚冲任，女子才能月事调和。如果肝肾二脏先天不足，或由于各种原因导致肝肾阴虚，就会出现月经先后不定期。清代陈修园《女科要旨》指出："又有外寒阳微内热阴弱，暮剧晨安，脊脊痛无汗，月候常愆，肝肾至阴伤损。"认为肝肾阴血不足，阴虚故生内热，阴损及阳，阳气亏虚，则畏寒，进而出现月经先后不定期。

5. 气血阴阳失调

气为血之帅，血为气之母，若气血失衡，则不能行使功能，而出现各种各样的临床症状，在女子则表现为月经先后不定期，包括以下多个方面：

（1）气血郁结：气血郁结不通，则月事不能如期而至，宋代官修《太平圣惠方》曰："治室女月水不通诸方：名之月水……若愆期者，由劳伤血气壅结，故令月水不通也。"认为月经愆期是由于过劳导致气血郁结，陈自明在其著作《妇人大全良方》中也采用了这一观点，同样认为过劳使得气血郁结，运行不畅，出现月经先后不定期。严用和《严氏济生方》曰："妇人血气为患尤甚，盖人身血随气行，气一壅滞，则血与气并，或月事不调，心腹作疼。"强调气血致病在妇科疾病中的重要性，气行则血行，气机壅滞则血行不畅，发为"月事不调"。

（2）气血失调：同样可表现为月经先后不定期。宋代官修《圣济总录》曰："矧妇人纯阴，以血为本，以气为用，在上为乳饮，在下为月事，养之得道，则荣卫流行而不乖，调之失理，则气血愆期而不应。"认为女子以气血为用，上为乳汁，下为经水，若调护失宜，则会出现气血荣卫运行失常，进则发展为月经先后不定期。清代林珮琴《类证治裁》云："经乱，迟早无定，乍前乍后……或气盛于血，不受孕者。"认为女子体内，若气行过于充盛，打破气血之间的平衡，出现月经先后不定期，甚则导致不孕。清代王九峰《王九峰医案》曰："气不卫外则寒，血失中营则热，经无约束则愆期。"认为卫气司外，营血守内，若气血失调，营卫失和，则会导致寒热失调，进而出现月经先后不定期。

（3）气血虚弱：明代张景岳《景岳全书》云："凡女人血虚者，或迟或早，经多不调。"认为血虚可导致月经先后无定期，此说对后世医家影响颇多。延及清代，陈念祖《医学三字经》曰："错杂至，气血伤，经来或早或迟不一者，气血虚而经乱也，宜前汤加人参、白术、黄芪之类。"亦认识"气血伤"是导致月经"错杂"的病因病机，并治用人参、白术、黄芪以补气养血。吴本立《女科切要》进一步指出："若气血不充，冲任之脉虚弱，经必愆期，而不受孕。即使得孕，胞门子户虚寒，受胎终归不实。"认为月经先后不定期主要是由于气血不充，冲任二脉亏虚，此外亦指出，月经先后不定期之妇女常常患有不孕症，即使受孕，多由于胞脏虚寒，常常会出现坐胎不实，胎动不安等。

（4）阴阳失衡：宋代陈自明《妇人大全良方》有云："盖阴气胜阳，则胞寒气冷，血不运行，经所谓天寒地冻，水凝成冰，故令乍少而在月后。若阳气胜阴，则血流散溢。经所谓天暑地热，经水沸溢，故令乍多而在月前。"认为阴阳失衡，寒热失调，气血运行不畅，则会导致月经先后不定期。齐仲甫《女科百问》亦持相同观点，并且指出治疗当"和其阴阳，调其气血，以平为福"，以调和阴阳为主。明代宋林皋《宋氏女科撮要》云："一或气血不调，阴阳愆伏，过于阳则经脉先期而来，过于阴则经脉后期而至。盖血性得热则宣流，得寒则凝涩。"认为阳亢则热，热则迫血妄行，月经先期；阴盛则血寒，寒则行而不畅，月经后期；阴阳失衡，则会出现月经先后不定期。由此可见，明代医家大多认为月经先后不定期是由阴阳失衡所致，延及清代，萧壎在《女科经纶》中对阴阳失调导致月经先后不定期这一观点也进行了详细的论述，其所持有的观点与陈自明、齐仲甫无二。

综上所述，历代医家对于月经先后不定期病因的认识，多为阴阳气血失衡。清代周诒观《秘珍济阴》在前人的基础上，总结月经病的基本病因，曰："一月一行为经信，或前或后莫轻心，先期而行为血热，后期而至是寒经。"强调女子正常月经周期的重要性，认为先期总属血热，后期多为寒郁。

（三）证候分类

月经先后无定期可分为：①情志失和（郁则气结、惊则气乱）；②房事不节；③起居失常；④脏腑失常（心肺两虚、脾胃虚弱、脾气亏虚、肝气郁结、肝脏失用、肝肾阴虚、肾气亏虚）；⑤气血阴阳失衡（气血郁结、气血失调、气血虚弱、阴阳失衡）。

（四）治疗

月经先后不定期的治疗涉及多个脏腑，治疗法则错综复杂，现整理出以下几种，分述如下。

1. 健脾益气

脾胃虚弱则气血生化无源，发为月经先后不定期，治疗时就应该以补养脾胃为主，脾胃充盛，气血充足，则月事以时下。清代《竹林女科证治》曰："经来或前或后，名曰愆期。此由脾胃虚弱……宜服加减八物汤，兼服调经乌鸡丸。"认为治疗时应该以八物汤补养气血，调补脾胃，配合调经乌鸡丸，健脾益气调经。

此外，清代医家在前人基础上，加以总结认为月经先后不定期的治疗多以补养为主，如清代罗国纲《罗氏会约医镜》曰："凡经行原有常期，一或前或后，悉从虚治。若妄用克削及寒凉等剂，再伤脾肾，以伐生气，则惟有日甚矣。"认为治疗月经先后不定期，当从虚论治，万不可用峻剂、寒凉之剂损伤脾胃，正气益虚则病情更甚。清代雪岩禅师《女科旨要》云："惟女子以血为主，故治法首重调经。太冲脉盛以无忒，阳明气旺则时行。倘心与肝脾有损，均为血病之根萌。心脾为发病之源，大旨莫如理胃。奇经乃扼要之治，其次最终调肝……又或（经水）几月不来，一日两至，下焦肢冷属虚寒，暖肾益肝冲任治。"认为女子月经病在治疗时首先应该理脾胃，然后调肝肾，对于月经先后不定期，下焦虚寒，温养肝肾，调补冲任，才是治疗之道。

2. 疏肝行气

疏肝行气之法多见于清代医家，如清代郭诚勋《证治针经》曰："室女郁怒伤肝，经来先后不一必先腹痛极，足冷（入秋下焦常冷）腹鸣，忽泻忽结，（饮食大减）。延胡索当归牛膝川楝及山楂青皮，小茴香附山棱蓬术和肉桂泽兰。"若肝气郁结导致的月经先后不定期，则需要用川楝子、青皮、小茴香等疏肝理气药物，条达肝气，通调月经。费绳甫、王九峰在其著作中亦指出采用疏肝理气之法治疗月经先后不定期，但未详细论述方药。傅青主《傅青主女科》有云："治法宜舒肝之郁，即开肾之郁也，肝肾之郁既开，而经水自有一定之期矣。方用定经汤。"认为治疗月经先后不定期，首先应解肝气之郁结，肝气运行通畅，肾气自舒，月经自调，方用定经汤，方中白芍、当归、柴胡、茯苓养肝柔肝，菟丝子温肾阳，熟地、山药以养血，佐以黑芥穗以止血调经。

3. 滋养肾阴

肝肾阴虚，无法滋养胞宫，则会出现月经先后不定期，在治疗时就强调滋养肾阴，清代郭诚勋《证治针经》指出："又有外寒阳微内热阴弱，暮剧晨安，膂脊痛无汗，（经事愆期）月候常愆，肝肾至阴伤损，牡蛎、阿胶、生地、生白芍、麦冬、甘草。"认为治疗月经先后不定期，多可采用生地、生白芍、麦冬等滋养肾阴。

4. 调和气血

宋代陈自明《妇人大全良方》指出："紫石英丸当知阴阳，调和气血，使不相胜，以平为福。"认为月经先后无定期、月经血量乍多乍少多由气血阴阳失衡导致，治疗当以"紫石英丸"平衡阴阳，调和气血为主。

（1）养血行气：明代庄履严《女科百辨》曰："妇人经水错乱妄行无定期，此气乱也，宜生血地黄汤加元胡、小茴，并服归附丸。"认为月经先后无定期主要是由于气行错乱，治疗予"生血地黄汤"补血养血，配以"元胡、小茴香、归附丸"以通达气机。清代周诒观《秘珍济阴》曰："或前或后不如常，当服温经滋补汤，更有归附丸尤妙。"亦认为治疗月经先后不定期应当滋补为主，可用"温经滋补汤"以养血，合以"归附丸"养血行气。

（2）补气养血：宋代许叔微《普济本事方》云："四物汤：治妇人荣卫气虚挟风冷，胸胁膨胀，腹中疼痛，经水愆期，或多或少。"认为治疗诸如月经愆期这一类疾病，应用四物汤以补血养血。金代刘完素《素问病机气宜保命集》曰："八物汤，治心肺虚损，皮聚而毛落，血脉虚损，妇人月水愆期，宜益气和血。"认为治疗月经先后不定期当以"八物汤"补气养血。明代武之望《济阴纲目》云："七沸汤，治荣卫虚，经水愆期，或多或少，腹痛"，本方以补血药对症治疗月经后期，以理气药治疗经行腹痛，两法合为七沸汤以治疗荣卫虚，气血不足导致的月经先后不定期，同时也强调以补血为主。清代陈念祖《医学三字经》云："妇人病，四物良……以四物汤加香附、炙草为主，凡经前产后俱以此出入加减……错杂至，气血伤，经来或早或迟补益者，气血虚而经乱也，宜前汤加人参、白术、黄芪之类。"认为月经先后不定期主要是由于气血亏虚，强调针对气血亏虚导致的月经先后不定期，在治疗的时候，应该以"四物汤"补血为主，同时加以人参、黄芪等补气的药物，益气养血同用，以此恢复正常的月经周期。清代王九峰《王九峰医案》曰："经候愆期……皆由产后气血双亏，虚寒为祟。治宜益水之源，以消阴翳。"认为治疗月经先后不定期，应以温补阳气，补养气血为主。

综上所述，月经先后不定期的病名经历了从最初被认为是月经不调的分支，到后来的月经愆期、经乱，再到近代逐渐统一命名的变迁，日渐成熟。其病因首先主要与气血阴阳相关，常表现为气血亏虚、气血郁结、气血失调、阴阳失衡等，其次其发病与脏腑相关，涉及肝肾、脾胃、心肺等多个脏腑，此外其发病也多与不良生活方式相关，如房事不节、饮食失和、起居失宜等。此病的治疗，当以调补为主，如调和气血阴阳、补气养血、疏肝气、滋肾阴、补脾胃等。历代医家对月经先后不定期的认识繁多，辨证思路多种多样，遂整理如上，考镜源流，以飨同道。

（张　倩　孙许涛）

月经过多源流考

月经过多，最早见于汉代张仲景《金匮要略》称"月水来过多"。金代刘完素《黄帝素问宣明论方》则首次将"月水过多"作为病名单独列出。元代朱震亨《丹溪心法》将月经过多的病机分为血热、痰多、血虚，奠定了月经过多辨证论治的基础。由于月经过多的病因十分复杂，病机涉及多个脏腑，临床表现纷繁，故从病名、病因病机、证候分类及治疗入手，对历代重要医籍中月经过多的相关病证论述进行整理研究，考查其学术脉络和规律，颇有意义。

（一）病名

汉代张仲景《金匮要略》提到"月水来过多"并未将月经过多作为一个单独的病名，加以详细论述。金元之前医家多将月经量乍多乍少、周期的时先时后统称为"月经不调"或"经候不调"。宋代官修《圣济总录》最先将月经过多命名，后世医家多从病因病机的角度入手，多以月候过多、经水过多、经水来太多、经血乍来乍多、经来过多等病名称谓月经过多。由于历代医家对前人临床经验和理论认知的程度、方式不同，在理解上也各有其历史局限性，故不同时期月经过多学术含义有所不同。有关"月经过多"的病名从病症特点分析于下：

汉代张仲景《金匮要略》提到"月水来过多"并未将月经过多作为一个单独的病名。后至晋代，王叔和《脉经》把月经过多称为"经下反多"。隋代巢元方《诸病源候论》把月经过多称为"月经乍多"。宋代陈自明《妇人大全良方》、齐仲甫《女科百问》宗其所说，亦将月经过多称为"月经乍多"。宋代官修《圣济总录》于"经血暴下"篇提出"月候过多"，将月经过多称为"月候过多"。杨倓《杨氏家藏方》也同样将月经过多称为"月候过多"。后至清代，凌德《女科折衷纂要》亦宗此说。金代刘完素于《黄帝素问宣明论方》把月经过多称为"月水过多"。明代秦景明《女科医宗大成》将月经过多称为"经血乍来乍多"。万全《万氏妇人科》以"经行太多"称谓月经过多。明代王肯堂《女科证治准绳》将"月经过多"称为"经水过多"同时代张洁《仁术便览》、傅青主《傅青主女科》以及明代武之望《济阴纲目》也同样将月经过多称为"经水过多"。清代单南山《胎产指南》将月经过多称为"经水来太多"，竹林寺僧《竹林女科证治》将月经过多称为"经来过多"。王洪绪《外科全生集》、沈金鳌《妇科玉尺》、雪岩禅师《女科旨要》、吴仪洛《成方切用》宗明代秦景明《女科医宗大成》的认识，将月经过多称为"经水过多"。

（二）病因病机

月经过多病因病机多而杂，经整理概括为痰湿阻滞、阴虚血热、虚寒不摄、气虚不摄、血虚不固，现分别论述如下。

1. 痰湿阻滞

元代朱震亨《丹溪心法》曰："痰多占住血海地位，因而下多者，目必渐昏，肥人如此。"痰浊阻滞血海，可导致月经过多。后至明代，缪存济继承元代朱震亨对于月经过多的认识，《识病捷法》曰："经水过多，肥人痰多阻滞血海，因而下多，目必渐昏。"妇人肥胖多痰，湿浊阻滞血海，导致月经过多，并且伴随视物昏蒙。指出痰湿能够导致月经过多。后至清代，吴谦等所撰之《医宗金鉴》曰："经之前后兼赤白带，而时下臭秽乃湿热腐化也。"指出月经过多当中，经血赤白、腥臭，则为痰湿化热所引起的月经过多。

2. 阴虚血热

明代万全《万氏女科》指出："凡经行太多者，不问肥瘦皆属热也。"直接指出月经过多病因为热邪。后至清代，沈金鳌《妇科玉尺》曰："下血色紫而成块者，热从火化而热血凝结也，或离经蓄血所致经水必下多或作痛。"认为邪化火，凝结血液，可导致经水过多。

吴谦等所撰之《医宗金鉴》曰：“稠黏深红则为热盛有余。”认为经血黏稠颜色深红属血热型月经过多。

3. 虚寒不摄

月经过多由于虚寒引起的学说较少，但是临床亦属常见。清代沈金鳌《妇科玉尺》卷一曰："经水过多不止，平日肥壮不发热者体虚寒也。"妇人月经过多，平素肥胖，不热，属于虚寒。吴谦等所撰之《医宗金鉴》曰："形清腥秽，乃湿瘀寒虚所化也。"则指出月经过多当中，经血质地清稀、气味腥者为虚寒夹湿所引起。

4. 气虚不摄

明代王肯堂《女科证治准绳》曰："经水过多为虚热，为气虚不能摄血。"认为气虚不能摄血，导致经水过多。书中曰："一妇人脉弦而大，不数形肥，初夏时倦怠，月经来时多，此禀受弱气不足摄血，故行多。"指出肥胖妇人，入夏气虚加重，引起月经过多。后至清代，柴得华《妇科冰鉴》亦曰："荣卫怯弱，气血两虚血多不止。"沈金鳌《妇科玉尺》亦有："经水来而不止者气虚不能摄血也。"吴谦等所撰之《医宗金鉴》提出"经水过多清稀浅红，乃气虚不能摄血也。"这些论述均指出气虚是月经过多的重要病理因素。

5. 血虚不固

清代傅青主《傅青主女科》曰："殊不知血归于经，虽旺而经亦不多，血不归经虽衰而经亦不少。世之人见经水过多，谓是血之旺也，此治之所以多错耳。"认为血气充足与月经过多二者之间并无直接关系，气血充足的人月经量不会比常人多，血虚的人月经量也不比常人少，又言："所以血足而归经，归经而血自静矣。"当血气充足月经方能正常，月经正常也会保障血气充盈。"唯经多是血之虚故，再行而不胜其困乏，血损精，散骨中髓空，所以不能色华于面也。"月经过多的人多面色无华、气血亏虚，说明原本血虚，加之月经量多，更使血量亏乏，血虚之象更显。经量增多，导致血虚加重，血虚及气，气虚不能生血、摄血，导致血不归经，进一步增加月经过多。可见血虚是造成月经过多的重要影响因素。

（三）证候分类

历代医家对月经过多证候分类的表述有：①痰湿阻滞；②阴虚血热；③血虚不固；④虚寒不固；⑤气不摄血。

（四）治疗

自金元以来，对于月经过多的认识逐渐趋于完备，月经过多逐步从月经不调的一个证候中区分出来，成为一个独立的病证。在这一过程中，出现了诸多的治法，经过古代医籍文献的整理，现执简驭繁，将治法概括为以下五类，兹分述如下。

1. 化痰祛湿

清代吴道源《女科切要》曰："肥人疾多占住血海，下多不止，目必渐昏，脉必弦滑者，用南星、苍术、芎、附，作丸。"天南星祛痰，苍术燥湿，川芎、香附行气调经，共同针对痰湿引起的月经过多。

2. 滋阴凉血

清代沈尧封《女科辑要》曰："经水不及期而来者，有火也，宜六味丸滋水。如不及期而来多者，加白芍柴胡海螵蛸。"以六味地黄丸养阴降火，白芍、柴胡、海螵蛸养阴血，涩经血，共奏滋阴降火之功。沈金鳌《妇科玉尺》记载："妇人四十九岁经当止今每月却行过多，及五旬外月事比少时更多者，血热或血不归经也。宜芩心丸、琥珀丸。"妇人阴虚血热引起月经过多，以清火、止血、凉血法治疗。

3. 温经止血

清代沈金鳌《妇科玉尺》曰："经水过多不止，平日壮不发热者，体虚寒也，宜姜棕散。"虚寒引起的月经过多，医者以炮姜、棕榈炭固涩温经止血加以治疗。吴谦等所撰《医宗金鉴》曰："经水先期而至……血多无热者，用四物汤加阿胶、艾叶止之，名胶艾四物汤。"妇人月经过多而无热，若有虚寒，应当温经散寒，养血止血。医者取四物汤滋补阴血，以阿胶补血止血，艾叶温经散寒暖宫，以达止血温经调经功效。

4. 益气摄血

妇人气虚，气不摄血，以致月水不断，当益气以摄血，方使月水如常。明代王肯堂《女科证治准绳》曰："经水过多为虚热，为气虚不能摄血，四物加黄芩白术汤治月经过多。"记载了虚热、气虚导致的月经过多可选用四物汤加黄芩白术加以治之。方中以四物汤补养气血，黄芩清虚热，白术健脾。书中记载："一妇人脉弦而大，不数形肥，初夏时倦怠，月经来时多，此禀受弱气不足摄血，故行多。"方中黄芪、人参大补元气，白术、陈皮燥湿健脾，以甘草调和诸药，治疗妇人气虚导致的月经过多。清代柴得华继承其认识，《妇科冰鉴》提到"荣卫怯弱，气血两虚血多不止者，胶艾八珍汤。"气血两虚而引起的月经过多则可以用胶艾八珍汤气血双补，八珍汤气血双补，阿胶补血，艾叶止血共奏益气摄血之法。陈治《证治大还六种》曰："三黄丸治气虚血热，经水过多不止。"提出气虚有热可用三黄丸益气补血清热。

5. 补血调经

清代傅青主对于血虚引起的月经过多提出了"治法宜大补血而引之归经"的治疗原则。《傅青主女科》曰："夫血旺始经多，血虚当经缩。今曰血虚而反经多，是何言？与殊不知血归于经，虽旺而经亦不多。血不归经，虽衰而经亦不少。"指出正常人体经量的多少，与血旺和血虚并无直接关系，更多的是血液是否循经而行。"治法宜大补血而引之归经，又安有行后复行之病哉？"方选四物汤大补阴血，加以续断、山茱萸，止血行血。白术、荆芥穗炭健脾益气，引血归经。

清代陈治《证治大还六种》曰："当归散治血虚有火经水过多不止。"指出血虚有热则可以用当归散，补血收涩清热。

综上所述，历代医家对月经过多的认识逐步丰富，对病因病机的认识趋于完备，辨证思路多种多样，遂将众医家著作中对于月经过多的论述加以整理，以作源流考究。

（高　山　韩洁茹）

月经过少源流考

早在秦汉时期《黄帝内经》中便有"月事衰少"的相关记载，晋代王叔和《脉经》首次提出"经水少"之名，并对其病因病机作了简单论述，后至隋代巢元方《诸病源候论》载有"月水乍少"之论。宋代以前，诸医家多将"月经过少"归于"月经不调"之范畴，称之为"月水乍多乍少"。金元以降，历代医家对月经过少的认识逐渐增多。明清时期，形成较为系统的辨治体系。总览历代医籍中关于月经过少之论述，可知其与时代背景、生活水平、饮食习惯、自然气候息息相关，现从病名、病因病机、证候分类及治疗等方面进行整理概括，考察其学术脉络和规律，意义非常。

（一）病名

"月经过少"属于"月经不调"之范畴，纵观历代诸多古籍，有关于该病的论述颇为丰富，但其病名含义大致相同，多指月经周期正常，经量明显少于平时正常经量的1/2 或少于 20ml，或行经时间不足两天甚或点滴即净者。总览历代医家对该病的论述，将其病名撷述如下。

秦汉时期，《素问·腹中论》曾载"血枯"一证病因时提到"月事衰少"，其曰："此得之年少时，有所大脱血……故月事衰少不来也。"这可能是关于"月经过少"的较早记载。但其作为病名最早见于晋代王叔和《脉经》，称之为"经水少"，其曰："有一妇人来诊，言经水少，不如前者……亡其津液，故令经水少。"即记载一妇人以"经水少"就诊，但并未对该病进行命名。隋代巢元方《诸病源候论》载有"月水乍少"之述，并记载其病因病机。金元时期，朱丹溪《丹溪心法》提到"经水微少""经水涩少"之名，明代王肯堂《女科证治准绳·调经门》进一步发挥，其曰："经水涩少，为虚为涩。"

（二）病因病机

月经过少的发病机理分虚实两个方面，虚者可因素体血虚或脾胃虚弱，气血生化乏源而致营血不足，或因肾气未充，肾精衰少，无精化血，源断其流，冲任血海难以满溢；实者或因寒凝，或因血瘀，或因痰湿，或因气滞，冲任气血不畅而致月经过少。纵观历代重要医籍，将其病因病机归纳如下。

1. 寒凝血瘀

血得温则行，得寒则凝，寒凝血瘀，经水不畅，无法按时充盈血海，即可导致月水过少。隋代巢元方《诸病源候论》载有"月水乍多乍少"之述，"月水乍少"即为本病，其曰："若寒温乖适，经脉则虚，有风冷乘之，邪搏于血……寒则血结，温则血消，故月水乍多乍少，为不调也。"提到气候失宜，寒温不时，经脉空虚，又外感风寒之邪，与血相搏结，血得寒则凝而致冲任不畅，血海不能按时满溢，故致月水乍少。宋代齐仲甫《女科百问》曰："阴气胜阳，月假少。"阴盛阳虚，寒凝血瘀，则月经过少。明代王肯堂《女科证治准绳》进一步发挥，并以"水凝成冰"为喻，阐述寒凝血瘀，经水乍少之机理，其曰："盖阴气乘阳，则包藏寒气，血不运行，经所谓天寒地冻，水凝成冰，故令乍少而在月后。"清代鲍相璈《验方新编》描述"肠覃"时提到："经少腹大如漏胎状……肠覃。因经行之时，寒气自肛门而入，客于大肠，以致经血凝涩，月信虽行，而血却少，其腹渐大如孕子状，为胎漏状。"指出寒气客于大肠，发为肠覃，兼见"月信虽行，而血却少"之症。

2. 痰湿阻络

痰浊、湿邪等有形实邪阻滞经络，导致经络运行不畅，冲任难以按时盛满，故为月经过少之病。明代万密斋《万氏妇人科》曰："肥人经水来少者，责其痰碍经隧也。"此为根据体质来辨别经少病因病机的较早记载，肥人多痰多湿，形体肥胖，则痰湿阻碍其经隧，而致血行不畅，经水少则油然而生；亦曰："妇人经候不调者有三：一曰脾虚，二曰冲任损伤，三曰脂痰凝塞。"此处的"经候不调"即包括"月经过少"一病，其中"脂痰凝塞"即为痰湿阻络而致经水来少之机。

3. 肝郁气滞

肝喜条达而恶抑郁，气行则血行，肝郁气滞，则血行不畅，则致月经过少。《养生方》云："病忧恚泣哭，以令阴阳结气不和，故令月水时少时多。"指出情志不畅，导致阴阳失调，气机阻滞，可致月经时多时少。明代官修《普济方》载有"肝乃血之府库"之论，其曰："妇人室女以肝气为主，盖肝乃血之府库，肝既受病，经候愆期，或多或少，或闭断不通。"提到肝脏受病，肝气不舒，血行涩滞，可致月经或多或少。万密斋《万氏妇人科》曰："惟忧愁思虑则伤心，心气受伤，脾气失养，郁结不通……血少。"指出忧愁思虑伤及心脾，影响气机，血行不畅，同时影响脾胃运化功能，导致月经过少。清代陈修园《女科要旨》云："经水所以不调者，皆由内有七情之伤"，可见情志不畅，则气机逆乱，冲任阻滞，血海不能按时满溢，发为此病。

4. 肾精亏虚

肾主藏精，精血同源，若肾精亏虚，精血化生乏源，冲任血海难以满溢，可致月经过少。明代虞抟《医学正传》有云："况月经全借肾水施化，肾气既乏，则经血日以干涸……渐而至于闭塞不通。"即指出肾中精血是化生月经的源泉，肾气亏虚，肾精枯涸，可致月经过少甚至闭经，充分体现精血同源之理。清代傅青主《傅青主女科》曰："经水出诸肾。"亦云："且经原非血，乃天一之水，出自肾中。"认为肾精乃经水之源。吴谦等所撰之《医宗金鉴》曰："先天天癸始父母，后天精血水谷生，女子二七天癸至，任通冲盛月事行。"强调先天肾精充足，后天脾胃康健，则气血生化有源，任脉畅通，冲脉盛满，月经如常之机理。

5. 亡失津液

亡失津液，血水亏虚，故致经水衰少。晋代王叔和《脉经》曰："师曰：有一妇人来诊，言经水少，不如前者，何也？师曰：曾更下利，若汗出、小便利者，可。何以故？师曰：亡其津液，故令经水少。"在此病例中王叔和提到苦"经水少"来诊者，其乃多次下利、出汗、小便频数而导致体内津液大量丢失而致。

6. 血虚不充

素体血虚，或思虑过度而伤脾，脾与胃以膜相连，相互影响，虚则化源不足冲任血海不充，故致经水衰少。《素问·阴阳别论》曰："二阳之病发心脾，有不得隐曲，女子不月。"其中"女子不月"即指月经不调诸候，其中就包括月经过少一证。明代万密斋《万氏妇人科》进一步将此理论发挥，其曰："经曰：二阳之病发于心脾，女子经病。夫二阳者，阳明胃也。胃主受纳五谷，长养血气，灌溉脏腑，流行经隧，乃水谷之海，血气之母也。惟忧愁思虑则伤心，心气受伤，脾气失养，郁结不通，腐化不行，胃虽能受，而所谓长养灌溉流行者，皆失其令矣。故脾胃虚弱，饮食减少，气日渐耗，血日渐少。斯有……血少、色淡……数月一行之病。"在此，万密斋详细解释了思虑过度致脾胃虚弱，气血生化乏源，血虚冲任不充而月经量少的病机演变；该书亦载有根据体质辨别月经过少成因之论，其曰："瘦人经水来少者，责其血虚少也。"指出形瘦之人若经水来少，则多为血虚之故。王肯堂《女科证治准绳》曰："经水涩少，为虚。"提到月经过少是虚所致。清代唐容川《血证论》提到"行经太少，以及干枯淡薄"之机理为"血虚"，其曰："血虚者，行经太少，以及干枯淡薄，诸虚证犹杂出难言。"

（三）证候分类

历代医家对月经过少一证证候分类的表述有：①寒湿凝滞；②痰湿壅阻；③肝郁气滞；④肝肾失调；⑤肾虚；⑥气滞血瘀；⑦气血亏虚。

（四）治疗

随着历代医家对月经过少病因病机之认识日臻完善，其辨治思维亦渐成体系。隋唐之前，历代医家对月经过少之治法方药论述较少，宋代医家多提倡"滋肾益肾""补血养血"之法，如《陈素庵妇科补解》载有"温经活血"之述，明清时期诸医家亦从痰湿、脾虚、肝郁等方面论治。经过对古代医籍文献的整理研究，将月经过少之治疗概括如下。

1. 辨证论治

（1）活血化瘀，理气调经：此法适用于素体血虚，复感外寒，寒凝血瘀，经行不畅而量少者。《素问·腹中论》载有"血枯"一证，其中提到"月事衰少"之症状，应用"四乌贼骨一蘆茹丸"，行气养血而治月经过少。宋代齐仲甫《女科百问》有云："阴气胜阳，月假少者，七物汤：治妇人营卫气虚，经水愆期，或多或少而腹痛。"药用地、芍、归、芎补其血，伍白术、川姜而健脾温中，佐木香行气，使补而不滞，诸药合用，活血化瘀调经。金元时期，朱丹溪《丹溪心法》有云："四物汤……经行微少，或胀或疼，四肢疼痛，加延胡、没药、白芷与本方等，淡醋汤调下末子。"即在补血养血之基础上加延胡索以行气活血，使气行则血行，月水自下而通。明代李梴《医学入门》曰："内寒血涩来少，或日少五六日以上者，四物汤加桃仁、红花、牡丹皮、葵花。"较朱丹溪之方，略加调整，增其活血化瘀之功。王肯堂《女科证治准绳》曰："经水涩少，为虚为涩，虚则补之，涩则濡之。"且进一步解释了《女科百问》中"阴气胜阳"而致"月假少"之机理，其曰："妇人病多是月经乍多乍少……盖阴气乘阳，则包藏寒气，血不运行，经所谓天寒地冻，水凝成冰，故令乍少而在月后……当和血气，平阴阳，斯为福也。"并提到治疗之法为和血气，平阴阳。赵献可《邯郸遗稿》曰："经水涩少，渐渐不通……宜四物汤倍加泽兰治之。"用四物汤倍加泽兰以养血祛瘀，调经利水。清代鲍相璈《验方新编》曰："经血凝涩，月信虽行，而血却少……用桂枝桃仁汤：桂枝、槟榔各一钱五分，白芍、生地、枳壳各一钱，桃仁二十五粒，炙草五分，姜、枣引，水煎服。更宜常服四制香附丸。"用以温经活血，祛瘀行气止痛。

（2）补益中气，祛湿化痰：此法适用于脾胃虚弱而生痰湿，阻滞经络，经血运行不畅所致之月经过少。《万氏妇人科》云："肥人经水来少者，责其痰碍经隧也，用二陈加芎归汤主之。"万密斋为较早根据体质辨治月经过少者，万氏以二陈加芎归汤，药用陈皮、白茯苓、半夏以燥湿健脾化痰，以归身和血调经，川芎、香附，血中气药，气中血药，二者相伍，行气调血，合枳壳使补而不滞，滑石利水，甘草和中，治疗形体肥胖，痰湿阻络之月经过少一证。王肯堂《女科证治准绳》有云："此中气虚弱，不能上升而头晕，不能下化而经少。用补中益气汤而愈。"指出补益脾胃对于治疗月经过少之重要作用。

（3）补肾益精，养血调经：此法适用于肾精亏虚，精血化生乏源所致之经水少。宋代齐仲甫《女科百问》中载有"紫石英圆"可"治妇人病多是月经乍少，或在月后，时发疼痛"之述，药用紫石英、杜仲、桑寄生、肉苁蓉、川乌等以疗其肾之虚，以远志、五味子、龙骨、牡蛎等补肾宁心，交通心肾，镇心安神，以桂心、干姜、川椒等温其阳，石斛、当归等益其阴，甘草和中，诸药合用，体现"补肾益精，养血调经"之法。明代赵献可《邯郸遗稿》曰："或问：论调经以滋水为主，不须补血，何也……至四十九而天癸绝，其所绝者天癸水也……故必以六味丸滋水。"提出年老肾虚之人，用六味地黄丸以滋肾水而调经。清代唐容川《血证论》曰："故凡调血，先须调水，调水即调气。气生于肾，而主于肺，血生于胃，而藏于肝，以血海为肝之部分，肺金司气之制节，又为水之上源，调血调水，人当知所从事矣。故或调气中之水以滋血，或调血中之气而利水，是女子调经之法，即凡为血证之治法，学者宜鉴观之。"提到调血先须调水，通过调补肾精以调经，亦为治疗"月经过少"之法。

（4）补血益气，和血调经：血虚而致冲任不足，血海不能满溢者，宜补血养血。宋代陈沂撰，明代陈文昭补解《陈素庵妇科补解》载有"当归和血汤"治疗月经过少，其曰："妇女经水乍多乍少……少则血有滞，可服当归和血汤。"药用熟地、炒白芍、当归、川芎补血养血，生地、鳖甲、秦艽、丹皮以清热滋阴，丹参、红花活血散瘀，香附行气，补而不滞，川断益肾精，诸药合用，体现"补血益气，和血调经"之大法。金元时期，刘完素《素问病机气宜保命集》曰："如经水少而血色和者，四物四两，加熟地黄、当归各一两。"亦曰："治妇人经水涩少，四物内加葵花煎。"以四物汤为基础，灵活加减，辨证施治。明代万密斋《万氏妇人科》进一步发挥，据体质因素之不同，因人制宜，辨证施治，其曰："瘦人经水来少者，责其血虚少也，四物人参汤主之。人参、归身、川芎、白芍、生地、香附（童便浸，炒）、炙草各一钱。姜枣引。"认为形瘦之人，经水来少，是为血虚，方用四物人参汤，补血益气。李梴《医学入门》载有"四物汤""十味香附丸"治疗不同类型血虚经少之病，其曰："来少色和者，四物汤；点滴欲闭，潮烦，脉数者，四物汤去芎、地，加泽兰叶三倍、甘草少许，十味香附丸。"清代竹林寺僧《竹林女科证治》亦云："形瘦经少，此气血弱也。宜服加味四物汤……熟地黄，当归，川芎，白芍，人参，香附（童便制），甘草（炙），姜枣为引。"均以四物汤为基础并灵活加减，乃治疗月经过少之典范。

2. 针刺疗法

纵观历代医家所述，亦有针刺治疗"月水不利""月事不利"之论，其中包括"月经过少"。晋代皇甫谧《针灸甲乙经》云："女子月水不利，或暴闭塞，腹胀满癃……正偃卧，屈一膝，伸一膝，并气冲针上入三寸，气至泻之。"提到针刺治疗"女子月水不利"之法；亦载有"女子赤淫时白，气癃，月事少，中髎主之""月事不利，见血而有身反败，阴寒，行间主之"及"月水不利，见血而有身则败，及乳肿，临泣主之"之述，可见，针刺中髎、行间、临泣等穴均可治疗月水不利之病，月经过少亦包含其中。

综上所述，历代医籍对月经过少一病的论述颇为复杂，遂概括整理，撷述如上，追溯源流，颇有意义。

（王佳柔　常佳怡　邹展鹏）

经期延长源流考

经期延长最早见于隋代巢元方《诸病源候论》，称"月水不断"，后世医家多沿用此病名。现从病名、病因病机、证候分类及治疗入手，对历代医籍中经期延长的相关病证论述进行整理研究，考查其学术脉络和规律，颇有意义。

（一）病名

"经期延长"古称"月水不断"，首见于隋代巢元方《诸病源候论》，其书详细阐述了本病的病因病机，并强调本病月经经行不止，月水不断之特点。后世医家多沿用此称谓。宋代官修《太平圣惠方》亦将其称为"月水不止"，其曰："凡月水不止，而合阴阳。"《圣济总录》中亦将其称为"月水不绝""月水来而不断"。《沈氏女科辑要笺正》载有"经事延长"之称。由此可知，历代医家对本病认识已久，均以病症表现称谓本病。

（二）病因病机

古代医家对本病病因病机的认识可概括为两类：其一，外邪客胞；其二，气血虚损。现将历代医家所述整理归纳如下。

1. 外邪客胞

北宋《太平圣惠方》曰："凡月水不止，而合阴阳，则冷气上入于脏。"阴阳不调和则寒邪客胞而致月水不断。明代薛己《校注妇人良方》言："妇人月水不断……或因经行而合阴阳，以致外邪客于胞内，滞于血海故也。"经期阴阳消长与转归失常，外邪趁虚而入，客于胞宫，血海滞涩故而月水不断。陶本学《孕育玄机》言月水不断病因为外邪客于胞内，其曰："或由于寒热邪气客于胞内，滞于血海。"清代《灵验良方汇编》对"妇人月水不断，淋沥腹痛"的病因病机亦有相似论述，其曰："或因临经不谨，以致外邪滞于血海。"妇人经期体虚，顾护不当，外邪乘虚内侵滞于血海而发月水不断。

2. 气血虚损

隋代巢元方《诸病源候论》曰："妇人月水不断者，由损伤经血，冲脉、任脉虚损故也。冲任之脉，为经脉之海……劳伤经脉，冲任之气虚损，故不能制其经血，故令月水不断也。"冲任二脉通盛则月经调达，冲任之气虚损则气不摄血而发月水不断。宋代陈自明《妇人大全良方》亦宗其说，对于月水不断之病因病机有相同的认识。明代王肯堂《女科证治准绳》载："妇人月水不断，淋漓无时，或因劳损气血而伤冲任，或因经行而合阴阳，皆令气虚，不能摄血。"强调气与血的关系，指出月水不断为气虚不能摄血之故也。《沈氏女科辑要笺正》言："经事延长，淋漓不断，下元无固摄之权，虚象显然。"认为肾气虚损，固摄失职而发经期延长，淋漓不断。

除上述两种病因外，古代医籍亦有关于本病其他病因病机的论述。北宋《太平圣惠方》曰："治妇人月水不断，口干烦热，吃食减少，四肢无力，熟干地黄散方……治妇人月水不断，口干心烦，四肢羸瘦，吃食少味，渐加乏弱，续断丸方。"根据书中症状所述并以方测证可知，阴虚亦为月水不断病因之一。清代田间来是庵《灵验良方汇编》言妇人月水不断，淋漓腹痛者之因，其曰："或肝脾亏损，无以生发元气，或郁闷伤脾，不能摄血归源。大抵此症，非血分之热，则脾气之虚故也。"认为月水不断或由肝脾亏虚无以生化元气，元气虚而固摄失职，或由脾虚不能摄血而致。

（三）证候分类

历代医家对经期延长证候分类的表述有：①瘀血内阻；②气虚不固；③阴虚内热。

（四）治疗

1. 辨证论治

（1）滋阴清热，止血调经：北宋《太平圣惠方》曰："治妇人月水不断，口干烦热，吃食减少，四肢无力，熟干地黄散方。"方中熟干地黄、黄芩清热凉血，地榆、伏龙肝、艾叶、柏叶止血调经，当归、川芎活血调经。诸药配伍，共奏清热调经之效。明代《普济方》沿用此方治疗"月水不断，口干烦热"等症。《太平圣惠方》亦曰："治妇人月水不断，口干心烦，四肢羸瘦，吃食少味，渐加乏弱，续断丸方。"方中续断滋肝肾之阴，当归补血养血，与续断同用养血补肝肾，熟干地黄补血滋阴，乌贼鱼骨收敛止血，五味子滋肾敛血，龙骨平肝潜阳，黄芪补气升阳、阴阳同补，芎䓖活血行气，艾叶温经止血，地榆凉血止血，减轻诸药温热之性，干姜、附子温中，赤石脂、牛角䚡止血，炙甘草益气和中，诸药为丸以奏滋阴清热，调经止血之效，并强调于食前以温酒下三十丸。南宋《鸡峰普济方》、明代《普济方》、清代《金匮启钥》均引用此续断丸方治疗"月水不断，口干心烦，四肢羸瘦"等症。

（2）补气固冲，止血调经：北宋《太平圣惠方》曰："治妇人劳损，月水不断，五脏气虚……若久疾失治者，可长服此龙骨丸方。"方中龙骨、牡蛎平肝潜阳，禹余粮收敛止血，紫石英暖宫调营，当归补血活血调经，人参大补元气，桂心、干姜温中补虚，川乌、川椒温经，肉苁蓉补肾助阳，桑寄生、杜仲补益肝肾，远志交通心肾，石斛生津益胃，泽泻利水渗湿，甘草调和诸药。诸药相伍，共奏补虚和中之效。《圣济总录》曰："治冲任气虚，经血虚损，月水不断，绵绵不止，地黄汤方。"方中当归甘温补血、辛散活血，生地黄、黄芩清热凉血止血，共为君药；地榆、柏叶收涩凉血止血，助生地、黄芩止血之力，均为臣药；艾叶温经止血，伏龙肝温中收涩止血，止血而兼扶正，蒲黄化瘀止血，止血而无留瘀之弊，俱为佐药，生姜调和温中，为佐使药。诸药合用，共奏益气固冲、养血止血之功。明代《普济方》沿用此方治疗"冲任气虚，经血虚损，月水不断"。南宋杨倓《杨氏家藏方》以白石脂丸治疗"带下久虚,胞中绝伤,月水不断,积日成崩,气血虚竭,肢体黄瘦"等症。方中白石脂止血固脱,禹余粮收敛止血,龙骨平肝潜阳,炙黄芪补气升阳,熟干地黄补血滋阴,肉桂、附子补火助阳,温经以散白石脂收涩之力,川芎活血行气,当归活血补血,白芷温散。诸药共奏补气固冲、止血调经之效。以"温米饮或温酒下",增强其温经之力。明代《普济方》沿用杨氏白石脂丸治"月水不断,积日成崩,气血虚竭"。

除上述两种治法外,古代医家治疗时亦有从瘀论治之法,活血祛瘀,使血行而经止。清代严洁等所著《得配本草》中载有栭,即木耳,可祛风破血,配伍赤石脂,治月水不断。汪讱庵《本草易读》中载黑豆可活血祛瘀,治疗月水不断,炒烟尽,入酒沃之服。

纵观历代医家所述,外邪客胞虽为月水不断病因之一,但可能由于外邪入里传变迅速,诸医家对其治疗所述较少,大多以内治法论治。清代田间来是庵《灵验良方汇编》曰:"治者只调养元气,则病邪自愈。若攻其邪,则元气损矣,慎之。"在治疗上强调扶正养元气,正盛而邪自去,勿用攻法而伤元气。

2. 艾灸疗法

宋代郭思《千金宝要》曰:"月水不断,灸内踝下白肉际青脉上,随年壮。"以灸法治疗以达温中补虚之效,后世《普济方·针灸》亦沿用此法治疗月水不断。

综上所述,历代医家对本病病因病机及治法的阐释较少,故以方测证总结本病之病因病机及治法理论,梳理归纳如上文,以供医家同仁参考鉴阅。

(庄晓彤　杨东霞)

崩漏源流考

崩漏指经血非时暴下或淋漓不止。崩与漏有出血量多少及病势急缓的不同,崩出血量多而势急,漏出血量少而势缓,故漏为崩之渐,崩为漏之甚。"崩"作为病名首见于《黄帝内经》,"漏下"作为病名首见于《金匮要略》。唐代以前虽有崩漏的论述,但未形成辨证论治体系,至唐代,初见崩漏之辨证,宋代医家明确寒、热、虚、实辨证,此后逐渐完善,形成了较完整的辨证体系。本病病因多端,病机复杂,既是妇科临床常见病、多发病,也是疑难急重病症,故从病名、病因病机、证候分类及治疗入手,对历代重要医籍中崩漏病的相关病证论述进行整理研究颇有意义。

(一)病名

"崩"首见于《素问·阴阳别论》,文曰:"阴虚阳搏谓之崩。"隋代杨上善《黄帝内经太素·阴阳杂说》注:"崩,下血也。"唐代王冰《补注黄帝内经素问》中的"崩"释为"阴脉不足,阳脉盛搏,则内崩而血流下"。故《黄帝内经》中"崩"之原义泛指下血之证,但在以后的中医医籍中,仅在妇科疾病中有较多关于"崩"的论述。因此,《黄帝内经》中的"崩"是妇科崩漏的病名之源,同时阐述了崩漏的病机,为后世研究崩漏奠定了理论基础。"血崩"指妇科疾病始于东汉时期,华佗《中藏经》载有"治妇人血崩方",其后金、元、明、清时期的许多著作亦有"血崩"之病名。"漏下"首见于东汉张仲景《金匮要略》"妇人妊娠病脉证并治"及"妇人杂病脉证并治"篇，如在"妇人妊娠病脉证并治"一篇中有："妇人有漏下者；有半产后因续下血都不绝者；有妊娠下血者……"可见当时已对不同的妇科血证做出了初步鉴别。此外，在"妇人杂病脉证并治"篇的温经汤条下，还有"崩中"的记载。"崩中"一词，见于晋代皇甫谧《针灸甲乙经》，曰："崩中，腹上下痛，中郄主之。"纵览医书，"崩中"亦被后世常用，其中清代唐宗海《血证论》对"崩中"一词作出解释，云："古名崩中，谓血乃中州脾土所统摄，脾不摄血，是以崩溃，名曰崩中。示人治崩必治中州也。"并且提出崩漏论治当需重脾的见解。晋代王叔和《脉经》中继用"漏下""漏血"，又提出"五崩"一词，其曰："白崩者形如涕，赤崩者形如绛津，黄崩者形如烂瓜，青崩者形如蓝色，黑崩者形如血也。"据其所述，颇似带下异常，后世论崩漏亦未沿用此说。至隋代巢元方《诸病源候论》首列"漏下候""崩中候""崩中漏下候"，简明论述了崩中、漏下的病名、病因病机，如"伤损经血，冲任之气虚，故血非时而下，淋沥不断，而成漏下""若劳动过度，致腑脏俱伤，而冲任之气虚，不能约制其经血，故忽然暴下，谓之崩中""崩而内有瘀血，故时崩时止，淋沥不断，名曰崩中漏下"，此外，指出崩中、漏下可单独出现，也可合并而见。"崩漏"一词，见于宋代王衮《博济方·经气杂证》中的"二十六味牡丹煎丸"条下，谓："治妇人血刺血疠上抢……月经不调，或清或浊，赤白带下，血山崩漏。"宋代齐仲甫《女科百问》言："受热而赤者，谓之阳崩，受冷而白者，谓之阴崩。"提出阴崩与阳崩的概念，并可根据病因区别之，然观其所述，阴崩应归带下范畴。宋代严用和《严氏济生方·崩漏论治》曰："崩漏之疾，本乎一证。轻者谓之漏下，甚者谓之崩中。"其认为崩、漏为一证，只有轻重之别。明代张介宾《景岳全书·妇人规》，谓："崩漏不止，经乱之甚者也。"说明崩漏属月经病范畴，是严重的月经失调。

此外，崩漏仍有其他别称，如"漏血"见于《针灸甲乙经·妇人杂病》，曰："女子漏血，太冲主之。""血漏"见于唐代孙思邈《备急千金要方·妇人方下》，曰："经脉未断，为房事则血漏。""崩下"见于宋代《太平惠民和剂局方》，曰："伏龙肝散，治气血劳伤，冲任脉虚，经血非时，忽然崩下。""暴崩"见于宋代陈沂撰，明代陈文昭补解《陈素庵妇科补解·经水过后忽崩下不止方论》，曰："经行后，已止五六日，忽然暴崩。""经漏"见于《陈素庵妇科补解·经水淋漓不止方论》，曰："若迟至半月或一月，尚淋漓不止……久则成经漏。""崩中暴下"见于宋代陈自明《妇人大全良方·崩暴下血不止方论》，曰："若劳动过多，致脏腑俱伤，而冲任之气虚，不能约制其经血，故忽然暴下，谓之崩中暴下。""血山崩"，见于《妇人大全良方·崩暴下血不止方论》，曰："五灵脂散，治妇人血山崩。""经崩"见于明代龚廷贤《万病回春·血崩》，载有"治经崩不止"之方。"崩淋"见于明代张景岳《景岳全书·妇人规·经脉类·崩淋经漏不止》，曰："崩淋之病，有暴崩者，有久崩者。"上述病名中，"崩中""漏下""崩中漏下""崩漏"历代用之较多，"崩漏"是后世最常用的病名，现代中医妇科教科书以此作为病名。

（二）病因病机

崩漏的病因，历代文献载有房劳多产、劳逸失常、饮食不节、内伤情志、外感邪气、血瘀、痰饮和先天禀赋不足等。如《诸病源候论·妇人杂病诸候·崩中漏下候》指出"崩而内有瘀血，故时崩时止，淋沥不断"；唐代孙思邈《备急千金要方》观察到"经脉未断，为房事则血漏"；南宋窦材《扁鹊心书·血崩》有"若因房事太过，或生育太多，或暴怒内损真气，致任脉崩损，故血大下，卒不可止，如山崩之骤也"；《妇人大全良方·崩暴下血不止方论》指出"风为动物，冲任经虚，被风所伤，致令崩中暴下"；明代王肯堂《女科证治准绳》在论述开痰、行气时指出痰饮亦是崩漏之因；明代赵献可《邯郸遗稿·血崩》列出崩漏之病因，即"崩漏，有血虚，有惊忧，有怒气，有热搏，有劳伤"。

关于崩漏的病机论述始于《黄帝内经》，至明代而基本完善，主要为阴阳失调、冲任虚损、脏腑功能失调、气血失常、内生邪气等，其中脏腑功能失调涉及肾、脾、肝、心，气血失常和内伤邪气主要是血热、血瘀、寒凝和湿热为患。《素问·阴阳别论》提出"崩"的病机为"阴虚阳搏"，后世诸多医家对此进行解释，如唐代王冰注《素问》认为"阴虚阳搏"是指"阴脉不足，阳脉盛搏"；《陈素庵妇科补解·血崩方论》补按曰："血崩症，虽有内伤、外感，总以《内经》阴虚阳搏为主……所谓阴虚者，肾水衰也。阳搏者，心火亢也。水亏火旺，水不能制火，心火独亢，迫血下行，而致暴崩也。"明代张景岳《景岳全书·妇人规·经脉类·崩淋经漏不止》曰："故凡阳搏必属阴虚，络伤必致血溢。"又指出："五脏皆有阴虚，五脏皆有阳搏。故病阴虚者，单以脏气受伤，血因之面失守也，病阳搏者，兼以火居阴分，血得热而妄行也。"《诸病源候论》认为"崩中""漏下"乃由于脏腑损伤，致冲任二脉虚损，不能约制经血。巢氏之论对后世乃至当今临床都产生了重大影响，在以后医书中，崩漏的病机多遵巢氏之说。宋代以后，脏腑功能失调是崩漏病理机制所阐述的重点。如《严氏济生方·崩漏论治》提出了肝不藏血致崩的机制："盖肝为血之府库，喜怒劳役，一或伤之，肝不能藏血于宫，宫不能传血于海，所以崩中漏下。"明代薛己《女科撮要》曰："为患因脾胃虚损，不能摄血归源；或因肝经有火，血得热而下行；或因肝经有风，血得风而妄行；或因怒动肝火，血热而沸腾；或因脾经郁结，血伤而不归经；或因悲哀太过，胞络伤而下崩。"清代柴得华《妇科冰鉴·崩漏门》曰："致此之由，或思虑伤脾，中气困馁，则不能统摄归源；忿恚伤肝，火动于中，迫血无藏纳之所；悲哀太过，心胞系损，因而血乏主宰；房欲不谨，肾命日亏，以致闭藏失权。此皆犯其脏者也。更或向有瘀停，因新血冲激而始泄，或热伤阴结，为火搏击而妄行。"

后至清代，诸多医家对崩漏的病因病机加以概括总结。清代萧壎《女科经纶》整理前人之说，总结崩漏的病因病机可为悲哀阳气内动、悲哀热气在中、阴虚阳搏、劳力伤肠胃络脉、热、寒、风、三焦绝经、虚寒相搏、败血脓积、涎郁胸膈、冲任血虚不能约制、冲任气虚不能制、阳虚不足、热为阳脉有余病、阳乘于阴为阳邪有余病、阴虚火逼妄行关心肾二经、阴虚不能镇守包络相火、真阴虚不能镇守包络相火、脾胃虚火乘心包、心火亢甚肝实不纳血、寒在下焦等。清代吴谦等修撰的《医宗金鉴·崩漏门》载："若日久不止，及去血过多而无块痛者，多系损伤冲、任二经所致。更有忧思伤脾，脾虚不能摄血者；有中气下陷不能固血者；有暴怒伤肝，肝不藏血而血妄行者。"指出由冲任损伤所致，亦可由脾虚与肝郁引起。清代徐大椿《女科指要·崩漏》曰："阴虚阳搏谓之崩，血渗气泄谓之漏，或劳伤元气，气不统血，或亏损肝脾，血不归经，或七情郁结血液偏渗，或风热外乘血为邪迫，所谓阳络伤则血外溢，阴络伤则血内渗也。"提出气虚、肝脾两虚、情志郁结、风热为崩漏的病因病机。清代沈金鳌《妇科玉尺·崩漏》总结崩漏的病因病机有六点，曰："究其原，则有六大端：一由火热，二由虚寒，三由劳伤，四由气陷，五由血瘀，六由虚弱。"

根据历代医家对崩漏病因病机的阐述，将其归纳为以下几种。

1. 瘀血内阻

经期、产后余血未尽又感于寒、热，以致成瘀，瘀阻冲任，血不归经，发为崩漏；或久漏致瘀，瘀血不去，新血难安，发为崩漏。清代傅青主《傅青主女科·女科上卷·血崩·闪跌血崩》中提出"闪跌血崩",此证"乃瘀血作祟",其曰："妇人有升高坠落，或闪挫受伤，以致恶血下流……乃是瘀血作祟。"吴道源《女科切要》曰："又血崩证有二说：瘀血也，空痛也。"叶天士《临证指南医案》曰："又有瘀血内阻，新血不能归经而下者。"两位医家亦认为瘀血可致崩漏。

2. 血热妄行

热伤冲任，迫血妄行，可致崩漏。如明代戴原礼《秘传证治要诀及类方》曰"崩中血热而成者"；清代罗国纲《罗氏会约医镜·经脉门》言"以血虚则热迫而妄行，故令暴下而为崩"。因热者，有虚热，有实热。素体阴虚，或久病致阴伤，阴虚内热，虚热内炽，加之阴虚失守，冲任失约，故经血非时妄行而成崩漏，血崩阴愈亏，冲任更伤，以致崩漏反复。素体阳盛，肝火易动；或素性抑郁，郁久化火；或感受热邪、湿热，或过服辛辣助阳之品，酿成实火，实热伏于冲任，热迫经血妄行，致成崩漏。《傅青主女科·女科上卷·血崩·血海太热血崩》曰："妇人有每行人道，经水即来，一如血崩，人以为胞胎有伤，触之以动其血也，谁知是子宫血海因太热而不固乎！夫子宫即在胞胎之下，而血海又在胞胎之上。血海者，冲脉也。冲脉太寒而血即亏，冲脉太热而血即沸，血崩之为病，正冲脉之火热也。"指出冲脉太热从而血热，故血崩也。

3. 脾气虚弱

脾为后天之本，气血生化之源。素体脾虚，或忧思过度，饮食劳倦，损伤脾气，脾伤则气陷，统摄无权，冲任失固，不能制约经血，故成崩漏。清代冯兆张《冯氏锦囊秘录·女科精要·崩漏门诸论》曰："故崩漏为患，因脾胃虚损，不能统血运营。"脾虚不能统血，故崩中漏下。《妇科玉尺·崩漏》云："或思虑伤脾，不能摄血，致令妄行。"思虑伤脾以致脾虚，从而摄血失常，故崩漏产生。清代单南山《胎产指南·崩漏章·崩》曰："妇人崩中之病，皆因中气虚，不能摄血，加以积热在里，迫血妄行，故令经血暴下而成崩中。崩久不止，遂成下漏。"指出本就脾虚，加之积热，则迫血妄行而成崩漏。

4. 肝郁气结

郁怒伤肝，肝气不舒，则疏泄失常，肝不藏血，即可导致崩中漏下。如清代傅青主《傅青主女科·女科上卷·血崩·郁结血崩》曰："妇人有怀抱甚郁，口干舌渴，呕吐吞酸，而血下崩者，人皆以火治之，时而效，时而不效，其故何也？是不识为肝气之郁结。夫肝主藏血，气结而血亦结，何以反至崩记？盖肝之性急，气结则其急更甚，更急则血不能藏，故崩不免也。"徐大椿《女科指要》亦云："或七情郁结血液偏渗。"认为崩漏与肝气郁结而不藏血有关。

5. 肾气虚弱

先天禀赋不足，肾气稚弱；或少女肾气未盛，天癸未充；或房劳多产损伤肾气；或久病大病穷必及肾；或七七之年肾气渐衰，天癸渐竭等皆可导致肾虚崩漏。肾气虚则封藏失司，冲任不固，不能制约经血，子宫藏泻失常发为崩漏。清代傅青主《傅青主女科》认为"经本于肾""经水出诸肾"，说明崩漏病本在肾，病位在冲任，变化在气血，表现为经血的藏泻无度，从本质上讲，属于虚证，故肾虚是导致崩漏产生的主要原因。肾阴虚则阴虚失守，虚火动血，迫血妄行，子宫藏泻无度，遂致崩漏。如金代李杲《兰室秘藏·经漏不止》云："妇人血崩，是肾水阴虚不能镇守胞络相火，故血走而崩也。"元代朱丹溪《丹溪手镜》中仍引此说，并认为此"是气血俱脱，为大寒之证"，亦有肾阳虚，命门火衰，或久崩久漏，阴损及阳，阳不摄阴，封藏失职，冲任不固，不能制约经血而成崩漏。据病情发展两者可相互转化，阳病转为阴，阴病转为阳，阴阳俱虚，肾失闭藏，使气血不相维系，血随气下，而成崩漏。

此外，其他医家对崩漏的病因病机有不同的认识，如明代龚廷贤《内府秘传经验女科·崩漏》指出气血两虚可致崩漏，曰："皆由劳伤血气，损冲任二脉，气血俱虚，不能约制其经血，故忽暴下者，或渐成淋沥者，盖妇人皆由心事不定，或人事少，故贵势脱。"清代单南山《胎产指南·崩漏章·漏》认为崩久成漏，迁延不愈，由脾肾两虚所致，其曰："凡崩久成漏，连年不休，此中气下陷，下元不固也。"

崩漏为病，病本在肾，病位在冲任，变化在气血，表现为胞宫非时下血，或为崩，或为漏，或崩与漏互见。其病因繁多，病机可概括为虚、热、瘀。无论何因所致的崩漏，由于失血耗气，均存在不同程度的统摄失司、冲任失养的病变，日久均可转化为气血俱虚或气阴两虚，或阴阳俱虚。所以崩漏为病，即或由单一原因所引起，但在发病过程中常是气血同病，多脏受累，因果相干，其势反复。

（三）证候分类

历代医家对崩漏证候分类的表述有：①湿热中阻；②血瘀；③血热（实热、虚热）；④脾经郁热；⑤心脾郁热；⑥脾虚；⑦脾肾两虚；⑧肝郁气滞；⑨肝郁血虚；⑩肝肾阴虚；⑪脾肾阳虚；⑫肾虚（肾气虚、肾阳虚、肾阴虚）；⑬气血两虚；⑭气阴两虚。

（四）治疗

崩漏的治则治法，历代医书涉及急则治其标，缓则治其本，调节阴阳，扶正祛邪，调整脏腑功能，调理冲任气血，因时、因地、因人制宜，分期论治，分新病久病而治，崩与漏分治，未病先防等方面。元代朱震亨于《丹溪心法》中提出急则治其标之治则。明代方约之《丹溪心法附余·崩漏》曰："治崩次第，初用止血以塞其流；中用清热凉血，以澄其源；末用补血以还其旧。若只塞其流而不澄其源，则滔天之势不能遏；若只澄其源而不复其旧，则孤子之阳无以立，故本末勿遗，前后闿絭，方可以言治也。"后世医家多遵循此说，并完善这一治崩之法，形成治崩三法，即"塞流""澄源""复旧"。明代万全在《万氏女科》中提出"初止血，次清热，后补其虚"的治疗三法。明代徐春甫《古今医统大全》曰："妇人崩漏最为大病。年少之人，火炽血热房事过多，经行时而有交感，俱致斯疾。大都凉血固涩，升气益荣而可愈也。中年以上人，及高年耄妇，多是忧思过度，气血俱虚。此为难治，必须大补气血，养脾升固，庶保十之二三。"指出年少之妇女应凉血固涩、升气益荣，中年及高年耄妇应大补气血、养脾升固。崩漏之病多与气血有关，气血者，人身之阴阳也，故明代赵献可于《邯郸遗稿·血崩》中提出"凡血崩之疾当分阴阳而治"，阳升阴降，一升一降，循经而行，无崩漏也。清代吴谦等所修撰的《医宗金鉴·崩漏门》曰："临证之时，须详审其因，而细细辨之。虚者补之，瘀者消之，热者清之。治之得法，自无不愈。"其道明治疗崩漏应辨证施治，治法得当，则病可愈也。

有关崩漏的方药，《金匮要略》中"妇人杂病脉证并治"篇首次出现了治疗漏下之方剂，其曰："妇人陷经漏下，黑不解，胶姜汤主之。"然原书仅有方名，而无药物组成。自唐代孙思邈《备急千金要方》起，治疗崩漏的方剂逐渐丰富起来，包括单味药方及复方。宋代官修《太平圣惠方·治妇人崩中下血不止诸方》中便载有许多治疗妇人崩中下血不止之方剂，如熟干地黄散方、白芍药散方、麒麟竭散方、棕榈散方等。明代薛己将"独参汤"用于急救，以疗崩漏大出血，开创了崩漏内服药物急救的先河。李杲注重升阳、升举气血与补脾胃，用"升阳除湿汤"益气升阳除湿，治"女子漏下恶血，月事不调，或暴崩不止，多下水浆之物"；以"黄芪当归人参汤""当归芍药汤"治疗崩漏脾胃虚弱证；主张"血脱益气"，用"益胃升阳汤"补胃气以助升发之气，使阳生阴长。明清医家治疗崩漏的方剂精炼，针对性强，少有繁杂的大方，补气、补血及气血双补方剂的应用较多，将前人经典方剂如四君子汤、六君子汤、补中益气汤、四物汤、当归补血汤、归脾汤、八珍汤、十全大补汤等用于崩漏的治疗。《万氏女科》提出治崩三法后继言："凡妇人女子，初得崩中暴下之病者，宜用止血之剂，乃急则治其标也，四物汤调十灰散服之，以止血为度……不喜服者，用之止血，即服清热之剂，用凉血地黄汤主之……血已止，里热已除，宜用补中之剂，加味补中益气汤主之。"《女科经纶》综合各个医家之经验，详列了崩漏各条，总结各类证型如何论治：血热崩漏用荆芥四物汤、河间生地黄散，热崩用凉血地黄汤，虚寒崩漏用丁香胶艾汤、鹿茸丸、伏龙肝散，劳伤崩漏用当归芍药汤，气陷崩漏用益胃升阳汤，火郁崩漏用升阳除湿汤，气虚崩漏用断下汤，血瘀崩漏用五灵脂散。另提出崩漏用灰药主治，引《医学纲目》中所言："气陷者，用升气药灰止之，如夏枯草、荆芥之类。血热者，凉血药灰止之，如槐花、黄芩之类。气滞者，用行气药灰止之，如醋炒黑香附之类。血污者，炒熟失笑散之类。血寒者，用热药灰，如桂心、干姜之类。血脱者，用涩药，如白矾、百草霜、棕灰之类。"清代竹林寺僧《竹林女科证治·崩漏标本证治》引"塞流、澄源、复旧"之说，加之以方药，言："凡崩漏初起，治宜先止血，以塞其流，加减四物汤，十灰丸主之。崩漏初止，又宜清热，以清其源，地黄汤，或奇效四物汤主之。崩漏既止，里热已除，更宜补气血以端其本，加减补中益气汤主之。"

纵览古代医书文献，经整理研究，将崩漏的治疗方法概括为以下几类。

1. 辨证论治

（1）活血化瘀，固经止血：血瘀之崩漏，应活血化瘀、固经止血。《妇人大全良方》中认为如内有瘀血，使"经脉错乱，不循故道，淖溢妄行"而血崩，当以"祛故生新"为治，重在化瘀，宜五灵脂散。《傅青主女科·女科上卷·血崩·闪跌血崩》提出闪跌血瘀致崩者应先活血祛瘀，曰："倘不知解瘀而用补涩，则瘀血内攻，疼无止时，反致新血不得生，旧血无由化，死不能悟，岂不可伤哉！治法须行血以祛瘀，活血以止疼，则血自止而愈矣。方用逐瘀止血汤。水煎服。一剂疼轻，二剂疼止，三剂血亦全止，不必再服矣。"此方之妙，妙于活血之中，佐以下滞之品，故逐瘀如扫，而止血如神。程国龄《医学心悟杂症要义·暴崩下血》中用独圣丸治疗"瘀血凝积"之崩漏。

（2）清热固经，止血调经：血热之崩漏，又可分为血虚热与血实热，虚者可养阴清热、固经止血，实热者可清热凉血、固经止血。《妇人大全良方》曰："血得热则流散，譬如天暑地热，则经水沸溢。阳伤于阴，令人下血，当补其阴。宜服小蓟汤、阿胶陈丸。"此为抑阳补阴之意，重在清热，宜小蓟汤或阿胶陈丸。《女科撮要·经漏不止》曰："肝经血热者，四物汤加柴胡、山栀、芩、术。"皇甫中《明医指掌》以"黄芩汤"治疗"阳盛阴虚，血热沸溢"之崩漏。《冯氏锦囊秘录·女科精要·崩漏门诸论》指出乌鸡丸可治血虚热之崩漏，曰："治妇人羸弱，血虚有热，经水不调，崩漏带下，骨蒸等疾，不能成胎。"柴得华《妇科冰鉴·崩漏门》：

"血热者，知柏四物汤清之；热微者，荆芩四物汤和之。"指出血热之崩漏，方以知柏四物汤，热微之崩漏，方以荆芩四物汤。

（3）平肝理气，固经止血：肝气郁结之崩漏，应平肝理气、固经止血。明代武之望《济阴纲目·治劳伤崩漏》曰："养血平肝散，治大怒经血暴下。"其以大怒而用是，故曰平肝，香附、青皮、柴胡、芍药、甘草、川芎，缓肝疏肝，升提肝气；当归、生地，养血荣肝。清代《傅青主女科·女科上卷·血崩·郁结血崩》曰："治法宜以开郁为主，若徒开其郁，而不知平肝，则肝气大开，肝火更炽，而血亦不能止矣。方用平肝开郁止血汤。水煎服。一剂呕吐止，二剂干渴除，四剂血崩愈。"此方之妙在白芍之平肝、柴胡之开郁、白术利腰脐，则血无积住之虞；荆芥通经络，则血有归还之乐；丹皮又清骨髓之热，生地复清脏腑之炎；当归、三七于补血之中，以行止血之法，故郁结散而血崩止矣。

（4）补脾养血，固经止血：脾虚之崩漏，应补脾养血、固经止血。明代薛己《女科撮要·经漏不止》曰："治疗之法，脾胃虚弱者，六君子汤加当归、川芎、柴胡；脾胃虚陷者，补中益气汤加酒炒芍药、山栀。"明代皇甫中《明医指掌》言："先因劳役，脾胃虚损，气短气逆，自汗身热，懒食，大便或泄或秘，体倦无力，崩中不止，当归芍药汤。"武之望《济阴纲目·血崩门·治劳伤崩漏》用当归芍药汤，治"妇人经脉漏下不止，其色鲜红，先因劳役，脾胃虚弱，气短气逆，自汗不止，身热闷乱，恶见饮食，四肢倦怠，大便时泄"。清代冯兆张《冯氏锦囊秘录·女科精要·崩漏门诸论》曰："治疗之法，脾胃虚弱者，四君子加芎归。脾胃虚陷者，补中汤加白芍。"柴得华《妇科冰鉴·崩漏门》用归脾汤治疗"思虑劳倦，致脾不能统血归源者"。程国龄《医学心悟杂症要义·暴崩下血》又将脾虚分为脾气虚与思虑伤脾而致的脾虚，曰："若因脾气虚，不能统血者，四君子汤加归芍主之。若因思虑伤脾，不能摄血归经者，归脾汤。"

（5）补肾益气，固经止血：肾虚之崩漏，又可详分为肾气虚、肾阴虚与肾阳虚，肾气虚者，应补益肾气、固经止血，肾阴虚者，应滋肾养阴、固经止血，肾阳虚者，应温肾益气、固经止血。明代官修《普济方·崩中漏下》曰："若夫冲任不固，下元久虚，以致血无关锁，则用白术汤加当归、木香。"皇甫中《明医指掌》提出用凉血地黄汤治疗"肾虚不能镇相火而崩"。清代顾靖远《顾松园医镜·崩漏》曰："若因肾水虚衰不能镇守胞中相火，而血走为崩漏者，保阴、左归加减。"吴道源《女科切要·血崩》引郑文康之说，认为用凉血地黄汤治疗肾阴虚，其曰："妇人暴崩下血，此因肾水阴虚，不镇制胞络相火，故血走而崩也，凉血地黄汤主之。"柴得华《妇科冰鉴·崩漏门》又言："房劳伤肾，以致冲任失守，当镇固命门为主，左尺脉细弱者，六味地黄汤加续断阿胶；右尺脉微细者，八味地黄汤，不可以肉桂动血执泥，此余屡用屡验者。"提出肾虚者，可凭脉诊开方下药。

2. 针灸疗法

针灸治疗崩漏的论述，最早见于晋代皇甫谧《针灸甲乙经》，言："女子漏血，太冲主之。"隋唐时期，取穴多为单穴，多注重灸法，针灸治疗方法论述较少。宋金元时期，取穴渐由单穴向多穴处方演变，并有配穴方法的记载，如《针灸资生经》。明代针灸疗法较多，关于针灸治疗崩漏的理论逐渐形成，如《针灸大成》。清代主要是整理、总结前代医家经验，如《针灸集成》。

此外，治疗崩漏应注意以下几点：

（1）崩漏的病情继续发展可致瘀，即久漏必瘀。宋代陈自明《妇人大全良方》指出："血崩乃经脉错乱，不循故道，淖溢妄行，一二日不止，便有结瘀之血，凝成窠臼；更以药涩住，转见增剧。"离经之血即为瘀血。故无论是肾虚冲任不固，还是脾气虚不能统血，或是血热迫血妄行致崩漏，血液溢于脉外，失去正常的功能而成为瘀血。因此，只要有出血反复发作，日久不愈，则属瘀血为患。

（2）崩中血出，若已虚候，切忌勿用寒凉之剂，伐伤脾胃之气。如明代龚廷贤《内府秘传经验女科·崩漏论》曰："妇人崩漏，失血过多，由气血俱虚损，伤子宫血海也……误用止涩寒凉之剂，复伤脾胃生气，使血反不归经矣。"清代柴得华《妇科冰鉴·崩漏门》亦言："倘涉虚候，当从升补，不得肆用寒凉攻克，反伐生气之源，为害匪细。"

（3）崩漏日久则难治，但胃气存仍可受补，从而得以救治，若不能受补，则为衰败之迹也，如《景岳全书·妇人规·经脉类·崩淋经漏不止》曰："崩淋之病，有暴崩者，有久崩者。暴崩者，其来骤，其治亦易；久崩者，其患深，其治亦难……但得胃气未败，受补可救；若不能受补，而日事清凉，以苟延目前，则终非吉兆也。"

（4）治崩应注重固本补气。《傅青主女科》中提出治崩应注重固本补气。前人治崩，首先以止涩为主，用许多止血药，止血之后再澄本清源以求因，之后再调理善后以固本。此治法虽有一定的疗效，然而周期长，易反复。傅氏认为"血崩昏暗""二月黑暗，昏晕在地，不省人事者"乃是虚火。倘此时用止涩之品，亦虽能取效于一时，但不用补阴之药，虚火易于冲击，恐随止随发，以致经年累月不能痊愈者有之。治之当以气血为本，寓补于涩，求因固本同为一法，随证加减，见效迅速。并且，其认为止崩之药，不可独用，必须于补阴之中，行止崩之法，方用固本止崩汤。傅氏认为本方"妙在全不去止血而惟补血，又不止补血而更补气，非惟补气而更补火"。

历代医家关于崩漏的论述繁多，对于崩漏的病因病机及治则治法均有不同见解与认识，然辨证论治始终为其要。本文将崩漏的病名、病因病机及治法的发展源流进行浅析，望后世医家对于治疗崩漏有所启迪和借鉴。

（周　岚　韩洁茹）

闭经源流考

闭经是临床常见且难治的妇科病证之一，由于其病情复杂，病程较长，故倍受各代医家重视。对闭经一病的记载，最早见于《素问·阴阳别论》，称"女子不月"，《素问·评热病论》谓"月事不来"。闭经既为症，又为病，现从辨病角度出发，查考历代先贤医文古籍，对本病病名、病因病机、证候分类及治疗进行梳理和归纳，以冀为后人辨治本病提供依据和线索。

（一）病名

闭经病名的历史沿革，不仅说明古代医学对闭经病的认识与研究由来已久，也反映出历代医家对闭经的认识经历了一个从对疾病生理的认识，逐渐走向对症状的归纳及对病因病机探求的过程。早在《黄帝内经》时期便已较完整地论述"血枯"，包括病因证治。闭经病名有"女子不月""不月""月事不来""血枯"等，可见其症状特点和病因病机特点。现将历代医籍对闭经病名的论述进行综合分析，归纳为以下三种分类命名。

1. 以月经的不同称谓分类命名

由于历代医家对月经有"月水""月信""月经""月候""月使""月事""经水"等不同称谓，故闭经的称谓便有"月水不通""月水不下""月信不来""月使不来""月经不通""月候不通""月事不来""经水不通"之分。如《素问·评热病论》曰："月事不来，烦而不能食。"又曰："月事不来者，胞脉闭也。"晋代王叔和《脉经》言："少阳脉革，少阴脉细，男子则小便不利，妇人则经水不通。"又言："肝肾俱至则疝瘕，少腹痛，妇人月使不来。"晋代皇甫谧《针灸甲乙经》指出："女子手脚拘挛，腹满，疝，月水不通……阴交主之。"宋代许叔微《普济本事方》言："妇女室女月候不通，疼痛，或成血瘕。"称病名为"月候不通"。清代沈尧封《女科辑要》有："女子气竭伤肝，月事不来，病名血枯。盖瘀血不去，则新血日枯也。"将闭经名为"月事不来"。

2. 以病因病机分类命名

《素问·腹中论》云："病名血枯，此得之年少时，有所大脱血。若醉入房中，气竭肝伤，故月事衰少不来也。"指出血枯之病名，形象生动地指出女子先天不足或后天虚损引起阴血亏虚衰竭，经水乏源导致月事枯衰未至。东汉时期《神农本草经》载："桃核，味苦平，生川谷。治瘀血，血闭瘕，邪气，杀小虫。"桃核活血化瘀力强，以药测证可知"血闭瘕"即因瘀血阻滞，经脉不通所致之闭经，故又以"血闭瘕"名之。隋代巢元方《诸病源候论》提出"瘀血候"，即"此或月经涩涩不通，或产后余秽未尽，因而乘风取凉，为风冷所乘，血得冷则结成瘀也。"说明感受寒邪凝滞血脉，导致瘀血不通而闭经。又云："血分者，是经血先断，而后成水病。以其月水壅涩不通，经血分而为水，故曰血分。"同样认为经水断绝是由于血脉闭塞不通。金代医家张子和《儒门事亲》曰："夫妇人月事沉滞，数月不行，肌肉不减……沉者，月事沉滞不行也。"并后用大剂量桃核承气汤治愈，可见"月事沉滞"即为由下焦蓄血，经血停滞不行所致闭经。金元时期李杲《兰室秘藏》言："夫经者，血脉津液所化，津液既绝，为热所烁，肌肉消瘦，时见渴燥，血海枯竭，病名曰血枯经绝。"李氏认为闭经是由热邪烁津，津亏血少，经血枯竭而致，故谓之"血枯经绝"。清代傅青主《傅青主女科·调经·年未老经水断》论述"年未老经水断"之称谓，即正值青壮年之妇人经水即断多由"肾水衰涸""肾气不能化""肾气无所生"所致，强调肾虚之病因病机特点。

3. 以病症特点分类命名

《史记》载有历史上最早的两则病案，其中之一即太仓公淳于意诊韩女"内寒月事不下"之病案。"月事不下"即闭经，既指一种疾病，亦指一种症状。东汉时期《神农本草经》云："白恶……治女子寒热癥瘕，月闭积聚，阴肿痛，漏下无子。"提出"月闭积聚"之称谓，亦指出月经闭阻不下停聚之病症特点。张仲景《金匮要略》云："妇人之病，因虚、积冷、结气，为诸经水断绝。"称名"经水断绝"。晋代王叔和《脉经》沿袭仲景之说载"妇人病经水断"之称。皇甫谧《针灸甲乙经》异曲同工，称名"经闭不通"，其言："女子禁中痒，腹热痛……经闭不通，中极主之。"隋代巢元方《诸病源候论》亦宗其说，称为"妇人月水不通者"。

宋代官修《圣济总录》称"月事不通"，齐仲甫在《女科百问》卷上第九问中称"月水闭绝不通"及"室女经候当行不行"。陈自明《妇人大全良方》根据闭经的病症特点，又有"月水不通""月水先闭""经脉不通""女子不月""月闭""血分"等不同的命名。后至明代，闭经的命名逐渐趋于统一化，如《女科撮要》及《万氏妇人科》皆将闭经称为"经闭不行"。从明代王肯堂《女科证治准绳》开始，包括武之望《济阴纲目》、曹弻臣《保产全书》及清代《女科经纶》《医宗金鉴》《女科指要》《女科切要》《竹林女科证治》等皆以"经闭"之名指代闭经，上述命名均体现其月经闭而不通的病症特点。

（二）病因病机

《素问·至真要大论》指出"谨守病机，各司其属"，尽管闭经证型错综复杂，临证千变万化，但其病因病机总体离不开邪正相争、气血失和、阴阳失调、津亏血少、七情房事所伤等规律。在古代医籍中对闭经的病因病机有较深入的论述，现将其所述整理归纳如下。

1. 寒邪内犯

寒为阴邪，易伤阳气，性主收引，常凝气血。汉代《金匮要略》亦载："妇人之病，因虚、积冷、结气，为诸经水断绝，至有历年，血寒积结，胞门寒伤，经络凝坚。"认为寒邪客于胞宫，凝滞经血可致闭经。西汉司马迁《史记》亦载有太仓公淳于意诊韩女"内寒月事不下"的病案。隋代巢元方重视寒邪致病，其所著《诸病源候论》言："血性得温则宣流，得寒则涩闭，既为冷所结搏，血结在内，故令月水不通。"认为寒为阴邪，主收引凝滞，寒邪内犯可凝滞血脉，阻滞经脉冲任，而致经血闭瘀塞不通。宋代官修《太平圣惠方》言："若劳伤体虚，风冷所乘，则血凝结在内，故令不通也。"同样认为女子经水的通利与否在于经脉是否畅通无阻，而寒邪趁虚而乘恰恰可导致经脉凝滞不通而致闭经。明代万全《万氏妇人科》云："行经之时，寒气自阴户而入客于胞门，以致经血凝滞，月信不行。"阐明了女子月经期调护不当，为寒邪所侵，致使气血不畅，发生闭经的病因病机。

2. 热邪内受

热为阳邪，易伤阴液。热邪内受，耗伤津血，使血运行不畅，久则闭经。金元时期刘完素在阐述闭经时亦明确提出热邪病因，在《黄帝素问宣明论方》中指出："妇人月水，一月一来如期，谓之月信。其不来，则风热伤于经血，故血在内不通。"指出风热之邪入里化热耗伤津血导致闭经的病因病机。金代张子和《杂记九门》载一医案："一妇人年二十余岁，病经闭不行，寒热往来，咳嗽潮热，庸医禁切，无物可食。一日当暑出门，忽见卖凉粉者，以冰水和饮，大为一食，顿觉神清骨健，数月经水自下。"从此案不难看出，该患为阴虚火盛之证，热邪耗伤津血，使无血可下，而致闭经，故"以冰水和饮，大为一食"暂折其内热，使经水可下。元代李杲认为中消胃热伤津可致闭经，《兰室秘藏》言："病中消胃热，善食渐瘦，津液不生。"清代竹林寺僧《竹林女科证治》曰："室女月水不行，日渐羸瘦，时作潮热，此阴虚血弱，火盛水亏，治当养阴益血。"亦言虚火内受，"火盛水亏"的致病特点。

3. 七情所伤

七情过极，可以影响人体脏腑功能及气血运行，进而导致疾病。历代医家认为妇女比男子更容易受到七情过极的伤害，如唐代孙思邈《备急千金要方》明确指出："女人嗜欲多于丈夫，感病倍于男子，慈恋、爱憎、嫉妒、忧患，染著坚牢，情不自抑，所以为病根深，疗之难瘥。"宋代寇宗奭《本草衍义》首次提出忧愁思虑可致闭经，其云："世有童男室女，积想在心，思虑过当，多致劳损，男则神色先散，女则月水先闭。何以致然？盖愁忧思虑则伤心，心伤则血逆竭，血逆竭，故神色先散，而月水先闭也。"《陈素庵妇科补解》认为"惊恐伤胆及肾，亦或十之三四"，指出经水不通十之三四可责之于惊恐。书中亦有"而妇人多居闺阁，性多执拗，忧怒悲思，肺、肝、脾三经气血，由此衰耗……久则闭绝不行""妇人善怒多郁，肝气郁而不舒故也。肝气不舒……血随气以升降上下，安得不经闭乎"之述，认为女子极易因情志不遂耗伤气血或情志抑郁，肝失条达，疏泄不及，气血运行不畅，冲任阻滞，导致闭经。清代《竹林女科证治》有云："若忧虑伤心，心气虚耗不能生血，脾乃心之子，脾失所养，则不嗜饮食，绝生化之源矣。且心虚无以制肺金来克木，而肝脏亏损则血不藏，以致经血干枯，不营经络，斯有血枯经闭之证。"认为忧虑伤心，心虚则可累及肝、脾等脏，导致闭经。

4. 房事失常

我国历代医家和养生家对房中术极为重视，并作了比较系统的阐述，认为有三种房事失常会引起闭经。

其一，"醉以入房"可致闭经。《素问·腹中论》曰："病名血枯，此得之年少时，有所大脱血，若醉入房，中气竭，肝伤，故月事不来也。"《诸病源候论》云："醉以入房，则内气竭绝，伤肝，使月事衰少不来。所以尔者，肝藏于血，劳伤过度，血气枯竭于内也。"巢元方上乘经旨认为"醉以入房"，则易伤肝，肝主藏血，女子以肝为先天，若肝血衰少枯竭，故无经以出，而为闭经。

其二，房事过多可致闭经。宋代陈沂撰，明代陈文昭补解《陈素庵妇科补解》言："女子多合，则精耗而肾亏，由是心火独旺，肺金受伤，肾水绝生化之源而经血自闭。"女子房事无度，则先天肾精亏耗，无法濡养脏腑，脏腑功能失调，致气血无以生化，故经血闭而不出。

其三，房事缺如亦可致闭经，且多见于衍期未嫁之女等特殊人群。明代万全所撰《万氏妇人科》曰："有衍期未嫁之女，偏房失宠之妾，寡居之妇，庵院之尼，欲动而不能得遂，憾愤而不能得伸，多有经闭之疾。"清代萧壎《女科经纶》进一步总结提出"室女经闭与妇人经闭不同"，室女经闭，并非先天元气虚弱，血气未充，而是"欲男子不得，所愿不遂"，以致思虑伤心，郁抑伤肝，故月水闭而成病，同时指出："故凡寡妇师尼，犯经闭者，当与此同法。"万氏和肖氏明确阐释了无论是"未嫁之女""失宠之妾"还是"寡妇师尼"等房事缺如之人，都可因情欲不随，郁伤心肝，而产生闭经。房事应有节度，过多行房、房事不足或酒后入房都能给人体带来损耗而致闭经。

5. 痰湿阻滞

痰湿重浊黏腻，易下注冲任，流注于胞络脏腑之间，或与瘀血互结而发为闭经。《陈素庵妇科补解》云："经水不通有属积痰者……痰久则下流胞门，闭塞不行，或积久成块，占住血海，经水闭绝。"认为水湿停聚，成痰成饮，阻滞冲任，凝聚胞宫，可导致闭经。元代医家朱丹溪从痰论治本病，认为"经不行者，非无血也，为痰所碍而不行"。在其《丹溪心法》中提出肥胖饮食过度之人，痰湿内阻，经闭不行。其又在《丹溪治要心法》中言："有积痰下流于胞门，闭塞不行。"明代万全《万氏妇人科》载曰："惟彼肥硕者，膏脂充满，玄室之户不开，挟痰者痰涎壅滞，血海之波不流。故有过期而经始行，或数月而经一行，及为浊为带为经闭，为无子之病。"万氏指出平素形盛肥胖属于痰湿体质之妇人，容易患闭经及不孕等疾病，盖因痰浊瘀滞可导致气血运行障碍。清代吴道源《女科切要》曰："肥白妇人经闭而不通者，必是湿痰与脂膜壅塞之故也。"承万氏所言，再次阐明肥胖体质之妇人体内多痰湿，痰湿壅滞经脉可导致闭经。叶其蓁《女科指掌》亦言："痰滞胞门气不清，久而食少热寒生，肥人血海偏脂满，去积消痰经自行。"痰积胞宫亦可使胞宫行经功能失常，使女子经闭不出。

6. 气血瘀滞

瘀血具有"凝、聚、浓、黏"的特点，可蓄于子宫、胞络之间，阻于冲任，而导致闭经发生。隋代巢元方《诸病源候论》载："余血不尽，结搏于内，多变成血瘕，亦令月水不通也。"指出血行不畅，甚或血滞成瘀，影响子宫、冲任的功能而发为闭经。宋代官修《圣济总录》有云："妇人假血为本，以气为用，血气稽留，则涩而不行。"深刻阐明气血与闭经之间的紧密联系，认为气血瘀滞不通，可致闭经。明代薛己在《校注妇人良方》中认为女子经闭不行"有因肺气虚不能行血者"，指出肺气虚不能行血可以导致闭经。清代《竹林女科证治》曰："思虑恼怒，以致气郁血滞，而经不行。"认为情志不调，气机受阻，可致冲任不畅，气血涩滞，产生闭经。吴道源《女科切要》曰："黑瘦之妇经闭者，血枯气滞也。"阐明"黑瘦"体质之妇人所发闭经病因病机为气滞血瘀。尤在泾《金匮要略心典》亦有云："子藏干血，坚凝成癖而不去也，干血不去，则新血不荣，而经闭不利矣。"认为瘀血阻滞胞宫致阴阳不调和、新血不能生而成闭经。

7. 肾精亏耗

《陈素庵妇科补解》认为室女年过二十经闭，与肾不藏精密切相关，或因"先天父母精血不足，先天不足"，加之后天血气衰耗，津液枯竭，经血枯闭，而导致月经不通；或先天充足，但后天失固，即"女子多合，则精耗而肾亏"，肾水绝生化之源而经血自闭，盖因肾藏精，主生殖，为天癸之源，若肾气亏损，肝失所养，冲任俱虚，可致月经停闭。明代《医学正传》云："月经全借肾水施化，肾水既乏，则经血日以干涸……渐而至于闭塞不通。"再次阐明肾水对女子行经之重要性，认为女子若肾虚津竭，可使经血不足，而致月经闭塞不通。

8. 气血虚弱

气为血之帅，血为气之母。血赖气之升降出入运动周流。气血调和，则经候如常；气虚血弱可致经闭不出。宋代陈自明《妇人大全良方》引《产宝方》论曰："室女经脉不通，初因贪食酸咸之物，遂致血脉干涸，变成劳疾。"认为贪食酸咸之物，损伤脾胃，致纳运失职，气血生化乏源，无血可下而发生闭经。《陈素庵妇科补解》曰："经血应期三旬一下，皆由脾胃之旺，能易生血。若脾胃虚，水谷减少，血无由生，始则血来少而色淡，后且闭绝不通。"认为脾为气血生化之源，脾气健旺，气血充盛，则月经应期而下，反之则可导致闭经。明代虞抟《医学正传》云："夫经不通，或因堕胎及多产伤血，或因久患潮热销血，或因久发盗汗耗血，或因脾胃不和饮食少进而不生血，或因痢疾失血。"指出临床上很多疾病可耗伤精血，使血海空乏，冲任大虚，无血可下，均可致闭经发生。薛己《女科撮要》曰："其为患有因脾虚而不能生血者，有因脾郁伤而血耗损者，有因胃火而血消烁者，有因脾胃损而血少者。"可见脾胃因素使气血衰少而致妇科疾病较为常见。清代吴谦等所撰《医宗金鉴·妇科心法要诀》亦云："或因过淫精竭，或因产多乳众，伤血血枯，经来渐少，二三月后经闭不行。"阐明了频繁堕胎或早婚多产，均可损伤肝肾，耗伤血气，导致闭经。《竹林女科证治》详细论述了导致闭经的体质因素，其中有"形瘦多热多郁，血少气虚而经闭"之述，认为瘦人多气血亏虚易致闭经。又曰："误食辛热之物，以致血枯，冲任伏火。"饮食无规律包括暴饮暴食、饥饱无常，均可损伤脾胃，使气血生化乏源，后天之精匮乏，不能涵养先天之精，冲任虚损，血海不盈，导致闭经。

9. 津液枯竭

晋代《脉经》最早记载津液枯竭致闭经的病因病机，其言："妇人常呕吐而胃反，若常喘，其经又断，设来者必少。"又云："妇人病下利而经水反断者……所以利不止而血断者，但下利亡津液，故经断。利止，津液复，经当自下。"隋代《诸病源候论》亦载："若劳伤损动，阳气外虚，腠理开，血气衰弱，故津液泄越，令多汗也……亦令血脉减损，经水癏涩，甚者闭断不通也。"其又指出："风冷干于胃气，胃气虚，不能分别水谷，使津液不生，血气不成故也。"上述均体现了津血同源理论，指出呕吐、多唾、下利、多汗等丢失的津液过多，可导致津亏血虚，使月经量少，渐至闭经。

值得一提的是，《素问·评热病论》中载有关于误治导致气血逆乱而使月经不通之论述，其曰："虚不当刺，不当刺而刺，后五日其气必至。至必少气时热……月事不来。"指出虚而不当用针刺泻法者，如误以针泻，则可引起闭经。

（三）证候分类

历代医家对闭经证候分类的表述有：①痰湿阻滞（湿浊结聚、痰凝经闭、湿阻冲任、湿阻胞脉）；②血寒凝滞；③湿热瘀阻；④热毒伤阴；⑤肝郁湿阻；⑥心脾两虚；⑦肝郁肾虚；⑧心肾不交；⑨脾肾阳虚（脾肾不足）；⑩肝肾虚损（肝肾不足、肝肾阴虚）；⑪肾虚（肾气虚、肾阴虚、肾阳虚）；⑫气郁血闭（血瘀气滞）；⑬血瘀经闭；⑭热盛经闭；⑮气阴不足；⑯气血亏虚（气血虚弱）；⑰血枯闭经；⑱阴虚内热；⑲阴虚血燥；⑳阴血不足。

（四）治疗

1. 辨证论治

（1）温经散寒：隋代巢元方《诸病源候论》有云："体虚受风冷，风冷邪气客于胞内……致胞络内绝，血气不通故也。"认为风冷寒邪是导致经脉胞络气血内闭诱发闭经的直接原因，故我国古代医家对风冷寒邪中人所致闭经十分重视，常用附子、干姜、肉桂等温热之品，温经散寒以治之，如清代《女科切要》有云："或因食生冷而经闭者，君以官桂，佐以干姜……因坐冷水而经闭者，君以附子，佐以官桂。"代表方剂亦有唐代《千金翼方》月水闭塞方、元代《卫生宝鉴》和血通经汤、明代《济阴纲目》温经汤等。

（2）泻火通经：孙思邈《备急千金要方》中记载用"前胡牡丹汤"清泻火热之邪来治疗妇人闭经，其条下云："治妇人盛实，有热在腹，月经瘀闭不通，及劳热热病后，或因月经来，得热不通方。"孙氏还根据脏腑论治，在书中详细阐述了泻心火和清胃火两种不同的清热证治。火热论代表医家刘完素在《黄帝素问宣明论方》中以火热病机理论对闭经病证进行治疗，并加以阐述，其曰："（妇人月水）其不来，则风热伤于经血，故血在内不通。"其中还记载了两种治疗闭经的方剂，一为"没药丹"，一为"二气丹"。前者重用牵牛子二两，大黄、当归各一两，没药、轻粉、硇砂各一钱，官桂一分组成；后者以大黄四两，当归、白芍各二两组成。可见药性均偏于寒凉，为泻火通经之剂。刘氏在《素问病机气宜保命集》中亦提出"如女子不月，先泻心火，血自下也。"治宜先服降心火之剂，后服《太平惠民和剂局方》中五补丸，后以卫生汤，治脾养血气。再次提出泻火治法对治疗火郁闭经的重要性。《女科撮要》载曰："一妇人素有胃火，服清胃散而安。后因劳役，燥渴内热，肌肉消瘦，月经不行，此胃火消烁阴血，用逍遥散加丹皮、炒栀，以清胃热；用八珍汤加茯苓、远志，以养脾血，而经自行矣。"该妇人因胃中火盛，烁伤阴血，致经脉血少难行而闭经，在予清解胃中之热的同时以八珍加减滋养脾血，使泄而不伤血，脉通血充则经血自行。

（3）祛痰除湿：朱丹溪首先将"痰"病因引入妇科疾病的诊治。《丹溪心法》中记载："躯脂满经闭者，以导痰汤加黄连、川芎……肥胖饮食过度之人，而经水不调者，乃是湿痰，宜苍术、半夏、滑石、茯苓、白术、香附、川芎、当归。"认为肥胖脂满、饮食过度之人，可因内积痰湿致闭经，应用燥湿化痰之法治之。张子和《儒门事亲》言："湿水上下皆去，血气自行沸流，月事不为水湿所隔，自依期而至矣。"张氏运用吐泻结合法祛痰除湿，痰湿去则月事自来。明代孙一奎《生生子医案》载一案："肌肉则丰肥于昔，饮食又倍加于昔，精彩则艳美于昔。腹柔不坚，略无所谓病者，独经闭不行不生育耳。"孙氏曾用补血活血药物治疗，未见其效。后曰："脾湿生痰，脂满子宫，徒行血、活血、破血无益也。法宜调气消痰，燥湿熔脂，俾使清瘦。庶新饮食不复生痰，不助肥脂，复为经水，经不期行而自行矣。"故以平胃散加滑石、桃仁、黄连、姜黄、丹参、南星、半夏作丸剂服之，半年而经行，次年生一子，后连生一子一女。《女科切要》云："肥白妇人经闭而不通者，必是湿痰与脂膜壅塞之故也。宜以枳实为君，佐以苍术、半夏、香附、乌药、厚朴、牛膝、桃仁之类，则湿痰去而脂膜开，其经自通矣。"

（4）行气开郁：《妇人大全良方》曰："茅香饮子，治女子经脉不行，胸膈满闷，身体麻木，或有寒热证候。"此方主以厚朴、藿香、陈皮等行气开郁，畅行全身经脉气机，气行则血行，血行则经自出，体现行气法在治疗闭经中举足轻重的地位。《校注妇人良方》言："（经不行者）若气壅血滞不行者，宜用乌药散。"方中重用乌药、木香、川楝子等行气解郁之品，使气行则血行，经水通畅。其又言："脾郁而不行者，解而补之，方用越鞠丸合四君汤。"运用攻补兼施的方法治疗脾郁闭经，故郁则解之，虚则补之。《万氏妇人科》有言："如因气郁血闭不行者，用开郁二陈汤主之。"该方由陈皮、白茯苓、苍术、香附、川芎、半夏、青皮、莪术、槟榔、甘草、木香组成。全方既能行气活血化瘀，又能祛痰开郁通经。清代罗国纲《罗氏会约医镜》云："有气郁者，其人心思未遂，忧愁怨恨，以致气结而血滞，法当调气，则血自行。"同样强调调气散结法在治疗闭经中的作用。

（5）活血化瘀：运用活血化瘀法治疗妇人闭经倍受历代医家重视，尤其在汉晋隋唐时期更为明显。张仲景《金匮要略》中记载很多运用活血化瘀法治疗妇人闭经的方剂如："带下经水不利，少腹满痛，经一月再见者，土瓜根散主之。土瓜根散方，土瓜根、芍药、桂枝、䗪虫各三两""妇人经水不利下，抵当汤主之。抵当汤方，水蛭三十个、虻虫三十个、桃仁二十个、大黄三两"。除此之外还包括"温经汤"和"下瘀血汤"。以方测证推治法，不难看出仲景所言经水不利下，是由血中瘀滞而致，故应用破瘀活血药物，通经下血。《备急千金要方》中明列"桃仁汤""芒硝汤""干漆汤""干漆丸""大蛇虫丸""桃仁煎""硝石汤"等，在方名中还提到"通血止痛""破血下""利血""下病散坚血"，其"通血""破血""利血""下血"，实际上提出了活血化瘀之治法。常用药物有干漆、桃仁、大黄、朴硝、水蛭、虻虫、丹皮、丹参、芍药、当归、土瓜根等。这对后世医家治疗妇人闭经有着深远的影响。许叔微《普济本事方》载曰："通经圆。治妇人室女月候不通，疼痛，或成血瘕。"其方药由桂心、青皮、炮大黄、炮干姜、川椒、蓬莪术、川乌、炒干漆组成，以方测法，共奏活血行气、化瘀通经之效。《妇人大全良方》亦记载了大量活血化瘀治疗妇女闭经的方剂，如"当归散，治血脉不通""琥珀散，治心膈迷闷，腹脏撮痛，气急气闷，月信不通等疾""万病丸，治女人月经瘀闭，月候不来""红花当归散，治妇人血脏虚竭，或积瘀血，经候不行""桃仁煎，治月水不调，阻滞不通""通经丸，治妇人、室女月候不通，疼痛或成血瘕"等。明代龚信《古今医鉴》中记载的归末破瘕汤、血竭散、破血金丹等均为此类代表方剂。《济阴纲目》中载有多首治疗妇女因瘀血闭经的方剂，如"红花当归散治妇人经候不行，或积瘀血，腰腹疼痛，及室女月经不通""行经红花汤治妇人室女经候不行，时作胀痛""凌霄花散治妇人月水不行，发热腹痛""瑞金散治妇人血气撮痛，月经不行""土牛膝散治妇人室女血闭不通，五心烦热"。可见活血化瘀法在临证中治疗妇女闭经被历代医家广泛应用，并依不同个体演化出的多种兼证总结出更多有效方剂。

（6）健脾益气：历代医家秉承《景岳全书》所言"女人以血为本，血旺则经调"的理论，论治虚证闭经重视调理气血，而脾胃为气血生化之源，故虚证闭经主要以补脾胃为主。明清医著论闭经多以虚立论，尤其重视脾胃病变，如明代王纶《明医杂著》中云："妇人女子经脉不行，有脾胃损伤而致者……若因饮食劳倦损伤脾胃，少食恶食，泄泻，疼痛，若因误服汗下攻伐药，伤其中气，以致血少而不行者，只宜补养脾胃。"后附白术、茯苓、黄芪、当归等益气养血健脾之药，补养脾胃治疗妇女闭经脾胃虚弱者，王氏于方后解释："脾旺则能生血，而经自行矣。"《校注妇人良方》亦有关于脾虚闭经治法的记载，其云："若脾虚而不行者，调而补之，方用补中益气汤加茯苓……脾胃损而不行者，温而补之，方用补中益气汤加砂仁、香附、煨姜。"补中益气汤补养中焦，益气升阳，治疗脾胃虚弱之闭经。《万氏妇人科》云："如因脾胃损伤，血枯不行者，用加减补中益气汤主之。"该方由补中益气汤去升麻加白芍、川芎及神曲、麦芽组成。着重补益脾气，健胃消食，又行气活血使补而不滞。

（7）补脾益肾：《景岳全书》言："若其已剧则必计所归，则专当顾本，甚至脾肾大伤，泉源日涸，由色淡而短少，由短少而断绝，此其枯竭已甚也。"（"其"指经脉之病）。张景岳不仅重视脾胃理论，更重视肾的重要作用，认为治疗闭经应注重补养脾肾，特别在疾病演化的加剧阶段顾护脾肾之本就更为重要。其后亦曰："调经之要，贵在补脾胃以资血之源；养肾气以安血之室。知斯二者，则尽善矣。"再次强调"资血源""安血室"的关键性。明代赵献可《邯郸遗稿》载："补血兼不得滋水，滋水必兼补血，故必以六味丸滋水。"阐明了六味丸在治疗闭经中发挥的滋水补血作用。到了清代，沈又彭《女科辑要》根据景岳"血枯宜补"之说，推崇赵献可补水补火之六味、八味。

（8）补肾活血：早在《黄帝内经》时期就已形成了补肾活血法。《素问·腹中论》曰："治之奈何？复以何术？岐伯曰：以四乌鲗骨一藘茹二物并合之。"记载了妇产科史上的第一首方"四乌鲗骨一藘茹丸"，方中乌鲗骨补肾固涩，益肾中精血。藘茹既可散恶血，又能生血通经。从方药分析，此方具有补肾活血通经之功，治疗肾虚血枯之经闭。

（9）养血滋阴：《妇人大全良方》言："若经候微少，渐渐不通，手足骨肉烦疼，日渐羸瘦，渐生潮热，其脉微数，此由阴虚血弱，阳往乘之，水不能灭盛火，火逼水涸，亡津液。当养血益阴，慎勿以毒药通之，宜柏子仁丸、泽兰汤。"又言："治妇人血热气虚，经候涩滞不通……资血汤。"妇人素体阴虚，或失血、久病耗伤阴血，阴虚内热，热灼阴液，血海干涸常可致经，故历代医家亦常用养血滋阴以清其热。此外其中还载有"沉香鳖甲散，治室女营卫不调，经候凝滞……五心虚烦，饭食进退，多困少力""金花散，治室女骨蒸热劳""磁石丸，治妇人阴气衰弱，血枯不荣，月事不来"。诸如此类滋阴清热的方剂还有沉香鳖甲散、《万病回春》滋阴地黄丸、《太平圣惠方》牡丹散方、张锡纯《医学衷中参西录》资生汤等。

2. 其他疗法

（1）针灸疗法：针刺治疗比较偏于刺病祛邪为主，也用于补虚，而灸法主要用治虚证闭经。晋代皇甫谧《针灸甲乙经》言："女子绝子，衃血在内不下，关元主之。"关元属任脉，在下腹部，前正中线上，当脐中下三寸，可补肾培元、温阳固脱，治肾阳不足之闭经。其又言："妇人血府不通，血海主之。"血海为人体足太阴脾经上的重要穴道之一，有化血为气，运化脾血之功能，针刺血海可治气血不足所致闭经。书中还提出包括阴交、中极、气穴、水泉等治闭经要穴。《备急千金要方》载有："月水不通，刺带脉入六分，灸五壮，在季肋端……若血闭不通逆气胀，刺血海，入五分，灸五壮，在膝膑上内廉白肉际二寸半。"选择相应穴位，针、灸并用治疗闭经。宋代王执中《针灸资生经》云："中枢，主经闭不通。"根据不同的证候类型还提出会阴、太冲、腰俞、带脉等治疗闭经的重要穴位。

（2）纳药法：除针灸治疗闭经之外，历代医家也常采用外治纳药法治疗闭经，将中药制成栓剂、散剂、膏剂或涂剂等纳入阴道，直接作用于子脏而达到治疗目的。如《金匮要略》载有纳药矾石丸治疗妇人闭经，其曰："妇人经水闭不利，脏坚癖不止，中有干血，下白物，矾石丸主之。矾石丸方，矾石三分，杏仁一分，右二味，末之，炼蜜和丸枣核大，内脏中，剧者再内之。"《备急千金要方》中载："治月经不通方，取葶苈一升，为末，蜜丸如弹子大，绵裹纳阴中，入三寸，每丸一宿易之，有汁出止。"《儒门事亲》载有治妇人赤白带下，月经不来的"如圣丹"，其用法为"绵子裹，纳于阴户。如热极再换"同样属于外用纳药法。明代龚廷贤《万病回春》记载治妇人经闭不通，不论新久"反经丸"，言其法曰："绵裹三层，系放筒上，将线系住，送入阴户内三、四寸许，俟一炷香时，经水即下。"《济阴纲目》有："掌中金丸，治妇人干血气……每日一丸，新绵包之，纳阴中。"又有："通经下取方，曾试验神效……薄绵裹，以五寸竹管纳阴户中，候热时，先通黄水，次则经行。"

综上所述，古代先贤对闭经这一常见妇科疾病的认识较早，随着历代医家的不断补充和发展，其辨证论治体系逐渐完善，本书从病名、病因病机、证候分类及治疗四方面整理归纳闭经相关古籍论述，对中医后学提供理论指导。

（王金贺　韩洁茹）

痛经源流考

早在汉代张仲景《金匮要略》中便有痛经的相关记载，在妇人杂病篇中加以阐述，将其称为"少腹满痛"，可见古代医家对其认识之早。唐代孙思邈首次提出"痛经"之名，将痛经作为独立疾病提出。后至隋代巢元方《诸病源候论》对本病之病因病机加以论述。自唐以降，历代医家对痛经的认识逐渐增多，至明清时期已形成较完善的辨证论治方法。通过繁多的中医古籍文献检索，对痛经的病名、病因病机、证候分类及治疗四部分进行整理总结，考查其学术脉络和规律，颇有意义。

（一）病名

唐代孙思邈编集《华佗神方》首提"痛经"病名，其云："妇人行经时，腹痛如绞，谓之痛经。"值得一提的是，历代医家对痛经有诸多不同的称谓，但未明确将其命名为痛经，这可能与华佗之医书失传有关。直至清代吴鞠通《温病条辨》再次提出"痛经"这一病名称谓，近现代医家多沿袭此称谓至今。纵观历代医家有关痛经的论述，综合分析痛经诸多称谓的历史，可归纳为以下两种分类命名。

1. 以病位分类命名

痛经的临床表现多为腹部疼痛、腰部疼痛或脐周痛，因此历代医家多以病位命名。早在汉代张仲景《金匮要略》中便有"少腹满痛"的相关记载，其云："带下，经水不利，少腹满痛，经一月再见者，土瓜根散主之。"此处所论之每逢经期带下及经水不利兼有少腹满痛症状的疾病便为痛经。此外书中提及"妇人腹中诸疾痛"及"妇人腹中痛"等病名称谓，亦与痛经相关。隋代巢元方在《诸病源候论》中首立"月水来腹痛候"，提出"痛经"的病因病机，对后世影响深远。宋代官修《太平圣惠方》亦有"月水来腹痛"之记载。

除以腹痛命名之外，晋代皇甫谧在《针灸甲乙经》中提出"胞中痛""经水来腰脊痛"，首次提出痛经除腹痛外的其他症状。唐代孙思邈在《备急千金要方》《千金翼方》中分别提到"月经来绕脐痛""妇人经水来绕脐痛"。宋代官修《圣济总录》亦云："妇人月水来腹痛论曰月事乃经血之余，和调则所下应期……故因所下而腰背拘强脐腹刺痛也。"弥补先前医家对痛经认识之不足，并且亦有医家提出痛经病位与"心"相关，如许叔微《普济本事方》提到"治妇人月经壅滞，每发心腹脐间疼痛不可忍"，以及陈自明《妇人大全良方》亦有相似之言。竹林寺僧《竹林女科证治》更加详细，将其分为七类，即"经前腹痛""经来腰腹痛""经来小腹痛""经来未尽腹痛""经来吊阴痛""经来小便痛""经后腹痛"。以上痛经之病名论述为后世研究痛经奠定了理论基础。

2. 以发病时间分类命名

宋代陈沂撰，明代陈文昭补解《陈素庵妇科补解》将痛经分为"经欲来腹痛""经正行腹痛""经行后腹痛"。南宋齐仲甫《女科百问》亦提出"经水欲行先身体痛或腹痛"。元代朱丹溪在《丹溪心法》中将痛经分为"经候过而作痛""经水将来作疼""临行时腰疼腹痛""临经来时肚痛者"四类。赵献可在《邯郸遗稿》中重视疼痛时间及疼痛性质，如"经水来脐腹绞痛，时作时止""经水欲行脐腹绞痛""经水行后，腹痛绵绵不止"等。清代吴谦等所撰《医宗金鉴》、黄元御《四圣心源》亦对"经行腹痛"作了详细的记载。《女科辑要》云："经前腹痛，必有所滞。气滞脉必沉，寒滞脉必紧，湿滞脉必濡，兼寒兼热，当参旁证。""经后腹痛"首见于唐代孙思邈编集的《华佗神方》，其载有治疗"经后腹痛"的方药。此外清代鲍相璈《验方新编》云："凡经水过后腹中痛者，此虚中有滞也。"郑钦安《医法圆通》云："经水行后腹痛一证，诸书皆云虚中有滞也，统以八珍汤加香附治之，亦颇近理。"综上所述按痛经发病时间分类命名总体有三：经前腹痛、经期腹痛、经后腹痛。

（二）病因病机

古代医家对"痛经"病因病机之认识起源于隋代巢元方《诸病源候论》。巢氏首倡"体虚风冷"学说，其曰："其经血虚，受风冷，故月水将下之际，血气动于风冷，风冷与血气相击，故令痛也。"唐宋时期诸医家亦宗前人之言，多主张"体虚风冷"之说。元代朱丹溪承前启后，对经行前后腹痛的不同病机加以丰富，提出虚热、气滞、瘀血、气血两虚等病机特点。明代张景岳对痛经病机作了详细论述，从虚实、气血两方面病机出发，提出寒凝、血滞、气滞、热滞、气虚、血虚等复杂的病机分型，如《景岳全书》云："经行腹痛，证有虚实。实者或因寒滞，或因血滞，或因热滞。虚者有因血虚，有因气虚。"清代医家对痛经的认识更为广泛和系统，从寒热、虚实、气血、脏腑等不同的角度分析痛经的发生机理。现分别论述如下：

1. 外感寒湿，凝滞气血

外感寒湿是导致痛经的主要原因。《素问》曰："痛者，寒气多也，有寒故痛也。"风冷寒湿客于冲任、胞中，以致经血凝滞不畅，不通则痛，此多痛于经前。正如隋代巢元方《诸病源候论》云："妇人月水来腹痛者，由劳伤血气，致令体虚，受风冷之气，客于胞络……其经血虚，受风冷，故月水将下之际，血气动于风冷，风冷与血气相击，故令痛也。"指出痛经的病机为素体虚弱，加之感受风冷之邪，寒凝血滞，故令痛也。宋代陈自明《妇人大全良方》详述病机，其曰："夫妇人月经来腹痛者，由劳伤气血，致令体虚，风冷之气客于胞络，损于冲任之脉，手太阳、少阴之经。冲脉、任脉皆起于胞内，为经脉之海也……其经血虚，则受风冷。故月水将行之际，血气动于风冷，风冷与血气相击，故令痛也。"强调风冷寒邪内客胞络，凝结血气，不通则痛。明代张景岳《景岳全书》谓："若寒滞于经，或因外寒所逆，或素日不慎寒凉，以致凝结不行，则留聚为痛而无虚者。"提出外寒、内寒皆凝滞气血，气血留滞不行而致痛经。《女科辑要》中引元代滑伯仁之言，其曰："经前脐腹绞痛，寒热交作，下如黑豆汁，两尺脉涩，余皆弦急。此寒湿搏于冲任，寒湿生浊，下如豆汁，与血交争故痛。"首次明确提出"寒湿搏于冲任而致痛经"的观点。傅青主《傅青主女科》曰："夫寒湿乃邪气也。妇人有冲任之脉，居于下焦……经水由二经而外出，而寒湿满二经而内乱，两相争而作疼痛。邪愈盛而正气日衰。"沿袭滑伯仁之说，并对寒湿之邪阻滞冲任之伴随症状加以阐述，其曰："妇人有经水忽来忽断，时疼时止，寒热往来者……妇人当行经之际，腠理大开，适逢风之吹，寒之袭，则肝气为之闭塞，而经水之道路亦随之而俱闭。由是腠理经络，各皆不宜，而寒热之作，由是而起。"程鹏程《急救广生集》云："夏月单衣，不可坐冷石……女人寒气入血室，则经不如期，或经行腹痛。"强调日常避免感受寒气以防治痛经。由此可见，寒为阴邪，其性凝滞，寒凝血滞则生疼痛，且寒多携风或湿而致，伤人更深。

2. 湿热内蕴，气血滞涩

明代张景岳《景岳全书》曰："若血热血燥，以致滞涩不行而作痛者。"首次提出血热血燥可致痛经之说。清代萧壎在《女科经纶》中引朱丹溪之言，其曰："经将来，腹中阵痛，乍作乍止者，血热气实也。"认为月经将至而未至时，发作腹部阵痛多因血热所致。徐大椿在《女科指要》中亦阐述素体湿热阻滞气血，气血不通而脐腹作痛，其云："血亏气滞，挟湿热而内干冲任，故脐腹作痛，然后经行。"石寿棠在《医原》中曰："血虚者，湿热混入营分，每成痛经……若湿热瘀浊不下则腹痛更甚。"认为素体血虚，感受湿热之邪，阻滞营血而致痛经。由此可知，患者素有湿热内蕴，流注冲任，阻滞气血；或经期、产后（包括堕胎、小产）感受湿热之邪，稽留于冲任，或蕴结于胞中，湿热与血搏结，瘀阻冲任，气血不畅。经前、经期气血下注冲任，胞脉气血更加壅滞，不通则痛。以上论述均表明，湿热之邪亦是痛经的主要病因之一。

3. 情志失调，气滞血瘀

宋代严用和《严氏济生方》提出"治妇人、室女七情伤感，遂使血与气并，心腹作痛，或连腰胁，或引背膂，上下攻刺，甚作搐搦，经候不调"，奠定七情内伤导致痛经的病因病机学说。同时期陈自明在《妇人大全良方》中详述痛经的产生机制"由惊恐、忧思、意所不决，气郁抑而不疏，则乘于血，血随气行，滞则血结"，并描述痛经的症状，如"月经不行，预先呕吐疼痛，及月信不通"。金元时期对痛经病机进一步研究，元代朱丹溪《格致余论》有言："将行而痛者，气之滞也。"究其气滞血瘀之因，多由于精神抑郁，情怀不舒，影响肝脏之疏泄和条达，使肝气郁滞，气机不利，因而气血运行受阻，气不能帅血畅行，血不能随气流通，经水滞于胞宫而发生疼痛。直至清代冯兆张《女科精要》云："妇人以血为海，每因忧思忿怒郁气，气行则血行，气止则血止。忧思过度……将行而痛者，气之滞也。"张山雷《沈氏女科辑要笺正》所载"经前腹痛，无非肝家气滞，络脉不疏"，便是指此。若经期无明显情志诱因，但因肝气素郁，以致"经欲行而肝不应，则拂其气而痛生"。陈士铎《辨证奇闻》中亦有类似的表述："妇人有经前疼痛，数日后行经者，其经水多是紫黑之块，人以为热极也，谁知郁极而火不能化乎！夫肝中有火，郁则不扬，经欲行而肝气不应，则拂抑其气而痛生。"肝气主一身条达之气，若受到情志刺激，肝失条达，气血凝滞而成痛经。俞根初《重订通俗伤寒论》提到："惟妇女情欲不遂，左脉弦出寸口，经闭或经痛经乱者……以和肝理脾，清心开郁。"以上说明五志过极是引起痛经的重要原因。综上所述，患者素多抑郁，经期或经期前后复伤于情志，肝气更为怫郁，郁则气滞，气滞则血瘀，血海气机不利，经血运行不畅发为痛经。

4. 肝肾虚损，失于濡养

清代傅青主《傅青主女科》曰："妇人有少腹疼于行经之后者，人以为气血之虚也，谁知是肾气之涸乎！夫经水者，乃天一之真水也，满则溢而虚则闭，亦其常耳。何以虚能作疼哉？盖肾水一虚，则水不能生木，而肝木必克脾土，木土相争，则气必逆，故尔作疼。"强调虚证痛经除气虚、血虚证外，亦可因肾精亏虚，水不生木，木土相争，气血逆乱则痛。黄元御《长沙药解》有云："凡女子经行腹痛，陷漏紫黑，失妊伤胎，久不产育者，皆缘肝脾之阳虚。"肝脾阳虚，气血化生无源，冲任失养，而致痛经。爱虚老人在《古方汇精》中记载："凡闺女在室行经，并无疼痛，及出嫁后，忽患痛经，渐至滋蔓，服药罔效。此乃少年新娘，男女不知禁忌，或经将来时，或行经未净，遂尔交媾，震动血海之络，损及冲任，以致瘀滞凝结，每致行经，断难流畅，是以作疼，名曰逆经痛。"认为房事不节，损伤肾精，致气血不足，冲脉失养，可致痛经。

值得一提的是，民国时期彭逊之《竹泉生女科集要》有云："妇人有每月必先腹痛数日，而后经水始行者，其色多紫黑而成块，此肾虚火炽而肝郁所致也。"指出本证为本虚夹实之证，肾气亏虚，虚火上炎，加之肝气郁滞，致气血逆乱而痛。

5. 气血虚弱，化源不足

宋代官修《圣济总录》云："论曰室女月水来腹痛者，以天癸乍至，荣卫未和，心神不宁，间为寒气所客，其血与气两不流利，致令月水结搏于脐腹间，疠刺疼痛。"其阐述天癸营卫气血本虚，导致寒气与血瘀相搏结而成痛经的观点。南宋齐仲甫《女科百问》云："经脉者，行血气，通阴阳，以营卫周身者也。血气盛，阴阳合，则形体适平。或外亏卫气之充养，内乏营血之灌溉，血气不足，经候欲行，身体先痛也。"明确提出气血亏虚对于女子月事的影响。明代王肯堂《胎产证治》阐明："经止而复腰腹痛者，血海空虚气不收也。"清代萧壎在《女科经纶》中引朱丹溪之言，其曰："经水过后作痛，是气血俱虚也。"吴谦等亦宗其旨，在《医宗金鉴》中强调"腹痛经后气血弱"。罗国纲《罗氏会约医镜》提到："经行腹痛，证有虚实……虚者，有因气虚，有因血虚……虚者，痛于既行之后，血去而痛益甚。大都可按者为虚。"明确将痛经分为虚实两类，并提出虚证痛经多发生于经行之后。林珮琴《类证治裁》有云："至于经期前后腹痛，虚实悬殊……经已行而犹痛者，冲脉本虚，血去则痛益甚……虚者培其营，峻以填之。"认为气血虚则不能濡养冲任、胞脉，须补其气血，气血充盛，疼痛自止。庆云阁《医学摘粹》云："如经后腹痛者，缘经后血虚，肝木失荣，枯燥生风，贼伤土气，是以腹痛也。"指出血虚生风，风盛伤土以致痛经。以上均明确指出气虚、血虚亦是痛经发生的重要原因。脾胃素弱，化源不足，或大病久病，气血俱虚，冲任气血虚少，行经之后，血海空虚，冲任、胞脉失于濡养，兼之气虚血滞，无力流通，不荣则痛。

综上所述，痛经的病变部位主要在肝、脾、肾三脏。气血瘀滞和气血亏虚为痛经的主要病机，即"不通则痛""不荣则痛"。综合古代医籍，总结与痛经密切相关的诸多因素，总体可分为五类：外感寒湿，凝滞气血；湿热内蕴，气血滞涩；情志失调，气滞血瘀；气血虚弱，化源不足；肝肾虚损，失于濡养。均是痛经发生的重要因素。

（三）证候分类

历代医家对痛经证候分类的描述有：①寒凝血瘀；②湿热内蕴；③气滞血瘀；④瘀血内阻；⑤肾虚血瘀；⑥气虚血瘀；⑦气血俱虚。

（四）治疗

随着对痛经病因病机认识渐趋丰富，历代医家辨治痛经之思维日臻完善。隋唐以前医家主要以寒证论治痛经，宋金元时期诸医家不仅从寒热论治，且以气血为纲。至明清时期，医家根据月经来潮前后之病因病机不同，分别论治，如明代张景岳、清代黄元御皆提出从虚实论治之思想。经过对古代医籍文献的整理研究，将痛经之治疗概括如下。

1. 辨证论治

（1）温经祛寒：此法适用于寒凝胞中所致痛经，血得寒则凝，得温则行，治以温经散寒之法，血行则痛止。正如宋代官修《太平圣惠方》云："夫妇人月水来腹痛者，劳伤血气，致令体虚……其经血虚则受风冷……故令痛也。治妇人月水每来，不得快利，于脐下疼痛不可忍。熟干地黄散方。"指出血虚受风、寒凝血瘀所致痛经多以疼痛剧烈、血行不畅为病症特点，因此治以熟干地黄散，奏以温经散寒止痛之功。并且进一步指出风寒邪气久居体内所致之经行腹痛，当应用蓬莪茂散方。其云："治妇人胞络夙挟风冷，每至月事来时，脐腹多痛，蓬莪茂散方。"方中主以蓬莪茂化脏腑痼冷。二方皆治以温经祛寒，调经止痛。南宋齐仲甫《女科百问》云："温经汤，治风寒客抟经络，小腹作痛。当归、川芎、白芍、官桂、丹皮、蓬术各半两，人参、甘草、牛膝各一两。上为粗末，每服五钱，水二盏，煎八分，食前服。"此方为汉代张仲景《金匮要略》之温经汤减去半夏、吴茱萸、阿胶、生姜、麦门冬，加莪术、牛膝组成，增强温经散寒活血之功，以祛邪为主。金元时期诸医家对温经散寒法治疗痛经尚不明确，后至明代张景岳《景岳全书》云："若寒滞于经，或因外寒所逆，或素日不慎寒凉，以致凝结不行，则留聚为痛而无虚者，须去其寒，宜调经饮加姜、桂、吴茱萸之类主之，或和胃饮亦可酌用。"提出对于邪实者，当以调经饮加生姜、桂枝、吴茱萸温中散寒调经；若不慎受寒或多食寒凉之品，当以和胃饮温胃散寒止痛。武之望《济阴纲目》引戴元礼之言，其曰："经事来而腹痛者，经事不来而腹亦痛者，皆血之不调故也……因冷而积，因积而痛，宜大温经汤，冷甚者，去麦门冬不用。"指出经行腹痛与经未行腹痛皆因血之不调，当以大温经汤温化寒邪，调经止痛，同时寒邪较甚时当去麦门冬，以避免麦门冬寒凉之性影响疗效。清代傅青主《傅青主女科》对于寒湿搏结所致痛经颇有心得，主张散寒利湿之法，并创制温脐化湿汤，其云："经水由二经而外出，而寒湿满二经而内乱，两相争而作疼痛。邪愈盛而正气日衰……治法利其湿而温其寒，使冲任无邪气之乱，脐下自无疼痛之疢矣，方用温脐化湿汤。"吴道源《女科切要》云："有经水过而作痛者，血虚有寒也，法当温经养血，宜四物加桃仁、香附、肉桂。"沿袭前人之法，在行气活血基础上佐以甘温之肉桂，以散寒调经。徐大椿《女科指要》用姜黄散治之，方中"姜黄散血气之滞，白芍敛阴血之耗；寒凝久则郁热生，既用官桂以温经散寒，既需丹皮以凉血化热；川芎行血海以调经，延胡化血滞以通经；蓬术破气消坚，当归养经荣脉；红花活血以行经水也……使凝寒顿散则血结自消，而脐腹坚痛无不退"。萧壎在《女科经纶》中引滑伯仁之言，其曰："寒湿生浊，下如豆汁，宜治下焦，以辛散苦温血药治之。"指出寒湿之邪下注胞宫，当以温经散寒燥湿之品调治。

（2）疏肝理气：针对肝气郁滞所致的痛经，多采用此法。肝司血海，又主疏泄，肝气条达，则血海通调，气顺血调则疼痛自止。明代王肯堂《证治准绳》言："若忧思气郁而血滞，用桂枝桃仁汤、地黄通经丸。"桂枝桃仁汤辛甘化阳以理气助卫，酸甘化阴以补血和营，阴阳和调，气血顺畅，则腹痛得解。若气滞血瘀经血瘀结成块者，当破血逐瘀，治以地黄通经丸。清代傅青主《傅青主女科》曰："妇人有经前腹疼数日，而后经水行者，其经来多是紫黑块。人以为寒极而然也，谁知是热极而火不化乎。夫肝属木，其中有火，舒则通畅，郁则不扬。经欲行而肝不应，则抑拂其气而疼生。"其主张应"大泄肝中之火"，方用宣郁调经汤：归、芍、丹皮五钱，柴胡、香附、郁金、甘草、黄芩一钱，白芥子二钱，炒栀子三钱。可奏"补肝之血而解肝之郁，利肝之气而降肝之火"之功。俞根初《通俗伤寒论》奠定绍派伤寒的体系基础。俞氏提及痛经的遣方用药当与病人体质相符，其云："惟妇女情欲不遂，左脉弦出寸口，经闭或经痛经乱者，加制香附二钱，泽兰三钱，鲜生地五钱，广郁金三钱（杵），以和肝理脾，清心开郁。"其中香附入肝经以疏气开郁，肝经疏达，气血通畅，疼痛则止。民国时期张山雷《沈氏女科辑要笺正》认为："经前腹痛，无非厥阴气滞，络脉不疏，治以疏肝行气为主。但须选用血中气药如香附、乌药、玄胡之类。"其中乌药气温，禀天春暖之木气，入足厥阴肝经，有疏肝理气之效。

（3）补肾调肝：此法适用于肾虚肝郁所致痛经。清代傅青主《傅青主女科》在痛经的治疗上，主张疏肝与滋肾相结合，以达补肾调肝之功，其云："妇人有少腹疼于行经之后者，人以为气血之虚也，谁知是肾气之涸乎！"指出肾水亏虚，水不涵木，则肝血不足，肝失条达，进而横犯克脾，土木相争，故气逆作痛。并指出治法应"以疏肝气为主，而益之以补肾之味"，使水足肝气得益，方用调肝汤，其曰："山药，阿胶，当归，白芍，山萸肉，巴戟，甘草，水煎服。此方平调肝气，既能转逆气，又善止郁疼。"陈士铎《辨证奇闻》亦沿袭傅氏之说，所用后调汤为傅氏调肝汤加荆芥三钱。彭逊之《竹泉生女科集要》云："每经水净后，少腹作痛，非块非寒，乃水亏木旺，肝阳横也。与傅氏调肝汤加熟地、女贞子。"又云："妇人有每月必先腹痛数日，而后经水始行者，其色多紫黑而成块。此肾虚火炽而肝郁所致也……傅氏两地汤加味治之。"前者经后腹痛为肾虚肝旺之证,当以调肝汤加味疏肝兼以补肾;后者经前腹痛兼经水紫黑有块者,为肾虚火炽肝郁之证,在疏肝补肾基础上,应加以生地、熟地滋阴降火。可见傅氏辨证细微,处方精妙。

(4)清热凉血:此法适用于血热所致之痛经,热邪与血胶结而成块,阻滞气血运行,清热则血畅痛止。唐代孙思邈编集《华佗神方》云:"妇人行经时,腹痛如绞,谓之痛经。其症有郁热与虚寒之异。"并对郁热所致痛经之治方详细论述,其曰:"郁热者宜用:黄连(酒煮)八两,香附(炒)六两,五灵脂(半炒半生)三两,当归尾二两。上捣筛,粥为丸,空腹汤下三四钱,服之自愈。"方中黄连清热除烦,香附、当归、五灵脂行气活血,共奏清热凉血、化瘀止痛之功。宋代之前诸医家对血热型痛经认识尚不完备,直至明代张景岳《景岳全书》言:"若血热血燥,以致滞涩不行而作痛者,宜加味四物汤,或用保阴煎去续断加减主之。"沿袭前人清热凉血之法,又加以滋阴降火之品治之,如加味四物汤、保阴煎皆治疗血热滞涩兼阴虚之痛经。清代徐大椿《女科指要》载有针对血热类痛经的治疗原则,如"血热者,清之凉之",并进一步指出以八物汤加栀子、丹皮治疗血热型痛经。萧壎在《女科经纶》中引朱丹溪之言,曰:"经将来,腹中阵痛,乍作乍止者,血热气实也,四物加黄连、丹皮。"指出经前腹中阵痛为血热气实所致,当以四物汤为基,佐以黄连、丹皮等寒凉药物,共奏清热凉血、调经止痛之功。吴道源《女科切要》亦承其说,其云:"有经水过期而来作痛者,血虚有热也,宜生血清热,四物加桃仁、香附、丹皮、甘草、元胡。"沈金鳌《妇科玉尺》亦曰:"至如痛经一症,乃将行经而少腹腰腿俱痛,此瘀血,当于临经时血热气滞也,宜以通利活血药调之。"由此可知,历代医家认为经前腹痛多因血热气滞所致,故当治以清热凉血、通经止痛之方。

(5)活血化瘀:气血运行不畅,则瘀结停滞,不通则痛,当活血化瘀,调经止痛。此治法首见于汉代张仲景《金匮要略》,其曰:"带下,经水不利,少腹满痛,经一月再见者,土瓜根散主之。"本方乃破坚下血之剂,具有破血逐瘀、调经止痛之功,用以治疗临经腰疼腹痛。唐代孙思邈《备急千金要方》沿袭仲景之法,对痛经加以详细论治,如《备急千金要方》之"桃仁散",主治"月经来绕脐痛,上冲心胸",方中多用虫类药破血逐瘀,并应用大黄、桃仁等攻下药,治以活血化瘀止痛。宋代官修《太平圣惠方》云:"治妇人夙有滞血,至月水来时,脐腹疼痛,干漆丸。"又云:"治妇人夙有积血,月水来时,腹中疼痛,宜下之,朴硝圆方。"二方皆为活血化瘀之方,前者干漆、五灵脂消瘀血、行气血,后者朴硝破留血、通经脉。明代张景岳《景岳全书》曰:"若血瘀不行,全滞无虚者,但破其血,宜通瘀煎主之。"又曰:"若气血俱滞者,宜失笑散主之。"此二方皆为理血剂,同奏活血祛瘀、散结止痛之功。武之望《济阴纲目》引元代朱丹溪之言,其曰:"经水将来作痛者,血实也,一云气滞,四物汤加桃仁、香附、黄连。临行时腰疼腹痛,乃是郁滞有瘀血,四物汤加红花、桃仁、莪术、延胡索、木香。"二者皆以四物汤加减治疗,亦以桃仁、香附行气活血,可见朱氏对痛经的灵活辨治。唐宗海《医学见能》云:"经前腹痛,以及行经不利者,血分有瘀滞也。宜加味香苏散。"并附注歌诀曰:"经前腹痛血瘀停,归芍元胡破血灵。再入桃丹香附草,柴陈苏梗善调经。"此歌诀详细阐释药物配伍意义,为后世医家称颂。竹林寺僧《宁坤秘笈》中提到:"论其症,经来一半血未曾尽,腹中作痛,变发潮热,或有不热,须破其余血,热止痛安,宜用红花散。"方中主以红花下行血海,入足厥阴而逐血,以达活血化瘀止痛之功。以上方剂对血瘀型痛经治疗有很大意义,对后世医家影响颇多。

(6)调畅气血:宋代陈沂在《素庵医要》中指出:"妇女经欲来而腹痛者,气滞也。法当行气和血,宜调气饮。"《圣济总录》曰:"治室女血气凝涩,月水欲行,先攻脐腹疼痛,没药丸方。"调气饮、没药丸皆治以调和气血之法,前者当归、川芎治以行气和血,后者没药与乳香治以宣通气血,宜其治也。严用和《严氏济生方》载有延胡索汤治疗气滞血瘀痛经,该方具有理气活血、散瘀止痛之功。金元时期,刘完素在《素问病机气宜保命集》中云:"治妇人气充经脉,月事频并,脐下痛,宜芍药六合汤。"指出气血失调所致月事频并兼痛经者当应用芍药六合汤,即四物汤倍加芍药方,治以和血止痛。

明代戴元礼总结前人所述,提出"欲调其血,先调其气"之治法,虽重视调气,但亦以调血为基,辅以散寒止痛之品,武之望引其言曰:"经事来而腹痛者,经事不来而腹亦痛者,皆血之不调故也。欲调其血,先调其气,四物汤加吴茱萸半钱,香附子一钱;和气饮加吴茱萸半钱亦可。痛甚者,延胡索汤。"张景岳《景岳全书》曰:"凡妇人经期有气逆作痛,全滞而不虚者,须顺其气,宜调经饮主之。甚者如排气饮之类亦可用。"以调经饮、排气饮等论治痛经。后至清代徐大椿在《女科指要》中进一步完善,认为满腹作痛、先痛后血之气滞血瘀兼血虚证应以乌药汤治疗,其曰:"经气凝滞,经血涩少,不能输化于经,故满腹作痛,然后经行焉。乌药顺九天之气,香附行厥阴之经;木香调中气,甘草缓中州,当归养血脉以濡润于经也。水煎温服,使滞化气行,则经络调和而经候如常,何气滞痛经之不除哉。"沈又彭《女科辑要》引元代朱丹溪之言,其曰:"经将行而痛者,气之滞也。用香附、青皮、桃仁、黄连;或用抑气散,四物加玄胡、丹皮、条芩。"指出痛先于血者多为气血不畅所致,当以行气活血之品或抑气散、四物汤加减治之,抑气散中香附散郁气,陈皮调诸气,茯神安心气,甘草缓逆气,诸药合用,以奏止痛调经之功。吴道源《女科切要》以四乌汤治疗气血阻滞之痛经,其云:"妇人经水将行,小腹作痛者,气血涩滞也,用四乌汤。"同时指出痛经兼心腹腰胁疼痛者治当顺气消瘀,宜"青皮、归、芍、桃仁、红花、川芎、乌药,水煎服"。

(7)补气和血:此法适用于治疗血虚、气血俱虚之痛经。《陈素庵妇科补解》宗景岳之说,主张气血两虚型经后腹痛,当大补气血调之,其曰:"妇人经行后腹痛者,是气血两虚也。法当大补气血。"明代张景岳在前人培补生血基础上,强调气血双补之法,在《景岳全书》中指出"凡妇人但遇经期则必作痛,或食则呕吐,肢体困倦,或兼寒热者",多由禀赋不足,气血两虚所致,治宜八珍汤、大营煎等气血双补之方。"若虚而寒甚者",多由血虚生寒,寒凝作痛所致,主张补血养血、散寒止痛之法,治宜理阴煎加以培补之品。"有因带浊多而虚痛者",多因血虚致胞宫失养,不荣则通,治宜大、小营煎补血生血,调经止痛。薛立斋《校注妇人良方》谓:"若肝经血虚用四物、参、术、柴胡、牡丹皮。"指出经后腹痛多属血虚所致,当以培补生血之法,当以四物汤加参、术等益气健脾之品,又佐以柴胡、牡丹皮使补而不滞。吴道源《女科切要》亦宗前人所述,总结认为气血两虚型痛经特点为空痛,提出调养气血之治则,其云:"气血虚而空痛也,法当调养气血,宜八珍汤加姜、枣。"

2. 其他疗法

(1)针灸疗法:晋代皇甫谧《针灸甲乙经》曰:"女子胞中痛,月水不以时休止,天枢主之。小腹胀满痛引阴中,月水至则腰脊痛,胞中瘕,子门有寒,引髌髀,水道主之。"首次运用针灸疗法治疗痛经,其以天枢、水道散寒通经止痛。唐代孙思邈《备急千金要方》在其基础上加以完善,以针刺配合艾灸之双重疗法对天枢、水道进行施术,其云:"胞中痛,恶血月水不以时休止,腹胀肠鸣,气上冲胸,刺天枢入五分,灸三壮。去肓俞一寸半。小腹胀满,痛引阴中,月水至则腰背痛,胞中瘕,子门寒,大小便不通,刺水道入二寸半,灸五壮。在大巨下三寸。"日本医家丹波康赖《医心方》云:"《百病针灸》治月水来腹痛方:灸中极穴,在脐下四寸。"中极穴为任脉、膀胱经之募穴，艾灸此穴可达养肾通经止痛之效。以上均为治疗痛经之针灸疗法。

（2）蒸脐法：即为隔药灸。明代吴正伦《养生类要》提到："蒸脐法：治妇人月经不通或癥瘕血块，脐腹作痛，此方神效。乳香、没药、血竭、沉香、丁香各三钱，麝香一钱（上六味各另研）。青盐、食盐、五灵脂、两头尖各六钱（四味共为末）。右各末和匀，外用麝香少许，安入妇人脐内，次将面作条，方圆一寸，绕脐围住，安药末于内，令满。以槐树皮方圆一寸盖上，皮上钻三孔，用大艾炷灸之。月经即通，血块即消，累用神效。"此法可达温经活血、调经止痛之效，方中乳香、没药、血竭、五灵脂、麝香活血止痛，沉香行气止痛，丁香温中散寒，青盐、食盐滋养肾气，两头尖降气化癥，辅以灸法更增其温通之功。

以上历代医家的论述，不仅确定了中医药防治痛经的理论基础，而且至今仍影响我们对该病的治疗理念，对临床实践起着重要启迪与昭示作用。

（赵　艳　韩洁茹）

经行吐衄源流考

历代医家对"经行吐衄"的相关记载较少，宋以前之医家对本病并无深入认识，至南宋齐仲甫《女科百问》首次提出本病之病因证治，明清医家对此病论述较详，清代吴谦等所撰《医宗金鉴》首次提出"经行吐衄"之名，近现代医家对经行吐衄之认识日臻全面。纵观重要古代医著，通过对相关资料的发掘考证，从病名、病因病机、证候分类、治疗四个方面加以整理，探其源流如下。

（一）病名

早在南宋齐仲甫《女科百问》中便有经期伴发"吐血，衄血，齿衄，舌上出血，汗血"之相关论述，明确提出此症由经期气血上逆所致，但并未提出经行吐衄之病名。至明代，李时珍在《本草纲目》中提出："有行期只吐血衄血，或眼出血者，是谓逆行。"称行经时出现吐血、衄血或眼部出血等上部出血症状的疾病为"逆行"。后至清代吴谦等所撰《医宗金鉴》正式提出"经行吐衄"之病名，沿用至今。综合分析经行吐衄称谓之历史，可归纳为以下两种分类命名。

1. 以病症特点分类命名

总结相关医籍，随着历代医家对本病病症特点认识和理解的不断深入，有医家将本病称为"倒经""逆经""错经妄行"，尤以明清医家为主。清代《资生集》（佚名）引李时珍之言，其曰："有临期不行，而或吐血衄血，或眼耳出血，是谓倒经。"称经行吐衄及眼窍、耳窍出血为倒经。吴谦等所撰《医宗金鉴》指出："经期吐血或衄血，上溢妄行曰逆经。"将经期出现口鼻出血之症状的疾病称为逆经，形象生动地表现出经血上逆的病症特点，其后医家多沿袭此称谓。如柴得华《妇科冰鉴》亦云："经期吐衄，名曰逆经。"汪必昌《医阶辨证》曰："错经者，当经时而血上出于口，为错经妄行。血溢者，不当经期而血上出于口，为血上溢。"进一步指出经期吐血与非经期吐血之不同，前者称为错经妄行，后者称为血上溢，由此可知，本病的病症特点与月经当行密切相关，对后世医家影响颇多。由此观之，明清医家多以病症特点对经行吐衄分类命名。

2. 以发病时间分类命名

清代吴谦等所撰《医宗金鉴》云："经前吐衄为热壅……经后吐衄仍有热。"指出本病以发病时间分类命名可分为"经前吐衄""经后吐衄"，并分别列出独特的治疗方剂。此外郑玉坛《彤园妇人科》在其基础上进一步指出不同时间发作之机理，其曰："经前吐衄，实热上乘。经后崩衄，余热宜清。"由此可知，二者临证时当详细分辨审机论治。

（二）病因病机

《素问》云："诸逆冲上，皆属于火。"《灵枢》亦云："阳络伤则血外溢，血外溢则衄血。"由此可知，经行吐衄与血热气逆密切相关。夫气热则血热而妄行，气逆则血逆而上溢。后至南宋齐仲甫《女科百问》对此加以详细阐释，明确指出经行吐血衄血为血热血逆上行所致，其云："诸吐血衄血，由阳气胜，阴之气被伤，血失常道，或从口出，或从鼻出，皆谓之妄行。"明代龚廷贤《万病回春》曰："错经妄行于口鼻者，是火载血上，气之乱也。"指出火热迫血上行，血气亦随之逆乱上行，即"气升血逆"，而致经行吐衄。《银海精微》（佚名）曰："此乃室女或肥壮妇女血热经闭，过期不行，则血逆行于上。"阐明非生殖异常之女子血热闭经过期不行时，可发生血逆上行之症，然而其并未明确指出血逆上行导致经行吐衄。龚信《古今医鉴》注重血气错乱之机，指出："且行经之际……若被惊则血气错乱……逆于上则从口鼻中出。"清代吴谦等所撰《医宗金鉴》曰："妇女经血逆行，上为吐血、衄血，及错行下为崩血者，皆因热盛也。伤阴络则下行为崩，伤阳络则上行为吐衄也。"指出血热伤阳络，上行入口鼻则吐衄。徐大椿《女科指要》云："冲任又附于阳明，为经血之海……阳旺迫血，皆能令人血出于鼻，而谓之衄。"其根据冲脉隶属于阳明之说，阐述阳旺迫血之机理。柴得华《妇科冰鉴》沿袭其说，亦曰："若气逆于上，则不能循道下行，或热伤阳络，迫血从而外溢。"周诒观《秘珍济阴》载："经来何为上逆行，皆由血热不归经。或唾或衄或吐出。"强调血热上逆之势。以上均说明，经行吐衄者，乃因经前血海满盈，冲气较盛，素禀内热，火性炎上，热并冲气上逆而致吐衄。因此，总览古代医籍，经行吐衄与血热血逆于上密切相关，然导致血热有诸多因素，总体可分为：胃热炽盛，血乱上行；肝经郁火，迫血妄行；阳盛阴虚，血随气逆。

1. 胃热炽盛，血乱上行

《素问》云："阳明厥逆，喘咳身热，善惊衄呕血。"若平素胃热，或嗜食辛辣之品，或过服辛温香燥之剂，致胃火炽盛，血分有热，而冲脉隶于阳明，于经期血海满盈之时，冲气夹胃火上逆，则会发为经行吐血、衄血。清代静光禅师《女科秘要》曰："经从口鼻中出，此因过食椒、姜、热毒之物，以致物伤其血，热则乱行。"叶桂《叶氏女科证治》云："此由过食椒、姜辛热之物，热伤其血，则血乱上行。"以上二者皆阐述内食辛热之物，可致胃热炽盛，血乱上行。

2. 肝经郁火，迫血妄行

肝藏血并主疏泄，具刚柔曲直之性。按五行学说，肝木克脾土，肝用过强，则横逆克脾，致脾不统血而发经行衄血、吐血；若情志不遂，久郁化火，肝火上逆循经蒸灼或上冲犯肺，脉络受损，则发为经行鼻衄。明代武之望《济阴纲目》云："若遇经行，最宜谨慎……若被惊恐劳役，则血气错乱……若怒气伤肝，则头晕胁痛呕血。"指出行经之际怒气伤肝，肝血离经上行则血从口出。龚信《古今医鉴》亦宗其旨，其云："且行经之际……若被惊则血气错乱，经脉渐然不行，逆于上则从口鼻中出。"孙志宏《简明医彀》曰："中年以上及高年婆妇，多属忧愁过度。怒气伤肝，肝伤不能藏血，以致错经妄行，先后愆期。"强调年长之妇女发生错经妄行多因肝气不舒所致。后至清代王清源《医方简义》曰："凡妇人以及室女患鼻衄吐血等症，切勿以鼻衄吐血之常法治之，此名倒经。必由肝阳上升，情怀失畅，致冲任失司，逆行而上也。"明确指出妇女发生倒经不可予寻常吐衄之法治之，盖因妇女以肝为先天，肝气不舒，气血不畅，强调肝经郁火，迫血妄行之机。林珮琴《类证治裁》沿袭前人之说，亦云："按月倒经，血出鼻口，此由肝火上迫，不循常道。"傅青主在《傅青主女科》中提到："妇人有经未行之前一二日忽然腹疼而吐血。人以为火热之极也，谁知是肝气之逆乎。夫肝之性最急，宜顺而不宜逆。顺则气安，逆则气动。血随气为行止，气安则血安，气动则血动，亦勿怪其然也。"强调气安则血安，气动则血动，肝气上逆则血随气逆，而致吐血。张锡纯《医学衷中参西录》认为本病"大抵皆因热而气逆，其因凉气逆者极少，即兼冲气肝气冲逆，亦皆挟热"，并补充道："若至因气下陷致吐衄者，不过千中之一二耳。"民国时期彭逊之《竹泉生女科集要》指出肝郁气滞累及冲任之气郁阻，亦可导致逆经，其曰："冲任二脉气郁生热，是成逆经倒行之病。"郭子光等所撰《中医奇证新编·妇科疾病》指出妇人性急善怒，肝阳上亢，肝郁化火，木火刑金，致脉络受损，而致倒经，其运用丹溪咯血方加减治疗本病。以上均说明，在经行之际，情志不遂则会使肝火上逆，肝血上冲而致经行吐衄。

3. 阳盛阴虚，血随气逆

素体阴虚，久病伤阴，导致阴虚内热。经行之际，冲气旺盛，冲气夹虚火上逆，灼肺伤络，络损血溢，以致经行吐衄。对此，明清时期医家均有相应论述，如明代徐春甫《古今医统大全》云："阳盛阴虚而生火，火逼血而错经妄行。"李梴《医学入门》对此病因病机进一步分析，其曰："血乃水谷之精变成，生化于脾，主息于心，藏于肝，布于肺，施于肾，脉络脏腑、耳目手足，资其运用。然阴道易亏，一有感伤，调理失宜，以致阳盛阴虚，错经妄行。火载则上升，挟湿则下行。是以上溢清道，从鼻而出为衄。"强调阴道易亏之生理特性，阴虚则阳旺，虚火载血上溢鼻道为鼻衄。张景岳《景岳全书》载："衄血虽多由火，而惟于阴虚者为尤多，正以劳损伤阴，则水不制火，最能动冲任阴分之血。"指出劳损日久损耗阴精，阳气不受其制约化为虚火，易扰动冲脉气血，溢外而成逆经。后至清代王清源《医方简义》以倒经之脉象论述阳盛阴虚，血随气逆之理，其曰："倒经之脉，右寸浮洪，两尺如涩，阴火上攻，咳吐痰血，无瘀易通，下虚上乘，气必逆冲。"张山雷《沈氏女科辑要笺正》曰："倒经一症亦曰逆经，乃有升无降，倒行逆施，多由阴虚于下，阳反上浮……盖气火之上扬为病，最急。"以上均阐述阳盛阴虚致逆经之说，对后世影响深远。

值得一提的是，明清时期医家认为经行吐衄与肝、肾、胃亏虚密切相关。如清代傅青主《傅青主女科》曰："或谓经逆在肾不在肝，何以随血妄行，竟至从口上出也……殊不知少阴之火急如奔马，得肝火直冲而上，其势最捷，反经而为血。"指出少阴之火得肝火上冲，致经血妄动上行，发为经行吐衄。张锡纯在《医学衷中参西录》中云："冲为血海，居少腹之两旁。其脉上隶阳明，下连少阴。少阴肾虚，其气化不能闭藏以收摄冲气，则冲气易于上干。阳明胃虚，其气化不能下行以镇安冲气，则冲气亦易于上干。冲中之气既上干，冲中之血自随之上逆，此倒经所由来也。"从经脉角度分析经行吐衄之病因病机，认为胃肾亏虚、冲脉气血上逆与倒经关系密切。

此外，虽并未有医家明确提出瘀血阻滞所致经行吐衄之病理机制，但通过分析研究发现，部分医家亦有应用活血化瘀法治疗经行吐衄之相关记载，故推测瘀血阻滞，经血不得下行，血随气机上逆，亦可导致经行吐衄。

（三）证候分类

历代医家对经行吐衄证候分类的表述有：①瘀血阻络；②肺经火盛；③胃火炽盛；④肝郁脾虚；⑤肝肾阴虚；⑥脾肾阳虚。

（四）治疗

纵观历代医家所述，经行吐衄多源于血热气逆，故治疗应以清热凉血降逆为主，论治时可选用"通因通用"法。清代张山雷《沈氏女科辑要笺正》曰："倒经一症亦曰逆经，乃有升无降，倒行逆施，多由阴虚于下，阳反上浮，非重剂折降，无以复其下行，为顺之常。盖气火之上扬为病，最急。"民国时期丁甘仁对于此病之治疗提出"逆者顺之，激者平之"的治疗法则。总之，经行吐衄之病因病机复杂，因此历代医家针对不同的证型，总结出一系列治疗方法，现将其归纳为五类：清泻胃火，凉血调经；清泻肝火，导血下行；清热凉血，引血下行；活血通络，引血下行；滋阴清热，降逆调经。兹述如下。

1. 清泻胃火，凉血调经

此法适用于饮食不节，过食辛热之物，脾胃运化失常，胃气夹经血上逆所致之经行吐衄。清代静光禅师《女科秘要》曰："经从口鼻中出，此因过食椒、姜、热毒之物，以致物伤其血，热则乱行，服犀角地黄汤数帖。"主张清胃泻火，凉血调经，当以犀角地黄汤治之。叶桂《叶氏女科证治》亦宗此说。日本浅因宗伯《先哲医话》认为平素善饮辛热酒浆，可致胃中积热，若值经期，夹冲气上逆，发为逆经，治当泻热凉血，降逆调经，宜三黄泻心汤。

2. 清泻肝火，导血下行

此法主要治疗因肝经郁火、肝气上逆所致之吐血衄血。肝司血海，又主疏泄，肝气条达，则血海通调，气顺血调则吐衄自止。清代林珮琴《类证治裁》提出怒火伤肝、肝火上迫之吐衄，当以"抑肝火，导归冲任""折其逆势"，处方为四物汤加减，去川芎防其辛燥伤阴，辅以山栀、丹皮、黄芩清热凉血，降香、郁金活血止血，枳壳破气消积，苏子开郁下气，甘草调和药性。邵杏泉《邵氏医案》曰："经停两月，脉沉涩，咳血气促，脘中空闷，此属倒经，宜清降为主。"方中苏子、杏仁、紫菀、降香降气平冲，桑叶、川贝、栀子、知母、荷叶泻火除烦，丹皮、侧柏炭凉血止血，诸药合用，共奏清热降逆之功。日本浅田宗伯《先哲医话》对本病有详细论治，其云："妇人经水不利而吐血者，属逆经，其血必黑，宜大柴胡汤、三黄泻心汤类。自肝脏发者，属蓄血，其血亦黑，并用前方。"强调本病多由肝失条达所致，治宜大柴胡汤和解少阳，通下蓄血。

3. 清热凉血，引血下行

气为血帅，血热则气热，气逆则血逆，故治以清热凉血之法，使气调血顺。明代罗浮山《文堂集验方》曰："久闭血从口鼻中出者，好陈墨水磨一杯服之，其血即止。"应用陈年好墨一杯治疗经行吐衄，盖因墨汁入心、肝二经，有凉血止血、引血下行之效。李梴《医学入门》中治疗经行吐衄用女贞剪红丸（冬青子肉二斤，红花三两），若热重，加天花粉、山栀各二两。女贞子别名冬青子，与红花配伍，治以清热凉血。清代吴谦等所撰《医宗金鉴》曰："经前吐衄为热壅，三黄四物大芩连，经后吐衄仍有热，犀角地黄芍牡丹。"强调临证应注重经前吐衄与经后吐衄治疗之别，前者多由热壅所致，宜清热泻火，后者虽仍有热，但不宜泻，宜犀角地黄汤清火降逆。后世医家多沿袭此说，如郑钦安《医法圆通》云："若是鼻血、吐血，审是火旺，逼血外行，自有火形可征，法宜清凉，如桃仁、地黄、犀角汤之类。"静光禅师《女科秘要》亦遵其法，以犀角地黄汤为主方，加之枳壳、黄芩、桔梗、百草霜、甘草，清热凉血，敛营止血。日本医家浅田宗伯《先哲医话》进一步指出："自肺脏发者，鲜血也，其血虽一滴，难治，先与加味百合地黄汤、犀角地黄汤类为是。"阐明经期吐衄量少色鲜红者，多由肺阴亏虚，热入血分所致，为难治之症，治宜加味百合地黄汤、犀角地黄汤类养阴清热、凉血散瘀。周诒观《秘珍济阴》总结前人所述经行吐衄之法，并对其加以完善，附以歌诀曰："四物凉膈治逆经，连翘栀薄蒲黄芩，丹皮桔梗柴荆芥，经行吐血茜丹参，鼻血须加柏茅发，唾丝沙参桑侧增。"由此可知明清医家对应用清热凉血法治疗经行吐衄认识之深。

4. 活血通络，引血下行

此法适用于治疗瘀血阻络之经行吐衄。气机郁结，则血滞胞宫，不得下行，反迫气机上逆，经血亦随气逆，而成逆经，故治以活血化瘀法，使瘀血得清，经血自下。明代罗浮山《文堂集验方》曰："久闭血从口鼻中出者……当归尾、红花，各二钱，水煎服，或服韭菜汁甚效。"针对经闭血从口鼻而出之症，可用活血通络之法，方中当归尾、红花活血通经，此外韭菜汁亦有止血之效。龚廷贤《寿世保元》以四物汤加减治之，其云："一妇人经不下行，逆经，吐血不止，本方一两，加川大黄酒浸炒一两，水煎，入童便同服，立效。一妇人女子经行愆期，以至鼻衄，错经妄行，本方去地黄，加桃仁、山栀（炒）、大黄（酒炒）、甘草，共七味水煎，临服入童便同服。"龚氏所述之本方即四物汤，前者加大黄及童便化瘀通经，后者去地黄防其滋腻碍经，加大黄、桃仁、童便活血祛瘀，加栀子祛因经愆所致之血热烦心。王大伦《婴童类萃》治疗逆经先以红花散破血逐瘀，后以通经丸温经活血。日本浅田宗伯《先哲医话》云："妇人经水不利而吐血者，属逆经……独步散能治吐血、下血、衄，而属鲜血者无效……独步散，干柿一味，为霜服。"指出独步散适用于经行吐衄之血色暗者，因干柿霜服可止血、健脾。民国时期曹颖甫《经方实验录》指出藜藿妇女，经停腹痛兼鼻衄或吐血者，治以桃核承气汤，逐瘀泻热。可见明清及民国时期医家对瘀血停滞型经行吐衄之治验颇多。

5. 滋阴清热，降逆调经

此法主治因阴虚火旺所致之经行吐衄，使火热下行，吐衄自止。正如明代龚廷贤《万病回春》云："错经妄行于口鼻者，是火载血上，气之乱也。治当滋阴降火、顺气调经，经自准也。脉必芤涩，久而不治，乃成虚怯也。"方中四物汤补血活血，黄芩、山栀、牡丹皮、犀角清热凉血，阿胶、麦门冬滋阴降火，白茯苓健脾祛湿，陈皮理气调中，诸药合用，共奏滋阴清热、降逆调经之功。江瓘《名医类案》曰："一妇人眼中忽有血如射而出，或缘鼻下，但血出多时即经不行。乃阴虚相火之病。遂用归身尾、生地黄、酒芍，加柴胡、黄柏、知母、条芩、侧柏叶、木通、红花、桃仁，水煎，食前服，数剂而愈。"治以四物汤加减滋阴清热、引血归经，方中所加之知母、黄柏滋阴清热降火，柴胡、黄芩和解少阳相火，侧柏叶、桃红等活血调经。清代陈修园《女科要旨》主张应用麦门冬汤治疗妇女血热上逆所致倒经，因《金匮要略》用此方治疗"火逆上气"之咽喉不利，虽然二者病症不同，但发病机理相同，故治法方药相似，方中麦门冬养阴生津，滋液润燥，辅以人参、甘草、粳米、大枣大补中气，以生津液，用半夏一味，降胃安冲，且以山药代粳米，补肾敛冲，共奏养血滋阴、降逆调经之功，为异病同治思维。魏之琇《续名医类案》云："逆经吐血不止六脉微涩有力，此血虚火盛也。以四物去熟地用生地共二两，加酒蒸大黄一钱（钱刻本作两，疑误）。同煎，入童便服之，服后血止而经通。"强调血虚火盛之逆经吐血不止，当以滋阴降火之四物汤加减治之，方中易熟地为生地，增其清热滋阴之功，加酒蒸大黄、童便活血调经，凉血止血。此外林珮琴等许多医家亦用四物汤加韭菜汁治疗经行吐衄。以上均应用滋阴清热之法治疗经行吐衄。

除上所述，历代医家根据临证治验总结治法亦有不同，如清代傅青主《傅青主女科》强调补肾调经之要，其言："虽然经逆而吐血，虽不大损夫血，而反复颠倒，未免太伤肾气，必须于补肾之中，用顺气之法，始为得当。方用顺经汤……此方于补肾调经之中，而用引血归经之品。"强调针对反复经行吐衄之症，应注重补肾，当以顺经汤补肾清肝。孙采邻《竹亭医案》博采众长，结合前人经验，自拟处方，方中西党参、怀山药、大南枣补中益气生津，清阿胶、天门冬、金石斛滋阴生津，茯苓、白扁豆健脾祛湿，炙甘草、降香活血止血，人中白凉血止衄，橘络通络消胀，诸药共奏健脾益气、滋阴生津、调经止血之功。张锡纯《医学衷中参西录》主张以重镇安冲法治之，其载："至于妇女倒经之证，每至行经之期，其血不下行而上逆作吐衄者，宜治以四物汤去川芎，加怀牛膝、生赭石细末，先期连服数剂可愈。"方中四物汤养血，加怀牛膝引血下行，生赭石重镇降逆，如其曰："冲中之气安其故宅，冲中之血。自不上逆，而循其故道矣。"

综上所述，历代医家对经行吐衄辨治之法各一，其发展脉络值得研究，遂翔实整理如上，以飨读者。

（赵　艳　韩洁茹）

第二章 带 下 病

带下病源流考

带下在历代医学文献中的含义可概括为两种，即广义带下和狭义带下。所谓广义带下泛指女性经带胎产杂等妇科疾病，概因妇科疾病大多发生在带脉以下，故统称为"带下"，如《黄帝内经》中载有"女子带下瘕聚"之述；狭义带下特指女性阴道分泌物，现代医学将其分为生理性带下和病理性带下。前者是女性正常的生理现象，不作为疾病；后者即带下量增多的带下病，属妇科常见疾病，故本篇从病名、病因病机、证候分类及治疗入手，对历代重要医籍中带下的相关病证论述进行整理研究，考察其学术脉络和规律，颇有意义。

（一）病名

"带下"一词最早见于《黄帝内经》，指带脉以下部位，至《神农本草经》方有"带下病"之述，书中如是曰："地榆……主治……带下病。"值得一提的是，书中所载"带下病"即妇科疾病的统称，并不是狭义的带下量多，而书中将带下量多称为"白沃""赤沃""赤白沃"等，可见先秦时期医家已对本病之病症特点有所认识。东汉张仲景《金匮要略》将白带异常之证称为"下白物"；西晋王叔和《脉经》称其为"漏下赤白"，皇甫谧《针灸甲乙经》将带下病称为"白沥""赤沥""赤白沥"。直到隋代巢元方《诸病源候论》首次提出"带下病"，并将带、崩加以区分，不再将二者混为一谈，同时指出带下有青黄赤白黑五色各候，配属五脏，以带下之不同颜色反映不同脏腑之损伤。唐代孙思邈《备急千金要方》进一步将其分为"白带""赤带"等，其云："治淳下十二病绝产，一曰白带，二曰赤带，三曰经水不利。"宋代医家多沿用"带下"这一基本病名，但有些医家对带下、崩中的认识并不完善，常将二者并述。金元时期，朱丹溪在《丹溪心法》中，明确将带下和崩中加以区分，并分别以"带下""崩中"称名。清代傅青主《傅青主女科》进一步完善，提出"青带""赤带""黄带""白带""黑带"之五色带称谓，并对不同颜色之带下的病因病机及辨治方药加以详尽论述。此外，清代柴得华《妇科冰鉴》曰："若带已久，更审其淋漓之物，气臭或腥而秽者，系胞中败血所化。倘似疮脓，乃内痈脓溃而致。下如米泔，兼尿窍不利，因膀胱蓄热，名为白浊，此出自溺孔。若如胶黏，小水清长，名曰白淫，来自胞中，由乎精道者也。"指出带下病逐渐发展，可发为"白浊""白淫"等不同疾病，按照病情的进展，可有不同的命名方法。

由此可知，历代医家对带下病之病名称谓比较统一，多以带下这一病症特点及带下之物的颜色命名。

（二）病因病机

纵观历代医家所述，带下病之病因病机复杂。自隋代巢元方《诸病源候论》始便有外感邪气导致带下之认识。南宋陈自明《妇人大全良方》进一步总结认为带下的病因病机主要为外感之邪内传脏腑，其曰："夫此病者，起于风气、寒热之所伤，或产后早起，不避风邪，风邪之气入于胞门；或中经脉，流传脏腑而发下血，名为带下。"后至金元时期，刘河间提出"湿热郁结任脉"之观点，并且指出"带下者，任脉之为病也"。朱丹溪另辟蹊径，提出"痰湿下注，渗入膀胱"导致带下病之观点。明代薛己《女科撮要》对前人所述加以总结，云："或因六淫七情，或因醉饱房劳，或因膏粱厚味，或因服燥剂所致，脾胃亏损，阳气下陷；或湿痰下注，蕴积而成，故言带也。"认为外感内伤、饮食劳倦、药物所伤等多种原因均可导致脾虚阳陷、痰湿下注，从而出现带下病。清代吴谦等所撰《医宗金鉴》指出带下病"本虚标实"之病理特点，强调带下以"劳伤冲任"为本，"邪入于胞中"为标，有湿热、寒湿之别，并注重冲任损伤之机。傅青主《傅青主女科》集前人之大成，提出"夫带下俱是湿症"，并对白、黄、青、赤、黑之五色带之病因病机加以分节论述。此后沈尧封《女科辑要》、徐大椿《女科指要》等对肝脾肾三脏失调所致带下之机理有所阐述，如沈氏曰："肝火亢盛，疏泄太过，而渗灌者，又有肝肾阴虚，不能固摄之症。"强调相火太过，肝肾阴虚，失于固摄之机。徐氏指出："或肝木乘脾，或痰湿下注，或湿热伤阴，或寒湿伤脏，皆能令女子带下。"强调肝脾不和，痰湿下注之理。由此可见，带下病之病因病机复杂，包括内伤、外感诸多因素，累及病变脏腑以肝脾肾三脏为主，现将带下的病因整理为以下几种。

1. 风寒外袭

《黄帝内经》指出："邪之所凑，其气必虚""正气存内，邪不可干"。由此可知，正气充足与否，是外邪是否内侵的前提。外来之邪可导致带下病，这与人体正气亏虚密切相关。正如《诸病源候论》曰："带下者，由劳伤过度，损动经血，致令体虚受风冷，风冷入于胞络，搏其血之所成也。"指出过劳损伤经脉气血，导致气血运行失常，加之风寒外袭，向下侵入胞宫经脉，则出现带下病，此为外感风寒所致带下病的最早论述，后世医家多宗其说。宋代官修《圣济总录》形象生动地对带下病之生理病理机制加以阐述，其云："盖妇人冲任，为经脉之海，上为乳汁，下为月事，血气和平，则生育之道得矣，苟乖保养，风寒乘虚袭于胞络，冲任不能循流，血气蕴积，冷热相搏，故成带下也。"认为带下病的发病是由保养不当，女子冲任二脉空虚，风寒之邪外袭，冲任经气运行失常，血气逆乱所致。明代医家沿袭前人所述，指出"劳伤过度"即体虚，兼"风冷入于胞络"即外邪入侵，发为带下病，如《普济方》。这种观点一直延续到清代，如萧壎《女科经纶》曰："妇人带下者，由劳神过度，损动经血，致令身虚，受于风冷，风冷入于胞络，搏其血之所成也。"因此可知，各代医家对风寒外袭导致带下病发病之机理的认识已久，且尊崇《黄帝内经》之旨，强调劳伤过度与外邪内侵密切相关。

2. 湿热蕴结

历代医家多认为湿热蕴结是导致带下病的主要病因病机，盖因脾虚生湿，湿久化热，或肝脾不和，土壅木郁，湿热内生，或嗜食肥甘厚味，酿成湿热，均可导致湿热内生，中焦湿热流注下焦，损伤任带二脉，则发为带下病。金代刘完素《黄帝素问宣明论方》云："下部任脉湿热甚者，津溢涌，而溢已为带下。"认为带下病的病位在任脉，任脉湿热，津液裹邪下流，则发为带下。《素问病机气宜保命集》又云："皆湿热结于脉，故津液涌溢，是为赤白带下，本不病，缘五脉经虚，结热屈滞于带，故女子脐下痛而绵绵，阴器中时下也。"指出任脉、带脉等五脉经血亏虚，招致湿热邪气下注，热邪裹夹经中气血，使带脉不通，发为脐下绵痛、带下淋漓。并且强调"赤者热入小肠，白者热入大肠"，对其加以详细区分，可见其对"湿热宛结不散"这一发病机理之重视。后至明代，万表《万氏家抄济世良方》曰："漏与带俱是胃中痰积流下，渗入膀胱，法当升之。"强调中焦湿热下注膀胱之病机。薛立斋《女科撮要》云："或因六淫七情，或因醉饱房劳，或因膏粱厚味，或服燥剂所致，脾胃亏损，阳气下陷；或湿痰下注，蕴积而成，故言带也。"对前人所述加以完善，指出情志不舒、饮食不节、房劳过甚，甚至服药不当均可导致中焦痰湿内生，痰湿下注发为带下。

后至清代，医家多认为带下病责之于脾，并逐渐认识到湿邪为带下病之主要病理因素，如《傅青主女科》云："夫带下俱是湿症。"明确将带下症归属湿症。王旭高《医学刍言》言："妇人带下，多因中土亏损，湿热下陷，带脉失固。"强调中焦脾胃亏损，内生湿热，流注下焦，影响带脉约束之功能，发为带下之机制。陈修园《医学从众录》进一步指出："赤白浊：浊者，浑浊之谓也。方书多责之肾，而余独求之脾。盖以脾主土，土病湿热下注，则为浊病。"认为本病之主要病变脏腑为脾，病因病机为中焦土病，湿热下注。

清代林珮琴《类证治裁》曰："带下系湿热浊气流注于带脉，连绵而下，故名带下，妇女多有之。赤带属热，因血虚而多火。白带属湿，因气虚而多痰。"认为带下病是由于下焦湿热，并提出热邪偏盛发为赤带，湿邪偏盛发为白带。萧壎《女科经纶》言："带证色有赤白之分，病有气血之异，与痢相似，尽由中气亏败，运动失常，致湿热郁结于下焦带脉之分，渗流而下，故名带下。治先清湿为主，必须却厚味，以防湿热之气。"由此可知，因嗜食肥甘厚味，酿成湿热；经行产后，胞脉空虚，摄生不洁，可招致湿热邪气内犯下焦；或因淋浴涉水，久居湿地，感受湿邪，蕴而化热；或感受暑湿邪气，均可导致湿热蕴结，停聚下焦，损伤任带二脉，从而发为带下病。

3. 脾气亏虚

脾主运化，水谷精微经中焦脾胃升降枢机，转输于任脉，在天癸催化下生成黏而不稠，无味常润之带下，发挥其生理功能，且脾主统摄，可收涩约束带脉。若脾气亏虚，不能正常运化水谷精微，且失于统摄，使带脉松弛，其收束功能失常，则发为带下病，如《黄帝内经》云："而带下之病，多由脾虚带脉弛缓，以致津液下泄，故名带下。"此外，脾虚水湿内停，水湿与热相搏结，亦可导致带下，如清代臧达德《履霜集》曰："臧公三曰：脾气不足，则不能化津液而生湿。脾血不足，则不能滋润一身而生热。湿热伤其气血，以致阴虚阳弱，荣血不升，卫气下陷，渗入膀胱为稠物，名之曰带。"或湿困中焦，导致中焦气机升降失调，升清降浊的功能失常，人体气机逆乱，则会出现带下病。如黄元御《四圣心源》采《太平圣惠方》之说，其云："金性收敛而木性生发，金随胃降，收敛之政行，离阴下潜而化浊阴，是气凉而水暖，木从脾升，生发之令畅，坎阳上达而化清阳，是以血温而火清。阳不郁则热不生，阴不郁则寒不作也。土湿则脾胃不运，阴阳莫交，阳上郁而热生于气，阴下郁而寒生于血。"认为带下病是湿困中焦，升降失调导致的。

导致脾虚的情况多种多样，大致可分为两类：其一，过食肥甘厚味，或过服燥热之药，或产育房劳、伤及脾胃，均导致脾气亏虚，属单纯的脾虚之证，正如《履霜集》云："妇人带下，脉宜迟缓虚小，不宜急疾紧大。或因六淫七情，或因产育房劳，或因膏粱厚味，或因服燥热之药，致脾胃亏损，渗入膀胱，流为稠物，故云带也。"其二，女性多忧思，情志失调，肝气郁滞而克脾，导致脾气亏虚，属肝郁脾虚之证，如明代缪希雍《先醒斋医学广笔记》指出："妇人多忧思郁怒，损伤心脾，肝火时发，血走不归经，此所以多患赤白带也。白带多是脾虚，盖肝气郁则脾受伤,脾伤则湿土之气下陷,是脾精不守,不能输为荣血,而下白滑之物矣,皆由风木郁于地中使然耳。"以上两种情况虽都为脾虚,但由不同的病因导致,出现的临床表现也不完全相同,临证治疗时需仔细辨别。

4. 肾气亏虚

前文已述,水谷精微在天癸的作用下化生为生理性带下,而天癸是由肾精化生,因此可见肾气充足,是带下产生的先决条件,若先天肾气亏虚,后天无以补养,则形成病理性带下,即带下病。宋代窦材《扁鹊心书》曰:"子宫虚寒,浊气凝结下焦。"指出若女子胞宫虚寒,不能温化津液,浊津凝结,流注下焦,发为带下,又因胞络者系于肾,故由"冲任脉(即子宫也)不得相荣"可知,其肾气亦不足,则发为"腥物时下"。明代孙文胤《丹台玉案》言:"奇经八脉之中,带脉在腰,如带之状。"认为带下病病位在带脉,无论带下性状如何,总属肾虚,其曰:"妇人患带下者,病在带脉也,虽有赤白,总属肾虚。"清代萧壎《女科经纶》进一步指出:"女人带下之疾,带者,奇经八脉之一也,腰脐间围身一周,如束带焉。八脉俱属肾经,人身带脉,统摄一身无形之水。下焦肾气损虚,带脉漏下。"认为带下病虽然与带脉等奇经八脉相关,但其均与肾经相互络属,因此带下病的病因属肾虚,肾虚则带脉"统摄一身无形之水"之功出现异常,发为带下病。

此外肝郁肾寒亦可发为带下,盖因肝经"循阴器,抵少腹",肾经"贯脊属肾,络膀胱"。且肾藏精主蛰藏,肝藏血主疏泄,二者相辅相成,为女子之根本。若肾阳不足,阴寒内盛,凝聚气血,或肝失疏泄,气机郁滞,均可累及任脉,使阴凝气滞,发为疝瘕带下之症。如清代黄元御《素问悬解》言:"任为诸阴之长,阴凝气滞,肝肾寒郁,其为病,男子内结七疝,女子带下瘕聚。肾主蛰藏,肝主疏泄,寒水旺则结为疝瘕,风木旺则流为带下,无二理也。"强调肝肾二脏在女性体内的重要性,并指出肝肾寒郁是带下病发病之根本。其《四圣心源》亦云:"带下者,阴精之不藏也。相火下衰,肾水渐寒,经血凝瘀,结于少腹,阻格阴精上济之路,肾水失藏,肝木疏泄,故精液淫泆,流而为带。带者,任脉之阴旺,带脉之不引也。"认为肾阳不足,相火衰于下,则肾中阴寒内生,且可累及任脉,使经血停聚,阻滞阴精上济,加之肝失疏泄,则寒邪夹肾精淫泆,带下自生。可见肝肾两脏功能失常,与带下病的发病息息相关。

值得一提的是,亦有医家指出房劳过度,损伤肾气,亦可发为带下。《黄帝内经》云:"思想意淫,入房太甚,皆欲火耗精,阳气变成邪热,以致宗筋弛纵而成筋痿,白淫者,淋浊带下之类,以邪热炽盛,精不藏肾也。"认为意淫、房事过多,阳气化生内热,耗伤阴精,宗筋约束功能失常,且邪热内炽,肾精不藏,发为带下病。

5. 气血失调

气为血之帅,血为气之母。气血是人体生长发育、保持健康体魄的根本,若人体出现气血失调,营卫失和,则可导致各种疾病。女子之经带胎产皆以血为本,以气为用,若气血失和则致经带胎产之异常。带下之作与气血失调尤其相关,正如南宋严用和《严氏济生方》指出:"今人所患,惟赤白二带而已……且妇人平居之时,血欲常多,气欲常少。方谓主气有原,百疾不生,倘或气倍于血,气倍生寒,血不化赤,遂成白带;气平血少,血少生热,血不化经,遂成赤带。寒热交并,则赤白俱下。"由此可知,气血稳态失常是带下发病之基,"气倍于血"则发白带,"气平血少"则成赤带,寒热交并,气血紊乱,则赤白俱下。

6. 经络失调

冲、任、督三脉一源三歧，总由带脉约束，上述四脉与妇科疾病的发生密切相关，其中带下病主要与带脉和任脉相关。经络各有其功能与运行方式，若经络的运行失常，经络之间的联系阻断，则发为带下病。清代黄元御《四圣心源》言："五脏之阴精，皆统于任脉，任中阳秘，带脉横束，环腰如带，为之收引，故精敛而不泄，任脉寒沍，带脉不引，精华流溢，是谓带下。水下泄则火上炎，故多有夜热骨蒸，掌烦口燥之证。"认为五脏之阴精总归于任脉，任脉由带脉所约束，若寒邪侵入任带二脉，二脉功能失调，五脏之阴精不能归于任脉，带脉的约束功能失常，阴精外溢，就会出现带下病，同时出现因水火不交导致上焦火盛之证。萧壎《女科经纶》采张子和之言，其曰："因余经上下往来，遗热于带脉之间，客热所郁……是为白带……经曰，少腹冤热，溲出白液，冤者屈滞也，病非本经，为他经冤郁而成此疾。皆从湿热治之。"认为诸经上下往来过带脉之时，留其邪热于带脉，导致带脉功能失常，则发为带下。彭逊之《竹泉生女科集要》在前人基础上加以总结，曰："督脉为天，任脉为地，天地泰交，故生百物。而带脉周绕约束，有如四维之辅二极也，其保胞宫，有如四渎之卫华夏也……今湿邪往来于带脉，阻碍交泰之功化，而伤天地之和。督脉主生精，任脉主生血，二脉受伤，则精血之源不裕，此岂非带证之所害乎，期不亦履霜而知为坚冰至乎。"强调督脉、任脉、带脉之功能，若湿邪内侵，客于三脉，则三脉之交互运行受到阻滞，则发为带下。

综上所述，带下之病可由多种病因交杂而成。正如柴得华《妇科冰鉴》总结曰："带下者……由五志不遂，或产育房劳，伤及冲任，风邪乘间入于胞中，血受其邪，随人脏气寒热虚湿而化。"由此可知，带下病之病因病机是由饮食不节、情志不舒、房劳太过，进而导致相火内动，兼之湿热之邪内生所致。清代郑寿金《医法圆通》亦曰："带：湿热注者何？或素喜辛燥醇酒椒姜，或素多忿怒暴戾，或素多淫欲，摇动相火，合水谷之湿与脾之湿，流入下焦，时时下降，陆续不断，其形似带，故名之曰带。"可见带下病之病因病机复杂多样，且常常由多种病因裹夹而成，临证需要仔细鉴别。

（三）证候分类

历代医家对带下病证候分类的表述有：①风寒外袭；②湿毒蕴结；③湿热下注；④脾阳虚；⑤肾阳虚；⑥阴虚夹湿；⑦脾气亏虚；⑧肾气亏虚；⑨气血失调；⑩经络失调。

（四）治疗

金代刘完素《素问玄机原病式》主张用辛寒、苦寒之品治之，使郁结开通，热去燥结而愈，不可用辛热药。张子和进一步指出带下多由邪热壅结于带脉，痰热相结，若属痰邪壅盛，可用涌吐之法因势利导。朱丹溪提出燥湿化痰之法，若湿痰下注导致带下者应该加以升提之法。可见金元时期各医家对带下病之治疗多用清热燥湿法。后至明代，医家多在清热利湿的基础上，加入补益脾气，滋阴养血之品，薛立斋《女科撮要》指出治疗当以"壮脾胃、升阳气"为主。明代王肯堂《证治准绳》指出："带下久而枯涸者，濡之。"认为带下日久阴液亏损者，应用润补之法。清代徐大椿《女科指要》曰："扶元理湿为主，养阴涩脱为佐。疏风清湿热，升阳实脾肾。"提倡攻补兼施之治法，以"扶元理湿"为主，配合以"养阴涩脱"之法。吴谦等所撰《医宗金鉴》总结强调："带下劳伤冲与任，邪入胞中五色分，青肝黄脾白主肺，衃血黑肾赤属心。随入五脏兼湿化，治从补泻燥寒温，更审疮脓瘀血化，须别胞膀浊与淫。"认为带下病病因复杂，临证治疗宜先辨病因，后定治法。由此可知，历代医家对带下之治法认识不一，现整理归纳如下。

1. 辨证论治

（1）清热利湿：湿热之邪是导致带下病的主要病因，因此在治疗时也就更加突出清热利湿之法。元代《脉因证治》曰："治同湿证，以十枣、禹功降火流湿之剂良矣。因痰积下流，渗入膀胱，肥人多有之。二陈汤，加升提为主。"提出治疗湿热带下病应当使用"十枣汤、禹功散"清热利湿类方剂，并指出可加入如"二陈汤"健脾化痰以治本，辅以升举阳气之品，调和脾胃升降枢机。元代朱震亨《丹溪手镜》亦宗此说。明代徐春甫《古今医统大全》言："凡妇人女子赤白带下，多由脾胃湿热所致……始初须是调胃健脾，清热渗湿，如六君子汤、五苓散加姜炒黄连之属。"认为带下病与脾虚湿热相关，治疗当以六君子汤补益脾气，五苓散利湿清热。清代郑寿全《医法圆通》言："湿热注者何？或素喜辛燥醇酒椒姜，或素多忿怒暴戾，或素多淫欲，摇动相火，合水谷之湿与脾之湿，流入下焦，时时下降，陆续不断，其形似带，故名之曰带……其下之物，多胶粘极臭者是也。法宜除湿清热为主，如葛根芩连汤、黄连泻心汤加茯苓、泽泻、滑石之类。"认为饮食、情志、房劳等各种原因导致相火内生，裹夹湿邪，下流于下焦，发为带下病，治疗当以清热利湿为主。萧壎则在《女科经纶》中指出："先以导水、禹功泻之，次以淡剂降心火，益肾水，下小溲，利水道，则愈矣。"认为治疗湿热之邪，当以"导水、禹功"以泄湿，配以"淡剂"降心火，但同时应配以"滋肾水"补益之法，下利水道，则病自愈。

针对痰湿之邪导致的带下病，治疗当以燥湿利湿为主。元代朱丹溪《丹溪心法》云："带下，赤属血，白属气。主治燥湿为先。漏与带，俱是胃中痰积流下，渗入膀胱，无人知此。只宜升提，甚者上必用吐以提其气，下用二陈汤加苍术、白术，仍用丸子（一本作瓜蒌子）。"认为带下病多有中焦痰湿之邪流于下焦，痰湿下渗，出现带下不止，治疗当"燥湿为先"，并在治疗时配合升提之法，甚者可用涌吐以治。

（2）健脾益气：针对脾气亏虚导致的带下病，历代医家主张应用健脾益气之法。明代薛立斋《女科撮要》曰："凡此皆当壮脾胃、升阳气为主，佐以各经见症之药。"认为治疗带下病当以"壮脾胃、升阳气"为主，并且根据不同的兼证，辅以不同的药物。清代萧壎《女科经纶》曰："盖以白带多属气虚，故健脾补气要法也……言崩久气血虚耗，白滑之物下不止耳。此证虽有气血寒热之分，总属气虚下陷。"认为带下虽有寒热不同，但总属于脾虚气陷，治疗当以"健脾补气"为要法。清代高鼓峰亦认为治疗脾气亏虚所导致的带下病，应"六君子汤加炮姜"补益脾气，脾气亏虚更甚者可用补中益气汤，其在《医家心法》中指出："带下是脾土亏损，不能摄水也。六君子汤加炮姜以实之，甚者补中益气汤加白芍、半夏，久服自除。"清代王旭高《医学刍言》云："妇人带下，多因中土亏损，湿热下陷，带脉失固，宜六君子加炮姜，更以补中益气汤提之；或以椿根皮、黄柏、白芍、牡蛎、醋糊丸以涩之。"认为带下之病主要由于脾虚湿盛，带脉失于约束，治疗亦宗其说，并且指出，若治疗带下亦可采用收敛固涩之法。清代臧达德《履霜集》曰："带有青红黑白黄之殊，皆应五脏之色。中焦之湿热熏蒸，则带为腥腐之气。凡此皆宜壮脾胃升阳气为主，佐以各经见症之药……健脾气则湿消，养脾血则热退，而带有不愈者鲜矣！"认为治疗带下病应当健脾益气，清热利湿，脾气健则湿自去，脾血充则热自退，如此则带下之证可治。

医家认为，临证时不可单纯补脾益气，如属肝郁脾虚证，需辨证调之，清代罗国纲《罗氏会约医镜》云："白带者……多由脾肾虚寒而滑，亦以所思不遂，肝气郁，则木侮土而脾受伤，故湿土之气下陷，不能输为荣血，而下白滑之物，清冷稠黏。法当开提肝气，补助脾元。"提出带下病多由肝郁乘脾，脾失运化，湿邪下注发为带下，其治疗大法为"开提肝气，补助脾元"。朱时进《一见能医》云："如因不得于夫，七情抑郁，郁而为火，以致带下者，郁也……行气，越鞠丸加樗根皮、黄柏，分条而治，自得病情。"应用越鞠丸疏肝气，健脾气，方中香附、川芎舒达肝气，苍术、神曲健脾燥湿，配以焦栀子清热除烦，全方合用以疏肝健脾，清热燥湿，带下自除。

（3）补肾益气：明代王肯堂《胎产证治》言："不论赤白，皆以杜仲为君，佐以四物、四君、黄柏、泽泻……男子白浊用车前子四两煎汤下，妇人带下用好酒下，立止。虚者人参汤下。"主张应用杜仲为君，补肾填精止带，佐以补气养血之四物、四君，清热利湿之黄柏、泽泻，并指出男子白浊及女子带下当分别以大剂车前煎汤及好酒送服为药引治之，可见其灵活辨治之思维。清代凌德《女科折衷纂要》指出："妇人小便白浊白淫者……肾主水，开窍于阴，阴为溲便之道，胞冷肾损，故有白浊白淫之病，宜金锁正元丹。"应用金锁正元丹补肾气，温肾阳，方中肉苁蓉、巴戟、胡芦巴、补骨脂温补肾阳，五倍子、茯苓养心安神，朱砂、龙骨重镇安神，全方共合温肾益气，调和心肾之法。萧壎《女科经纶》云："下焦肾气损虚，带脉漏下……治法俱以补肾为主。白者多，赤者少，有脾虚者，六君子加升麻；有气虚者，补中汤；肝虚者，逍遥散兼六味丸。"认为带下病总属肾气亏虚，治疗当补益肾气为主，针对不同的兼证，提出不同的治疗方法，如脾虚者当用六君子汤加升麻，气虚者，当配合补中汤，肝虚者治疗应用逍遥散兼以六味丸。

（4）补气行气：清代黄元御《四圣心源》云："带下者，阴精之不藏也。相火下衰，肾水渐寒……而下寒上热之原，则过不在于心肾，而在于脾胃之湿……土湿则脾胃不运，阴阳莫交，阳上郁而热生于气，阴下郁而寒生于血。"认为中焦升降功能失调，气机运化失常，相火不能下达于肾，下焦内生阴寒，发为带下病，因此在治疗时就强调调和中焦气机，上下水火相交，阴阳调和，下焦之寒有上焦之火温煦，带下之病自除。《单方验方》言："断下汤：治冲任气虚，崩中漏下，经脉不调，每遇月候将来，脐腹腰脚先痛，饮食渐减，四肢乏力，及带下三十疾，悉能疗之。"指出断下汤可补益冲任二脉之气，治妇人带下诸病，方中人参以补气，熟地、蛤粉炒阿胶、川芎、当归补血，艾叶、炮姜温补下焦，乌贼骨炭涩精止血。《一见能医》曰："如妇人久病，寒热不济，夜轻日重，或自汗，脉大无力者，气虚下陷也……下陷宜升提补气，用六君子加绿升麻、柴胡。"强调治带下属于气虚下陷者，当以六君子汤补气养气，配以升麻、柴胡以升提。

（5）收敛固涩：带下病多由于各种病因，损伤任脉、带脉的功能，形成病理性的带下，使其不能发挥正常的生理功能，带下量多病情严重时，各种"治本"的方法不能及时奏效。因此需要先用"治标"的方法在短时间内缓解病人的痛苦，然后再针对不同的病因进行医治。近代张锡纯《医学衷中参西录》云："女子带证，来自冲任或胞室，而名为带者，责在带脉不能约束也……宜细询其自觉或凉或热，参以脉之或迟或数，有力无力，则凉热可辨矣。治法宜用收涩之品，而以化瘀通滞之药佐之。"认为治疗带下之病，应该是收敛固涩为主，但并不只用这一种方法，针对其他的情况，酌情加入其他药物以对证治疗。

2. 其他疗法

（1）针灸疗法：针刺、艾灸作为中医特色的治疗方法，可用于多种疾病，古代医书中就有关于带下病用针灸方法治疗的记载。清代单南山《胎产指南》言："带下之病，妇人皆有之。赤者属热，兼虚兼火治之；白者属湿，兼虚兼痰治之。年久不止者，以补脾胃为主，兼升提。大抵疲人多痰，要知此候，白带灸中极穴七壮，在脐下四寸。"认为带下病治疗当补益脾胃之气，配合升提之法，温灸中极穴。宋代官修《圣济总录》曰："任脉……治少腹胀满，小便淋涩不通，疝少腹痛，妇人赤白带下恶露，可灸七壮至七七壮，针入二寸。"原文中详细列举不同的妇科常用穴位，针对各种不同的带下病症及其他妇科常见疾病，提出不同的针刺与艾灸的方法，如"妇人血伤，带下赤白，灸小腹横纹，当脐直下，一百壮，又灸内踝上三寸左右各一百壮，炷如半枣核大。女子下赤白，腰俞主之"，认为妇人赤白带下当灸脐下与三阴交各一百壮，同时可以配以腰俞穴。清代《灸法秘传》云："古人治带，有五色之论，而分五脏之疗。又以赤属血、白属气之说。其实带下之病，本在乎带脉，以带脉横于腰间，如束带然，故名也。法当灸关元数壮。"指出带下病因在于带脉，治疗时可用灸法，选穴当以关元穴为主。

（2）涌吐法：历代医书中关于带下病用涌吐法治疗的记载屈指可数，涌吐法主要针对内生痰湿，积于胸中，下渗入膀胱，带下不止。涌吐法主要用呕吐以上提气机，提升渗入下焦之痰湿，而使得痰湿得以治疗。《钱氏秘传产科方书名试验录》云："白带是胸中痰积渗入膀胱。无人知此，宜升。甚者，上必用吐以提元气，下用苍术、白术、二陈。"认为带下病多由上焦之痰湿之邪下渗入下焦膀胱，治疗时应采用涌吐之法，配合以苍术、白术、二陈汤以燥湿。

综合上述论证，可知带下之病名多以带下物的性状命名，常采用"带""沃""沥"等字眼，病因首先强调风寒外袭，其次为脾肾亏虚等脏腑功能失调，但最主要的病因为湿热蕴结，此外还有气血、经络失调等。治疗当清热利湿为主，此外还可采用补益脾气、温补肝肾、和调气血之法。值得一提的是，虽然隋代认识到风寒可致带下，但并未提出治法方药，后世医家亦未提及，由此可知，虽然古代医家对本病之认识颇多，但亦有局限性，遂考其源流。若有不详尽之处，请提出修正。

（张　倩　孙许涛）

第三章 妊 娠 病

妊娠恶阻源流考

妊娠恶阻之症最早见于东汉张仲景《金匮要略·妇人妊娠病脉证并治》，后至隋代巢元方《诸病源候论·妊娠恶阻候》首载病名，唐宋元时期，妊娠恶阻的概念逐渐明确，其辨证论治体系亦得以发展，至明清时期渐臻完善。由于历代医家对妊娠恶阻之阐述不一，故对其著作中的相关论述进行整理研究，考查其发展规律和来源，意义重大。

（一）病名

恶阻之症最早见于东汉张仲景《金匮要略·妇人妊娠病脉证并治》，文曰："妇人得平脉，阴脉小弱，其人渴，不能食，无寒热，名妊娠，桂枝汤主之。"由此可知，在汉代，张仲景对妊娠早期妇女所特有的乏力嗜睡、食欲不振、食欲异常、恶心等早孕反应已有所认识，但仲圣之论乃妊娠恶阻之渐也，并未对其明确命名称谓。后至隋代巢元方《诸病源候论·妇人妊娠病诸候·妊娠恶阻候》，首见"恶阻"之病名称谓，文曰："恶阻病者，心中愦闷，头眩，四肢烦疼，懈惰不欲执作，恶闻食气，欲啖咸酸果实，多睡少起，世云恶食，又云恶字是也……故欲有胎，而病恶阻。"巢氏首次明确提出本病恶闻食气、恶食等症状特点，故将其称名为"恶阻"。

纵观古籍，此病先后被称为"恶阻""子病""恶食""恶""病阻""阻病""胎逆""病儿""选饭""病鬼"等，可见古代医家多以病症特点命名称谓，兹述如下：

东晋陈延之《小品方·卷第七·治妊胎诸方》称本病为"恶食"，文曰："多卧少起，世谓恶食，其至三四月日已上皆大剧，吐逆，不能自胜举也。"隋代巢元方在《诸病源候论·妇人妊娠病诸候·妊娠恶阻候》中称之为"恶"，文曰："欲啖咸酸果实，多睡少起，世云恶食，又云恶字是也。乃至三四月日以上，大剧者，不能自胜举也。"均是以其"恶食"的病症特点命名。唐代孙思邈在《备急千金要方·妇人方上·妊娠恶阻》中称其为"病阻""阻病"，孙氏沿袭了前人思想亦从病症特点讲本病命名，并于前人基础上进一步深入认识本病，认为本病不仅有"恶闻食气"症候表现，且有气机阻滞病理机制。文曰："凡妇人虚羸，血气不足，肾气又弱，或当风饮冷太过，心下有痰水者，欲有胎而喜病阻""阻病者，患心中愦愦，头重眼眩，四肢沉重，懈惰不欲执作，恶闻食气，欲啖咸酸果实，多卧少起，世谓恶食，其至三四月日以上，皆大剧吐逆，不能自胜举也"。

唐代昝殷在《经效产宝》中将本病称为"子病"。但宋代陈自明在《妇人大全良方·妊娠门》中言："夫妊娠阻病者，按昝殷《产宝方》谓之子病。"明代薛己亦在《校注妇人良方》中指出《经效产宝》所载之述，其曰："妊娠恶阻病，《产宝》谓之子病。"昝氏在总结前人基础上认识到本病之"恶食""心中愦愦""头旋眼眩""四肢沉重懈怠"等病证特征均是于妊娠后所发，故称之为"子病"。

后至宋代诸医家对本病研究更为深入，宋代窦材沿袭昝氏之说，在《扁鹊心书·卷下·胎逆病》中将之称为"胎逆""病儿"，文曰："胎逆即恶阻，俗所谓病儿是也。"宋代陈自明《妇人大全良方》称之为"选饭"，形象生动地指出妇人妊娠胎气上逆致使饮食异常的特点。文曰："怀娠至五月，其胎虽成，其气未备，故胎气未安，上冲心胸，则汗出不食吐逆，名曰恶阻，俗呼选饭。"特指妊娠至五月以上出现"不食吐逆"者，将其称为选饭。后代医家多宗其说，如明代戴元礼《证治要诀·胎前产后》称其为"病儿"，文曰："胎前恶阻，见食呕吐，喜啖酸物，多卧少起，俗谓之病儿。"即受孕至分娩前整个怀孕时期出现恶心呕吐，喜食酸物，多卧者，俗称为病儿。

后至清代医家在前人基础上继承发展，对本病的认识更加清楚，清代阎纯玺在《胎产心法》中言："恶阻者，谓有胎气恶心阻其饮食也。"吴谦等在《医宗金鉴》中亦言"恶心呕吐名恶阻"。傅青主在《傅青主女科》中亦指出"妇人怀娠之后"出现恶心呕吐、思酸解渴、见食憎恶、困倦欲卧等，称为"妊娠恶阻"。

上述称谓均表现本病之病证特点，即妊娠期间出现恶心呕吐，头晕倦怠，甚至食入即吐之症，为近现代医家理解及认识本病奠定基础。

（二）病因病机

经历代医家不断探索研究，可知妊娠恶阻发病机理复杂，病因病机多种多样，其病位主要为脾、胃、肝、肾，病理因素主要为痰饮，现将历代医家对妊娠恶阻病因病机的阐述，归纳为以下四种。

1. 痰饮内停，水湿不化

若妊妇素禀痰湿之体，或后天脾虚停饮，加之孕后血壅气盛，则冲气极易夹痰饮上逆，发为恶心呕吐等症。如宋代陈自明在《妇人大全良方·妊娠门·妊娠痰逆不思食方论》中论："夫水饮停积，结聚为痰，人皆有之，少者不能为害，多则成病，妨害饮食，乃至呕逆。妊娠之病，若呕逆甚者，伤胎也。"陈氏明确指出水饮停积，为恶阻之病因病机。严用和《严氏济生方》亦认为痰饮停聚是本病发病之机，从其"豁痰导水"治法推测，恶阻与痰饮邪气密切相关。金元时期，危亦林《世医得效方·卷十四·产科兼妇人杂病科·护胎》言："缘中脘宿有痰饮，经水止后，气滞所作，名曰恶阻。"明代医家继承前人之说，在《普济方·卷三百二十二妇人诸疾门·虚损》中详细阐述曰："素有痰饮者……且如妊妇恶阻……皆由素有痰饮以致之。"又曰："妊娠之初……若素有痰饮，则饮与血搏……名曰恶阻。"由此可知，痰饮停滞于中焦，与血相搏，阻遏中焦致使痰气上逆，清阳不升，而致胸膈满闷、头晕目眩、恶闻食气、食饮辄吐、喜啖酸咸、四肢倦怠、不胜持、多卧少起、厌厌困懒等症。明代张洁在《仁术便览·卷四·产前》中曰："恶阻多从痰治。止呕吐，效。"由此可推知，痰饮停滞是本病重要病因病机。清代阎纯玺在《胎产心法》中亦云："恶阻者……中脘宿有痰饮，便有阻病。"纵观历代医家所述，痰饮内停，水湿不化，为恶阻另一重要病因病机，且水湿痰饮与脾胃虚弱，运化水湿功能减退，津液输布失调密切相关。

2. 脾胃不和，气机阻滞

历代医家对脾胃不和发为恶阻的论述多从虚实两方面辨证。如宋代《圣济总录·卷第一百五十四·妊娠门》言："凡妊娠之初……血气未用，五味不化，中气壅实，所以脾胃不思谷味，闻见于物，故恶心有所阻也。"指出妊娠恶阻乃因中气壅塞于脾胃，使五味不化，谷味不思所致。陈自明总结前人思想，在《妇人大全良方·妊娠门·妊娠痰逆不思食方论》中进一步指出："妊娠之病，若呕逆甚者，伤胎也。原疾之由，皆胃气不调或风冷乘之，冷抟于胃，故成斯病也。"陈氏认为恶阻发病之根本原由为素体脾胃不和，或外感风冷邪气，搏结于胃，其从虚实两端阐述妊娠恶阻之发病机理。

明代张景岳在《景岳全书·妇人规·胎孕类·恶阻》中指出妊娠恶阻多由"胃虚气滞"所致，然亦有"素本不虚，而忽受胎妊"所致者，二者之机理均为妊娠后，冲任之气上壅，不得下行，故发为呕逆等症，其云："凡恶阻多由胃虚气滞，然亦有素本不虚，而忽受胎妊，则冲任上壅，气不下行，故为呕逆等证。"清代徐忠可在《金匮要略论注》中亦言："若妊娠呕吐不止，则因寒而吐，上出为呕，不止则虚矣。"徐氏指出脾胃虚寒，发为恶阻之机。由此可知，妊娠期间脾胃不和，气机升降失调为本病之重要发病机理。其中偏实者，或中气壅滞上逆，或夹冲任之气上逆；偏虚者，多为虚寒内生、胃失和降；虚实兼有者，属中气不足，兼感风冷邪气，脾胃失和，总不离脾胃升降之机。

3. 肝气犯胃，胃失和降

若妇人平素性躁多怒，妊娠之后，又郁怒伤肝，肝郁化火伤阴，加之孕后血聚冲任养胎，其肝血益虚，则肝火愈旺，如此恶性循环，再加之冲脉气盛，冲气与肝火并逆而犯胃，胃失和降，则致妊娠恶阻，正如元代朱震亨在《丹溪心法》中提出肝怒气逆论。朱氏认为妊娠二三月时，出现呕逆不食，或心烦闷之症，结合自身所创"阳常有余而阴不足"之说，重新认识本病之发病机理，值得后世医家继承参考。明代孙文胤在《丹台玉案·卷之五·胎前门》中言："足厥阴养胎，多有恶心呕逆，谓之恶阻，盖肝常有余，本不能容物，而今乃有妊，则肝气为胎所碍，不得发泄，故恶心呕逆也。"因孕后血聚冲任养胎，肝血相对亏虚，进而影响肝之疏泄，肝气不得疏泄，故横逆犯胃，发为恶阻。清代医家在前人基础上进一步完善，提出妊期肝木有余肝气上逆论，如清代沈又彭在《女科辑要·恶阻》中言："又妇人既妊，则精血养胎，无以摄纳肝阳，则肝阳易升。肝之经脉夹胃，肝阳过升则饮食自不能下胃，此是肝病。"

值得一提的是，清代傅青主在《傅青主女科·女科下卷》指出肝肾阴虚之机，突出强调肝肾二脏同病，盖因女子以肝为先天，主藏血，而肾亦为先天之本，主藏精，二者在妇人妊娠中均起到重要作用。然妇人受妊后，肾水养胎，不能化润五脏，而肝为肾之子，若缺肾之濡润，则肝气上逆，疏泄失常。若肝气上犯于胃，则肝胃不和；肝木乘脾土，则脾胃虚弱，发为妊娠恶阻，其曰："人皆曰妊娠恶阻也，谁知是肝血太燥乎！夫妇人受妊，本于肾气之旺也，肾旺是以摄精，然肾一受精而成娠，则肾水生胎，不暇化润于五脏；而肝为肾之子，日食母气以舒，一日无津液之养，则肝气迫索，而肾水不能应，则肝益急，肝急则火动而逆也；肝气既逆，是以呕吐恶心之症生焉。"诸多种种，不论肝气郁遏，还是相火偏旺，均可横逆犯胃，夹胃气上逆而作呕。

4. 正虚邪侵，痰阻心下

早在隋代，巢元方就于《诸病源候论·妇人妊娠病诸候上·妊娠恶阻候》中对妊娠恶阻病因病机作出详细叙述，文曰："此由妇人元本虚羸，血气不足，肾气又弱，兼当风饮冷太过，心下有痰水挟之，而有娠也……而病恶阻。"阐明由于素体气血不足、肾气虚弱，兼外感风邪、饮冷，致水饮停聚心下胃脘，气机不利，升降失常，发为妊娠恶阻。巢氏从体虚兼风痰立论，对后世影响颇多。唐宋医家多宗此说，如宋代朱端章在《卫生家宝产科备要·论初妊娠》中言："凡女人妊娠，若素来虚羸，血气不足，体中有风气，心下多痰水者，欲有胎喜，病阻其状。"阐明病因为体虚内有风痰，痰涎随冲气上逆犯胃而致恶心、呕吐。陈自明在《妇人大全良方》中论："若妇人禀受怯弱，或有风气，或有痰饮，既妊娠便有是病。"亦提到妇人禀赋不足、感受外邪即可发为恶阻。

综上所述，历代医家对本病之病因病机认识颇深，主要可概括为以下几方面：痰饮内停，水湿不化；脾胃不和，气机阻滞；肝气犯胃，胃失和降；正虚邪侵，痰阻心下。

（三）证候分类

历代医家对妊娠恶阻证候分类的表述有：①中脘停痰；②肝火犯胃；③脾胃亏虚；④肝肾阴虚。

（四）治疗

对于妊娠恶阻治疗之记载，最早见于东汉时期，张仲景在《金匮要略》中便记有："妇人得平脉，阴脉小弱，其人渴，不能食，无寒热，名妊娠，桂枝汤主之。"提出对症状较重者采用调和阴阳、平冲降逆之桂枝汤治疗。本书亦言："于法六十日当有此证，设有医治逆者，却一月，加吐下者，则绝之。"后世医家理解各有不同，归总起来妊娠恶阻之治则共以下三条：一者轻者不服药亦不妨，绝止医药，待其自愈；二者重者须服药，辨证论治为纲，知病所起，绝其病根；三者恶阻重症，妨碍母体，或胎动难留者，则需下胎益母。以上治则体现了《黄帝内经》"有故无殒，亦无殒"的原则和仲景辨证论治的特色。

1. 辨证论治

（1）顺气豁痰：明代赵献可在《邯郸遗稿·卷之三·妊娠》中言："切不可以寒热病治之，须顺气豁痰，服保生汤，倍加丁香、生姜治之。"赵氏明确提出治疗恶阻切不应以寒热进行辨证治疗，应以"顺气豁痰"之法治疗恶阻病。万全在《广嗣纪要·妊娠恶阻》中亦言："恶阻者……治疗之法：顺气理痰，自然安矣。"针对气机不畅，留滞不通，导致痰饮内生之病机，应"顺气理痰"，则恶阻之病自安。张景岳在《景岳全书》中明确指出因实滞、气滞所发恶阻者，以"开之、导之"。文曰："胎气有实滞气滞，凡为恶阻、为胀满不安者，惟其素本不虚，而或多郁滞者乃有之，但察其所由，而开之、导之。"

值得一提的是，半夏在妊娠恶阻病治疗中的作用一直有争论，东汉张仲景在《金匮要略·妇人妊娠病脉证并治》中记载"干姜人参半夏丸"治疗妊娠呕吐。唐代孙思邈在《备急千金要方·妇人方上》中亦有"半夏茯苓汤"治疗恶阻的记载。东汉时期《神农本草经》中并无半夏动胎的记录，后至南宋时期开始出现了有关半夏动胎的论述。后世医家针对胎前恶阻用半夏是否妥当也有不同的观点。薛立斋、陈自明、楼全善等医家认为，半夏乃健脾化痰滞之主药，恶阻非半夏不能止，是有故无殒也，只要配伍合理，但用无妨。但宋代陈自明在《妇人大全良方》中指出半夏有动胎之性，文曰："以半夏有动胎之性。盖胎初结，虑其易散，此不可不谨也。"为了减缓原方峻猛之性，《妇人大全良方》在收录含有半夏的方剂时，在剂量和药物组成上做了适当调整，大大减少半夏的用量，只用一两，且要求泡十次、炒黄，认为"然半夏虽能动胎，若炒过则无妨"。本书中亦载有另外一首同名的半夏茯苓汤，由半夏、陈皮、白茯苓、缩砂仁、甘草、姜、枣、乌梅组成，更适合妊娠脾胃虚弱、饮食不化者。这首"改良"的半夏茯苓汤被其后《景岳全书·妇人规》等多部医书转载，流传较《小品方》之半夏茯苓汤原方更为广泛，因其药性平和，更切合临床实用。

（2）健脾化痰：唐代孙思邈总结前人思想，在《备急千金要方·妇人方上》中进一步拓展，用"半夏茯苓汤""茯苓丸""青竹茹汤"等方剂治疗本病。宋代齐仲甫《女科百问·第五十四问妇人居经之后心中愦闷不欲执作恶闻食气》中载有"竹茹汤""小地黄丸""四七汤""二陈汤""白术散"和"人参散"等方剂。明代万全在《万氏女科·胎前章》中言："肥人专主治痰，半夏茯苓汤主之。即二陈汤加砂仁也……瘦人兼痰兼热治之，人参橘皮汤主之。"根据妇人胖瘦以及体质情况分别治疗，继承了张仲景的辨证论治之精神，首次明确提出本病的辨证论治特点。明代陶本学在《孕育玄机·卷中·妊娠痰逆不食》中言："妊娠痰逆不食者，乃水饮停积，结聚为痰……病有痰涎流不绝者，此乃脾虚不能约束津液也，当健脾自愈。"轮印禅师在《女科秘旨·恶阻》中论："然肥人责之痰，瘦人责之火，俱宜二陈汤，加白术、黄芩，或加香附、砂仁、姜汁、竹茹，与吐家同。"亦体现这一理论。

（3）健脾养胃：东汉张仲景在《金匮要略》中针对脾胃虚寒导致的妊娠呕吐不止，提出温补脾胃蠲饮降逆的治法，方拟干姜人参半夏汤。方中重用人参或为君药，仲圣在治则上已经开始认识到应固护脾胃。金元以后诸医家在前人基础上，进一步完善对此治法之认识，如宋代陈自明《妇人大全良方》在妊娠恶阻治则上更加注重固护调理脾胃，创制"白术散""人参橘皮饮""人参丁香散"等方剂。朱端章在《卫生家宝产科备要·论初妊娠》中记载"竹茹汤""人参散""地黄丸"等三首方剂，观其方药，三方均有补益脾胃之人参，说明已经注重脾胃对本病的重要作用。其中地黄丸主药为人参和干姜，与张仲景治疗妊娠呕吐之干姜人参半夏丸一脉相承。明代张景岳在《景岳全书·妇人规·胎孕类·恶阻》中言："若脾胃气虚者，宜五味异功散、六君子汤、人参橘皮汤之类主之。"薛己在《校注妇人良方·卷十二·妊娠门·妊娠恶阻方论·附治验》中亦曰："一妊娠呕吐恶食，体倦嗜卧。此胃气虚而恶阻也，用人参橘皮汤，二剂渐愈。又用六君加紫苏，二剂而安。"此二人皆以健脾益气、和胃降逆之法治疗妊娠恶阻。清代郭诚勋在《证治针经·卷四·女科要旨·胎前诸证》中论："恶阻先调脾胃，食痰火郁分治。大半夏汤、橘皮竹茹汤加减。"在前人基础上加以创新，提出调理脾胃为先，再根据食痰火郁而分治。清代钱敏捷《医方絜度·卷二》中亦言："余谓保胎止呕，皆健运脾胃之功，故曰：资生。"可见健脾和胃在妊娠恶阻治法中的重要地位。

（4）平肝降逆：元代朱震亨在《丹溪治法心要·卷七·胎孕》中记载了肝气上逆犯胃之妊娠恶阻患者的治疗，其中方剂为清泻肝火之名方"抑青丸"。文曰："此是恶阻病。因怒气所激，肝气既逆，又挟胎气，参术之补，大非所宜。只以茯苓汤下抑青丸二十四粒。"在前人健脾和胃基础上，进一步提出平抑肝气、降逆止呕之法。而针对木郁克犯脾土之说，明代薛己在《校注妇人良方·卷十二·妊娠门·妊娠恶阻方论·附治验》中云："余以为饮食停滞，兼肝木伤脾土，用六君子汤以健脾胃，加苍术、厚术以消饮食，吴茱萸所制黄连以清肝火，诸症悉愈。"沿袭朱氏之思想在健脾和胃、消食导滞之基础上加以清肝泻火。张景岳在《景岳全书·妇人规·胎孕类·安胎》中指出因暴怒伤肝、气逆胀满发为恶阻者，应以疏肝理气、化湿畅中法治之。景岳亦提出平肝健脾之法。文曰："妊娠将理失宜……肝气滞逆，胀满不安者，解肝煎主之。"又言："若气逆作胀者，宜半夏茯苓汤加枳壳、苏梗、香附。"清代沈尧封在《女科辑要》中记有："雄按：左金丸亦妙。"虽未明确阐述其治法，但从其应用方药"左金丸"推测出其主张清泻肝火，降逆止呕之法。

（5）滋肾平肝：明代张景岳在《景岳全书》中言："凡恶阻多由胃虚气滞，然亦有素本不虚，而忽受胎妊……若肝肾阳虚作呕者，宜理阴煎主之。"虽未明确阐述其治法，但从其"肝肾阳虚"之病机及"理阴煎"中滋肾养阴、健脾平肝之方药中，推测出其滋肾平肝之治法；后至清代傅青主在《傅青主女科》中言："然补肝以生血，未为不佳，但生血而不知生气，则脾胃衰微，不胜频呕，犹恐气虚则血不易生也。"提出"逆是因虚而逆，非因邪而逆"的见解，又言："故于平肝补血之中，加以健脾开胃之品，以生阳气，则气能生血，尤益胎气耳。"认为气虚而血不易生之证，则当加健脾开胃之品，以期气血两旺，所制滋肾平肝、健脾和胃、降逆止呕之顺肝益气汤，为认识和治疗妊娠恶阻提出新的理论和方药。

2. 绝其医药，重在调护

妊娠呕吐轻者可不服药，重在调护。东汉张仲景早在《金匮要略》中便提出："于法六十日，当有此证，设有医治逆者，却一月，加吐下者，则绝之。"宋代陈自明《妇人大全良方·卷十二·妊娠门》列有"妊娠恶阻方论"章节，文曰："不拘初娠，但疾苦有轻重耳。轻者不服药亦不妨；重者须以药疗之。"明确提出对本病应分轻重缓急，轻者不需用药，只需生活调理，重者应当采用药物治疗，符合现代临床对本病的认识。清代萧壎在《女科经纶·胎前证》中引戴复庵之言，其云："恶阻者，妇人有孕，恶心，阻其饮食是也。"约半数妊娠期妇女皆有厌食、恶心呕吐、恶闻食气，或食入即吐、体倦懈怠、嗜食酸咸等症，是妊娠早期的常见现象。清代王春亭在《济生集·卷四·论孕妇呕吐·恶阻》中云："轻则勿药可愈。"那么既然不用药，当如何调护？早在宋代陈自明《妇人大全良方》已经指出："凡妊娠恶食者，以所思食任意食之，必愈。"《太平惠民和剂局方·卷之九·治妇人诸疾·安胎饮》亦曰："如或恶食，但以所思之物任意与之，必愈。"妊娠恶阻，必会有偏食之物，或为酸，或为辛，或为咸，或为辣，任其食用，其病便可自愈。宋代窦材《扁鹊心书·卷下·胎逆病》曰："胎逆即恶阻，俗所谓病儿是也。"通过"慎起居，戒房事，节饮食"等日常调护，可使孕妇"不但无病儿之患，而生子亦多易育"，指出了生活起居在妊娠早期的重要性。清代张曜孙在《产孕集·上篇·孕疾》中论："怀妊之后，必患恶阻，恶阻者，谓恶心阻其饮食也……若面色如故，脉象平和，此不须医，但调其饮食，适其寒温，缓缓可愈。"此条文指出，妊娠恶阻不须医的前提，即面色如故，脉象平和，即使患恶心阻其饮食，亦可通过调其饮食，适其寒热，使之缓缓而愈。所以调护之法，主要从孕妇的生活起居以及饮食上进行调护，那么轻症便可自愈。

以上历代医家的论述，确定了中医药防治妊娠恶阻的理论基础，至今仍影响着我们对该病的治疗理念，对临床实践起着重要启迪与昭示作用。

（王　旭　赵丽杰）

胎漏、胎动不安源流考

●

自古以来，各代医家对胎漏与胎动不安认识颇深。东汉时期张仲景《金匮要略》已有关于妊娠出血病症之记载，称作"妊娠下血"或"妊娠腹痛"（胞阻），但胞漏之名首载于晋代王叔和《脉经》，胎动不安之名最早见于隋代巢元方《诸病源候论》。因二者病因病机、治则、转归、预后等比较相似，临床难以截然分开，故合篇论述。现对历代重要医籍中本病的相关论述进行整理，考查其学术脉络和规律，兹述如下。

（一）病名

妊娠期阴道少量流血，时出时止，或淋漓不断，而无腰酸、腹痛、小腹坠胀者，称为胎漏，亦称"胞漏"或"漏胎"。西晋王叔和提出胞漏之名，此后医家习承前人之说，将胞漏又称作"漏胞""漏胎""胎前流血""胎漏"等，但后世医家多沿用胎漏之名。妊娠期间出现腰酸、腹痛、小腹下坠，或伴有阴道少量流血者，称为"胎动不安"，又称"胎气不安"。历代医家对此二者之命名称谓皆以病症特点为依据，现分述如下。

1. 胎漏

妊娠下血最早记载于东汉张仲景《金匮要略》，其曰："妇人素有癥病，经断未及三月，而得漏下不止，胎动在脐上者……妇人有漏下者，有半产后因续下血都不绝者，有妊娠下血者，假令妊娠腹中痛，为胞阻。"记载妊娠出血症，并将胎漏与胞阻予以鉴别，即胞阻伴腹痛而胎漏不伴腹痛，但尚未明确胎漏、胎动不安之名。直至西晋王叔和《脉经》曰："妇人有漏下者，有中生后，因续下血，都不绝者，有妊娠下血者，假令妊娠腹中痛，为胞漏。"认为妊娠妇人症见腹痛下血不止者，病名胞漏。宋代太平惠民和剂局《太平惠民和剂局方》亦宗前人之说，将"妊娠下血，胎动不安"之证称作漏胎。明代龚信《古今医鉴》曰："若经水时下，名曰胞漏。"认为怀孕妇女经水时下为胞漏。吴昆强调胎漏下血"点滴而下"之症状特点，其于《医方考》中曰："漏胎者，怀胎而点滴下血也。"李梴《医学入门》亦遵仲景之说，认为"不痛而下血者为胎漏"。张景岳《景岳全书》提出"胎漏"之称，文中描述"妊妇经血不固"之病，以局部症状特点命名。清代萧埙《女科经纶》提及漏胎与激经之别，即"漏胎则无时而下，激经则有时而至"。认为漏胎患者经血不时而下，激经患者规律性下血。竹林寺僧《竹林女科证治》云："妊娠心腹痛而下血者，为胎动；不痛而下血者，为胎漏。"对胎漏与胎动进行区分，认为胎动患者症见心腹痛而下血不止，胎漏患者多见不痛而下血。张蕃之《生生要旨》曰："妊娠阴阳失和，胎气不安，以致腹中作痛，时有漏下，俗名漏胎，又名漱经。"认为妊娠妇女阴阳不调，可致胎气不安，腹痛、漏下不止，名曰漏胎，又名漱经。古籍中对于胎漏之症状描述大同小异，即妇女妊娠期间，出现阴道流血，或多或少，或伴腹痛等症。

值得注意的是，东晋陈延之《小品方》曰："若因房室劳有所去，名曰伤胎。"认为胎漏可由房劳所致，亦名伤胎。清代何涛、浦天球合撰之《女科正宗》曰："若冲气虚，不能治其经血，则妊娠数月，经血时下，此名漏胎。"认为妊娠妇女冲气虚损，经血不固，名漏胎。

2. 胎动不安

晋代王叔和《脉经》言："妇人有胎腹痛，其人不安。"提及"胎动不安"一证。东晋以降，历代医家对胎动不安的发病时间有所争议，如陈延之《小品方》曰："妊娠五月日，举动惊愕，动胎不安，下在小腹，痛引腰胳。"认为妊娠妇女五月卒受惊恐，小腹绞痛，可致胎动不安。唐代王焘《外台秘要》载："妊娠二三月上至七八月，顿仆失踞，胎动不安。"指出妊娠妇女二三月至七八月期间出现跌仆损伤可病胎动不安。唐代咎殷《经效产宝》曰："妊娠二三月，及七八月，胎动不安，或腰肚痛，有血下。"认为妊娠妇女二三月或七八月症见腰腹疼痛，伴有下血者为胎动不安。

值得注意的是，隋代巢元方《诸病源候论》将"妊娠漏胞候"与"妊娠胎动候"分列开来，但尚未指出"胎漏"与"胎动不安"之区别。明代武之望《济阴纲目》将胎动不安简称为"胎动"，并终于明确胎漏与胎动不安之症状异同，其曰："胎动、胎漏皆下血，而胎动有腹痛，胎漏无腹痛异尔。"

（二）病因病机

中医认为，胎漏、胎动不安主要发病机理是冲任气血失调，胎元不固。而胎漏以气虚、血虚兼见血热、肾虚、血瘀更多见。历代医家对此论述各有侧重，现兹述如下。

1. 六淫乘袭

隋代巢元方《诸病源候论》云："胎动不安者……触冒冷热。"亦言："宿挟冷疾或新触风邪……邪正相干，血气相乱，致伤损胞络，则令动胎也。"认为妊娠妇女外感风冷、风热之邪，邪正相搏，气血逆乱，胞络受损而动胎。"唐代咎殷《经效产宝》曰："非时之气伤折妊妇，热毒之气侵损胞胎，遂有堕胎漏血，俱害子母之命也。"强调非时之气、时行热毒侵损胞胎致堕胎漏血之理。宋代官修《圣济总录》云："妊娠脏腑虚弱，冒寒湿之气，邪气与正气相击，故令腹痛。病不已，则伤胞络，令胎不安。"指出寒湿之气侵袭孕妇，初则腹痛，久则伤胞，致胎动不安。陈自明《妇人大全良方》曰："若母有宿疾，子脏为风冷所乘，气血失度，使胎不安，故令下血也。"认为母体禀赋不足，外感风冷，气血不畅可致胎动不安。宋代陈沂撰，明代陈文昭补解《陈素庵妇科补解》曰："有登高上厕，风入阴户，冲伤子室而胎动者。"认为妊娠妇女登高如厕，风邪侵袭，胞络不和而胎动不安。明代万全《广嗣纪要》认为妊娠妇女触冒寒暑，可令胎气不安，其曰："胎动不安，其因有七……或因触冒寒暑，冲动胎气者。"清代沈金鳌《妇科玉尺》宗前人之旨，认为外感六淫可致胎动不安，其曰："凡有胎者……更加外感六淫，皆致疾之由也。"

2. 七情失调

多位医家认为情志变化会对胎漏、胎动不安发病有所影响，且尤以喜、怒、惊为多。东晋陈延之《小品方》曰："妊娠五月日，举动惊愕，动胎不安。"认为妇女妊娠期间受到惊吓可致胎动不安。唐代咎殷亦有相似论述，于《经效产宝》中曰："妊娠被惊恼，胎向下不安，小腹痛连腰，下血。"认为妊娠妇女受惊，腹痛下血，可致胎动不安。宋代官修《圣济总录》言："妊娠之人……及喜怒劳动之过，悉致胎动。"强调胎动不安可由喜怒过度、过劳引发。陈自明《妇人大全良方》亦有相似论述。《陈素庵妇科补解》曰："妊娠胎动不安……有暴怒伤肝而胎动者。"认为暴怒太过，肝体受损，可致胎动不安。景岳亦引徐东皋之言，强调妇人性情对于胎动不安之影响，即"妇人性偏恣欲，火动于中，亦能致胎不安而有堕者"。至清代，程国彭、阎纯玺等宗前人之说，强调怒动肝火、气郁不舒可致胎动不安。如程国彭《医学心悟》曰："妊娠胎动不安，多因起居不慎……或怒动肝火。"阎纯玺《胎产心法》载"或恼怒，或失足伤胎，腹痛腰胀"之论。吴谦等《医宗金鉴》亦有相似论述。陈梦雷等《古今图书集成医部全录》曰："按大全妊娠胎动不安者……有喜怒气郁不舒，伤于心肝，触动血脉者。"认为过喜伤心，过怒伤肝，心主血，肝藏血，喜怒无常则伤及心肝、触动血脉致胎漏、胎动不安。

3. 饮食劳倦

隋代巢元方《诸病源候论》曰："然亦有饮酒过度、房室太多而胎动者……有用力过度而筋伤胎动者。"认为饮酒、房室、劳力无度，皆可致胎动不安。宋代官修《圣济总录》云："饮食生冷……悉致胎动。"指出饮食生冷之品可致胎动。陈自明《妇人大全良方》曰："妇人妊娠常胎动不安者……并有饮酒，房事过度，有所损动不安者。"指出妊娠胎动不安乃因不良饮食、房劳不节所致。严用和《严氏济生方》曰："妊娠成形，胎息未实，或因房室惊触，劳力过度，伤动胞胎。"强调房劳不节、劳力过度可致胎动不安。齐仲甫《女科百问》进一步补充道"误食毒物"亦可致"子宫虚滑，经血淋漓"。元代朱丹溪提出母子同体，病则俱病，孕妇饮食不当可致胎动不安，于《格致余论》中曰："儿之在胎，与母同体，得热则俱热……母之饮食起居，尤当慎密。"明代张景岳《景岳全书》曰："妊娠胎气伤动者，凡……虚弱、劳倦、药石误犯、房事不慎，皆能致之。"张氏提出"虚弱""劳倦""房室不慎""药石误犯"等因素均可导致胎动不安。清代亟斋居士《达生篇》指出保胎当适当运动，以微劳为妙，若"安逸不动"，则"筋骨柔脆，气血不行。略有闪挫，胎即随堕"。

4. 跌仆损伤

隋代巢元方《诸病源候论》云："行动倒仆，或从高堕下，伤损胞络，致血下动胎。"宋代陈言《三因极一病证方论》曰："怀妊全假经血以养胎，忽因事惊奔，或从高坠下……皆伤胎证也。"均言跌仆堕下可致胞络受损、从而引发血下动胎。明代张景岳于《景岳全书》一书中提及损触胎气致胎漏之理，曰："妊娠忽然下血……或因损触胎气，胞宫受伤而下血。"又曰："妊娠胎气伤动者，凡跌仆误犯，皆能致之。"指出跌仆可伤胎。

5. 肾气不足，冲任虚损

隋代巢元方《诸病源候论》多处细述冲任气虚致胎漏之理，如"冲任气虚，则胞内泄漏，不能制其经血"，认为妊娠妇女冲任虚损，气血失于固摄，可致胎漏。清代何涛及阎纯玺等亦宗前人之旨，认为胎漏乃"冲任气虚不能约制"所致。清代傅青主《傅青主女科》强调"妊娠少腹作疼，胎动不安，如有下堕之状"非仅带脉无力所致，实乃脾肾俱亏，并进一步指出："夫胞胎虽系于带脉，而带脉实关于脾肾。脾肾亏损，则带脉无力，胞胎即无以胜任矣。况人之脾肾亏损者，非饮食之过伤，即色欲之太甚。"认为胎动不安可因妊娠妇女饮食不节或色欲太过致脾肾受损，带脉失养，而胞胎不安。清代萧壎习承《女科集略》中相关论述，于《女科经纶》言："妇人肾以系胞，妊娠腰痛，甚则胎堕。"可知肾气旺盛对于受胎之重要，并认为肾气亏损，则胎失所系，导致胎动不安，其曰："女子肾藏系于胎，是母之真气，子之所赖。若肾气亏损，便不能固摄胎元。"吴谦等《医宗金鉴》亦有相似论述，提出房劳伤肾，进而导致胎动不安。

6. 血热妄行

唐代昝殷《经效产宝》云："热毒之气侵损胞胎，遂有堕胎漏血，俱害子母之命也。"指出热毒侵损胞胎可致胎堕漏血。宋代许叔微《普济本事方》曰："妇人平居阳气微盛无害，及其妊子，则方闭经隧以养胎。若阳盛搏之，则经脉妄行，胎乃不固。"强调妇女阳盛，血脉逆乱致胎元不固。宋代陈沂撰，明代陈文昭补解《陈素庵妇科补解》云："妊娠一月名始胚，足厥阴脉养，阴阳新合为胎，热多卒惊，举重腰痛，腹满胞急，卒有所下；妊娠二月名始膏，足少阳脉养，有热即萎悴，中风寒有所动摇，心满脐下悬急，腰背强痛，卒有所下，乍寒乍热；妊娠三月名始胎，手心主脉养，有热小便黄难，不赤即黄，卒惊恐、忧愁、嗔怒、喜顿仆，动于经脉，腹满绕脐苦痛，或腰背，卒有所下。"又云："一、二月足厥阴肝乙木，足少阳胆甲木；三月手厥阴心包络丁火。"认为妊娠一月肝木易化火，注意顺应肝脏特性，调畅情志，避免情绪过激；二月相火寄于胆，相火搏动易引动胎火，血热妄行致胎动不安，当补少阳胆经之血以平相火；三月胎火旺盛，心火偏盛，且胎元乃男女两精相合，君火引动相火，相火妄动引动胎元。热扰胎元，则胎动不安；热扰血室，血溢脉外，则成胎漏。陈沂之胎火论，进一步丰富"热扰冲任、血热"致胎漏、胎动不安这一病机，以清热凉血之法治疗胎漏、胎动不安。万全《万氏妇人科》曰："今漏胎下……胞中有热，下元不固也。"指出妇女胞内蕴热，下元不固，可致漏胎。张景岳《景岳全书》云："凡胎热者，血易动，血动者，胎不安。"认为热扰冲任，损伤胎气，可致胎漏、胎动不安。至清代，徐大椿强调"胎动因于虚热焉"，于《女科指要》中曰："妊娠肝肾两虚，阴血不足，冲任为虚热内迫而胎失所养，故胎动不安。"认为妊娠妇女肝肾气血不足，虚热内扰可致胎动不安。傅青主《傅青主女科》言："热烁胎乎！夫血所以养胎也，温和则胎受其益，太热则胎受其损。如其热久烁之，则儿在胞胎之中……难以存活。"指出血若温和则对胎儿有益，但过热则损伤胎气，可导致胎动不安。竹林寺僧《竹林女科证治》曰："大抵胎漏，由血热者下血必多。"指出胎漏下血多者多为血热所致。

7. 湿热中阻

清代萧壎《女科经纶》引《妇人大全良方》之言，认为胎漏多因血热引发，并强调妇女妊娠后有碍脾气运化，湿热与血气相搏于冲任之机理，即"妇人有妊则碍脾，运化迟而生湿，湿生热"。认为湿热与血相搏，流注冲任，蕴结胞中，使得气血不得下达冲任以养胎，可致漏胎。又云："妊娠忽然下黄汁如胶，或如豆汁，胎动腹痛。"薛立斋曾为其作按，认为其乃肝脾湿热所致胎动不安，萧壎亦宗此说。

8. 气血瘀滞

东汉张仲景《金匮要略》言："妇人素有癥病，经断未及三月，而得漏下不止，胎动在脐上者，为癥痼害……所以血不止者，其癥不去故也。"提出胎漏下血、胎动不安均与癥痼有关，癥病乃瘀血之证，妇女素有癥痼未治，孕后瘀阻胞络，致冲任气血失调，血不归经，胎失摄养而致胎动不安。瘀不去，血不止，这为血瘀致胎动不安之说奠定初步基础。清代王清任《医林改错》曰："不知子宫内，先有瘀血占其地，胎者三月再长，其内无容身之地，胎病靠挤，血不能入胞胎，从傍流而下，故先见血。"认为瘀血阻碍胎体，血不归经，可致胎漏。

9. 先天禀赋不足

宋代官修《圣济总录》曰："有因母病以动胎。"认为母体受病可引起胎动不安。后世医家多宗"母病动胎"之说，但明代张景岳意识到父方因素也是导致胎漏、胎动不安的因素之一，于《景岳全书》中言："如知母气壮盛，荫胎有余，而血之溢者，其血虽漏，而生子仍不弱。此阴之强也。不必治之。若父气薄弱，胎有不能全受，而血之漏者，乃以精血俱亏。"指出父气薄弱，胎受不实则胎漏下血。

10. 气血两虚

宋代陈自明《妇人大全良方》云："妊娠下血……食少气倦，此气虚不能摄血也。"认为气虚经血失于固摄，故见妊娠下血。宋代陈沂撰，明代陈文昭补解《陈素庵妇科补解》曰："妊娠胎动不安，大抵冲任二脉血虚，胞门子户受胎不实也。"将胎动不安之病因病机责之为"冲任二脉血气虚损"，指出冲任虚损可致胎受不稳，胎动不安。明代万全《万氏妇人科》中亦有相似论述，提出"胎动不安，脾胃虚弱，不能管束其胎，气血素衰，不能滋养其胎"，认为脾胃气血虚弱，可导致胎动不安。张景岳《景岳全书》引徐东皋之言，云："胎有不安而腰疼腹痛，甚则至于下坠者，未必不由气血虚，无所营养而使之然也。夫胎之在腹，如果之在枝，枝枯则果落，固理之自然。"运用取类比象之法将血气与胎儿的关系比作花果与枝藤，一荣俱荣，一损俱损，形象生动。清代傅青主《傅青主女科》曰："凡人内无他症，胎元坚固，即或跌仆闪挫，依然无恙，惟内之气血素亏，故略有闪挫，胎便不安。"傅氏强调气血素亏乃发生胎动不安之内在因素，若气血充足，跌仆闪挫，不足为病。程国彭《医学心悟》遵万全之说，认为脾胃虚弱乃发病原因之一，书中言："妊娠胎动不安，多因起居不慎，或饮食触犯禁忌，或风寒搏其冲任之脉，或跌仆伤损，或怒动肝火，或脾气虚弱，宜各推其因而治之。"程氏认为妊娠胎动不安病因病机多样，除气虚血弱外，生活习惯、饮食起居等亦对其有影响，当辨病因治之。杨云峰《临症验舌法》云："凡妇女胎前气虚，以致胎动不安，小产崩漏，皆因气虚不能升举故也。"指出气虚冲任不固，提摄无力可致胎漏小产。

值得注意的是，清代徐大椿《女科指要》曰："妊娠胎动不安由冲任经虚，胎气不固……或热药损动胎元。"认为妊娠妇人冲任经虚，误服热药有损胎元可致胎动不安。

（三）证候分类

历代医家对胎漏、胎动不安证候分类的表述有：①血热；②湿热；③血瘀；④肾虚；⑤气血两虚。

（四）治疗

汉晋隋唐时期，对于胎动不安的治疗是经验积累的阶段，对治则、治法的提炼较少。唐初，昝殷《经效产宝》确立根据母先病或胎先病分治之原则，一直指导临床治疗至今。宋金元时期，关于治疗胎动不安、胎漏的理论得到极大丰富，日益发展。明清时期，确立包括理论方法体系完整的辨证论治原则，理论不断创新，用药灵活，方法多样，为后世留下宝贵经验。隋代巢元方《诸病源候论》曰："若其母有疾以动胎，治母则胎安，若其胎有不牢固致动以病母者，治胎则母瘥。"后世医家多从此训。确认胎儿存活者，方行保胎治疗，治疗应以治病与安胎并举为原则，根据不同证候施以解表散邪、补肾固冲、补益气血、清热安胎、活血行气等，若发现胎堕难留时应立即下胎益母。

1. 解表散邪

宋代以前，治疗妊娠伤寒多用葱白、生姜两味解表。如唐代孙思邈《备急千金要方》载"葱白汤"，其曰："治妊娠胎动不安腹痛，葱白（切）一升、阿胶二两、当归、续断、川芎各三两，上五味，㕮咀，以水一斗……煎取二升半，下胶令烊，分三服、不瘥重作。"方中葱白重在解表散邪，佐以阿胶、当归补血养虚，续断补肾、川芎行血，诸药合用，共奏解表散邪、补肾养血之功。

2. 清热安胎

东汉张仲景《金匮要略》云："当归散，妊娠有宜常服者。"当归散作为治疗寒性胎动不安代表方，对后世多有启发。唐代孙思邈《备急千金要方》治疗"妊娠腹中满痛入心，不得饮食"，方中以黄芩三两、白术六两清热安胎，芍药四两缓急止痛。另外，该书提及前胡散、石膏汤、栀子仁饮、护胎方等清热安胎之方均可治疗胎动不安，被后世所沿用。宋代官修《圣济总录》云："治妊娠胎动下血，身体烦热倦怠，秦艽汤方。"该方以秦艽退虚热清湿热，鹿角胶温补肝肾益精养血，地榆凉血止血，除身体烦热倦怠。陈沂强调产前多热，《陈素庵妇科补解》提出"清热凉血，系安胎秘诀"。金代刘完素《素问病机气宜保命集》云："治妇人胎漏，及因事下血，枳壳汤。"枳壳汤功在清热安胎，方以白术、黄芩清热安胎，枳壳行气。至元代，朱丹溪《丹溪心法》明确提出安胎"以白术、黄芩为妙药也"，该论述见解独到，对后世医家影响深远。明代薛立斋认为胎动不安属肝脾湿热者，当施以清热利湿安胎之法。孙一奎《赤水玄珠》提出从肝论治胎漏、胎动不安之法，该书载治疗"肝经风热"三方。子芩散方治疗"肝经有热，妄行下血"；防风丸强调血得风流散不归经之机，即"治肝经有风，以致血得风而流散不归经"；防风黄芩丸用治"肝经有风热，致血崩便血尿血"。另外，武之望《济阴纲目》载有二黄散方，行清热凉血、滋阴补血之功，曰："治妇人胎漏下血，生地黄、熟地黄（各等分）。"张景岳在前人基础方上施以加减变化，辨证论治，更是创制新方，启迪后世。如《景岳全书》认为胎气有热而不安者，必多烦热之证，即"或渴或躁，或上下不清，或漏血、溺赤，或六脉滑数"，宜服凉胎饮、保阴煎之类。若但热无虚者，"清其火而胎自安矣"。如枳壳汤、一母丸、黄芩散之类，皆可择用，并于该书"妊娠卒然下血病"篇对热迫血行之病机及治法加以细述，曰："若火盛迫血妄行者，当察其火之微甚。火之微者，凉胎饮；稍甚者，徙薪饮；再甚者，保阴煎、子芩散。若肝经有风热而血下者，宜防风黄芩丸……若血虚微热，漏血溺血者，续断汤。"徐大椿《女科指要》将辨证与方药融为一体，认为"胎动不安，脉必急疾；肝脾血虚，脉必弦虚"，宜"清热养血、顺气安胎"，以静胜其动，使脾肾完固则胎自安。从脉诊出发，将胎动不安的脉象与病机结合，并指出治疗胎漏当"清热养胎以澄其源，固经涩血以洁其流"。

3. 理血行气

东汉张仲景《金匮要略》中提及妇人因癥瘕而致胎漏者，"当下其癥，桂枝茯苓丸主之"。桂枝茯苓丸具有下癥瘕，化瘀生新，调和气血之功效。宋代官修《圣济总录》云："治妊娠漏胎，淋沥不止，艾叶饮方。"该方以当归、川芎补血理血，艾叶、干姜温经止血，治疗血下淋漓不止。又云："治妊娠漏胎下血过多，腹中刺痛，止血安胎，芎饮方。"该方以川芎理血行气，竹茹清热，当归、阿胶共奏补血和血，调经止痛之功。朱端章《卫生家宝产科备要》指出引起妊娠妇女胎动不安的主要原因为"脏气壅滞"，故以阿胶散安胎顺气。明代董宿《奇效良方》载二香散，治疗妊娠胎动，认为妊娠气机升降失调会导致胎动不安，中焦运化失常，出现"气不升降，饮食不美，呕吐酸水，起坐觉重"之症，宜以香附行气调经、藿香化湿行气，甘草健中。张景岳《景岳全书》曰："以上诸动血证……若血已离位，蓄积胞宫，为胀为痛，而余血未出者，欲与留之，有不可得，欲去其血而不伤营气，则惟四物汤大加当归为最宜也。"景岳重用当归补血和血，兼以四物滋补血气，意在祛瘀血而不伤血。清代何涛、浦天球合撰之《女科正宗·胎漏下血》指出"胎漏宜清热，胎动宜行气"，对于胎漏下血，宜"和血、凉血、健脾为主"。阎纯玺《胎产心法》亦有相似论述。吴谦等《医宗金鉴》有歌云："胎前清热养血主，理脾疏气是为兼。"对于胎漏，医家多强调清热，大抵因为胎漏乃血证，女子以血为本，常血分不足而气分有余，孕后血聚下以养胎，血分虚热更甚，热扰胎元，热迫血行而致胎漏。对于胎动不安，医家多强调调理气机，盖因气能载胎，气机失调则胎元不固，发为胎动不安。

4. 补肾固冲

宋朝官修《圣济总录》载有较多补肾养血方剂，如续断饮、鹿角胶汤、地黄散方等，其曰："治妊娠漏胎，下血不止，脐腹疼痛，续断饮方。"方中续断、熟干地黄、阿胶补肾养血，艾叶温经止血，当归、鸡苏理血止痛，竹茹清热，诸药合用，共奏补肾养血之功。陈自明《妇人大全良方》提出以"保养安胎"法为主治疗胎动不安，并收集大量安胎方药，如"寄生汤"，其曰："寄生汤治胎气常不安，治五个月以后胎不安。"寄生汤重在补益肝肾，养血安胎。明代赵献可《邯郸遗稿》强调"安胎先固两肾，健脾兼重"，使"肾中和暖，始脾有生气"。若肾中无火，可用八味地黄方温补肾阳。清代徐大椿提出冲主血海，任主胞胎，治疗胎动不安必先固冲任，使胎有所系，于《医学源流论》中曰："凡治妇人，必先明冲任之脉，此皆血之所从生，而胎之所由系，明于冲任之故，则本源洞悉。"傅青主《傅青主女科》认为脾肾不足可致胎动不安，创制安奠二天汤治疗，本方诸药合用，能使脾肾之先、后天得以补益，从而肾气旺盛，脾气充足，阴阳和调，气血相濡，维持妊娠的需要，保证胎元的发育，而无胎动不妥，妊娠腹痛之虞。鲍相璈《验方新编》载黑白安胎散，曰："治胎动不安，白术、怀熟地黄各一两，水煎服。"此方妙在以白术利腰脐、熟地固根本，药少用专，取效如神。近代张锡纯《医学衷中参西录》创补肾安胎之寿胎丸更乃"从肾论治"胎动不安、胎漏之典范，至今临床治疗仍广泛应用。

5. 补益气血

北宋杨子建《胎产大通论》认为凡妊娠而胎不固者，宜"抑气补血，服四物汤，大乌金散加减用之"。宋代太平惠民和剂局《太平惠民和剂局方》载四君子汤以调益荣卫、滋养气血之效治疗"胎动不安，血下不止"。官修《圣济总录》载相关治疗方剂繁多，如保生圆、安胎饮等，丰富了胎漏、胎动不安之临床治疗，保生圆功在养胎益血，安和子脏；安胎饮重在补气益血，均可治疗胎漏、胎动不安。齐仲甫《女科百问》载白术散，认为其有"调补冲任，扶养胎气，壮气益血，保和胎脏"之功。元代危亦林《世医得效方》记载内补丸方"安胎扶虚，助阴滋血"。明清医家在继承前人经验的基础上，更重视辨证施治，补益方剂应用较多，将四君子汤、补中益气汤、四物汤、八珍汤、十全大补汤等经方用于胎漏、胎动不安之治疗。如明代张景岳创胎元饮方，补气养血，固肾安胎，于《景岳全书》中言："胎气有虚而不安者……皆当以胎元饮为主。"景岳亦于该书胎漏病篇中对于气血虚损病因病机及治法加以细述，曰："脾虚不能摄血者，寿脾煎、四君子之类主之……脾肾兼虚者，五阴煎主之。三焦气血俱虚者，五福饮、七福饮之类主之。劳倦伤而动血者，寿脾煎、归脾汤主之。"薛己《校注妇人良方》强调道："妊娠胎动……当各推其因而治之。"具体提出脾气虚弱者，以六君子汤加苏梗、枳壳治疗，功在补血理气；郁结伤脾者，以归脾汤加柴胡、栀子治疗，功在补益心脾，疏肝解郁。清初陈士铎《石室秘录》主张治胎漏"急宜峻补气血"。高鼓峰《医宗己任编》云："漏胎，多服补中益气汤。"以该方补益中焦之气，补气摄血。阎纯玺《胎产心法》曰："胎漏多因于血热，然亦有气虚血少，服凉药而下血益甚，食少体倦者。此脾气虚而不能摄血也，宜归脾等方加减，当以脉候察之。"指出治疗胎漏当脉症合参，如气虚血少、食少体倦者，行健脾益气摄血之法。傅青主《傅青主女科》言："夫血只能荫胎，而胎中之荫血，必赖气以卫之，气虚下陷，则荫胎之血亦随气而陷矣。"傅青主认为，气为血之卫，血赖气以固，气虚则血无凭依，无凭依必生躁急而化邪热，血得热则行，以助气补漏汤补其气之不足而泻火之有余，并强调"妊娠一门总以补气、养血、安胎为主"，则万病自除矣。

6. 将息调养

南北朝时，徐之才结合妊娠胚胎发育，提出了逐月养胎之法。隋代巢元方《诸病源候论》云："妊娠将养得所，则血气调和，故儿在胎则安，当产亦易。若节适失宜，则血气乖理，儿在胎则瘀动，至产育亦难。"强调妊娠妇人应当将息调养得当，包括控制情绪、合理膳食、起居有节、劳欲适度等。明代薛己《校注妇人良方》云："妊娠胎动，或饮食起居，或冲任风寒，或跌扑击触，或怒伤肝火，或脾气虚弱，当各推其因而治之。"薛立斋主张审因论治，即饮食不节或不洁者控制饮食；劳欲过度者节欲；情绪致病者调畅情志等。

综上所述，历代医家通过不断的医疗实践，对本病的论述不断深入，日臻完善，其宝贵经验至今仍指导着临床实践，为祖国医药卫生事业的繁荣做出了巨大贡献。

（王　硕　孙许涛）

堕胎、小产源流考

中医对于堕胎、小产的认识最早见于汉代张仲景《金匮要略》，历代医家关于堕胎、小产的论述，十分复杂，病机涉及多个脏腑，临床表现纷繁，故本书从病名、病因病机、证候分类及治疗入手，对历代重要医籍加以总结，将其中关于堕胎、小产的相关病证论述进行整理研究，研究其学术脉络和规律，颇有意义。

（一）病名

中医对于小产的认识最早见于汉代张仲景《金匮要略》，曰："半产后续下血都不绝。"其中将堕胎、小产统称为"半产"。对于堕胎的论述，最早见于晋代王叔和《脉经》，曰："妇人怀躯六月、七月，暴下斗余水，其胎必倚而堕。"综合分析历代医家对于堕胎、小产的论述，早期的中医典籍对于堕胎、小产并没有进行进一步区别，只是笼统地把胎儿陨落称为堕胎、小产。后世医家将堕胎、小产称为"半产""半生""失胎""革产""伤娠""损娠""堕妊""小产"等，虽然医家对于堕胎、小产名称各有不同，但是其区分并不确切，内容含义并无差异。

后至隋代，巢元方承袭前世医家对于堕胎、小产的论述，《诸病源候论》对于胎儿陨落的认识进一步发展，将堕胎、小产与半产加以区别，其曰："半产，谓妊娠儿骨节腑脏渐具，而日月未足便产也。"将胎儿骨节腑脏已经初步成形但是未足月而生产称为"半产"。

清代叶桂在沿袭前人的基础上进一步发展，于《叶氏女科证治》中提出："唯一月陨胎，人皆不知有胎，但谓不孕，不知其以受孕而堕。"将怀孕不足一月，妇人不知有孕而流产称为

"暗产"。之后清代吴谦等《医宗金鉴·妇科心法要诀》进一步加以发展和总结，提出："五七月已成形象者，名为小产；三月未成形象者，谓之堕胎。"则确定了小产与堕胎定义。把妊娠三个月以内，胎儿未成形而殒堕者，称为"堕胎"，而妊娠三个月以上七个月以下，胎儿已成形而殒堕者，称为"小产"。

（二）病因病机

《金匮要略》未曾直言堕胎、小产的病因病机，探究条文中记载的证治方药，加之对疾病临床所见以及后世医家对本病认识的不断深入和完善，对历代医家的认识加以归纳总结，分析堕胎、小产的病因病机，主要有情志不调、饮食失宜、房事不节、起居不慎、气血亏虚。

1. 情志不调

《素问·阴阳应象大论》提出："人有五脏化五气，以生喜怒悲忧……喜怒伤气，暴怒伤阴，暴喜伤阳。"五脏产生喜、怒、悲、忧、恐5种情志，喜怒等情志变化可以伤气，突然大怒损伤阴气，突然大喜损伤阳气。情志是人体精神状态的一种体现，能够影响机体的生理病理状态。情志不调则阴阳不和、脏腑失调、气机不畅而发病，如怒郁之"大怒气逆"、思郁之"思则气结"等。情志不调影响人体正常机能，进而导致堕胎、小产。

后世医家如清代沈金鳌认为"喜伤心气散，怒伤肝气上，思伤脾气郁，忧伤肺气结，恐伤肾气下，母气既伤，子气应之，母伤则胎易堕"，指出情绪异常则导致气机运动失常，过度喜悦导致心气涣散，过度愤怒导致肝气上逆，过度思虑导致脾气郁结，过度忧伤导致肺气闭塞，过度惊恐导致肾气不固，情志伤及五脏，母病及子，进而容易导致堕胎。

怒在七情当中最容易影响妊娠，造成胎儿陨落。清代萧壎《女科经纶》曰："怒则多堕。"愤怒情绪多会引起堕胎。傅青主《傅青主女科》曰："肝性最急，血门不闭，其血直捣于胞胎，胞胎之系通于心肾之间，肝血来冲，必断绝心肾之路，胞因心肾之路断，胞胎失水火之养，所以堕也，胎既堕矣。"怒则肝血妄动，肝血阻隔心肾，导致胞胎失养，而引起堕胎。

《傅青主女科》有言："谁知是性急怒，多肝火大动而不静乎……尤加大怒则火益动矣，火动而不可止遏，则火势飞扬不能生气化胎，而反食气伤精矣，精伤则胎无所养，势必不堕而不已。"愤怒情绪引动内火，不仅消耗正气不能供养胎儿，并且会伤及胎儿精气，而导致胎无所养，引起堕胎。

2. 饮食失宜

饮食偏嗜影响五脏，进而也会容易导致堕胎，不堕胎也会影响婴儿健康。如清代沈金鳌《妇科玉尺》所言："况多食酸伤肝，多食苦伤心，多食甘伤脾，多食辛伤肺，多食咸伤肾，随其食物伤其脏气，不但胎易堕，即不堕子病亦多。"

3. 房事不节

《素问·六节藏象论》曰："肾者主蛰，封藏之本，精之处也。"肾主封藏，胎儿能够在母体稳固生长，依靠肾的功能正常。《灵枢·邪气脏腑病形》言："有所用力举重，若入房过度，汗出浴水，则伤肾。"指出房事过度会对肾造成损伤。因此孕期房事不节制，极易引起堕胎、小产。沈金鳌《妇科玉尺》曰："孕而多堕者，男子贪淫纵情，女子好欲，性偏又好食辛热，暴损冲任故也。"指出孕期男女双方不能够控制各自欲望，并且饮食不加以控制，喜好食用辛热食物，易损伤冲任，引起堕胎。医家萧壎亦宗此说，其《女科经纶》道："妇人觉有妊，男即不宜与接，若不忌主半产。盖女与男接，欲动情胜，亦必有所疏泄，而子宫不闭固多致半产。"明确指出孕期不宜同房，孕期同房会引起堕胎。这是由于男女同房，情欲亢盛，必然会导致有所疏泄。清代傅青主在前人基础上加以发展，于《傅青主女科》中提出："妊妇因行房癫狂，遂致小产，血崩不止，人以为火动之极也，谁知是气脱之故乎？大凡妇人之怀妊也，赖肾水以荫胎，水源不足则火易沸腾，加以久战不已，则火必大动，再至与酣颠狂，精必大泄。精大泄则肾水益涸而龙雷相火益炽，水火两病胎不能固而堕矣。"指出胎儿能够不陨落，全靠肾水的滋养，进而提出，过度行房后，引动内火妄动，再加上兴致亢奋，必然导致精气耗散。在肾精不足与虚火妄动共同的作用下引起胎儿陨落。

4. 起居不慎

清代沈金鳌《妇科玉尺》曰："洗下体则窍开亦堕，既堕一次则肝脉受伤，他次亦堕。"认为孕期洗下体会引起堕胎。同时提出"孕后行立坐卧若太久，则筋骨肌肤受伤，子在腹中气通于母，必有伤者，睡卧处要人护从，恐邪气侵也。虚险处毋往来恐堕跌也。"孕妇日常生活之中应避免惊吓、跌仆损伤，有人护从。

明代武之望《济阴纲目》曰："跌扑闪堕致气血损动，或因热病温疟之，皆令半产。"在跌仆损伤之外还考虑到了外感热病以及温疟的影响。《女科经纶》曰："若血气亏损，子宫为风冷所乘，致荣卫弱不能荣养其胎而堕。"风邪、寒邪损伤荣卫，也会引起堕胎。

5. 气血亏虚

《难经·二十二难》曰："气主煦之，血主濡之。"气有推动、激发、固摄等作用，血有营养、滋润等作用。而气血的不足，则常常会引起小产。元代朱丹溪《格致余论》曰："阳施阴化，胎孕乃成。血气虚损，不足以荣养其胎自堕。"气血不足以荣养胎儿，自然会陨落。后至明代，张介宾《景岳全书》也提出："凡胎孕不固，无非气血损伤之病。盖气虚则提摄不固，血虚则灌溉不周，所以多致小产。"认为孕妇胎儿不固，引起堕胎主要是由气血虚损所引起。因为气虚则固摄不足，血虚则不能充分濡养，所以气血不足多导致胎儿陨落。后至清代，萧壎于《女科经纶》中也有类似认识："小产、堕胎皆由气血虚损不能荣养胎元而堕。"同样认为堕胎、小产主要为气血虚损不能够滋养胎儿而导致堕胎。傅青主在前人基础之上加以继承与发挥，《傅青主女科》提出："胎成于气，亦摄于气。气旺则胎牢，气衰则胎堕。胎日加长而气日加衰，安得不堕哉。"强调胎元的生长倚靠于气，并且胎元的稳固也需要气的固摄，气充足则胎元牢靠、不易陨落，而气虚则易引起堕胎，并且胎儿的成长过程本身就是消耗气的过程，随着胎儿在母体的生长，导致气虚愈发严重，进一步发展则更易堕胎。

（三）证候分类

历代医家对堕胎、小产证候分类的描述有：①气滞血瘀；②血热妄动；③气虚热盛；④气虚不摄；⑤气血虚损。

（四）治疗

堕胎、小产证候治法十分庞杂，对历代医家古籍文献加以整理，分析总结，将治法概括为以下几类，兹分述如下。

1. 解毒行血

清代沈金鳌《妇科玉尺》提出："世有一种恣情妄为，偷生不正或多男女厌于养育，往往以草药毒之。每至败血不下，冲心闷乱，喘汗交作而死者，急须以解毒行血药救之，宜白扁豆散。"孕妇因各种原因，服用草药自行堕胎，导致体内败血不下，当用白扁豆散解毒。其方为"白扁豆为末，新汲水下三钱即苏"，仅一味白扁豆配合新汲水，白扁豆祛湿解毒，新汲水属于地水，取寒凉清热之意，药味简单，直击病因。

2. 理气散瘀

《傅青主女科》曰："已小产而血大崩，宜散其瘀而不可重伤其气，盖胎已堕，血既脱而血室空虚惟气存耳。倘或再伤其气，安保无气脱之忧乎……故必补气以生血，新血生而瘀血自散矣，方用理气散瘀汤。"小产后，尚有瘀血未散，因气血两虚，不可直接散瘀，应当补气以生血，理气以散瘀。其中理气散瘀汤中以人参、黄芪以补气，气旺则血可摄；当归、丹皮以生血，血生则瘀难留；红花、姜炭以活血，血活则瘀可除；茯苓以利水，水利则血易归经。诸药合力，共奏补气散瘀之功。

3. 凉血补虚

清代沈金鳌《妇科玉尺》曰："胎热者血易动，血动者胎不安。故堕于内热而虚者正多。"血热胎动，易引起胎动不安，而血热者多兼有虚证。亦曰："有受孕至三五七阳月，胎必堕者宜未至应堕之期先清其热，宜芩术汤、安胎丸。"对于血热兼虚引起的习惯性的堕胎，可用芩术汤、安胎丸先清其胎热，以避免堕胎，其中安胎丸即为芩术汤为丸，芩术汤组成为黄芩、白术，取清热安胎之意。其书又载："脾气虚而血热者四圣散，肝肾虚而血热者凉胎饮，肝脾虚而血热者固胎煎。"四圣散中黄芩清热安胎、阿胶养阴清热，白术、砂仁健脾祛湿益气且安胎，诸药同用，共奏益气清热安胎之功。凉胎饮中生地、当归、白芍、石斛补肝血，益肾阴；枳壳、茯苓行气祛湿，黄芩清热安胎，若热甚则可加黄柏清热。固胎煎为四圣散加入陈皮、当归、白芍，陈皮健脾祛湿，当归、白芍补血养肝，以求健脾补肝，清热安胎之意。清代萧壎《女科经纶》曰："有孕妇至三四月必堕，其脉左手大而无力，重取则涩，知血少也。止补中气使血自荣，以白术浓煎，下黄芩末数一则而安。"血虚内热而堕胎，当用白术浓煎以补气生血，黄芩以清热安胎。傅青主《傅青主女科》曰："此火乃虚火也，实火可泄，而虚火宜于补中清之。则虚火易散而真火可生，方用加减四物汤。"傅青主所用加减四物汤，是以四物汤补血活血为底方；加山萸肉、山药补虚固脱；以栀子、丹皮清热凉血，诸药合用，以求凉血补虚之效。

4. 补中益气

妇人孕期往往气虚，气虚无力固摄，则易引起堕胎。宋代陈自明《妇人大全良方》曰："一方鲤鱼二斤者一尾，粳米一升，用盐酱煮食甚善，月食三次，川芎补中汤、杜仲丸治气虚而坠。"用鲤鱼、粳米补气，用盐取引经药之意，其中川芎补中汤当中以当归、川芎养肝血；香附、砂仁疏肝解郁，理气安胎；黄芩清肝火以安胎；茯苓、黄芪、甘草、白术益脾气；阿胶、川续断、桑寄生益肾安胎。诸药合用，起益气补中，养血祛瘀之功。明代薛己《女科撮要》曰："疫疾堕胎，时咳，服清肺解表，喘急不寐，请治。余以为，脾土虚不能生肺金，药损益甚，先与补中益气加茯苓、半夏、五味、炮姜，四剂渐愈。"脾气不足而引起堕胎，土生金，脾气不足则导致肺受损，引起咳嗽。医者方选补中益气汤取治病求本之意，再加茯苓、半夏以祛湿健脾；五味子收敛固摄、炮姜温暖中焦，共奏补中益气之功。又有气虚兼有寒气者，如清代傅青主《傅青主女科》曰："遇寒气外侵则内之火气更微，火气微则长养无资，此胎之不能不堕也……认定是寒，大用辛热全不补气，与血恐过于燥热，反致亡阳而变危矣。"孕妇内火不足，外加寒气侵扰，必然堕胎。虽为外寒内侵，只恐温阳药物太过温燥，损伤本就无几之正气，所以不可直接温阳，当急用补气之法，方选黄芪补气汤，其以黄芪以补胎气，当归以养气血，肉桂以驱寒气，共奏补气温阳之功。

清代萧壎《女科经纶》曰："妇人堕胎多在三五七月，除跌扑损伤外，若前次三月而堕，则下次亦必如期而堕，故于产后，须多服养气血之剂。以固胎元而补其虚，如养胎全在脾胃……故白术为补脾安胎之要药也。"气虚不能固摄导致的习惯性堕胎应当补益孕妇脾气，而脾胃为气血生化之源，白术补气、健脾、祛湿，用药应以白术为要药，补养脾胃，促进气血生化。

5. 补气生血

《黄帝内经》曰："妇人之生，有余于气，不足于血。"妇人气往往充足，而血常常亏虚。张介宾《景岳全书》曰："故善保胎者，必当专顾血虚，宜以胎元饮为主而加减用之，其次则芍药芎归汤，再次则泰山磐石散，或《千金》保孕丸，皆有夺造化之功，所当酌用者也。"张介宾认为对于保胎，应当从治疗血虚入手，并且提出使用芍药芎归汤、泰山磐石散、《千金》保孕丸等方剂加以治疗。后至明代，王肯堂《女科证治准绳》提出："产而血不止，人参黄芪汤补之。"认为失血过多当用人参黄芪汤取补气生血之意。人参黄芪汤中以人参、黄芪、白术健脾益气，脾统血，气载血，大补脾气则益气统血，阿胶、当归、白芍养阴补血，再以艾叶温经止血，对于小产气虚，血下不止起到补气摄血，温经养阴的作用。武之望《济阴纲目》曰："分娩半产，本气不病，是暴去其血，亡血补血，又何疑焉？补其血则神昌，常时血下降亡，今当补而升举之（妙在升阳），心得血养而神不昏矣。"分娩、半产必然会出血，引起血虚，孕妇分娩失血补血即可，所以应当及时用补血升阳法以应对分娩、半产短时间大量失血。并且升阳法使得心有血的滋养，保证神志清醒。

6. 益气清热

元代朱丹溪《格致余论》曰："劳怒伤情，内火便动，亦能堕胎。推原其本，皆因于热。"提出妇人情绪波动可以导致堕胎，其本原归咎于热。后至明代，支秉中《支氏女科枢要》曰："盖脏气亏损，多因恣欲不节，淫火炽煽，如沸汤中之一物，随气滚动，淡能顿定？所以致堕，大抵属气虚热盛者为多。故黄芩、白术为安胎之圣药。"气虚引起的堕胎多由纵欲不节，常伴有热盛，如果只是一味益气而不进行清热，最终达不到理想效果。所以用药多选用黄芩清热安胎、白术益气安胎。清代傅青主《傅青主女科》曰："治法宜平其肝中之火利其腰脐之气，使气生夫血，而血清其火则庶几矣。"方用利气泄火汤，其用法为"水煎服六十剂而胎不坠矣"。傅青主对于气虚有热引起的堕胎、小产先采用补气的方法，气能生血，气足则生血，血生则虚热清，方中名为利气，实为以人参、白术、芡实、甘草益气，再佐以当归、熟地滋腻养血，使补而不燥，再以黄芩于补气之中以泻火清热。妇人素体本虚，气血多有不足，妊娠以来，腹中胎儿日益成长，孕妇气血愈加亏虚，所以本方应多多服用，故傅青主提出服用六十剂可保证不堕胎、小产。

综上所述，自汉代张仲景将堕胎、小产统称为"半产"开始，在历代医家的不懈努力下，堕胎、小产的内涵愈加完善，病因病机的认识趋于完备，治疗方法多种多样，遂将历代医家著作中有关堕胎、小产的认识加以整理、汇总，以作源流考究。水平有限，难免挂一漏万，望同道批评指正。

（高 山 李富震 张 虎）

胎死不下源流考

胎死不下是指胚胎死亡后仍然留于子宫内，未能及时排出。关于本病的详细论述首见于隋代巢元方《诸病源候论》，后代逐渐完善本病的病因病机与治疗。在现代临床妇科学中，胚胎停育的发生日渐变多，因此我们希望研究、学习古代医书对本病病因的论述，找到其中医理论依据，指导现代临床。本文整理古代医家关于胎死不下的病名、病因病机、证候分类、治疗等方面论述，探究疾病的发展脉络。

（一）病名

早在西晋时期，王叔和《脉经》就有关于胎死的论述，其曰："妇人妊娠七月，脉实大牢强者生，沉细者死。"但当时对于此病尚无明确的命名。此外，《脉经》对"双胎一生一死"的诊断方法加以阐述，指出以母体腹壁温度高低分辨双胎生死情况，其曰："冷在何面，冷者为死，温者为生。"后至晋代陈延之《小品方》云："治曰未出，胎死不出，母欲死方。"将此病称为"胎死不出"。北周姚僧垣《集验方》中将此病命名为"子死腹中""胎死腹中"。隋代巢元方《诸病源候论》加以总结，将本病作为独立疾病加以阐述，云："妊娠胎死腹中候：此或因惊动倒仆，或染瘟疫伤寒，邪毒入于胞脏，至令胎死。其候，当胎处冷，为胎已死。"提出了"胎死腹中"这一病名，并且提出了本病的诊断和治疗方法。后代医家多沿用巢元方的命名方式，直到宋代陈自明《妇人大全良方》云"如胎死不下，煎红花，温酒调下"，综合前人经验及本病特点，将此病命名为"胎死不下"，宋、明两代医家多沿用这一病名。清代吴谦等所著《医宗金鉴》云："子死腹中须急下，舌青腹痛冷如冰，时久口中秽气出，寒热峻缓详斟平。"书中将此病称为"子死腹中"，清代医家多以此命名此病。

（二）病因病机

纵观历代医家对此病的认识，其发病因素主要在于母体受损，母病及子，致胎死腹中而不出，如外邪、药物毒物伤及母体，或跌仆闪挫，或母体受惊，或供养不足，均会导致胎死不下。

1. 感受外邪

伤寒、温热等外感毒气，侵入孕妇体内，母体正气不能驱邪外出，邪气内犯胎儿，则会出现胎死腹中。宋代严用和《严氏济生方》曰："因母患热病，至六、七日以后，脏腑热极，熏煮其胎,是以致死。"认为母亲感受外来热邪,未及时医治,热邪向内侵入胞胎,熏蒸胎儿,则会出现胎死不下。宋代官修《圣济总录》曰:"有妊娠因伤寒热病温疟之类,胎受邪热毒气,内外攻逼,因致胎死。"亦认为伤寒、温热类邪气,侵入母体之内,内逼胞胎,则会出现胎死不下,宋代医家多宗其说。明代官修《普济方》曰:"有妊妇因伤寒热病温疟之类,胎受寒邪,热毒气内外攻逼,因致死胎不即下,留于胞脏。"认为妊娠期妇女感染伤寒、温热类邪气,并且内逼胞脏可能会出现胎死不下。金代刘完素《伤寒直格》曰:"燥则紧致、坚结、滞不通……产妇胎死不下者,风热燥湿紧致,则产户不得自然开通。"认为燥邪能导致紧致、坚结等病理产物或病理现象,反映在产妇则为产户不开,此时就会出现胎死不下。清代阎纯玺《胎产心法》曰:"有因伤寒、热病、温疟之类,胎受邪热,毒气内外交攻,因致胎死,留于胞脏。"书中指出,伤寒、热病、温疟等外在邪气侵入母体,则可能会导致胎死腹中。综上所述,感受外邪导致胎死不下,最早出现于宋代,一直延续至清代。

2. 药物、毒物伤胎

胎儿的发育有赖于母体的供养,若母体不慎食入有毒的食物、药物,毒物内侵入胎儿体内,轻则导致胎动不安,重则胎死腹中。明代李梴《医学入门》指出:"误药子死不能动:此证两尺脉绝者,有误服动胎药,子死腹中,则憎寒、手指唇爪俱青。"认为误食药物,可能会导致胎死不下,母体出现恶寒、手指唇甲色青。武之望《济阴纲目》云:"吕沧州治经历哈散侍人,病喘不得卧……病盖得之毒药动血,以致胎死不下,奔迫上冲,非风寒作喘。"书中指出误食毒物、药物耗动气血,导致胎死腹中,致使患者出现各种不适,并指出这种情况,下胎是最主要的治疗方法。

3. 母体受惊

妊娠期间,母体情绪变化对胎儿的影响极大,孕期受惊,未到产时而胞胎已破,下血不止,发为胎死不下。明代王绍隆传,清代潘楫增注之《医灯续焰》指出:"子死腹中者,多因惊动太早……致令产难。胞浆已破,无血养胎,枯涸而死。"认为孕期受惊,母体下血则导致血不足以养胎,出现胎死不下。明代薛己《女科撮要》言:"夫子死腹中者,多因惊动太早,或触犯禁,或抱腰太重,或频探试水,胞衣先破,血水先尽,而胎干涸故耳。"同样认为孕期受惊,或"触犯禁",或孕期抱腰太过,或下水,导致胞衣先破而下血,胎儿失于濡养,会导致胎死不下。后至清代沈金鳌《女科玉尺》亦认为"惊动太早,或触犯禁忌",导致妊妇"血先下",从而出现"胎干涸而然"。综上所述,孕期受惊过度,妊妇下血不止,胎儿失养,则导致胎死不下。母体受惊为基本病因,供养不足为病机演变过程。

4. 跌仆外伤

跌仆外伤是诸多医书中论述较多的病因。此观点最早见于宋代官修《圣济总录》,其曰:"有坠堕颠扑内伤子死者。"认为跌仆可导致胎死不下,但对于其具体的病因,未加以详细阐述。南宋严用和《严氏济生方》曰:"然又有不因病热以致胎死者,或因顿仆,或从高坠下,或因房屋惊触,或临产惊动太早,触犯禁忌,产时未到,经血先下,秽露已尽,致胎干子死腹中。"认为胎死不下是由外伤、惊吓等原因导致孕妇下血,胎儿供养不足,发为死不下。明代龚廷贤《寿世保元》云:"谓妊娠因事跌扑,子死腹中,恶露妄下,疼痛不已,口噤欲死。"认为妊娠期由于各种原因,母体不慎跌仆,则会导致子死腹中不出,母体恶露不止,疼痛难忍,此属于危险情况。

5. 母体供养不足

妊妇血聚于下焦，以供养胎儿的生长发育，若母体的生化不足，气血虚弱，则冲任空虚，胎儿失去气血的滋养，遂致胎死不下。宋代陈自明《妇人大全良方》曰："妊娠羸瘦，或挟疾病，脏腑虚损，气血枯竭，既不能养胎，致胎气不固。"认为母体本虚弱，或因疾病影响，气血不足，无以养胎，则会出现胎气不固，最终可能会导致胎儿死于母体腹中。宋代官修《圣济总录》曰："有妊娠胎漏，血尽子死者……有缘久病胎萎子死者。"认为孕期胎漏，胞宫无血以养胎，或因母体久病，供养不足，胎萎不长，长期失治，则可出现胎死不下。明代武之望《济阴纲目》曰："胎死腹中……经行先下，恶露已尽，致胎干子死，身冷不能自出。"认为妊娠期女子下血不止，最终导致无以滋养胎儿，可出现胎死腹中，由于无气血滋养，胎型已冷，不能自出。明代王肯堂《胤产全书》曰："子死腹中者，多因惊动太早，或触犯禁忌，致令产难，胞胎已破，无血养胎，枯涸而死故也。"与其他明代医家的认识相似，胎死腹中，多由于惊吓、触犯禁忌导致母体下血不止，进而导致胎儿供养不足，出现胎死不下。

（三）证候分类

历代医家对胎死不下的证候分类有：①感受外邪；②母体受惊；③药毒伤胎；④跌仆伤胎；⑤瘀血阻滞；⑥滋养不足；⑦气血虚弱。

（四）治疗

胎死不下的治疗大法为下死胎以救母，如明代王肯堂《证治准绳》指出："其死胎矣，当下之。大法寒者热以行之，热者凉以行之，燥者滑以润之，危急者毒药下之。"强调胎死不下，首先应该以下胎为主，然后根据不同的病因病机，调整治疗的方法。清代萧壎《女科经纶》云："若气血虚弱，则胎终不能成，宜下之。"认为母体气血虚弱，胎儿供养不足，出现胎儿不下，首要为下胎。清代吴谦等所撰之《医宗金鉴》曰："子死腹中须急下，舌青腹痛冷如冰，时久口中秽气出，寒热峻缓详斟平。下胎缓剂佛手散，峻剂平胃加芒硝，宜热宜寒须细审，产妇虚实莫混淆。"认为胎死腹中首先应该下死胎，并且指出下胎汤剂佛手散药性较缓，平胃散加朴硝为峻下之剂，用药应分清寒热虚实，辨证治之。清代郑玉坛《彤园妇科》曰："凡一应伤胎，子死腹中者，须急下之，免使上奔心胸……尤当审其母之虚实寒热，随其宜而下之。"在前人基础上总结治疗胎死不下，首先应下死胎，若死胎留于母体，其对母体的损伤极大，但是在下死胎的时候也应该根据导致死胎的不同原因来治疗。

1. 利水下胎

由外邪或母体实邪内侵所导致的胎死不下，可先予利水之法，使得胎儿形态堕烂，然后再予下胎之药。宋代官修《圣济总录》指出："若因伤寒热证温疟之类，胎受热毒而死，留于胞中，古人虑其胎受热毒，势必胀大难出，故用朴硝、水银、卤砂之类，不惟使胎不胀，且能使胎化烂，副以行血顺气之药，使胎即下。"认为感受伤寒热邪所致胎死不下，胎儿身形多胀大难出，因此多使用"朴硝、水银、卤砂"等利水之品，消除死胎之水肿，并能腐烂死胎，辅以行气理血的药物，助胎儿出。清代陈笏庵《胎产秘书》指出："凡胎死腹中……用平胃散加朴硝五钱，水酒煎服，其胎化成血水而下。"强调胎死不下应用平胃散加朴硝以利水下胎，朴硝利水软坚散结，苍术燥湿利水，厚朴、陈皮行气化湿。郑玉坛《彤园妇科》云："加味平胃散，下死胎峻利之剂，体强脉实者用之。"亦胎死不下可用平胃散以利水下胎，但强调此法只针对妊妇身体强壮、脉实者。

2. 行气活血下胎

胎死腹中，其母多见舌青、口出秽气、腹中阴冷如冰、呕吐等血瘀于下焦，气郁运行不畅的症状，辨证论治，历代医家多采用行气活血法以治胎死不下。清代阎纯玺《胎产心法》指出："芎归汤……当归（三钱或五钱，去芦，酒浸）川芎（二钱）……若用下胎，当为末，以酒调服。"认为治疗胎死不下可用当归、川芎二药配合补血活血以下死胎。郑玉坛《彤园妇科》指出："加味佛手散，下死胎平缓之剂，体虚脉弱者用之。"认为体质虚弱，脉象虚的妊娠期妇女出现胎死不下时，应该使用行气活血的缓下的药物，如加味佛手散，来治疗胎死不下。

3. 温下胞胎

胎儿已死，脏腑俱冷，或感受寒类邪气而导致胎死不下，则应该用温法。宋代齐仲甫《女科百问》云："缘儿身冷死，不能自出，但服黑神散暖其胎，须臾，胎气温暖，即自出。"认为胎儿死于腹中，形寒肢冷，胎死而不能自出，治疗时应用"黑神散"以温行已死之胞胎，死胎温暖气血可行，则胎儿自下。宋代官修《圣济总录》曰："如妊妇胎漏，血尽子死者……有久病胎萎子死者……以附子汤，进三付，使胞脏温暖，凝血流动。"认为气血亏虚，不能维持胎儿生长，从而导致胎死的患者，可用"附子汤"温行死胎，寒凝之血流动则死胎自出，方用附子一枚配合生姜五片，温阳散寒，为下死胎常用之法。明代医家多宗其说。清代阎纯玺《胎产心法》云："若子死腹中，则躯形已冷，胞脏气寒，胎血凝滞，气不升降。欲下死胎，若以至寒之药用之，不惟无益，而害母命多矣。所以古人有用附子汤，使胞脏温暖，凝血流动，以附子能破寒气堕胎也。"指出胎死不下，胞脏寒凝血滞，若用寒凉利水的药物，不但不能下胎，而且多对母体有害，因此在治疗的时候，可以采用附子等温热的药物，使得脏腑、死胎中寒凝之血得以流动，死胎自下。

4. 补养母体

胎死腹中，多由各种原因使得母体不能养胎所致，因此治疗时以补养母体气血为主。如明代赵贞观《绛雪丹书》曰："不可用落胎方，妄议去胎救母，必滋补气血，力健则胎自然渐动，即或其胎真死自落。"认为在治疗胎死腹中这一疾病的时候，不可急下下胎之药，应当先补养母体的气血，使得母体气血充盛，则有力推动死胎自出。武之望《济阴纲目》云："乌金散治难产或热病，胎死腹中……经行先下，恶露已尽，致胎干子死，身冷不能自出……气盛血行即产矣。"认为母体供养不足所致胎死不下，治疗可用补养气血的药物，如乌金散，方中熟地、当归、芍药补血养血，炮姜、桂枝以温阳补气，诸药配合，使得气血充盛，则死胎自出。明代王肯堂《胎产证治》曰："子死腹中者，当归、川芎、砂仁各一两，官桂三钱……温热调下立产，胞水漏干，儿不能下者……或用大料四物汤，滋其气血。"认为治疗子死腹中，当用当归、川芎补血行血，砂仁行气，肉桂温阳散寒，诸药配合温阳补血以下死胎，若胎死不下由于"胞水漏干"，在治疗时就应该以四物汤补养气血以下胎。清代陈复正《幼幼集成》云："脱花煎……若胎死不下及胞衣不来，并加芒硝五钱；气虚困剧者，加人参二三钱，更加附子二钱，无不下者。"认为治疗胎死不下和胞衣不下时，首要使用脱花煎以行气活血，利水下胎之外，同时加入人参、附子等补气温阳的药物，以补养母体，促进死胎和胞衣的排出。傅青主《傅青主女科》曰："儿死腹中……如用霸道以强逐其死子，恐死子下，而母亦立亡矣。必须仍补其母，使母之气血旺，而死子自也。"认为对于胎死腹中，若仅使用药劲猛烈的下胎药，虽然死胎可以立即排出，但对于母体的损伤也非常大，因此在治疗的时候，则仍然需要补养母体，母体气血充盛，气血运行流畅，则死胎自然能够自行排出。

值得一提的是，古代医家认为，胎死不下使用下胎之法对母体损伤极大，因此在治疗时，急下死胎时应对母体进行调护，如明代张介宾《景岳全书》云："宜速用下死胎方下之，下后查其虚实，随加调补自愈。"清代汪启贤《济世全书》曰："一妇人胎死腹中，服朴硝而下秽水，肢体倦怠，气息奄奄，用八珍汤倍参、术，加桂、姜，调补而愈。"认为利水下胎常会损伤母体，导致产妇身体虚弱，此时可用八珍汤补养气血，更加入人参、白术以补气，肉桂、生姜以温阳，恢复母体，从而疾病自愈。

综上所述，古代医家对于胎死不下有较早的认识，但并未作详细阐述，其命名也多为"胎死腹中""子死腹中"等诸如此类。胎死不下病因病机也较为简单，主因母体失常，导致胎儿死于腹中，如感受外邪、跌仆闪挫、受惊、体虚供养不足、药毒内伤等导致母体受损，母病及子，进而出现胎死不出。其治疗大法为下死胎，常采用利水下胎、温下胞胎、行气活血下胎、补养母体以下胎等方法，此外古代医家强调了在下胎的同时需对母体进行补养。

历代医家对胎死不下的认识诸如以上论述，遂整理如上，考镜源流，以飨同道。

（张　倩　李富震）

滑胎源流考

滑胎之名首见于隋代巢元方《诸病源候论》，唐宋医家多承前人所述，明代以后对此病认识渐丰。因其古今之意相差较大，且病因病机涉及多个脏腑，临床症状纷繁复杂，故从病名、病因病机、证候分类及治疗入手，对历代重要医籍中滑胎的相关病证论述进行整理研究，考究其学术脉络和规律，颇有意义。

（一）病名

纵观历代有关滑胎的诸多论述，可知"滑胎"在古书中主要有两种含义：一为药物作用，致使胎产滑利流畅之功；二指连续自然流产三次及以上的疾病。本书所述之滑胎指连续自然流产三次及以上的一种疾病，属现代"习惯性流产"范畴，现将其阐述如下。

隋代巢元方《诸病源候论》以"滑胎"病状将其称之为"数堕胎"或"数失子"，及至宋代陈自明《妇人大全良方》则明确提出"数堕胎"的概念，其载曰："若血气虚损者，子脏为风冷所居，则血气不足，故不能养胎，所以数堕胎也。"此时关于滑胎的概念已有专称。南宋齐仲甫《女科百问·第五十八问》亦指出："假令妊娠三月，当手心主包络经养之，不善摄生伤经，则胎堕，后虽再有妊，至其月日，仍前犯之，所以复堕也。"齐氏溯古迄今首次提出数堕胎之临床症状，强调"应期而下"的特点，并补充前人关于胎堕不能成形之述，其曰："不能荫养其胎，故数堕也。"

明代王纶承前人之述，在《明医杂著》中指出妊娠半程坠胎之证易如期复作，其载曰："妇人半产，多在三个月及五月、七月，除跌扑损伤不拘外，若前次三个月而堕，则下次必如期复然。"张介宾《景岳全书》亦宗王纶之说，称本病为"妊娠之数见堕胎"，其云："且胎怀十月，经养各有所主，所以屡见小产堕胎者，多在三个月及五月七月之间，而下次之堕，必如期复然。正以先次伤此一经，而再值此经，则遇阙不能过矣。"形象生动地指出滑胎之病症特点。

直至清代，叶天士方将"屡孕屡堕"之证命名为"滑胎"，此与唐宋时期所载"滑胎"之内涵存在本质的差异。清末民初医家沿袭其说，将古代"数堕胎"归纳为滑胎。

（二）病因病机

滑胎的病因病机复杂繁多，历代医家均有详细论述。归纳起来，不外虚实三端：瘀血内结，因实碍胎；内火妄动，冲任损伤；气脉亏损，因虚胎滑。现分述如下。

1. 瘀血内结，因实碍胎

清代王清任《医林改错》倡导瘀血致滑胎之说，其曰："不知子宫内，先有瘀血占其地，胎至三月再长，其内无容身之地，胎病靠挤，血不能入胎胞，从旁流而下，故先见血。血既不入胎胞，胎无血养，故小产。"认为滑胎的发病机理为宫内瘀血阻滞，胎胞无法正常发育。

2. 内火妄动，冲任损伤

元代朱震亨《格致余论》云："或劳怒伤情，内火便动，亦能堕胎。"提出数堕胎之病因病机为七情内伤致怒火上炎，从而内生火热。明代万全《广嗣纪要》提出"孕而多堕"之称谓并进一步指出冲任虚损之病因，其云："男子贪淫情纵，女子好欲性偏，兼以好食辛酸热物，暴损冲任，故有堕胎之患。"

3. 气脉亏损，因虚胎滑

（1）禀赋不足，冲任两虚：《黄帝内经》云："以母为基，以父为楯。"指出人体胚胎的生长发育以父母为基础，从先天承父母之精华而生。隋代巢元方《诸病源候论·妇人妊娠病诸候·妊娠数堕胎候》云："阳施阴化，故得有胎，荣卫和调，则经养周足，故胎得安，而能成长……候其妊娠而恒腰痛者，喜堕胎也。"提出妊胎是由阴阳汇通融合而成，强调滑胎之病因病机与禀赋不足的密切关系。明代张介宾《景岳全书·妇人规》云："若父气薄弱，胎有不能全受……乃以精血俱亏……此阳之衰也。"指出人体胎产的源头在于父母，若父母身体虚弱或胎本虚损，则易造成肾阳虚损而致滑胎。清代吴谦等《医宗金鉴·妇科心法要诀·胎前诸证门·胎不安小产堕胎总括》强调"肾气"与"冲任二经"充足，则"胎气安固"，若"房劳太过"耗伤肾精，冲任虚损，则"数数堕胎"，其曰："若冲、任二经虚损，则胎不成实……若怀胎三、五、七月，无故而胎自堕，至下次受孕亦复如是，数数堕胎，则谓之滑胎。多因房劳太过，欲火煎熬，其胎因而不安，不可不慎者也。"

（2）气血不足，胎不得养：隋代巢元方《诸病源候论》载："若血气虚损者，子脏为风冷所居，则血气不足，故不能养胎，所以致胎数堕。"巢氏认为胎始成，气血以养而生，若气血亏虚不能养胎则易致胎数堕，即滑胎的根本原因。宋代齐仲甫《女科百问·第五十八问》云："妊娠三月曾经堕胎，至其月复堕。答曰：阳施阴化。则有胎也。若血气和调。胎气乃成。若血气虚损。子脏为风冷所乘。致亏营卫。不能荫养其胎。故数堕也。"其指出妊娠反复堕胎是气血亏虚，不能养护胎元所致。元代朱震亨《格致余论·胎自堕论》云："血气虚损，不足养荣，其胎自堕。"指出气血亏虚，不能营养妊胎，可导致胎儿殒堕，由此可推知，若妊妇平素气血不足，当再三妊娠时，其胎亦可自堕，故气血不足为滑胎之病因病机。清代医家亦主张气血不足致滑胎之说，如叶天士《叶氏女科证治》首次将滑胎作为一种独立疾病加以阐述，其云："人身有三月而堕者，有六七月而堕者，有屡孕屡堕者，由于气血不足，名曰滑胎。"

由此可知，滑胎之发病根本，即"气脉亏损"。正如张介宾《景岳全书·妇人规》云："凡妊娠之数见堕胎者，必以气脉亏损而然。而亏损之由有禀质之素弱者，有年力之衰残者，有忧怒劳苦而困其精力者，有色欲不慎而盗损其生气者，此外如跌扑、饮食之类，皆能伤其气脉也。"故先天禀赋、气血不足、房劳过度等皆可导致气脉亏损而致滑胎。

此外，亦有医家指出滑胎之因并非仅妊妇一端，如近代张锡纯《医学衷中参西录·医方·治女科方》在分析治疗流产应用保胎方无效之因时，强调胎儿之质为发病之基，其云："当注重于胎，以变化胎之性情气质，使之善吸其母之气化以自养，自无流产之虞。若但补助妊妇，使其气血壮旺固摄，以为母强自能荫子，此又非熟筹完全也。"可见历代医家对本病认识之深。

（三）证候分类

历代医家对滑胎证候分类的表述有：①气滞血瘀；②肾气不足；③肾阳亏虚；④肾精亏虚；⑤气血两虚。

（四）治疗

唐代昝殷《经效产宝》指出："安胎有二法，因母病以动胎，但疗母疾，其胎自安。又缘胎有不坚，故致动以病母，但疗胎则母瘥，其理甚效，不可违也。"确立了根据孕母先受病或者胎儿先受病分别先治其原发病的安胎原则。历代医家对滑胎治法繁多，经过古代医籍文献的整理，现执简驭繁，将治法概括为行气破血、补肾安胎、调养心脉、补益脾肾、益气补血、滋补冲任及其他疗法，兹分述如下。

1. 辨证论治

（1）行气破血：明代周之干《慎斋遗书》云："临月滑胎，八珍汤去地黄，加紫苏、条芩、砂仁。胎大加黄杨脑三两茎。盖破血破气，非所以用于滑胎也。"指出妊娠临盆之时出现滑胎，法当破气行血。但著中同时强调此法宜慎用，因胎元本为气血凝聚而成，破气行血恐伤胎，临证需注意。

（2）补肾安胎：南宋齐仲甫《女科百问·卷下》主张以补肾安胎法预防和治疗胎动不安及反复自然流产，方用杜仲丸（生杜仲、川续断）补益肾气，固肾安胎。清代陈笏庵《胎产秘书》中云："凡妊娠二三月……先经堕遇者，可先服大造丸，继服杜仲丸，庶无半产之患。"若肾为先天之本，藏精，主生殖，应予补肾以安胎。

（3）调养心脉：明代王肯堂《女科证治准绳》曰："今妇人堕胎在三月、五月、七月者多，在二、四、六月者少，脏阴而腑阳，三月属心，五月属脾，七月属肺，皆在五脏之脉，阴常易亏，故多堕耳。如昔曾三月堕胎，则心脉受伤，须先调心，不然至三月复堕。"指出了调养心脉之重要。

（4）补益脾肾：明代曹金《传信尤易方》载述："治妊娠滑胎，用牵牛一两，赤土少许，细研末频，煎榆白皮汤调下一钱匕。"指出治疗滑胎宜用牵牛、赤土及榆白皮煎汤服用。清代傅青主《傅青主女科》曰："胞胎之系，通于心与肾，而不通于脾，补肾可也，何故补脾？然脾为后天，肾为先天，脾非先天之气不能化，肾非后天之气不能生，补肾而不补脾，则肾之精何以遽生也，是补后天之脾，正所以补先天之肾也。"指出应补益先天之肾和后天之脾以固摄胎元气血。

（5）益气补血：唐代王焘《外台秘要·卷第三十三》云："疗妇人怀胎，数落而不结实，或寒冷热，百病之源，黄芪散方，治妊娠数堕胎。赤小豆末，酒服方匕""妊娠有三四月而堕者，有屡孕屡堕者……名曰滑胎，宜固胎丸、益母丸"。主张用黄芪散、固胎丸、益母丸等益气法以治疗滑胎。明代张介宾《景岳全书·妇人规》中提倡"预培其损"之法，并创制补益气血之方，其曰："凡治堕胎者，必当察此养胎之源，而预培其损，保胎之法，无出于此。若待临期，恐无及也。凡胎孕不固，无非气血损伤之病……故善保胎者，必当专顾血虚，宜以胎元饮为主而加减用之；其次则芍药芎归汤；再次则泰山磐石散或千金保孕丸。"清代《资生集》（佚名）引王纶（号节斋）之语，其云："王节斋曰：妇人堕胎，致成滑胎之患，于妊后须多服养气血之剂，以固胎元而补其虚。"亦指出因气血两虚导致滑胎的患者应予补养气血以固胎元的方法。

民国丁泽周《丁甘仁医案》载："腰为肾府，胎脉亦系于肾，肾阴不足，冲任亦亏，妊娠四月，忽然腹痛坠胀，腰酸流红，脉细小而弦。胎气不固，营失维护，虑其胎堕。急拟胶艾四物汤养血保胎。"里面提及了补益气血对于孕产妇的重要性。

（6）滋补冲任：清代曹沧州《曹沧州医案》载："江经：屡患滑胎，冲任受伤已甚，今经居五月，而脉状尚满。须格外慎养。细生地三钱，杜仲三钱，白芍三钱五分，地骨皮三钱五分，子芩三钱五分，川断三钱，沙苑子三钱，漂白术一钱，川石斛四钱，料豆衣三钱，橘白一钱，生麦芽五钱。"血虚则胎不能营养而枯，冲脉为血海，治滑胎而约束，曹氏选用滋补冲任之法，以养血补虚之药行之。

2. 其他治疗

（1）针灸疗法：明代官修《普济方》云："穴水泉治妊娠三月数堕胎。"特别强调水泉穴作为治疗滑胎专用穴位的作用。清代廖润鸿《针灸集成》云："妇人妊子不成数堕胎，灸胞门子户五十壮。"指出艾灸胞门与子户两个穴位治疗滑胎的独特优势。民国谭志光《针灸问答》云："肩井……堕胎后手足厥逆，针此穴立愈。"强调了肩井穴对治疗堕胎后并发症有临床意义。

（2）食疗：明代俞桥《广嗣要语·广嗣附方》载："神效墨附丸专治妇人久无子，经事不调，及数堕胎者服之。"指出治妇人滑胎，可用神效墨附丸治之。近代张宗祥《本草简要方·卷之八·驴》云："咀，服四钱。加大枣水煎服。治怀孕数堕胎。"提出驴肉加大枣可治滑胎。

综上所述，历代医家对滑胎认识繁多，辨证思路丰富，对其病因病机及治疗的分析思路丰富，遂整理如上，考镜源流，以飨同道。

（石伯伦　孙许涛）

鬼胎源流考

中医对鬼胎认识久远，早在《黄帝内经》中便有其相关记载。隋代巢元方《诸病源候论》首立"鬼胎"之名，并将鬼胎作为一种独立疾病进行论述。至明清时期，医家对鬼胎之认识渐臻完善，形成独特的辨证论治体系。纵观历代医籍，鬼胎相关之论述颇多，故从病名、病因病机、证候分类、治疗四方面对其加以整理归纳，清其脉络，追溯本源。

（一）病名

鬼胎指经闭数月，腹部异常增大，隐隐作痛，如妊娠状，伴有阴道反复流血，或下水泡如虾蟆子的一种疾病。关于"鬼胎"之描述最早见于《灵枢》，其言："石瘕生于胞中，寒气客于子门，子门闭塞，气不得通，恶血当泻不泻，衃以留止，日以益大，状如怀子，月事不以时下。皆生于女子，可导而下。"虽然书中未载有"鬼胎"一词，但其与"石瘕"相似，故后世医家多崇《黄帝内经》之旨，将鬼胎作石瘕论治。隋代巢元方《诸病源候论》首次提出"鬼胎"之名，并对"石瘕"进一步诠释，其后始有鬼胎之称谓。现综合分析鬼胎病名之历史源流，将其归纳为以下两类。

1. 以病因病机分类命名

隋代巢元方提出"鬼胎"之称，于《诸病源候论》中言："夫人腑脏调和，则血气充实，风邪鬼魅，不能干之。若荣卫虚损，则精神衰弱，妖魅鬼精，得入于脏，状如怀娠，故曰鬼胎也。"认为本病是妇人荣卫虚损、精神衰弱，鬼邪与之相交，使邪气结于腹中所致，故称其为鬼胎。由于时代认识的局限性，后世医家多崇人与鬼神交合之说，如宋代陈自明《妇人大全良方》、清代傅青主《傅青主女科》等，皆以此论之。清代魏之琇《续名医类案》提出"气胎"之病名，其曰："因当经着气，伤肝久郁冲于血海，似怀胎而无形。此名气胎。"认为本病是由女子经转之时，生气伤肝所致。此说对后世从病因病机命名本病影响颇深，如莫枚士《研经言》言："一为气。多怒之妇，当其经行胞净，气乘虚入，则血与气结，令人经闭腹大，方书谓之气胎……一为液。多痰之妇，当其经行胞净，痰乘虚入，则血与痰结，令人经闭腹大，方书谓之痰胎……一为水。《灵枢》谓之石瘕……一为血。当经行时，或因举重，或因犯房，致经事不卒，血瘀胞宫，亦令人经闭腹大，绝似真胎。"继魏氏"气胎"之说后，又提出"痰胎"之论，以病因病机为侧重点命名本病，并对鬼胎之致病因素进行整合与分析，为后世医家认识鬼胎起到重要指导作用。

2. 以病症特点分类命名

早在《黄帝内经》中便有"石瘕生于胞中"之记载，形象生动地描述出鬼胎之状如怀子、月事不以时下之特点。后世众多医家认为"石瘕"即为"鬼胎"。如清代章虚谷《灵素节注类编》言："石瘕由寒气客于子门，假血成形，结如石坚，故名石瘕，而在胞脉之中，故状如怀子，俗所谓鬼胎也。"同时期医家鲍相璈《验方新编》亦曰："经闭腹大如孕，此名石瘕。"值得一提的是，诸医家所言"石瘕"疑似因寒凝、血瘀留滞于宫内形成结块之癥瘕。此外其他妇科病症亦可见与"石瘕"相似之症。如清代吴谦等所撰《医宗金鉴》指出鬼胎、石瘕、肠覃皆出现腹大如怀孕之状，其言："鬼胎者……古云实有鬼神交接，其说似属无据。妇人石瘕、肠覃二证亦俱如怀孕之状，由气血凝结而成，则可知其必无是理矣！"吴氏对前人所述"鬼神交接"加以批判，在其基础上，指出鬼胎等症之客观病理机制，可见其认识颇深。同时期医家陈莲舫《女科秘诀大全》亦有"鬼胎即癥瘕之类……盖即血癥气瘕之类耳"之论述，明确指出鬼胎属女子癥瘕之类。魏之琇《续名医类案》根据患者经闭腹大但无胎息可验之病症特点，提出"假胎"（伪胎）之称谓，其曰："凡妇人当经受惊，其痰由心包络流入血海，如怀胎状，经闭渐大，活动身安，此假胎也。"罗国纲《罗氏会约医镜》亦有相似论述，指出经闭腹大而非真胎之症。戴武承《女科指南集》亦言："所谓鬼胎者，伪胎也，似乎胎而实非胎也。"故本病亦有"伪胎"之称。

（二）病因病机

清代张璐《张氏医通》云："古人论鬼胎之说，皆由其人阳气不足，或肝气郁结，不能生发，致阴血不化而为患也。有因经行时饮冷，停经而成者；有郁痰惊痰、湿热凝滞而成者；有因恚怒气食，瘀积互结而成者。故见鬼胎之脉，必沉细弦涩，或有时虚浮，有时沉紧，皆阳气不充之验。其腹虽渐大，而漫起重坠，终与好胎不同。"可知鬼胎之病位为胞宫，属本虚标实、虚实夹杂之证，本虚即阳虚，不能温化阴血，气血失调；标实即气滞、食瘀、痰饮、寒凝等实邪结聚，使阴血瘀滞不行，胶结成块而致鬼胎。综合分析古代医籍，本病主要为气血不调与阳气不足，气血虚弱，夹邪成胎所致，其病理机制为气血不调，夹邪成胎，兹述如下。

1. 寒气郁结，凝滞气血

《灵枢》言："石瘕生于胞中，寒气客于子门，子门闭塞，气不得通，恶血当泻不泻，衃以留止，日以益大，状如怀子，月事不以时下，皆生于女子，可导而下。"提出寒邪客于冲任，气血凝滞胞宫，腹大异常，瘀伤胞脉则流血，发为本病。此论述对后世影响深远，医家多崇《黄帝内经》之旨。后至清代，诸医家对此机制逐渐完善，如清代章虚谷《灵素节注类编》云："石瘕由寒气客于子门，假血成形，结如石坚……而在胞脉之中，故状如怀子，俗所谓鬼胎也。"鲍相璈《验方新编》亦有相似记载，认为寒气郁结冲任，凝血成瘀，结如坚石，而成鬼胎。林珮琴《类证治裁》习承前人之说，对鬼胎脉症进一步丰富，其言："鬼胎，脉多沉细弦涩，大小不调。或由经行饮冷，血蓄冲任而成者。"强调鬼胎脉多沉细弦涩且大小不调，突出气血不调之象，并指出经期内食寒冷之物，更伤阳气，阳虚寒盛，寒气凝聚宫胞，气血不运而成假胎。

2. 痰浊凝滞，阻滞气血

清代魏之琇《续名医类案》对痰胎进行阐述，并引明代钱国宾之说，其曰："其妻怀孕十有八月，胎形渐大……其脉浮沉长短，去来至止，上下不一，知痰，非胎矣……其痰由心包络流入血海，如怀胎状，经闭渐大，活动身安，此假胎也。"认为痰浊入血室，壅滞气血，凝滞胞宫而成本病，并提出痰胎之脉为浮沉长短，去来至止，上下不一，反映出痰浊阻滞气血之象，对后世医家凭脉辨证论治具有指导意义。林珮琴《类证治裁》言："鬼胎……或由停痰蓄水与络中瘀积互结而成。皆内因之病，实非外感之邪。"明确指出鬼胎乃内因而发，非外感之疾，为痰湿与瘀血互结，导致胞脉瘀阻，出现经闭腹大之症。莫枚士《研经言》亦有相似论述，其云："多痰之妇，当其经行胞净，痰乘虚入，则血与痰结，令人经闭腹大，方书谓之痰胎。"认为素体痰盛者，逢经转之时，痰乘虚入，则易导致本病。

3. 肝气不舒，血随气结

宋代官修《太平圣惠方》曰："治妇人经脉不通，一月至三个月，腹内有气块，发来，从胁下起冲心，此是鬼胎。"由"腹内有气块""胁下起冲心"等论述可知，肝气郁滞、血随气结可致鬼胎。金元时期医家亦宗此说。直至清代吴谦等所撰《医宗金鉴》明确提出鬼胎之病因病机与情志不遂有关，而非与鬼交合所致，其云："鬼胎者，因其人思想不遂，情志相感，自身气血凝结而成，其腹渐大如怀子形状。古云实有鬼神交接，其说似属无据。"指出鬼胎形成与患者情绪密切相关，若肝气不舒，气血不畅，胞脉瘀阻，则发为鬼胎。何梦瑶《妇科良方》亦指出"思想不遂，情志相感"可致"自身气血郁结"，进而发为"肠覃、石瘕"等病。由此可见，情志不遂与妇科疾病关系密切。魏之琇《续名医类案》习承前人之说，提出鬼胎为"郁伤肝脾之症"，其曰："面青脉涩，寒热往来，肝经血病也。面黄腹大，少食体倦，脾经血病也。此郁伤脾肝之症，非胎也。"并对其进一步解释，曰："因当经着气，伤肝久郁冲于血海，似怀胎而无形。此名气胎。"形象生动地指出情志不遂、气机郁滞，可致气血相结于血海，并称其为气胎。程国彭《医学心悟》亦有"此乃肝脾膹郁之气，非胎也"之论。陈佳园《妇科秘书》曰："鬼胎者，伪胎也……乃本妇自己血液淫精，聚结成块，血随气结而不散，以致胸腹胀满，俨若胎孕耳，非伪胎而何？"强调妇人自身血液淫精结块，加之气机郁滞使其不散所致鬼胎之病理机制。民国时期严鸿志《女科精华》提出"多怒之妇"，即气郁质女子，每逢经行胞净，血气乘虚结于胞宫，可患本病。

4. 相火妄动，气血互结

明代虞抟《医学正传》云："凡男女之性淫而虚者，则肝肾之相火无时不起，故劳怯之人多梦与鬼交。"提出梦与鬼交之原因，进一步指出古人对与鬼交合导致鬼胎之发病机理的认识之由来，虞氏认为："夫所谓鬼胎者，伪胎也。非实有鬼神交接而成胎也。"而因"思想无穷，所愿不遂"，妄动肝肾相火，加之劳倦形怯，致使白淫白浊流于子宫，结为鬼胎。同时期孙志宏《简明医彀》沿袭前人之说，认为女子思欲，无论血盛者还是体虚者，大多与相火妄动相关。若淫津血液流入子宫，结聚成块则发为本病，其言："妇人鬼胎之说……皆本自心所现之境也……因女子血盛思欲所致，或虚而有欲念者，则相火无时不起，故淫津血液流入子宫，结聚成块者也，遂至腹中胀满，俨若胎形，因而精神气血相感，亦能转动，世俗谓之鬼胎也。"清代叶其蓁、阎纯玺亦推崇此说，在《女科指掌》《胎产心法》中载有"肝肾之相火无时不起"之论。由此可见，相火妄动，鼓动淫津气血流入子宫，血随气结是导致鬼胎的重要因素。

5. 阳气不足，气血虚弱，夹邪成胎

清代医家认识到"阳气不足，气血两虚"致鬼胎之发病机理，如清代张璐《张氏医通》云："古人论鬼胎之说，皆由其人阳气不足"，提出阳气不足为鬼胎之根本原因。阎纯玺《胎产心法》进一步强调阳虚无以温化精血而致鬼胎，其曰："鬼胎者，伪胎也……此子宫正气不全，精血虽凝，而阳虚阴不能化，终不成形，每至产时而下血块、血胞。"汪朴斋《产科心法》言：

"古人论鬼胎云，皆由其人阳气不足，此语诚然。盖阳衰失其冲和之令，致阴气凝聚，宛若胎形，阴气愈凝，其腹愈大。"认为阳气虚损，阴血不化，而结聚成块，化为假胎。清代《资生集》（佚名）引薛立斋之语，曰："鬼胎证因七情相干，脾肺亏损，气血虚弱，冲任乘违所致，乃元气不足，病气有余也。"指出本病乃"元气不足，病气有余"所致。王清源《医方简义》亦提出"惟正气大虚，兼之邪念丛生"可致"妖魅之气，所得而乘之"。清代严洁、施雯、洪炜合撰《盘珠集胎产症治》云："腹胀连胸，面色或青或黄，脉涩而短，或不数月而腹大如鼓，形若抱瓮，按之其冷如冰，总缘精神虚弱，妖魅乘虚而入之也；或本妇所愿不遂，发为白淫，流入子宫，结而为胎，均曰鬼胎。"面色和脉象提示患者为气血虚弱之体，加之肝郁，血随气结，结而成胎。由此可见，阳气不足，气血虚弱，夹邪成胎为本病发病机理之一。

（三）证候分类

历代医家对鬼胎证候分类的表述有：①寒湿凝结；②痰浊阻滞；③气滞血瘀；④瘀热蕴结；⑤肾虚血瘀；⑥冲任滞逆；⑦相火妄动；⑧气血虚弱；⑨阳气不足；⑩虚实夹杂。

（四）治疗

综合分析古代医籍，后世医家对其治疗方法论述较详，尤以治疗方药居多，归纳为调和气血、标本兼顾两类治法，兹述如下。

1. 辨证论治

（1）温经散寒，调和气血：元代危亦林《世医得效方》应用茱萸、川乌、秦艽、巴戟等品"治鬼胎，如抱一瓮"，方中茱萸、川乌、秦艽、巴戟祛风散寒除湿，柴胡益气升阳，白僵蚕息风止痉，巴豆、芫花泻水逐饮。明代王化贞《产鉴》对其方加减化裁，去掉巴戟天、巴豆、芫花等药物，命名为斩鬼丹，主以温经散寒之法，其曰："妊娠鬼胎，状如怀妊，腹内如包一瓮，如下血或肠水物，可服斩鬼丹。"清代吴谦等所撰《医宗金鉴》云："寒气客于胞中，血留不行而成石瘕。兼表证多者，宜吴茱萸汤温散之。"针对寒邪阻滞之鬼胎，主张温散之法，当以吴茱萸汤温中补虚，理气燥湿。张璐《诊宗三昧》主张"补气活血，温养脾胃"之法，使"水行经自通"。

（2）破血逐瘀，峻下导滞：《黄帝内经》中虽未记载治疗鬼胎之具体方药，但提出"可导而下"之治法，开创峻下导滞法治疗鬼胎之先河。宋代王怀隐等《太平圣惠方》云："治妊娠是鬼胎，致腹中黑血数下，腹痛，雄黄丸方""治妇人鬼胎，及血气不可忍方，斑蝥五枚，麸炒令黄色，去头足，延胡索三枚，微炒""治妇人虚羸，有鬼胎癥块，经候不通方，上以芫花根三两，剉炒令黄色，捣细罗为散。每服，以桃仁汤调下一钱，当下恶物"。以上三方所用药物雄黄、巴豆、蜈蚣、斑蝥、芫花根、桃仁等皆为活血祛瘀，破血导滞之品，以峻下之法使鬼胎速下。又云："治妇人鬼胎，腹内疼刺，日夜不止，牡丹散方。"指出鬼胎兼腹内刺痛者为气血壅滞所致，当以牡丹散活血化瘀，行气止痛。亦云："治妇人经脉不通，一月至三个月，腹内有气块，发来，从胁下起冲心。此是鬼胎，宜服穿山甲散方。"治以穿山甲散消瘀除癥，益气活血。陈自明《妇人大全良方》亦宗其旨，论治方法与其类似。明代龚廷贤《鲁府禁方》记载神化丹治疗鬼胎，其曰："消癥疾，破血气，下鬼胎，通经脉，及诸癥积血气块。"主张以消瘀破血之法，当以硇砂、干漆、血竭、红娘子、斑蝥、乳香六味药物，以枣肉为丸，临卧用枣汤姜汤或红花苏木汤服下。诸药共奏破血逐瘀、峻下导滞之功。清代魏之琇《续名医类案》引滑伯仁医案，其用"与破血坠胎之药，下如蝌蚪鱼目者二升许遂安"，虽未提出具体药物，但其治疗之法亦值得后世医家参考。陈士铎《伤寒辨证录》云："倘或自知鬼胎，如室女寡妇之人，一旦成形，虽邪气甚盛，而真气未漓，可用歧天师新传红黄霹雳散（红花半斤、大黄五钱、雷丸三钱，水煎服），亦能下胎。"虽提出治疗方药，但其强调此方需慎用，恐过伤气血。程国龄《医学心悟杂症要义》进一步指出针对症状轻重之不同分别论治，其曰："鬼胎者，其胎有实在形迹，产时非怪物即血水也，直当下之。"轻者宜用雄黄丸破血逐瘀，重者宜用平胃散加龙骨、虎骨、朴硝行气除湿，散结消癥。以上均为破血逐瘀法治疗鬼胎之论述。

（3）降气化痰，理气活血：清代魏之琇《续名医类案》主张以"清痰活血轻剂"治之，方中四物汤补血活血，贝母、白芥子清热化痰，半夏、陈皮燥湿化痰，枳壳消积化痰，理气宽中，香附理气调经，茯苓健脾化湿，天冬滋阴润燥。

（4）行气散结，活血化瘀：清代林珮琴《类证治裁》主张"以理气行血为主"，辅以莪术、桃仁、苏木破血逐瘀，牛膝引血下行，南星化痰散结，桂心温阳通络，麝香辛散通经。并强调虚者不可"峻用川乌、巴豆厉剂，急迫取咎"，宜"十全大补汤，缓图收效。"吴谦等所撰《医宗金鉴》将鬼胎作肠覃治，指出其为"寒气客于肠外"所致，属于气病，故用香棱丸理气活血，"即木香、丁香、茴香、川楝子、青皮、广茂、三棱、醋煮面糊为丸也"。何梦瑶《妇科良方》宗《医宗金鉴》之旨，在辨证基础上分别应用理气之香棱丸及温经散寒之吴茱萸汤治疗肠覃、石瘕，并指出理气法亦可用于治疗气血郁结之鬼胎，其云："因其人思想不遂，情志相感，自身气血郁结而成，如肠覃、石瘕之类。肠覃宜香棱丸，石瘕宜吴茱萸汤。鬼胎依此用之。"由此可知，清代医家多主张应用行气活血之法治疗鬼胎。

（5）益气健脾，理气活血：明代武之望《济阴纲目》曰："若脾虚血不足者，用六君、芎、归培养之。"指出脾气虚弱以致气血生化不足，当以六君子汤益气健脾，川芎、当归行气活血。薛立斋《校注妇人良方》应用"加味归脾、逍遥二药"治疗"一妇人，经闭八月，肚腹渐大，面色或青或黄"之证，指出此证为肝脾二经之血病。正如其曰："此郁怒伤脾肝之症，非胎也。"故治以加味归脾汤益气补血，健脾养血，逍遥散疏肝解郁，养血健脾，共奏调和肝脾、理气养血之功。清代程国龄《医学心悟杂症要义》亦载有此案之治法方药，兹不赘述。柏鹤亭《神仙济世良方》中引红鸾侍者之言，对鬼胎之治疗先用红花、大黄、雷丸泻出血块，后用六君子汤补益脾气，其曰："如妇人腹中高大，似生胎者，形容憔悴，面目瘦黑，骨干毛枯，乃鬼胎也。"先"用红花半斤、大黄五钱、雷丸三钱。水煎服"，使"泻出血块如鸡肝者百片而愈"。方中妙在用红花为君，血行难止，又加以大黄走而不守之味，"自然功成之速也"，后用六君子汤治之，益气健脾。

（6）补气养血，活血化瘀：明代张介宾《景岳全书》对其论治较详，其云："又凡鬼胎之病，必以血气不足而兼凝滞者多有之，但见经候不调而预为调补，则必无是病。若其既病，则亦当以调补元气为主，而继以祛积之药乃可也。"指出鬼胎病机多虚实夹杂，治疗当以调补元气为主，辅以理气祛积之药。其中"然用补之外，而欲于补中兼行者"，当以决津煎滋肾利水、养血调经；若"欲去其滞而不至猛峻者"，当以通瘀煎活血理气、祛瘀调经；若"既加调补而欲直攻其病者"，则夺命丹、回生丹皆可酌用，或以当归、红花煎浓汤，送赤金豆亦妙"。其所述夺命丹、回生丹、当归、红花煎皆为活血逐瘀之品，送服赤金豆可达引血下行之功。清代傅青主《傅青主女科》中所用荡鬼汤亦属攻补兼施之良药，方中用小承气汤轻下热结，除满消癥，雷丸消积杀虫，川牛膝、丹皮通利，人参补益，红花、桃仁活血祛瘀。诸药共奏补气养血、活血化瘀之功。此外亦应用红花霹雳散和荡邪散，由此可见，傅氏对于鬼胎的诊治，或边攻边补，或先攻后补，攻补兼施，药到病除。陈士铎《辨证奇闻》亦宗前人之旨，方用"荡鬼汤"：雷丸三钱、大黄一两、红花三钱、枳壳一钱、厚朴一钱、桃仁二十粒、当归一两、人参一两、牛膝三钱、丹皮三钱，水煎服。一剂腹必大鸣，泻出恶物半桶，再服二剂，又泻恶物而愈，断不可用三剂也。"方中"雷丸祛秽，又得大黄之扫除，佐之红花、厚朴等药，皆善行善攻之品……然用参归以补气血，则邪去而正又不伤"。全方共奏益气养血、活血化瘀之功，强调绝不可多服，否则耗气伤血。刘常裴《济阴宝筏》云："法以补元气为主，而佐以雄黄丸之类行散之。"吴悔庵《秘传内府经验女科》亦宗此说，用归脾汤、雄黄丸治疗鬼胎之症。《济世神验良方》曰："鬼胎先服桃仁、干漆、肉桂、麝香之类去之。"然后再治以"二陈汤化痰燥湿，四物汤补血，香附破气，黄芩清热，柴胡平肝，白术补脾。"清代王泳《济世珍宝》曰："腹有鬼胎者，状如怀胎，非真胎，因气裹精而结，无血也。宜用桃仁、干漆、肉桂、麝香、水银之类，丸服以去之。然后再用归一汤，以俟经调，仍然得胎。"先治以活血之法使瘀血速除，再治以归一汤化生新血。以上均为攻补兼施之法，历代医家对其论述较详，值得后世医家学习。

2. 其他疗法

（1）针灸疗法：是治疗鬼胎之重要辅助方法，但历代医家所述不多。元代王国瑞《扁鹊神应针灸玉龙经》载："三阴交：在内踝上三寸，取中骨陷中。又云，在内踝上八寸……妇人鬼胎，八寸，针三分。"提出以"三阴交"及"内踝上八寸"即足厥阴肝经与足太阴脾经交会之处治疗本病，值得我辈参考。

（2）外敷法：明代医籍《李氏家藏奇验秘方》指出以"血余（煅成汁者四两），柳条搅匀。次下细末药：乳香（制）、没药（制）、血竭、真阿魏、儿茶、轻粉、赤石脂（煅）、海螵蛸、青黛虎骨（煅）、朝脑、蟾酥"等药制成膏剂，取穴"两章门、一关元"敷丁患处，治疗本病。并且书中强调"将手心搓热，按穴道上摩百遍，以助药力"，故在治疗时需"烘手摩百遍"以达温通经脉，调和气血之功。

综上所述，鬼胎辨治经历代医家继承与发展，逐步形成较完善的辨证论治体系，不仅确立了中医药治疗鬼胎之理论基础，至今仍影响当代中医对本病的诊治及研究，对临床实践及理论研究起着重要启迪与指导作用。

（赵　艳　韩洁茹）

胎萎不长源流考

有关本病的记载，始见于隋代巢元方《诸病源候论》，其曰："胎之在胞，血气资养。若血气虚损，胞脏冷者，胎则羸燥委伏不长。"指出本病多为脾肾虚弱，气血衰少所致，亦与"父气屡弱"、情志等因素有关。历代医家总结其治疗重在补脾益肾、益气养血，因其病而随机应之。故从病名、病因病机、证候分类及治疗入手，对历代重要医籍中胎萎不长的相关病证论述进行整理研究，考查其学术脉络和规律，颇有意义。

（一）病名

"胎萎不长"之名首见于清代叶桂所撰《叶氏女科证治》。然而由于历代医家对前人临床经验和理论认知的程度、方式不同，在理解上也各有历史局限性，故不同时期本病的病名及学术含义有所不同，纵观历代有关胎萎不长的诸多论述，综合分析其诸多称谓的历史，可归纳为2种分类命名。

1. 以病因病机分类命名

明代武之望《济阴要略》载："按荫胎者，由于妊母体质素怯，胎失其养，荫而不长，一名卧胎。"指出妊母素体亏虚，引起精血化源不足，而致胎失所养，故名"荫胎"，又名"卧胎"。

2. 以病症特点分类命名

隋代巢元方《诸病源候论》曰："胎之在胞，血气资养，若血气虚损……日月虽满，亦不能生，是其候也。而胎在内痿燥，其胎多死。"本病由"妊娠之人，有宿挟痾疹"或"有娠之时节适乖理致生疾病"并令"脏腑衰损，气力虚赢"，胎失濡养而令"胎不长"，故称之"妊娠胎萎燥"。该论亦为后世胎萎不长的诊治提供了理论依据。宋代陈自明称之为"妊娠胎不长"，如《妇人大全良方》曰："夫妊娠胎不长者，因有宿疾，或因失调，以致脏腑衰损，气血虚弱，而胎不长也。"清代张璐《张氏医通》谓之"胎不长养"后列"白术散方"治疗本病。清代吴谦等《医宗金鉴》载："妊娠五六个月，胎萎不长，由于妊母禀赋虚弱。"以上名称均体现出本病之病症特点。

（二）病因病机

胎萎不长主病在胞胎，其主要发病机理是母体先天禀赋虚弱，脏腑血气亏损，或孕后将养失宜，化源不足，胎失所养，遂致胎萎。也有因父气屡弱，男精不壮，胎气不实而致者。以气血亏虚为本，瘀血内阻为标。其病因病机经整理可概括为血寒宫冷、脾肾不足、气血虚弱、阴虚血热四类，现分别论述如下。

1. 血寒宫冷

人体阳气主温煦，脏腑功能和气血之生化无不以阳气为动力。若阳气虚惫则阴寒内盛以致脏腑功能衰弱，气血生化不足且运行迟缓，胞胎亦失于温养，故致胎儿生长缓慢。素体阳气不足，或孕后过食寒凉生冷之品，或大病久病，损伤肾阳，寒自内生，生化之机被遏，致血寒宫冷，胎失温养。即如清代阎纯玺《胎产心法》所云："血气寒而不长，阳气衰生气少。"

2. 脾肾不足

素体禀赋不足，或孕后房事不节，伤及肾气，或劳倦过度，损伤脾气，精血化源不足，胎失所养，以致胎萎不长。宋代陈沂撰，明代陈文昭补解《陈素庵妇科补解》载："何至瘦而不长……盖胎瘦由于母血不足也。母血之不充由于脾胃之衰弱耳。"脾胃为后天之本，气血生化之源。孕妇气血不足，多因脾气虚弱，血不养胎，致胎儿宫内发育迟缓。宋代官修《圣济总录》亦记载："妊娠将理无方，脾胃不足，饮食减退，不能行荣卫、化精微、养冲任，故令胎脏内弱，子气不足。"明代张介宾认为，母体先天禀赋虚弱，脏腑血气亏损，或孕后气血不足以荣养其胎，遂致胎萎。《景岳全书》曰："妊娠胎气本乎血气，胎不长者，亦惟血气之不足耳……妇人中年血气衰败者有之，泉源日涸也；妇人多脾胃病者有之，仓廪薄则化源亏而冲任穷也。"纵欲过度，或先天禀赋不足，或孕后将养失宜，肾气虚弱，精血乏源，则胞脉失养，胎萎不长。胎气本乎气血，脾胃病日久，气血生化不足，胎儿失于濡养，亦可致"胎不长"。

3. 气血虚弱

中医认为"胚胎乃精血所化""十二经脉逐月养胎"，故胎萎不长主要由于气血虚弱，不足以荣养胎元，而致胎儿生长迟缓。早在隋代巢元方《诸病源候论》中就有"胎之在胞，血气资养。若血气虚损，胞脏冷者，胎则翳燥，委伏不长。其状，儿在胎都不转动，日月虽满，亦不能生，是其候也。而胎在内痿燥，其胎多死"之论述，明确指出本病的病理、症候及转归。巢氏认为该病之病因病机为"血气虚损，胞脏冷"，此气血虚弱、无力养胎之说，为后世众多医家所推崇和沿用。宋代陈自明在《妇人大全良方》中对导致血气虚损的原因，有了进一步认识，认为妊妇若素兼宿疾，使脏腑阴阳气血失调，不能输精养胎而致"胎不长"。宋代齐仲甫《女科百问》云："胎之在胞，以气血滋养……若冷热失宜。气血损弱，则胎痿燥而不育，或过年久而不产。"气血乃长养胎儿之本，若气血虚弱不足养胎，或因漏胎下血，胎失所养，均可致胎萎。可见，气血不足是胚胎萎弱不长之关键病因病机。后至明代，张介宾《景岳全书》云："妊娠胎气，本乎血气，胎不长者，血气不足耳。"清代阎纯玺《胎产心法》亦曰："凡妊妇冲任经虚，血气羸弱，此本来禀赋不足，若一受孕，气血分而荫胎，则虚证自然百出，或孕成随堕，或胎不长养。"妊妇血气与胎儿生长息息相关，妊娠血聚养胎，若血气化源不足，或胎漏下血日久，耗伤气血，冲任气血不足，胎失所养而生长缓慢，遂致"胎萎不长"。由此可知，历代医家认为胎儿在胞宫内发育良好与否，与母体的气血盛衰，冲任血脉通盛、脏腑功能正常与否关系密切。

4. 阴虚血热

孕妇素体阴虚，或久病失血伤阴，或孕后过服辛辣食物及辛热暖宫药物，以致邪热灼伤阴血。胎为邪热所伤，又失阴血的濡养，因而胎萎不长。《陈素庵妇科补解》曰："如娠忧郁不解，以及阴血衰耗，胎燥而萎。"盖忧则郁伤脾，脾伤则饮食减少，水谷之气不能运化为血，无以养胎则胎燥，燥则萎。明代戴思恭《推求师意》载："膏粱之妇，多食肥美而生内热，则肾之阴水不足以养胎而胎萎弱。"过食肥甘，燥热偏盛，灼伤阴津，胚胎失养，遂致本病。

值得一提的是，前贤大多以"胎气本乎气血，胎不长者亦为气血不足耳"为立论，较为全面地阐述气血不足，胎失所养，以致胎萎不长之成因等诸多孕母因素时，均未涉及胎元因素。惟清代张璐在《张氏医通》中载："有妊母气血自旺而胎不长者，此必父气之屡弱。"清楚地认识到男方身体懦弱，生殖之精发育不良会导致胎萎不长。这一见解不仅为胎萎不长的病因提出了新的理论，也开拓了临床治疗胎萎不长的新途径。故"宜补、宜固、宜清、宜温，但因其病而随机应之"体现了辨证施治的观点，弥补了前人对本病病因病机认识的不足。

（三）证候分类

历代医家对胎萎不长证候分类的表述有：①气血虚弱；②肾气亏损；③阴虚血热；④脾肾不足。

（四）治疗

本病的治疗应重在助其母气，补脾益肾，滋其化源。但亦有人认为当辨其母体之虚，或父气之孱弱以致胎不实者。若妊母血虚者当助母血，若父气孱弱者则当补气为主。现将古代医籍文献中有关胎萎不长的治疗方法整理如下。

1. 补肾健脾

胎之能长而旺者，全赖母之脾土，输气于子。宋代官修《圣济总录》云："妊娠将理无方，脾胃饮食减少，不能行营卫、化精微、养冲任，故令胎脏内弱，子气不足。"清代阎纯玺认为："凡长养万物莫不由土，故胎之生发虽主乎肾肝，而长养实关乎脾土。"《胎产心法》云："所以胎气本乎血气而长，其胎不长者，亦惟气血之不足……所以治胎气不长，必用八珍、十全、归脾、补中之类，助其母气以长胎，免致多延日月。试观瘠薄之土，虽蓺不获，得沃泽灌溉便能成实，义可见矣。"脾主运化精微，长养万物，无不由此，故胎之长养，关系乎脾，故以八珍、十全、归脾、补中之类，补益气血，以长其胎。清代萧壎《女科经纶》载："巢元方谓母病疗母，则胎安是也。若使脾胃和而能食饮，水谷化而运气血，何虑胎气不长也……妊娠以十二经脉养胎，全赖气血以充养胎元。而气血之旺，唯以脾胃水谷之气化精微，而生血气。虽有宿疾失调，总以健脾扶胃，为长养胎元之本，此《圣济》一条，为知要也。"清代严洁、施雯、洪炜合撰《盘珠集胎产症治》载："胎儿全赖血气所养，而血气又赖脾胃水谷之精化之也，以健脾扶胃为主。八珍汤加莲肉，忌食鲤鱼、苋菜（补五）。肝气郁怒而气逆，则血不调，血不调则胎无以养而萎，逍遥散（和五）。"以补脾胃，滋化源，养精血，益胎元。清代吴谦等所撰《医宗金鉴》云："妊娠五六个月胎萎不长，由于妊母禀赋虚弱。若属气血两虚者，宜用八珍汤，若脾胃虚弱者宜用六君子汤，但使饮食强壮，俾水谷运化精微，则气血日生而胎自长矣。"清代萧壎《女科经纶》则重视中焦脾胃以培长养之本，论有"妊娠以十二经脉养胎，全赖气血以充养胎元，而气血之旺惟以脾胃水谷之气化精微而生血气"，总以"健脾扶胃为长养胎元之本"。柴得华《妇科冰鉴》曰："夫胎处于胞中，全赖气血滋养。凡妊娠至五六月，其胎萎不长者，由妊母禀赋虚羸，气血亏弱而然。但当大补中州，使饮食日进，气化有自，血因以生，更当大补气血，则胎自长而不萎矣。"张璐《张氏医通》主张："治胎气不长，必用八珍、十全、归脾、补中之类，助其母气，其胎自长。"同一时期，萧壎《女科经纶》亦载："女之肾脉系于胎，是母之真气，子之所赖也，若肾气亏损，便不能固摄胎元。"若肾气不足，肾精匮乏，冲任精血不足，胎失濡养，使胎儿发育迟缓不长。故应以补肾气、滋肾阴法治疗。《盘珠集胎产症治》云："气血寒而阳不足，则胎不长。左归饮加当归、砂仁、干姜。"补先天肾精，助母气，则胎元得养。即所谓"滋其化源，而胎自长"。又载："火邪盛而真阴损，致血热而胎不长。加味逍遥散加黄芩、川连、知母。"

2. 益气养血

胎气本于血气，胎不长者，惟气血不足。气血虚弱是胎萎不长的根本原因。唐以前已有通过长期饮食调补助气血生化以养胎的方法，鲤鱼性甘平，不温不燥，具有健脾和胃、下气利水的功效。唐代陈藏器《本草拾遗》载："主安胎。胎动、怀娠身肿，为汤食之。"宋代陈自明《妇人大全良方》提出"当治其疾，益其气血，则胎自长"的治疗方法。明代王肯堂《胤产全书》载："妊娠不长者，因有宿痰，或失调理，以致脏腑衰损，气血虚弱，而胎不长也。当治其痰疢益其气血，则胎自长矣。"方后列安胎白术散、黄芪散、人参丸三方，补荣卫养胎气，治疗妊娠胎不长，安胎和气。明代万全《广嗣纪要》曰："娠妇胎不长者，血气不足也，五六月脾胃脉养之时，宜十全大补汤去桂，加陈皮，姜枣引。"本方由四君子汤和四物汤合方，加甘、微温之黄芪，与辛、苦、温之陈皮组成，方中参、术、苓、草补脾益气。归、芍、地滋养心肝，加入陈皮辛行温通，理气健脾，川芎入血分而理气，则归、地补而不滞，姜、枣助参、术入气分以调和脾胃。全剂配合，共收气血双补之功。

清代黄朝坊《金匮启钥》云："胎不长而脉微弱者，为气血均虚，宜补气血为主。脉浮数者，虽因乎怒，亦当以补为先。"沈金鳌《妇科玉尺》载："或肝脾郁怒，胁痛呕吐，寒热往来，而胎不长。宜六君子汤加柴胡、山栀、枳壳、紫苏、桔梗。"瘀血内阻是胎萎不长的主要致病因素及病理产物，气虚无力推动血行而致瘀，又胎气本乎血气而长，故见胎儿生长发育迟缓，腹形明显小于妊娠月份。胎萎不长者多见气血虚弱、瘀血内阻之征象，故在补气药中加入理气之品，使气血充足，推动血液运行，促进脉络通畅，则瘀去而新生。同一时期，叶桂《叶氏女科证治》载道："胎萎不长，由血虚者宜四物汤加香附、砂仁。由气虚者宜四君汤加香附、砂仁。由气血两虚者宜八珍汤加香附、砂仁。古人治胎前证，每将人参、砂仁同用，取其一补一顺。补则气旺而无堕胎之患，顺则气和而无难产之忧，良是法也。"

综上所述，历代医家对本病的认识繁多，辨证思路多种多样，遂整理如上，考镜源流，以飨同道。

（毛雪莹　王海强）

子肿源流考

有关子肿的最早论述首见于东汉张仲景之《金匮要略》，指出子肿的临床表现为"妊娠有水气，身重小便不利，洒淅恶寒，起即头眩"。至隋唐年间，各医家对此病进一步认识，指出子肿多由胎水泛滥，脾气虚弱引起，出现病名"子满"；后至宋代众医家对本病认识更加深入，亦称之为"皱脚"。直至明清，医家对本病深入剖析，形成较完善的辨证论治体系。纵观历代古籍，医家的论述繁多，且对子肿的认识不一，故对此病考镜源流，现从病名、病因病机、证候分类及治疗方面探讨研究子肿之学术渊源，详述如下。

（一）病名

纵观历代诸多关于子肿之描述，其命名颇多，整理古人对本病的认识，出现了"子肿""子气""皱脚""脆脚""胎肿""胎水肿满""妊娠肿满""妊娠肿胀""妊娠水肿""妊娠浮肿""琉璃胎""儿肿"等多种命名。唐代多称"子肿""子满"，宋代出现"子气""皱脚""胎水"等命名，金元多言"胎水"，明清时期学术呈现百家争鸣的局面，分析总结诸多称谓，其均体现出本病之病证特点，现将其详述如下。

1. 子肿

唐代孙思邈编集的《华佗神方》云："妇人妊娠数月后，面目身体四肢浮肿者，此由胎气泛滥，名曰子肿。"指出"胎气泛滥"为子肿之病因病机，后代医家对子肿之概念广泛应用。后世南宋杨士瀛《仁斋直指方》云："治妊娠面目虚浮，肢体肿如水气，名曰子肿。"指出运用全生白术散治疗此病。金元时期朱丹溪《脉因证治》言："浮肿，是胎前宿有寒湿……又名胎水，俗名子肿，如肿满状。"明确提出"胎水"之名，并认为其为"子肿"之别称。后至明代李梴《医学入门》宗其说，完善其病机为胎中夹水湿，与血相搏，湿气流溢，并指出此病多发于妊娠五六月。同时代龚廷贤《寿世保元》、赵贞观《绛雪丹书》及清代阎纯玺《胎产心法》、陈佳园《妇科秘书》等亦宗其说。又清代顾靖远《顾氏医镜》云："子肿者，谓怀孕或手足或遍身浮肿是也。"此时期，"子肿"之含义扩展至遍身浮肿，不止局限于面目四肢。沈金鳌《妇科玉尺》将"子肿"称为"皱脚"，即两足浮肿，文曰："妊娠七八月以来……两足浮肿。头目不肿者。亦名子肿……又名皱脚。"又："妊娠五六月以来。浮肿如水气者。名曰子肿。俗呼琉璃胎"。指出"子肿"之别称为琉璃胎。同时代田间来是庵《灵验良方汇编》及王清源《医方简义》沿袭朱丹溪之思想，认为子肿亦名胎水，进一步指出病机为"胎中挟湿，水与血搏，湿气流溢"。吴道源《女科切要》曰："妊娠浮肿……乃气病也，名曰子肿。"认为"子肿"为"气"病，并应用方剂紫苏饮治疗。江涵暾在《笔花医镜》中言："胎水肿满者，名曰子肿。"阐述了"胎水肿满"为其别称，"胞胎壅遏，水饮不流"为其病机。周学海《脉义简摩》进一步描述"子肿"的脉象，详细阐释"子肿"的发病过程，文曰："妊娠心脉洪大而浮，肺脉浮而散，胃脉浮而大，通身瘙痒，渐次面目，浑身俱肿，心躁不安。俗名子肿，盖风水也。"

2. 子气

纵观古籍，加以整理，子气多以"两足面渐肿至膝，喘闷妨食，甚至脚趾间出黄水"为主症。宋代陈自明《妇人大全良方》曰："妊娠自三月成胎之后，两足自脚面渐肿腿膝以来，行步艰辛，以至喘闷，饮食不美，似水气状。至于脚指间有黄水出者，谓之子气，直至分娩方消。"后代医家多宗其说，南宋杨士瀛《仁斋直指方》、明代孙一奎《赤水玄珠》、李时珍《本草纲目》及龚廷贤《寿世保元》等著作均引用《妇人大全良方·产乳集》指出子气是以喘闷、饮食欠佳及双足肿为主要特点。明代赵贞观总结子肿之特点，其著作《绛雪丹书》有云："足指缝出水，病名子气。"明代李梴《医学入门》延续前人之说，并对"皱脚"的概念加以描述。清代医家延续及发展前人之说，如冯兆张《女科精要》简化"子气"概念，言："子气者，两足浮肿也。"黄宫绣《本草求真》论述以天仙藤治疗子气；陈修园《女科要旨》言："子气者，病在气而不在水。"蔡贻绩《医学指要》写到："妊娠数月以来，双足浮肿，或流黄水，喘闷不食者，名曰子气。"周学海《脉义简摩》言："子气，三月成胎……湿也。"除了描述子气主症，指出子气为水湿为病。陈佳园于《妇科秘书》中明确指出"子气，即水气，俗名皱脚"。此时，"子气"与"皱脚"概念一致。

3. 子满

子满之名最早见于隋代巢元方之《诸病源候论》，文曰："胎间水气，子满体肿者，此由脾胃虚弱，脏腑之间有停水，而挟以妊娠故也。"指出妊娠胎间有水气，子满体肿之象，阐述子满发生的病因病机为脾胃虚弱，脏腑间停水。南宋齐仲甫之《女科百问》宗其说，并指出"若水停不去，浸渍于胎，则令胎坏。诊其脉浮，腹满兼喘者，其胎必堕也"，为后世医家明确本病之预后提供思路。明代虞抟《医学正传》言："治妊娠气壅，身体腹胁浮肿，喘急气促，小便闭涩不利，谓之子满。"即子满的临床表现为身肿、腹肿、喘急气促、小便不利。后世孙志宏《简明医彀》宗其说，并且指出用方剂泽泻散治疗子满。武之望《济阴纲目》在前人的认识之上，增加了大便不通为子满的临床表现。清代徐大椿《女科指要》曰："妊娠脾虚停湿敷化无权，故令心腹胀满，或子脏冷小腹如扇亦令胀满，是为子满子胀。"认为"心腹胀满"为子满主症，明确脾虚停湿为病因病机。清代冯兆张《女科精要》、阎纯玺《胎产心法》、陈佳园《妇科秘书》等著作与虞抟之述类似，论述"胎水"为"子满"之别称。陈修园《女科要旨》观点与前人类似，认为子满为通身肿满，胎中夹水，水血相搏所致。

4. 胎水肿满

"胎水""胎气""胎肿""胎水肿满"等命名亦常见。南宋齐仲甫《女科百问》言："脚肿俗呼为皱脚。亦有通身肿满。心胸急胀。名曰胎水。"后至金元时期朱丹溪《丹溪心法》宗其说，文曰："胎水证，凡妇人宿有风寒冷湿，妊娠喜脚肿。"指出"胎水"发病之病因病机。宋代陈自明《妇人大全良方》、明代张景岳《景岳全书》均指出："治妊娠面目浮虚，四肢肿如水气，名曰胎气，又曰胎肿。"后至清代，沈金鳌《妇科玉尺》沿袭齐仲甫之说，阐述妊娠五六月间易发病，言病机为胞中蓄水。沈尧封《沈氏女科辑要》发展前人之说，提及胎水之预后为"不早治，恐胎死。或生子手足软短"，并给出治疗方剂《千金》鲤鱼汤。清代黄朝坊《金匮启钥》详细论述"胎水肿满"之病机，辨证论治，以理脾为主。

对以上病名总结分析，明清部分医家对子气、子肿、子满分述论之，如明代武之望《济阴纲目》言："子肿与子气相类，然子气在下体，子肿在头面。若子满，大都在五六月以后，比子气与子肿不同。盖胎大则腹满，满则气浮遍身浮肿也。"明确子气、子肿、子满之不同，其病位分别为下体、头面及腹部。后至清代，冯兆张《女科精要》、阎纯玺《胎产心法》、叶其蓁《女科指掌》、陈佳园《妇科秘书》等著作对此亦有论述。亦有医家依据病因性质论述"子肿"之命名，如清代吴谦等编纂的《医宗金鉴·妇科心法要诀》指出"水气为病，故名曰子肿""湿气为病，故名曰子气"。清代《资生集》（佚名）认为子肿属"有形之水"，子满属"无形之气"。柴得华《妇科冰鉴》言："水气为病也，名曰子肿。自足肿至膝，或指缝出水，小便长利者，湿气为病也，名曰子气。若遍身俱肿，腹胀而喘，在六七个月之间者，名曰子满。"

亦有清代医家认为"子肿"即"子气"，而子满与二者不相同。清代萧壎《女科经纶》言："慎斋按……妊娠有遍身、胸腹头面、四肢浮肿者，曰子满。有止两足胫肿，渐至腿膝者，曰子气。子气即子肿也。"程国彭《医学心悟》言："妊娠胎水肿满，名曰子肿，又名曰子气。"清代《资生集》（佚名）宗萧壎之说，又陈佳园《妇科秘书》云："子满，又为胎水不利。子满症，又名为胎水，则在五、六月以后，比子气、子肿不同。"基于前人之述，同时指出"子满"即"胎水"。

值得一提的是，子肿之名在清代的命名颇为丰富，各医家发挥其想象力，出现"皱脚""脆脚""儿肿""琉璃胎"等命名，如沈尧封《沈氏女科辑要》曰："妊妇腹过胀满，或一身及手足面目俱浮，病名子满，或名子肿，或名子气，或名胎水，或名琉璃胎。"吴谦等所撰之《医宗金鉴》云："但两脚肿而肤厚者，属湿，名曰皱脚。皮薄者，属水，名曰脆脚。"柴得华《妇科冰鉴》中亦有类似描述。朱时进《一见能医》中有"儿肿"的命名，其曰："儿肿者，妇人孕子之时，面目身足作肿。""琉璃胎"之名以其水肿症状似琉璃而命名，如清代

《资生集》（佚名）引用："何松庵曰：妊娠三月后，肿满如水气，俗呼为琉璃胎。"又清代魏之琇《续名医类案》指出："一孕妇遍身皆肿，或以为白火疸，或以为鼓胀，治俱不效。产科郭大生曰：此名琉璃胎。"

（二）病因病机

子肿之病属本虚标实之证，本虚指脾肾阳虚，虚不运化水湿，水湿内停，泛溢肌肤；标实指气滞湿阻，泛溢肌肤，以致肿胀。现将其归纳如下。

1. 外感风寒，气血不畅

风寒袭表，肺气闭塞，通调水道失职，发为子肿。宋代许叔微《普济本事方》云："妊娠浮肿，羌活、萝菔子同炒香，只取羌活为末。"其中羌活祛风散寒除湿，以方测证知其为外感风寒，气血不畅所致。清代蔡贻绩《医学指要》指出："此任脉素受风邪兼抑郁感寒，必右寸沉实。"又黄朝坊《金匮启钥》曰："然究其由，亦不一端。因风寒伤气者有之，亦有因病后虚微者……皆能致肿。"故外受风邪感寒易发子肿。

2. 气机郁滞，水饮内停

气机郁滞，升降失司，水饮内停，化为子肿。金元时期朱丹溪《脉因证治》指出："浮肿，是胎前宿有寒湿……又名胎水，俗名子肿，如肿满状。产后因败血化水，或血虚气滞。"后至明代孙一奎《赤水玄珠》云："若脾肺气滞，加味归脾汤，佐以加味逍遥散。"可见肺脾气滞可致子肿。至清代蔡贻绩《医学指要》写到："此任脉素受风邪兼抑郁感寒，必右寸沉实。"黄宫绣《本草求真》阐述天仙藤治疗肝脾失于疏泄之子肿，文曰："天仙藤（专入肝脾）……止属妊娠子肿……即其所治之理，亦不过因苦主于疏泄。"清代《资生集》（佚名）中有云："子气者，因子而肝脾气阻，土遂不能制水，故一香附散，足以疗之。"以方测证，明确此为气机郁滞，水饮内停之证。

3. 脾虚饮停，水渍于胎

古籍中因脾虚饮停，水渍于胎致子肿之阐释颇多。脾虚受损，运化失司，水湿停聚于体表，引发子肿。后代医家认为脾胃气虚或泄泻亦可引发子肿。如明代赵贞观《绛雪丹书》言："孕妇面目虚浮，名曰子肿，乃脾胃气虚或久泻所致。"清代阎纯玺《胎产心法》遵循其说，并指出治法"宜健脾利水"。轮印禅师《女科秘旨》亦云："面目虚浮，四肢作肿如水，此皆脾虚不运，清浊不分所致……或水泻所致。"亦有医家阐述脾气虚弱，水液运化不利，水湿停聚，浸渍胞胎，发为子肿。周学海《脉义简摩》言："妊娠子满体肿者，此脾胃虚弱，脏有停饮，而挟以妊娠故也。经血壅闭，以养于胎。若挟有水气，则水血相搏，水渍于胎，兼伤脏腑。脾胃主肌肉，脾气虚弱，水气流溢，故令体肿；水渍于胞，则令胎坏。"又清代严洁、施雯、洪炜合撰《盘珠集胎产症治》提及："脾胃气虚。土气不和，不能制水，水气不化，停积于中而溢于外则肿。"另外，脏腑本虚，感受他邪，耗伤脾胃，亦可发为子肿。如陈佳园《妇科秘书》言："凡子气、子肿、子满，由脏腑本弱，或因泄泻下利，耗伤脾胃，或寒热疟疾，烦渴加饮，湿渍脾胃，使头面手足浮肿也。"

4. 脾肺不调，湿热浸渍

脾肺不调，气机不畅，水道不通，水湿运化不利，又妊妇血聚下焦以养胎元，阴血偏虚，阳气偏亢，致湿热搏结，阻滞于内，发为子肿。明代孙一奎《赤水玄珠》引用古籍指出："脾虚湿热，下部作肿，补中益气汤加茯苓。"明确脾虚湿热可致子肿，又李梴《医学入门》描述胎水遍身虚肿浮，可出现湿热盛之证候，类似的论述如清代竹林寺僧撰《竹林女科证治》云："若胎前浮肿，脾肺俱病者……若湿热肿满。"萧壎《女科经纶》对子肿的描述引用薛慎斋按，其曰："皆本于脾虚，中气不运，以致水谷湿热之气，浸渍肌肉，流溢四肢。"

此外，亦有医家提出子肿之病与肾相关，如清代沈尧封《沈氏女科辑要》云："妊妇腹过胀满……肾者胃之关也，或关门不利，因而聚水。"肾气亏虚，关门不利，水液聚而泛溢肌肤，故为浮肿。

（三）证候分类

历代医家对子肿证候分类的表述有：①脾气虚；②肾阳虚；③气滞。

（四）治疗

子肿发生于女子特殊时期，历代医家多严谨斟酌用药，如清代蔡贻绩《医学指要》言："胎产之病治厥阴者是祖化之源也，切不可汗下利小便也，汗则痞满，下则伤脾，利小便则亡津液。尤宜禁忌饮食，少于房事，其庶平安矣。"又因子肿在中医内科看来属于水肿，故其以"利水化湿"为治疗原则，兼顾其特殊性，故依据妊娠期"治病与安胎并举"的大法，治疗过程中佐加养血安胎之品，忌过于滑利之品伤及胎元。经过古代医籍文献的整理，现执简驭繁，将治法分述如下。

1. 辨证论治

（1）解表散寒：早在宋代便有医家应用解表散寒之法治疗子肿，虽并未明述外感风寒与子肿有关，但以方测证可知，子肿亦可由外感风寒所致。如宋代许叔微《普济本事方》云："妊娠浮肿。羌活、萝菔子同炒香，只取羌活为末。"羌活为解表散寒祛风湿之要药，可知此为解表散寒法，为后世医家提供参考及借鉴。又针对药物服法指出"每服二钱，温酒调下，一日一服，二日二服，三日三服。亦治风水浮肿"。妊娠期妇女属特殊人群，古人使用特殊方法，即"一日一服，二日二服，三日三服"，可见其对病情审识严谨。

（2）疏肝理气，化痰利水：疏肝理气法，多用于因气机郁滞，水饮内停的妊娠肿胀。唐代王焘《外台秘要·集验方五首》提及："《千金》：疗妊娠腹大，胎间有水气，生鱼汤方。生鲤鱼（二斤），生姜（五两），白术（三两），芍药、当归（各三两），茯苓（四两）。"分析方药，鲤鱼下气利水，当归养肝血，白芍敛肝阴以安胎，白术、茯苓健脾制湿，虽未明确指出治法，以方测证，可分析得之，后代齐仲甫《女科百问》亦用鲤鱼汤治疗本病。后至金元时期朱丹溪就指出子肿之病因病机与血虚气滞有关，但亦未阐述治法。直至明清时期，疏肝理气，化痰利水法得到广泛应用。如明代孙一奎《赤水玄珠》云："若脾肺气滞，加味归脾汤，佐以加味逍遥散。"又缪希雍《本草单方》中有"此必用手足太阴药也。天仙藤之苦温，疏气活血，能解血中之风气。乌药、香附、陈皮之辛温，以行郁气。紫苏、生姜之辛温，以疏表气。"后代医家沿袭其说，多用天仙藤等药治疗，如清代蔡贻绩《医学指要》指出："此任脉素受风邪兼抑郁感寒，必右寸沉实，宜天仙藤散加白苓。"黄宫绣《本草求真》对天仙藤如是描述："天仙藤（专入肝脾）。即青木香马兜铃藤也。味苦气温。观书所论主治。止属妊娠子肿。"又补充道："能活血通道，而使水无不利，风无不除，血无不活，痛与肿均无不治故也。昔有天仙藤散（天仙藤、香附子、陈皮、甘草、乌药等分为末，用木瓜、生姜、苏叶煎汤服），以治子肿。"后世清代医家张山雷《本草正义》描述天仙藤有"宣通经隧，导达郁滞，疏肝行气，止心胃痛"之作用。综上所述，天仙藤味苦性温，归属肝、脾经，宣通经脉，行气疏肝，并能通络止痛。陈修园《女科要旨》指出："子气者，病在气而不在水，气滞而足面肿、喘闷烦食，甚则脚指出黄水，前方去地黄，加香附、紫苏、陈皮、天仙藤、炙甘草，金匮葵子茯苓散慎勿轻用。"现代医家多宗其法，予正气天香散加减治疗气机郁滞所致妊娠肿胀，其方药与天仙藤散相差无几，盖考虑天仙藤隶属马兜铃科，为有毒之品宜慎用，以免损伤胎元，根据"治病与安胎并举"之法，去天仙藤，酌加香附、柴胡、佛手等理气疏肝之品。由此可见，吾辈可详参古人之用药，与现代药理结合，与时俱进，发扬中医中药的妙用。

气滞血瘀日久则在疏肝理气之上佐以化痰利水法，如清代沈尧封《女科辑要》云："胎碍脏腑，机栝不灵……更有痰滞一证，痰虽水类，然凝聚质厚，不能遍及皮肤，惟壅滞气道，使气不宣通，亦能作肿，其皮色不变，故用理气药不应，加化痰之品，自然获效。"

（3）健脾利水，上下分消：子肿之病为本虚标实之病，健脾利水，上下分消法在子肿的治疗中广泛应用。唐代孙思邈编撰的《华佗神方》指出："方用：大腹皮、生姜皮、桑白皮、茯苓皮、白术、紫苏各三铢、大枣三枚，水煎汤，别以木香磨浓汁三匙，冲服。"此时尚未提出方剂命名。又南宋杨士瀛《仁斋直指方》中描述用全生白术散治疗子肿，文曰："白术、生姜皮、大腹皮、陈皮、白茯苓（各半两）上为末，每服二钱，米饮调下，不拘时。"上方所述，大腹皮、生姜皮、茯苓、白术为共用之药。生姜皮乃辛散之品，微微汗出，使水气从毛窍出；大腹皮、茯苓皮淡渗，使水湿从小便出；白术味甘性温，有扶脾之功，不致因发散太过，水湿泛溢肌肤，且有安胎之效。两方均行气化湿，利水消肿，药物皆甘淡之味。皮类药物，经皮肤而汗出，有以皮治皮之意。后世医家多沿袭其思想，在其基础上应用和发展，如明代赵贞观《绛雪丹书》云："子肿，乃脾胃气虚或久泻所致，宜健脾利水，宜服单氏全生白术散。"单氏全生白术散之大腹皮予以特殊炮炙法，先以酒洗，再以黑豆汤洗，择去内中粗筋用。以酒炮制，可行药势，通血脉，散水湿之气，且明代李时珍《本草纲目》中描述黑豆，言："黑豆入肾功多，故能治水、消胀、下气、制风热而活血解毒。"故以黑豆汤洗大腹皮，增淡渗利水消肿之功，又可补肾。清代王清源《医方简义》曰："由胞胎壅遏。水饮不流所致。五皮饮加白术、茯苓主之。脾虚不能制水者。六君子汤。"亦有医家直接指出应用健脾利水，上下分消之法，如陈桂园《妇科秘书》言："所谓子肿者……宜健脾利水，全生白术散主之，或用健脾利水汤。"叶其蓁《女科指掌》言："子肿脾虚面目浮，风行水泛湿停留，关门不利从其类，散表分消疾自瘳。"又吴仪洛《成方切用》载有"白术散"，其曰："水病当令上下分消，姜皮橘皮，辛而能散，使水从毛窍出。腹皮苓皮，淡而能泄，使水从溺窍出。水盛由于土衰，故用白术之甘温，以扶脾土而堤防之，不致泛溢也。"明确子肿病因病机运用健脾利水，上下分消法辨证施治。轮印禅师《女科秘旨》指出治疗当"补脾分利为主"。清代严洁、施雯、洪炜合撰《盘珠集胎产症治》等书也有相似论述。另外，亦有医家以安胎养血为主，辅以健脾利水法。如清代顾靖远《顾氏医镜》中描述曰："子肿者，谓怀孕或手足或遍身浮肿是也。安胎养血为主，加茯苓皮、生姜皮、桑白皮之类。轻者不须治，产后肿自消。"可见顾氏治疗子肿，依据妊娠"治病与安胎并举"之大法，以养血安胎为主，水停部位在肌肉，故用"行皮"之法，稍稍佐加"皮"类药物，以上体现了中医各家辨证思维之差异。这种思想在全生白术散、五皮饮、五皮散中均有体现。

（4）清热利湿，行水消肿：清热利湿，行水消肿法在古籍中亦有体现，多用于脾肺不调，湿热浸渍导致的子肿。东汉张仲景之《金匮要略》云："妊娠有水气，身重小便不利，洒淅恶寒，起即头眩，葵子茯苓散主之。"其中葵子清热利湿消肿，茯苓淡渗利湿，两药合用通阳渗湿利水。以方测证可知此为清热利湿法的应用。因冬葵子性滑利，方中虽用一斤，但每次仅服方寸匕，避免药量过大伤正。后代医家多宗其法，如宋代齐仲甫《女科百问》提及应用冬葵子散治疗子肿。陈无择《三因极一病证方论》云："葵子（五两）、茯苓（三两）上为末。每服二钱匕，米饮调下，小水利则愈。又方，入榆白皮一两。"比较此方与《金匮要略》之葵子茯苓散，此方葵子用量减少，却辅以米饮调下，予榆白皮一两入药。至金元时期朱丹溪《丹溪心法》指出："胎水证，凡妇人宿有风寒冷湿，妊娠喜脚肿，亦有通身肿满，心腹急胀，名曰胎水。冬葵（三钱）、赤茯苓（二钱）上为细末，每服三钱，米饮调下不拘时，若利则歇。"丹溪药量虽小，但每服三钱，沿袭《金匮要略》之"方寸匕"。明代孙一奎《赤水玄珠》之葵子及赤茯苓用量均为五两，清代程文圃《医述·女科原旨》亦有对葵子茯苓散的描述，清代陈修园《女科要旨》云："子气者，病在气而不在水，气滞而面肿、喘闷烦食，甚则脚指出黄水……《金匮》葵子茯苓散慎勿轻用。"此时已认识到葵子茯苓散滑利之性影响妊妇。

另外，明代李梴《医学入门》言："胎水遍身虚肿浮……湿热盛者，单山栀炒为末，米饮调服，或单山栀丸。"山栀子清利一身湿热，故此为清利湿热法之应用。又清末民初医家陆锦燧《鲆溪秘传简验方》言："子肿。冬瓜汤恣饮，或用冬瓜皮煎汤服。"冬瓜皮清热利水消肿，以方测证，可知清热利湿法之应用广泛。

（5）温阳补肾：近代张山雷《沈氏女科辑要笺正》云："妊娠发肿，良由真阴凝集，以养胎气，肾家阳气不能敷布，则水道泛滥莫制。治当展布肾气，庶几水行故道，小便利而肿胀可消。"肾阳不得敷布，当温阳补肾利小便治疗。

此外，子肿之病有其特殊性，即其因发病时间不同，预后不同。隋代巢元方《诸病源候论》阐述："妊娠临将产之月而脚微肿者，其产易。所以尔者，胞藏水血俱多，故令易产，而水乘于外，故微肿，但须将产之月耳。若初任而肿者，是水气过多，儿未成具，故坏胎也。"故临产之时，发而为病，不必治疗，可"助产"，然妊娠初期发病，易致坏胎，应予重视。清代陈笏庵《胎产秘书》详述"胎坏"，文曰："汤氏云：子肿……此由胎中蓄水所致。若不早治，必然生子残疾，子母难保。"顾靖远《顾氏医镜》亦云："子肿者……轻者不须治，产后肿自消。"这体现古代医家"因人制宜"，斟酌"治"与"不治"之利弊，可见古人辨证施治之严谨。

2. 针刺疗法

针刺疗法为中医特色治疗，然妊娠期针刺，历代医家均持谨慎的态度，鲜有论述。《金匮要略》妊娠水肿条文有描述："妇人伤胎，怀身腹满，不得小便，从腰以下重，如有水气状，怀身七月，太阴当养不养，此心气实，当刺泻劳宫及关元，小便微利则愈。"

综上所述，历代医家对子肿的认识繁多，其病名称谓以子肿、子气等为主，病因病机多以脾为主论述，兼顾肺肾，标本兼顾；治疗多以中药汤剂为主，辅以针刺之法，辨证思路多种多样，遂整理如上，考镜源流，以飨同道。

（孟　云　李　妍）

子晕源流考

关于妊娠期间眩晕的认识最早见于宋代陈沂撰，明代陈文昭补解《陈素庵妇科补解》，在明清之前，子晕仅为子痫的一个症状，明代王肯堂《女科证治准绳·胎前门》首次将子晕列为独立病名，皇甫中《明医指掌》则将"子晕"称为"儿晕"。后至清代，竹林寺僧《竹林女科证治》首次以"子晕"命名此病。纵观历代医家关于子晕的认识，各有所见，一脉相承而与时俱进，历代医家对于子晕的理解又有自己新的认识，对于子晕的病机，涉及多个因素，临床治疗方法纷繁复杂，故从病名、病因病机、证候分类及治疗入手，对历代重要医籍中子晕的相关病证论述进行整理研究，考查其学术脉络和规律，颇有意义。

（一）病名

子晕是以妊娠期间出现以头晕目眩，状若眩冒为主证，甚或眩晕欲厥为主要表现的一类病症。纵观历代医家所述，子晕的病名有所差异，历代医家有妊娠眩晕、儿晕、子眩、子晕等不同称谓，由于历代医家对前人临床经验和理论认知的程度、方式不同，在理解上也各有其历史局限性，故不同时期子晕学术含义有所不同。有关"子晕"的病名从病症特点加以分析于下。

子晕的描述最早见于宋代陈素庵《陈素庵妇科补解》，其曰："妊娠头眩目晕，忽然视物不明……风火相搏，伤血动胎，热甚则头旋目晕，视物不明。"妊娠期间发生头晕目眩，视物不清。从其含义来看，应当属于如今所说的子晕。

在明清之前"子晕"多同在"子痫"病症中一并探讨，二者并未进行区分，妊娠期间眩晕仅为子痫发作期间症状之一，东晋陈延之《小品方》曰："治妊娠……吐逆眩倒，小醒复发，名为子痫。"妊娠期间发生子痫，可见眩晕症状。宋代陈自明《妇人大全良方》曰："其候冒闷不识人……谓之风痉。亦名子痫。亦名子冒。"其中"冒"所指症状当为眩晕。可见在明清之前，医家对于妊娠眩晕的认识并不清晰，只是将子晕作为子痫发病过程中症状之一，并未将子晕独立为一个病名。

后至明代，王肯堂《女科证治准绳·胎前门》首次将子晕列为独立病名，自此子晕从子痫中独立论述，其将"子晕"称为"妊娠眩晕"，曰："妊娠肝脏热毒上攻太阳穴，胸膈涎壅，头旋目晕。"清代如轮印禅师《女科秘旨》、陈佳园《妇科问答》等亦宗此说，均以"妊娠眩晕"称谓此病。

明代皇甫中《明医指掌》则将"子晕"称为"儿晕"。曰："妇人妊娠七、八月以来，忽然卒倒僵仆不知人，倾刻即苏者，名曰儿晕。"其在沿袭前世医家的学说思想基础上，进一步丰富子晕内涵，指出子晕并不简单指妊娠期间发生眩晕，认为子晕的症状当有忽然倒地，身体僵硬，不省人事，病后苏醒迅速的特点。清代沈金鳌沿袭皇甫中的学术认识，《妇科玉尺》同样以儿晕命名妊娠眩晕。

后至清代，竹林寺僧《竹林女科证治》首次以"子晕"命名此病，书中曰："妊娠七八月，忽然卒倒，僵仆不省人事，顷刻即醒，名曰子晕。"其症状描述与之前儿晕相同，仅仅是名称上的不同。

程国彭《医学心悟》提出自己对于妊娠眩晕的认识，将"子晕"又称为"子眩"，其曰："子悬者，胎上逼也……更有气逆之甚，因而厥晕，名曰子眩。"程国彭指出，妊娠期间胎上逼心出现胸胁胀满，甚或喘急，烦躁不安，称为子悬，而子悬病情进一步发展，出现气逆过甚，而引发厥逆、眩晕则称为子眩，即认为子眩为子悬的重症。可见，子晕也可由其他疾病迁延日久或者加重导致，并不是必须为自身独立发生。江涵暾《笔花医镜》也有与之相同的观点。

（二）病因病机

子晕常伴发于妊娠的过程中，其病因病机多而杂，经整理概括为热毒生风、痰阻气逆、阴虚肝旺、气血两虚、气机逆乱五类，现分别论述如下。

1. 热毒生风

明代王肯堂《女科证治准绳》曰："妊娠肝脏热毒上攻太阳穴，胸膈涎壅，头旋目晕，或腮项肿核。"妊娠期间，孕妇肝脏热毒壅盛，上攻头面，导致眩晕，并且还伴有颈部、腮部肿胀。后至清代，陈笏庵《胎产秘书》云："妊娠头眩目昏，腮项肿硬，此因胎气有伤，热毒上攻，太阳沉痛，欲呕，背项拘急，致令眼晕生花。"妇人孕期，感受火毒，上攻头面，引起头眩目昏、眼晕生花。并且伴有面颊肿硬，项背拘急的症状。

2. 痰阻气逆

痰涎上壅，闭塞清阳，清阳不升，可见眩晕。清代唐宗海《血证论》云："子眩者。气分之痰也。其证目眩头晕。皆由胎水上逆为痰之所致。"指出引起子晕的原因为胎水上逆引起的气分之痰上壅。清代王清源《医方简义》："因痰涎上潮，而晕眩欲呕。"认为痰涎上涌而直接引起子晕。清代陈佳园《妇科问答》曰："九问：胎前眩晕……痰则服补中益气汤。"亦将痰作为子晕的病因之一。

痰涎壅盛引起眩晕有虚实之分。实当为顽痰闭塞，虚当为脾虚夹痰。清代汪朴斋《产科心法》曰："子眩……若脾不甚虚，独顽痰闭塞。"妊娠期间，痰涎壅盛也可引起眩晕。其书亦载："子眩……然有脾虚夹痰。"程国彭《医学心悟》也有相同论述。

3. 阴虚肝旺

除实火导致妊娠期间眩晕外，亦有医家提出虚火亦可导致眩晕。如清代竹林寺僧《竹林女科证治》曰："血虚、阴火炎上，鼓动其痰而眩晕。"妊娠后母体阴血下聚冲任养胎，阴血必亏，阴不潜阳，以致肝阳偏亢，化火生风夹痰上扰清窍，引起子晕。

4. 气血两虚

《灵枢·口问》曰："上气不足，脑为之不满……目为之眩。"《灵枢·海论》认为"脑为髓海"，而"髓海不足，则脑转耳鸣"，气血不足，不能化生水谷精微滋养髓海引起眩晕、耳鸣等症状，如清代《竹林女科证治》曰："气血两虚而眩晕者。"提出孕妇气血两虚可引起眩晕。孕妇气血不足，不能上供头面，清窍失养而致眩晕。

5. 气机逆乱

值得一提的是，气机逆乱亦可导致妊娠眩晕。程国彭《医学心悟》提出："子悬者，胎上逼也。胎气上逆，紧塞于胸次之间名曰子悬……更有气逆之甚，因而厥晕，名曰子眩。"胎气上逆，导致胸口憋胀，呼吸困难，倘若进一步发展，气逆加重，引起晕厥则为子眩。江涵暾《笔花医镜》也提出："子悬……更有气逆而厥晕者，名曰子眩。"与程国彭《医学心悟》的看法相类似。汪朴斋《产科心法》曰："子眩，为气逆晕厥。"认为气逆是子晕主要病因之一。王清源《医方简义》提出："火气上升，内风扰动，而晕眩欲厥者，名曰子眩。"火曰炎上，火气上扰，引动内风上乱，引发眩晕。

（三）证候分类

历代医家对子晕证候分类的表述有：①热毒生风；②痰阻气逆；③阴虚火旺；④肝阳上亢；⑤肝肾不足；⑥气血两虚。

（四）治疗

纵观历代医家所述，子晕病因病机复杂多样，虚实各异，本病治疗多从病因出发，并且标本兼顾。现总结如下。

1. 祛风解毒

孕妇因风热上扰引起眩晕重症，并伴热毒上攻，扰动清阳，而引起眩晕，表现出呕吐、头痛、项背拘急，则应该及时清热、祛风。明代王肯堂《女科证治准绳》分别选用消风散和犀角散治疗此证，其曰："消风散，治妊娠肝脏热毒上攻太阳穴，胸膈涎壅，头旋目晕，或腮项肿核。"以消风散治疗妊娠期间热盛生风，上攻头面引起的眩晕。又曰："犀角散，治妊娠妇人诸风热困倦，时发昏眩。"以犀角散治疗妊娠期间，风热导致孕妇困倦、眩晕、昏迷。清代陈笏庵《胎产秘书》亦有类似论述，其曰："凡妊娠头眩目昏……危在片时。急以消风散治之。"同样用消风散治疗风热壅盛引起的眩晕。轮印禅师《女科秘旨》亦选用消风散治疗此证。消风散方中以甘菊、羚羊角凉肝息风，荆芥、防风、羌活、白芷、川芎祛风开郁，其中以祛风药配合清热药，以达到清热祛风的目的，治疗热盛动风，上攻头面引起的重症。犀角散在消风散的基础上又加入犀角、青黛等有定惊功效的药物，针对热盛动风，上攻头面出现神昏等重症时使用。

2. 化痰降逆

痰涎壅盛引起的妊娠期间眩晕，有虚实之分。虚为脾虚生痰，实为痰涎壅盛。现分而论治：
脾为气血生化之源，脾虚不能运化水谷，无气血以滋养清窍则造成眩晕；脾胃虚弱又会影响水液代谢，酿生痰湿，阻闭清窍，亦会造成眩晕。孕妇脾虚夹痰引起的眩晕应当及时健脾祛湿。清代汪朴斋《产科心法》曰："然有脾虚夹痰，用六君子汤加天麻五分。"程国彭《医学心悟》曰："然子眩有由脾虚挟痰者，宜用六君子汤。"二者均用六君子汤治疗气虚痰阻引起的眩晕。方中二陈汤燥湿化痰，又以人参、白术健脾益气，共同起到了益气化痰的功效。
当脾胃虚弱而痰湿困阻造成孕妇眩晕，且脾虚症状比较明显时，则可用补中益气汤加以治疗。陈佳园《妇科问答》载有："胎前眩晕，服何药？答曰：有痰……痰则服补中益气汤。"方中黄芪补中益气，配伍人参、炙甘草、白术，补气健脾，当归养血和营，协人参、黄芪补气养血；陈皮理气和胃，使诸药补而不滞，炙甘草调和诸药，共奏健脾祛湿化痰之功效。

痰性黏滞，痰湿上壅则闭塞清阳而致眩晕，此时应当化痰理气。汪朴斋《产科心法》曰："若脾不甚虚，独顽痰闭塞者，用二陈汤加竹沥、姜汁。"以及程国彭《医学心悟》曰："若顽痰闭塞，而脾气不虚者，二陈汤加竹沥、姜汁。"均使用二陈汤燥湿化痰，方中半夏燥湿，陈皮、白茯苓健脾祛湿，为祛除脾胃痰湿的首选方。

3. 调畅气机

孕妇肝郁气逆，引动痰浊上逆，导致的眩晕当疏肝理气。清代汪朴斋《产科心法》曰："子眩，为气逆晕厥，并用紫苏饮。"程国彭《医学心悟》曰："子悬者……亦有脾气郁结者，宜用紫苏饮加减主之。更有气逆之甚，因而厥晕，名曰子眩。并用前药主之。"江涵暾《笔花医镜》云："子悬者。胎上逼也。紫苏饮加减主之……其症甚危，亦用前药。"均以紫苏饮治疗此证。紫苏饮针对眩晕以紫苏、川芎疏肝行气，大腹皮下气宽中，又因孕妇体弱，气血往往不足，所以又以当归、白芍、人参、甘草补益气血。

4. 滋阴养血

孕妇素体肝肾不足，因孕益虚，以致阴血不足，肝失濡养，肝风内动，虚火上扰鼓动清窍而引发眩晕，法当滋阴养血，平肝潜阳。清代竹林寺僧《竹林女科证治》曰："妊娠七八月，忽然率倒，僵仆不省人事，顷刻即醒，名曰子晕，宜葛根汤。亦有血虚、阴火炎上，鼓动其痰而眩晕者，宜葛根四物汤。"医者以四物汤滋补阴血，秦艽、防风、细辛祛风解痉，再以丹皮滋阴清热凉血，标本兼治，治疗阴虚虚火上炎导致的子晕。

5. 补益气血

孕妇气血不足引起眩晕应当气血双补。宋代薛古愚《女科万全方》云："胎前眩晕……虚则十全大补汤。"清代竹林寺僧《竹林女科证治》曰："气血两虚而眩晕者，宜八珍汤。"八珍汤、十全大补汤气血双补，治疗妊娠期间气血不足引起的眩晕。

综上所述，自宋代陈沂首次对子晕加以描述，之后历代医家不断发展，后至明清时期达到顶峰。对于子晕的认识不断丰富，关于子晕的病因病机趋于完备，治疗方法日益完善，遂将历代医家著作中有关子晕的论述加以整理、汇总，以作源流考究。

（高　山　常佳怡）

子痫源流考

晋代陈延之《小品方》中已有"痉病""子痫病""子冒"的记载，并提出治疗方药"葛根汤"，可见中医对本病认识之早。后至唐宋时期，诸医家对本病的理解渐臻完善，并多以体质虚弱，感受外邪为主要病因病机。明清时期，对本病的治疗方药的记载更加丰富，以祛邪止痉、理气化痰、滋阴养血、平肝息风等治法为主。由于历代医家对本病的认识理解不一，故从病名、病因病机、证候分类及治疗入手，对历代重要医籍中子痫的相关病证论述进行整理研究，考查其学术脉络和规律，颇有意义。

（一）病名

子痫是指妊娠晚期，或临产时及新产后，眩晕头痛，突然昏不知人，两目上视，牙关紧闭，四肢抽搐，腰背反张，少顷可醒，醒后复发，甚或昏迷不醒者。

本病最早记载可见于晋代陈延之《小品方》，唐宋时期诸医家对其命名不断发展论述，至明清时期记载最为丰富。子痫历经数千年而沿用至今，总结历代医家记载，"子痫"又名"子冒""妊娠痫证""妊娠风痉"等，体现出此病如"痫证""中风"发病急骤、病情较重的病症特点，现将历代医家所述归纳如下。

子痫之名首见于晋代陈延之《小品方》，曰："妊娠忽闷，眼不识人，须臾醒，醒复发，亦仍不醒者，名为痉病，亦号子痫病，亦号子冒。"陈氏将表现为孕妇突然眩晕倒仆，昏不知人，须臾复醒，醒而复发，甚或昏迷不醒者称为子痫病，又称"子冒""痉病"。隋唐医家多宗其说，如隋代巢元方在《诸病源候论》中云："妊娠而发者，闷冒不识人，须臾醒，醒复发……亦名子痫，亦名子冒也。"唐代王焘《外台秘要》亦载有相同论述。

后至宋代，诸医家多沿用前人经验，以子痫发病症状命名，如陈自明《妇人大全良方》云："论曰：夫妊娠……其候冒闷不识人，须臾自醒，良久复作，谓之风痉。"又曰："妊娠临月，因发风痉，忽闷愦不识人，吐逆眩倒，小醒复发，名为子痫。"其有"妊娠中风""妊娠风痉"的记载。此外官修《太平圣惠方》称本病为"妊娠中风痉"，《陈素庵妇科补解》中称为"临产口噤目翻"，朱端章《卫生家宝产科备要》中又称其为"胎痫"。明代医家对此病命名更为丰富，龚廷贤《内府秘传经验女科》曰："孕妇忽然冒闷，不识人事，角弓反张，须臾则苏，状若中风，名曰子痫，亦谓之风症，又名子冒。"因子痫发病状如"中风"，故称为"风症"。赵献可《邯郸遗稿》云："妊娠子痫，气有绝少，盖气调和则能安胎，万一有此，名曰子痫，又名子冒，俗名儿风。"赵氏称之为"儿风"。明代王化贞又将此病称为"子痫风"，其在《产鉴》中曰："妊娠子痫，谓痰涎潮搐，目吊口噤也……名曰子痫风。"后至清代，诸医家在沿用前人对子痫命名的基础上，又有发挥，萧壎《女科经纶》论述本病，并将其称之为"妊娠风痉"。阎纯玺《胎产心法》记载子痫"又名风痉，一名子冒，亦名类中风。"将本病归为"类中风"范畴。沈尧封《沈氏女科辑要》中有"妊妇似风"篇论述子痫，其曰："妊妇卒倒不语，或口眼歪斜，或手足瘲、疭，皆名中风。或腰背反张，时昏时醒，名为风痉，又名子痫。"

（二）病因病机

子痫产生可以由多种因素导致，其病因病机多而复杂，总结历代医家所述，本病多由外邪侵袭、体虚受邪，痰浊生风，肝阳化风，阴虚生风，血虚生风所致，经整理概括，现分别论述如下。

1. 外邪侵袭，体虚受邪

正如《黄帝内经》所云："正气存内，邪不可干""邪之所凑，其气必虚"。若孕妇素体虚弱，正气不足，更易感受外邪，侵袭经络，发为子痫。隋代巢元方《诸病源候论》载有："体虚受风，而伤太阳之经，停滞经络，后复遇寒湿相搏。"巢氏认为妊娠期间，孕妇禀赋不足，体质虚弱，则易外感风寒湿之邪，侵袭经络，发为子痫。宋元时期，诸医家亦沿用前人经验，认为孕妇素体虚弱，又感受风寒，侵袭经络，发为子痫，如宋代陈自明《妇人大全良方》曰："夫妊娠体虚，受风而伤太阳之经络，后复遇风寒相搏。"后至明代，王肯堂《胎产证治》曰："子痫，风也，风则平之，因受风寒。"王氏认为感受风寒，侵袭经络，发为本病。而汪机则强调感受风邪，湿热内攻，是其根本病机，其在《医学原理》中述："此因气血内荣胎元，表上卫气不足，风邪易于外袭，湿热易于内攻。"总结历代医家所述，不难看出孕妇体虚，易受外邪侵袭，经络阻滞，发为子痫。

2. 痰浊生风

孕妇痰湿内盛，痰浊阻滞经络，或郁久化热，易生风而上蒙清窍，神志昏冒，发为子痫。清代（佚名）《济世神验良方》曰："子痫，谓孕妇痰涎潮，风也。"可见，痰涎壅盛是子痫发病的重要因素。沈尧封《沈氏女科辑要》亦认为"或因痰滞经络"，可致本病。林珮琴继承丰富前医经验，其在《类证治裁》中认为："妊娠受风，痰涌发搐，口噤身强，冒昧不醒，须臾自苏，此阴火鼓动其痰。"孕妇痰湿内蕴，热灼其痰，痰热久滞，上蒙清窍，遇风邪引动发为子痫。周学海于《脉义简摩》中指出此病"是湿痰壅入心包络之经也"，即痰浊生风，痰湿壅滞心包，蒙蔽清窍，神志昏冒，发为子痫。

3. 肝阳化风

肝阳素亢，阳亢化风，则易发为子痫。清代陈修园《女科要旨》曰："子痫者，怀孕卒倒无知，目吊口噤，角弓反张，系肝风内动，火势乘风而迅发。"诸风掉眩，皆属于肝，根据本病临床发作特点，陈氏认为孕母素体蕴热，阳热化风，遂致肝风内动，发为子痫。

4. 阴虚生风

若孕妇素体阴虚，加之孕期阴血下聚养胎则阴虚更甚，以致阴虚热盛，灼其津液，水不涵木，阴虚阳亢而化风，故而发为子痫。清代沈尧封《沈氏女科辑要》曰："阴虚失纳，孤阳逆上之谓。"又曰："或因阴亏不吸，肝阳内风暴动。"沈氏认为孕妇阴亏，阴不制阳，则肝阳上亢，生风化火，风火相煽，发为子痫。

5. 血虚生风

妇人以血养胎，若孕妇营血亏虚，筋脉失养，肝脏血弱，而木火煽动，遂发为子痫。清代阎纯玺于《胎产心法》中认为子痫"乃是血虚而阴火炎上，鼓动其痰"所致。唐宗海《血证论》曰："子痫者，血分之风也……乃孕妇血虚，风邪入肝之所致。"唐氏认为孕妇素体血虚，血不养肝，则引动肝风。柴得华《妇科冰鉴》云："子痫，乃肝心二经血虚所致。盖血虚则主热，热盛则生风也。"柴氏认为心肝血虚，则生内热，以致热盛风动，发为子痫。袁于江则认为此病关键病机在于心脾两虚，心不足则虚热内生，脾不足则气血不足以化生，以致血虚生风，其在《生生宝录》中曰："子痫之症有二，曰心脾不足。心不足者，虚中有热……脾不足者，血不养胎。"陈佳园于《妇科秘书》中指出子痫"状如中风，实非中风之证……多因血燥、血虚"。本病与中风的发作症状虽有相同之处，但子痫发生于妊娠晚期或临产前及新产后，多因孕妇血燥、血虚，以致血虚生风，发为子痫。王清源《医方简义》曰："子痫者，妊妇血虚受风。"

江涵暾《笔花医镜》曰："子痫者，血虚受风。"陈念祖《医医偶录》、程国彭《医学心悟》等，均以"血虚生风"立论，在此不作赘述。

此外，由于子痫病因病机复杂多样，有时难以单一概括其发病机制，故有医家强调多重因素致病，如明代吴昆《医方考》曰："子痫者，怀子而痫仆也。此由血养其胎，阴虚火亢，痰气厥逆，故令痫仆。"吴氏认为孕妇阴血亏虚，阴不制阳，则阴虚火旺，灼其津液，炼液成痰，痰气互结发为子痫。后至清代，罗越峰《疑难急症简方》沿用前人观点，其曰："怀孕而晕仆者，由阴虚火动，痰气上逆，故令晕倒，作羊犬声，名子痫。"罗氏亦认为阴虚火旺，痰气互结，故发子痫。可见若孕妇素体阴血亏虚，加之孕期阴血下聚养胎则阴虚更甚，以致阴虚热盛，灼其津液，炼液成痰，痰气互结发为子痫。

（三）证候分类

历代医家对子痫证候分类的表述有：①痰火上扰；②肝风内动；③脾虚肝旺；④阴虚肝旺。

（四）治疗

关于子痫的治疗，最早见于东晋陈延之《小品方》所载"葛根汤"，历代医家亦有较详细论述，尤以治疗方药居多，总结起来，不外乎有祛风散邪、补虚止痉、凉肝息风、理气化痰、滋阴养血、平肝息风等方法，兹分述如下。

1. 辨证论治

（1）祛风散邪，补虚止痉：妊娠期间，孕母易虚，易受外邪侵袭，故治疗子痫时，祛风散邪止痉同时应顾护母体，补其不足。东晋陈延之《小品方》载有"葛根汤"，方中葛根、防风、独活、木防己、桂肉、茯苓、泽泻祛风除湿散寒以祛外邪，当归、川芎、人参、牡丹皮养血益气，贝母化痰，石膏清热，甘草调和诸药。本方于祛风除湿散寒同时补益气血以顾其本。此后，历代医家均沿用此方治疗子痫，如唐代王焘《外台秘要》、宋代陈自明《妇人大全良方》、明代王肯堂《女科证治准绳》均引用《小品方》"葛根汤"治疗本病。宋代陈自明《妇人大全良方》载有"防风葛根汤"，其组成是在《小品方》"葛根汤"基础上加防风，增强祛风散邪的效果，其曰："治妊娠中风，腰背强直，时复反张。"此外，《妇人大全良方》亦载有"麻黄散"，"治妊娠中风，角弓反张，口噤语涩"，组成：麻黄、防风、独活、羚羊角、桂心、升麻、酸枣仁、甘草、秦艽、川芎、当归、杏仁。方中仍以祛风散寒除湿之药为主，奏祛邪止痉之效，并佐以养血化痰之药，顾护母体。宋代官修《太平圣惠方》记载了诸多经验方药，用于治疗孕妇子痫，如羌活散方、防风散方、独活散方、天麻散方、乌犀丸方、羌活酒方、白术酒方等，其功效多以祛风止痉为主，方中多为羌活、独活、防风、天麻等疏风散邪之药，并辅佐以生地、当归等滋阴养血之药顾护母体。

后至清代，医家主张治疗子痫多以补虚为本，少佐祛风散邪之药。正如清代林珮琴《类证治裁》所言："以安胎为主，勿过用风药。"蔡贻绩《医学指要》主张本病治疗："宜八物汤除地黄，加粉葛、防风。"其中八物汤去地黄之滋腻，余补益气血以扶其根本，加入葛根、防风佐以祛风止痉。又如罗国纲《罗氏会约医镜》载有"加味八珍汤"，方中八珍汤益气养血以顾护母体，扶其根本，并少佐秦艽、防风、羌活以祛风散邪。

（2）凉肝息风：凉肝息风法为治疗肝热生风的重要治法，清末民国时期医家何廉臣引用清代俞根初《重订通俗伤寒论》中"羚角钩藤汤"治疗子痫，方中重用羚羊角和钩藤，羚羊角为泻肝息风要药，钩藤亦是息风潜阳要药，本方诸药相配，共奏凉肝息风、增液舒筋之功。何氏曰："肝藏血而主筋，凡肝风上翔，症必头晕胀痛，耳鸣心悸，手足躁扰，甚则瘛疭，狂乱痉厥，与夫孕妇子痫，产后惊风，病皆危险。"故用羚角钩藤汤清热凉肝、息风止痉，治疗子痫属肝热生风者，尤为当今医家所借鉴。运用凉肝息风法治疗本病，当中病即止，若属阴血亏虚而动风者，不宜使用，当参考"滋阴养血、平肝息风"法治疗。

（3）理气化痰：清代以前，理气化痰法并未独立使用，更多体现在治疗方剂中，如《小品方》葛根汤中佐以贝母化痰、宋代严用和《严氏济生方》羚羊角散中佐以杏仁化痰。后至清代，始创理气化痰法治疗子痫。林珮琴《类证治裁》曰："宜清热化痰理气。"林氏认为子痫属痰浊阻滞，甚有痰热者，当理气化痰，佐以清热。周学海《脉义简摩》提出本病"宜桃仁、青皮、陈皮、香附、远志、菖蒲、白芍"治之，方中以理气化痰祛湿药为主。叶天士《叶天士女科诊治秘方》对此法加以完善，总结曰："轻则四物汤加黄连、黄芩以降火，半夏、陈皮以化痰，更加白术以燥湿强脾，名曰清痰四物汤。"清痰四物汤功效为化痰祛湿，并佐以清热。因妊娠期间孕母体质虚弱，不耐药力，故需酌情使用剂量，王春亭《济生集》中总结此病"治法与痫症同，唯剂稍小耳……理气化痰，兼用黄芩、白术保胎。古方羚羊角散，药味偏于辛散，治者当因时制宜可以。"王氏指出应理气化痰，同时结合孕妇自身特点，治子痫与安胎并举。并认为羚羊角散中药物多辛散之品，不可盲目使用，更要辨证论治，因时制宜。

（4）滋阴养血，平肝息风：宋代严用和《严氏济生方》中载有"羚羊角散"，其曰："治妊娠中风，头项强直，筋脉挛急，言语謇涩，痰涎不消，或发搐不省人事。"方中羚羊角、当归、川芎用量最重，重在养血息风，独活、防风祛风散邪，酸枣仁养血安神，茯神平肝宁心安神，五加皮、薏苡仁、杏仁化痰利湿，木香理气，甘草调和诸药，全方具有平肝息风、养血安神之效，为治疗子痫属阴血亏虚、肝风内动者之代表方，后世医家多遵此法，如宋代杨士瀛《仁斋直指方》、明代徐春甫《古今医统大全》、清代田间来是庵《灵验良方汇编》、清代《资生集》等诸多医集均载有本方，至今仍被广泛应用。清代陈笏庵《胎产秘书》指出："宜服加味羚羊角散，或加味地黄汤。"其中加味地黄汤由六味地黄丸加胆南星、黄连、吴茱萸而成，重在滋阴补肾以平息肝风。故本法重在滋阴养血，以制亢阳则肝风自息。

值得一提的是，历代医家对子痫的认识深受中风病的影响，故隋唐以前，多以"内虚邪中"立论，治疗上注重祛风散邪，补虚止痉。隋唐之后，多以"内风"立论，治疗以平肝、凉肝息风、滋阴养血为主。此外，因子痫病因病机有诸多方面的因素，十分复杂，故在其治疗上不可固守其法，如清代冯楚瞻《冯氏锦囊秘录》曰："若心肝风热，用钩藤汤；肝脾血虚，加味逍遥散；肝脾郁怒，加味归脾汤；气逆痰滞，紫苏饮；脾郁痰滞，二陈加竹沥、姜汁。"因此针对子痫的治疗，应结合实际，观其脉症，知犯何逆，随证治之。

2. 妊娠调养

《素问·上古天真论》曰："虚邪贼风，避之有时，恬淡虚无，真气从之，精神内守，病安从来。"因此妇女怀孕期间应当注重妊娠调养，未病先防。明代龚信《古今医鉴》载有："性宜静而不宜燥，体宜动而不宜逸，味宜凉而不宜热，食宜暖而不宜寒。毋久立，毋久坐，毋久行，毋久卧。"提出怀孕期间的妊娠调养原则，注重劳逸适宜，调节饮食，避免寒凉，值得借鉴。

3. 妊娠食忌

明代孙志宏《简明医彀》曰："孕妇喜食桃、梅、李、杏、杨梅、酸醋之类。《经》曰：心出血，肝纳血，肝味酸，血养胎。肝虚而求外之酸味以补之耳，亦不宜过多，恐肝木盛，克制脾土也。亦有过食酸物聚痰而成子痫者。"孙氏认为孕妇怀孕期间当注意饮食，不可五味偏嗜，尤其不可过食酸味之品，否则聚湿生痰引发子痫。清代王春亭《济生集》引用《保元论》云："妇人怀孕……宜却除一切肥甘，以及煎炒炙煿油腻、辛辣、水果、生冷、兔、鸽异味及无鳞等鱼，能照避忌，无胎漏下血、子肿、子痫、子悬等异症，以及横生逆产、胎伤腹中之患。"王氏则具体指出妇人怀孕期间注意事项，在饮食上倡导适寒热，戒油腻，忌辛辣、生冷之品，则无子痫之患。

综上所述，历代医家对子痫的认识繁多，辨证思路多种多样，遂整理如上，考镜源流，以飨同道。

（杨圣英　孙许涛）

转胞源流考

转胞，即妊娠小便不通，古又称"胞转""转脬"等。目前所见关于本病病名的最早记载可追溯至老官山汉墓出土之文献资料，其中《刺数》一书中记载了"转胞"一病可以通过刺激"行蹶阴"穴来进行治疗，将本病病名出现的年代从东汉汉献帝时期前溯至西汉汉景帝、汉武帝时期。但此时尚未提及本病症状，关于本病症状的最早记载仍然首见于东汉张仲景《金匮要略》，明确提出了病名，并描述了该病症状且提出了治法。后世医家关于本病的论述较为复杂，病机涉及多个脏腑，临床表现纷繁，故从病名、病因病机、证候分类及治疗入手，对历代重要医籍中转胞的相关病证论述进行整理研究，考查其学术脉络和规律，颇有意义。

（一）病名

"转胞"一词，历经数千年而沿用至今。然而由于历代医家对前人临床经验和理论认知的程度、方式不同，在理解上也各有其历史局限性，故不同时期学术含义有所不同。中医历史上对其称谓主要有"转胞""胞转""转脬""脬转""妊娠小便不通"等，散见于历代重要医籍中，现整理如下。

老官山汉墓出土的医简《刺数》一书中首次出现"转胞"之名，"暴、仑、癃，转胞，两行蹶阴各五"。但并未说明其病状，后至《金匮要略》中始曰："妇人病，饮食如故，烦热不得卧，而反倚息者，何也？师曰：此名转胞，不得溺也。"沿用"转胞"之名的同时，描述了其症状与治法。

隋代巢元方《诸病源候论》中称其为"妊娠小便不通"，并设专篇专论，明确指出了妊娠小便不通的病位在肾与膀胱，且进一步对其发病机理进行了探讨，认为可由邪热入胞而发病，其曰："水行于小肠，入胞为小便。肾与膀胱俱主水，此二经为脏腑，若内生大热，热气入小肠及胞，胞内热，故小便不通，令小腹胀满，气喘息也。"又于后文"胞转候"中云："转胞者，由是胞屈辟，小便不通，名为胞转。其病状：齐下急痛，小便不通是也。"

后世医家多沿用"转胞"或"胞转"之名。唐代孙思邈《千金翼方》中即载有"治丈夫、妇人转胞不得小便八九日方"，此处所述"转胞"为丈夫、妇女皆有之疾，可见古代"转胞"并不特指女子妊娠疾病。唐代王焘《外台秘要》中亦沿用了"转胞"之名。宋代医家在遵从前朝之名的同时，开始以"转脬"或"脬转"代替该病名。宋代官修《太平圣惠方》中即设有"治脬转诸方""治妇人脬转诸方"等。宋代陈自明《妇人大全良方》中"转脬"之名出现一处，"脬转"之名则出现十一处。

明代徐春甫《古今医统大全》中使用了"转脬"之名："夫转脬病，多得于孕妇，及劳力负重，委曲作事之人。"文后记述了朱丹溪的一则医案，使用的病名亦为"转脬"。明代王肯堂《证治准绳》于《诸病源候论》基础上有所发挥曰："妇人脬转之病者……故为脬转。其状少腹急痛，不得小便。"同样沿用了"脬转"之名，说明其症状特点为腹痛不得小便。

清代程国彭《医学心悟》中云："孕妇……小便点滴不通，名曰转胞。"亦将妊娠妇女小便不通称为转胞。清代魏之琇《续名医类案》中记载了数则转胞病之医案，其中均将本病称为"转脬"。清代李用粹《证治汇补》中亦曰："转脬者，胞系转戾，脐下并急而痛，小便不通者是也。"同样认为妊娠时脐下急痛、小便不通之病名为转脬。清代吴谦等《医宗金鉴》中云："妊娠胎压，胞系了戾不得小便，饮食如常，心烦不得卧者，名曰转胞。"亦将妊娠时期小便不通的疾病称为转胞。

综上所述，历代医家几乎均使用"转胞""胞转""转脬""脬转"之名来论述本病，在此基础上提出了各自的探讨与见解。

（二）病因病机

转胞为妊娠期妇女常见病，历代医家对其病因病机的认识较为统一，多为胎压膀胱、强忍小便、胞为热迫及其他原因等几端，经整理概括如下。

1. 胎压膀胱

胎压膀胱的说法得到了历代医家的广泛认同，古籍中对此亦有诸多论述。元代朱丹溪《格致余论》认为小便不通可因"胞系了戾"得之："转胞病……因思胞为胎所堕，展在一边，胞系了戾不通者，胎若举起，悬在中央，胞系得疏，水道自行，然胎之坠下，必有其由……血少则胞弱而不能自举，气多有饮，中焦不清而溢，则胞之所避而就下故坠。"认为气亏血少可导致胞弱不举，为避水饮而下坠，从而压迫膀胱使小便不通。

明代赵献可《邯郸遗稿》承袭丹溪之论："妊娠转胞不得小便，由中气虚怯不能举胎，胎压其胞，胞系了戾，小便不通……因思胞不自转，为胎所压，转在一边，胞系了戾不通，立则尿，下蹲则不能；胎若举起于中，胞系自疏，水道自利，故此胎逼小便不通，名曰转胞……若不得溺而腹胀者，名曰转胞。"其认为妊娠转胞不得小便有多种原因，其中之一则是"胞不自转，为胎所压"，胎压其胞则致水道不利，小便不出。

明代李中梓《医宗必读》云："孕妇胎满压胞多致小便塞闭，宜升举其气。"亦认为胎儿下坠可致母体小便不通。《古今医统大全》亦云："夫转脬病，多得于孕妇，及劳力负重，委曲作事之人……丹溪治一妇人转脬，小便闭不通……因思胞为胎所压，展在一边，胞系了戾不通。"所记载朱丹溪治疗妇人转脬之医案亦从膀胱为胎所压入手，胎压膀胱，则水道闭阻不通，从而小便不利。

清代陈笏庵《胎产秘书》亦云："凡妊娠将足月，脬为胎压，转在一边，以致脐下急痛，小便不通。但升举其胎，则脬仍还旧而水道自通。"说明妊娠期间膀胱被压，可致脐下痛而小便不利，若升举其胎，使其不压膀胱则水道通利，小便自下。

《续名医类案》亦载有因胎压膀胱而致小便闭的医案："钟大延治一贵家孕妇，小便秘，肿痛，面赤发喘，众医莫效。大延诊之曰：是可弗药，乃胎压膀胱耳。"同样说明孕妇小便不通可由胎儿压迫膀胱所致。清代沈尧封《女科辑要》亦云："小便不出曰转胞……转胞频数，而溲少不痛……转胞因膀胱被胎压住……转胞一证，因胎大压住膀胱，或因气虚不能举膀胱之底……胞系转戾，脐下急痛为转胞，溲或数或闭。"明确指出了胎压膀胱原因有二，一为胎儿过大，一为气虚不举，均可压迫膀胱，导致水道不通，从而致孕妇小便秘结不下。《医学心悟》亦有云："然孕妇胞胎坠下多致压胞，胞系缭乱，则小便点滴不通，名曰转胞。"同样认为胞胎下坠，压迫膀胱，可致水道不利，则导致孕妇小便不通。

2. 强忍小便

历代医家于此病机上亦持相同观点。如《诸病源候论》云："胞转者，由是胞屈辟，小便不通，名为胞转……此病或由小便应下，便强忍之，或为寒热所迫。此二者，俱令水气还迫于胞，使胞屈辟不得充张，外水应入不得入，内溲应出不得出，外内相壅塞，故令不通……应小便而忍之，或饱食讫而走马，或小便急因疾走，或忍尿入房，亦皆令胞转。"即认为强忍小便可致胞为水气所迫，外水不得入而内溲不得出，故而小便不下，发为转胞之病。《外台秘要》也同样遵从此说，指出："饱食讫，应小便而忍之……或忍尿入房，亦皆令转胞。"同样认为强忍小便为本病病因之一。

《证治准绳》亦承袭前人之论曰："妇人脬转之病者，由脬为热所迫，或忍小便，俱令水气迫于脬，屈辟不得充张，外水应入不得入，内溲应出不得出，内外壅滞，胀满不通，故为脬转。其状少腹急痛，不得小便。"明确指出强忍小便可令水气下迫膀胱，而致脬转。清代林珮琴《类证治裁》认为："若忍溺入房，或溺急疾走，水逆气迫，则胞系屈戾，名曰转胞。其症脐下急痛，小水不通，与寻常溺闭自异。《直指》曰：此症孕妇多有，或忍溺入房，使小肠气逆而不通，大肠气与之俱滞，外水不得入膀胱，内水不得出膀胱，淋沥急数，大便亦里急频并，因而腹胀。"说明此种由忍溺不排所致小肠气逆、水道不通之转胞与其他溺闭不同，并于后文中指出休息兼自行按摩后即可痊愈。《医宗金鉴》详细而系统地论述了转胞之病，提出其病因病机之一即为"忍溺入房"。清代唐容川亦同意这一论点，于《血证论》中云："或胎压其脬，或忍溺入房，以致膀胱之系，缭戾而不得小便。"

3. 胞为热迫

《诸病源候论》提出："胞为热迫……皆令胞转……转胞者……或为寒热所迫。"认为热邪内迫可致胞转。后文中又云："因产动气，气冲于胞，胞转屈辟不得小便故也……产则津液空竭，血气皆虚，有热客于胞者，热停积故小便痠涩难出。"亦说明产后津液枯竭，血虚气弱，若有邪热客于胞中则无力运化，以致热邪停聚，则导致小便难。宋代官修《圣济总录》亦曰："论曰妊娠小肠挟热，热结胞内，使气道痠涩。故小便不通，令人腹胁胀满，脐下急痛，是其证也。"同样认为妊娠时期小肠感热，则热结胞内不得散，可致气道痠涩无力运化水液，从而使孕妇小便不通，并于后文载有多则药方。《妇人大全良方》亦载有："夫妇人脬转之病者，由脬转为热所迫。或忍小便，俱令水气迫于脬，屈辟不得充张，外水应入不得入，内溲应出不得出，内外壅滞，胀满不通，故为脬转。其状少腹急痛，不得小便。甚者至死，不可治也。"同样说明胞为热所迫可致水气聚结于胞中不得散化，从而内外胀满，壅滞不通，故而导致孕妇小便不通之病。

4. 其他原因

除上述原因之外，亦有其他因素可导致转胞之病。如《诸病源候论》即云："胞转者……饱食、食讫，应小便而忍之，或饱食讫而走马，或小便急因疾走，或忍尿入房，亦皆令胞转。"说明了胞转病因之繁杂，饱食毕而走马、小便急而疾走、忍尿行房等均可导致小便不通。《丹溪心法》曰："胞转证，凡强忍小便，或尿急疾走，或饱食忍尿……气迫于胞，故屈戾不得舒张也。"即提出尿急疾走、饱食忍尿亦可导致本病。《外台秘要》亦云："胞转者……饱食讫应小便而忍之，或饱食讫而走马，或小便应急奔走，或忍尿入房，亦皆令转胞。"承袭前人之论，同样认为饱食讫忍小便或走马等都是导致转胞发生的因素。

清代何梦瑶《医碥》亦记载："孕妇胎满，逼压尿脬，胞转翻倾侧，胞系了戾，不得小便，名转胞……妇人转胞，不必尽由胎压，多因尿急脬胀。而骤马驰车，飞跑疾走，致脬翻，或水溢中焦，食满肠胃，下压膀胱，无处退避，以致闪侧翻转……此转胞不得溺也（此由虚寒，气不化，溺急胞胀，重坠翻转）。"指出转胞一病不仅由胎压所致，"尿急脬胀""飞跑疾走""食满肠胃"等均可导致本病发生，说明了本病病因多而复杂，不一而足。近代张锡纯《医学衷中参西录》对转胞一病补充了"自高坠下"之病因，亦补充了其病因病机的多样性。

（三）证候分类

历代医家对转胞证候分类的表述有：①肺气郁闭；②寒凝胞脉；③瘀血阻滞；④肾阳不振；⑤脾气虚弱；⑥阴亏阳亢。

（四）治疗

转胞一病由来已久，治法方药亦繁多，遍布于古代医籍中。现执简驭繁，将其治法概括为辨证论治、针灸疗法、外敷热熨及其他疗法等几类。

1. 辨证论治

（1）滑利通窍：《备急千金要方》载有治转胞方十二首，《外台秘要》载有十五首，虽方药各异，然总以通草、石韦、车前草、滑石、琥珀、冬葵子、蒲黄等活血化瘀、通窍滑利之品为主。《千金翼方》亦载："治丈夫、妇人转胞不得小便八九日方：滑石、寒水石各一斤，葵子一升。上三味，以水一斗煮取五升，服一升，即利。"方中所用滑石、寒水石、葵子皆为滑利通窍之物。《古今医统大全》云："夫转脬病，多得于孕妇，及劳力负重，委曲作事之人。治法多用吐法，使其气正而后愈。"认为孕妇转脬治当疏利其气，多用吐法以通其窍，并于后文载有一则医案："丹溪治一妇人转脬，小便闭不通，孕妇禀受弱忧闷多，性急燥食味浓皆能致之。古方用清利疏导药解有效。因思胞为胎所压，展在一边，胞系了戾不通。若胎得疏，水道自行，以八珍汤加陈皮、半夏、加姜煎服探吐之，遂通。此恐偶中，后治数人皆效。"选用八珍汤补气养血，扶助正气以驱邪外出，另加陈皮、半夏、生姜等药物，取其清利疏导开窍之功。

清代轮印禅师《女科秘旨》亦云："孕妇六个月以后，觉胎坠，一边小水不通……宜用冬葵子、滑石、栀子、木通、条芩、白术以清之，外以冬葵子、滑石、栀子为末，以田螺研成膏，或生葱捣膏贴脐上，立通……以补中益气汤，服下探吐，以提其气……属血虚，宜四物汤，加黄芩、知母、黄柏，调益元散服。"方中亦多用冬葵子、滑石、栀子、木通等清利之品疏导气机，多取其滑利通窍之功，另外可用补中益气汤或四物汤等方药，补气养血，辅助其驱邪外出。

（2）升提补益：朱丹溪从"古方皆用滑利疏导药鲜有应效"之教训中认识到，小便不通若因"胞系了戾"者，治当升举其胎，并于《格致余论》中曰："转胞病，胎妇之禀受弱者，忧闷多者，性躁急者，食味浓者，大率有之。古方皆用滑利疏导药，鲜有应效。"认为单用滑利疏导药物已不能取效，并记载了一则医案，患者"脉之两手似涩，重取则弦，然左手稍和"，朱氏认为此得之于忧患，脉涩为血少气多之象，弦为有饮，血少则胞弱而不能自举，气多有饮，中焦不清而溢，则胞之所避，从而下坠压迫膀胱，治以"四物汤加参、术、半夏、陈皮、生甘草、生姜，空心饮，随以指探喉中，吐出药汁。俟少顷气定，又与一帖。次早亦然。如是与八帖而安"，其对转胞的治疗以补虚为主，提出了代表方药补中益气汤，虽有痰滞，亦用陈皮、半夏、当归、白芍、白术、人参等药物照顾气血。同书中亦首创了于稳婆手中涂香油举胎儿起的"丹溪举胎法"。

《邯郸遗稿》亦云："妊娠转胞不得小便，由中气虚怯不能举胎，胎压其胞，胞系了戾，小便不通，以补中益气加升举之药，令下窍通则愈。"认为转胞可由中气虚弱不能举胎所致，故治当补中益气，升举其胎，使胎不压迫膀胱，从而水道通利，小便自出。其后亦云："转胞，宜八味丸治之，或丹溪参术饮。"亦说明本病多由"中气虚怯不能举胎"所致，故治疗上应注重补中益气，升举胎气，方中所用药物多为人参、白术、熟地、山药、山茱萸之类补益正气之品，以治疗中气下陷之胎压膀胱。

《女科辑要》亦认为："转胞一证……气虚者补气，胎压者托胎。若浪投通利，无益于病，反伤正气。"指出治疗转胞不可浪投通利之品，对气虚胎压者应补气托胎。

《医学心悟》同样有云："转胞……法当升举其胎，俾胎不下坠，则小便通矣。丹溪用补中益气，随服而探吐之，往往有验，予用茯苓升麻汤，亦多获效皆升举之意也。"亦认为当用升提之法升举胞胎，并提出代表方剂"茯苓升麻汤"，方中用升麻以举其胎气，用茯苓以利小便，用当归、川芎以养血活血，用苎根理胞系之缭乱，诸药合用升提中气，以举其胎。

《续名医类案》亦载有以补益之法治疗转胞之医案："一孕妇将坐草，患小便不通……此乃脾气虚弱，不能胜胞，故胞下压塞膀胱，以致水道不通，大健其脾则胞举，而小便自通。以白术二两土炒，加炒砂仁数钱，别加一二辅佐之药，服一剂小便立通。"认为脾气虚弱可导致胞胎下坠压迫膀胱，当使用白术、砂仁等健脾升提药物，补益中气，升举其胎。《胎产秘书》亦载："凡妊娠将足月，脬为胎压，转在一边，以致脐下急痛，小便不通。但升举其胎，则脬仍还旧而水道自通。宜六君子合四物汤，去茯苓，加半夏、陈皮，探吐以提之。不宜专用滑渗之药。"亦认为膀胱为胎所压则致小便不通，治可以六君子汤合四物汤，方中人参、白术、当归、川芎等药物益气养血，扶助正气以升举其胎。

清代俞震《古今医案按》认为本病的病因病机之一为胎弱不能自举，下陷而压膀胱，气急为其所闭，所以水窍不能出，故提到治疗"当补血养气，血气一正，胎系自举"，药用人参、白术、当归尾、芍药、陈皮、炙甘草、半夏、生姜等，取其补气养血之功，以扶助正气、升举其胎。后文中亦提到可以人参、黄芪、升麻大剂服之以治疗急性妊娠小便不通，同样取其补益正气之功，以补气养血，升举其胎，通利水道，小便自下。

《女科秘旨》辨证论治转胞一病，其曰："右三部微弱无力，或气口虚大，兼倦怠不食者，属气虚，以补中益气汤。"亦分论有气弱血虚之证候，当予补中益气汤升提中气。其后又云："属血虚，宜四物汤加黄芩、知母、黄柏，调益元散服。"认为证属血虚者治当予四物汤补气养血，升举其胎而通利水道。

2. 针灸疗法

晋代皇甫谧《针灸甲乙经》最早提出了本病的针灸疗法："胞转不得溺，少腹满，关元主之……小便难，水胀满，出少，转胞不得溺，曲骨主之。"后至《千金要方》亦记载有转胞的针灸疗法，取穴较前丰富，增加了玉泉（脐下四寸，今之中极）、第十五椎（今之命门）、脐下一寸（今之阴交）、涌泉等几穴，并提出了针法、灸法合用治疗本病。明代官修《普济方》亦载有治疗转胞的针灸疗法："治胞转（资生经），穴涌泉。治腰痛、小便不利、苦胞转，穴中极，灸七壮，又灸十五椎，或脐下一寸或四寸，随年壮……治转胞不得小便，穴关元，灸一七壮。治脬转小便不通，刺任脉关元一穴，脐下三寸，小肠之募也，足太阴少阴厥阴之会。"取穴与前人大致相同。

3. 外敷热熨

《圣济总录》采用蒲黄散治疗转胞，另外，载有用葱白炒热后"帕裹熨脐下"，或以盐炒热后"囊盛熨小腹"的方法。此外，亦提及可用良姜、葱头、紫苏茎叶等煎汤熏洗小腹及外阴，并以手抚脐之法，所用药物多为温中驱寒、温暖胞宫之热性药物。

4. 其他疗法

除上述治法外，由于古人对人体结构了解的局限，有时会带上一些迷信色彩。对于此种治法，今人当取其精华，弃其糟粕，将可用者为我所用，不可用者弃置。

《诸病源候论》即载有："孕妇胎满压迫膀胱所致者……或令孕妇平卧床榻，脚端抬高，使胎不压脬，小便自通。适近临产者，可手入产户，托起其胎，小便即出。转胞困危者，可用导尿法。"认为以手托胎或采取头高脚低之卧位均可治疗转胞。《外台秘要》提出了一种转胞外治法："范汪疗胞转不得小便方：用蒲席卷人，倒立令头至地，三反则通。"认为以蒲席将人卷入倒立，可治疗本病。《医宗必读》亦载有："或令婆婆之手入产户，托起其胎，溺出如注；或令妇眠于榻上，将榻倒竖起，胎即不压而溺出。"亦为将产妇倒立而使水道通利之法；同书中还载有探吐之法。《医碥》亦收录此倒竖卧榻之方法。清代严洁、施雯、洪炜合撰《盘珠集胎产症治》录有相似方法："转胞……急则令孕妇仰卧床上，竖起两足，亦能稍瘥。"《续名医类案》亦载有类似治法，使有力妇人将患者双腿提起，摇摆数回后放下，则"患者去衣不及，小便箭射而出，热如汤，黑如墨，顷刻盈盆"，其后又云："古人但令患者横卧榻上，高其下体，良久其尿自通，殊不费力。"同样认为采用改变体位之法可治疗转胞，由此可见历代医家对此种手法多有认同，治法大多相似。

综上所述，历代医家对转胞的认识繁多，辨证思路多种多样，遂整理如上，考镜源流，以飨同道。

（高　阳　韩洁茹）

子淋源流考

东汉张仲景在《金匮要略·妇人妊娠病脉证并治》中首次提及子淋相关论述，阐明子淋症候，并提出治疗方法。"子淋"首见于隋代巢元方《诸病源候论·妇人妊娠诸候》，并首次提出子淋的形成是由于"肾虚而膀胱热"，指出其病位在肾与膀胱，基本确立子淋的症状和病因病机。后世医家多遵从此法，在其基础上逐渐完善本病的症状、病因病机和治疗，至明代至臻完善。

（一）病名

早在东汉时期，张仲景便认识到子淋的病症表现，以"妊娠小便难"之症状对子淋作出最早的阐述，并提出以清热通淋，养血安胎之"当归贝母苦参丸"治之。文曰："妊娠，小便难，饮食如故，当归贝母苦参丸主之。"晋代王叔和在《脉经》中亦提到："妇人妊娠，小便难，饮如故，当归贝母苦参丸主之。"后至隋代，首见"子淋"之病名称谓，巢元方《诸病源候论·妇人妊娠诸候·妊娠患子淋候》曰："妊娠之人，胞系于肾，肾患虚热成淋，故谓子淋也。"对后世医家认识本病起到重要作用。

后世医家多以症候特点对本病命名。如"妊娠小便淋涩"之称谓见于宋代王怀隐等《太平圣惠方》中"治妊娠小便淋涩诸方"篇名之中。"子满"之称谓见于明代李梴《医学入门·子淋》，文曰："妊孕饮食积热膀胱，以致小便闭涩，又谓之子满。"上述称谓均表现本病之病症特点，即妊娠期间以小便频数、尿急、淋沥涩痛、小腹拘急为主要症状。

（二）病因病机

经历代医家不断探索研究，可知子淋发病机理复杂，病因病机多种多样。其病位主要以肾、膀胱、胞宫为主，涉及肝、心、脾、肺、胃；病理因素主要为热邪内扰。历代医家从母体及胞胎两大方面分析本病。母体病因又分为虚实两端，其中实证包括酒色劳倦、饮食不节、邪热内扰；虚证包括母体禀赋不足。胞胎方面则又有胎气热壅和胚胎压迫阻塞。子淋病机论述主要有肾与膀胱的虚热、膀胱郁热、心神烦闷、肝经湿热、肝经虚热、肺气虚而短少、脾肺燥不能生化、膀胱阴虚、膀胱阳虚、小肠热、膏粱厚味劳役所伤、脾胃气虚及气血聚养胎元不及敷荣渗道等。根据历代医家对子淋病因病机的阐述，归纳为以下几种：实热、湿热、虚热、气虚。

1. 母体病因

（1）心火亢盛

心火偏亢，心居膈上，肾居膈下，两者交通，心火下温肾阳，肾水上滋心阴，机体方能维持正常运行。孕后肾精下聚以养胎元，阴精亏耗，心肾不交，心火过旺心与小肠互为表里，其经脉相互络属，小肠主液，若心火炽盛，可沿经脉移至小肠，令小肠积热，功能紊乱，湿阻水停，与热搏结，客于膀胱，则发子淋。如宋代陈沂撰，明代陈文昭补解《陈素庵妇科补解》详细论述："子淋……小肠为心之腑，水火不交，必心神烦闷，口燥咽干。"孕后机体阳气相对偏盛，心火失济更致阳亢，心与小肠相为表里，心经之火，移热于小肠，传入膀胱，津液内灼，气化失常，水道不畅，故令小便频急淋痛，丰富本病之病因病机。故实热子淋多因素体阳盛，孕后阴血聚下养胎，不能上济心火，心火偏亢，邪热移于小肠，以致内热下注膀胱，灼伤津液所致。

（2）湿热

1）肝经湿热：肝藏血而称为血海，冲脉起于胞中而通于肝。女子以血为本，在其一生之中，又经历了经、孕、产、乳，四期均赖于血。《素问·大奇论》云："肝雍，两胠满……不得小便。"孕后血聚冲任以养胎元，若孕妇情志不畅或恣食肥甘煎灼之品，湿热痰火内生，肝胆壅滞不通，邪热充斥，下扰膀胱，气化功能被遏，疏泄不及州都，水道通调受阻，则致小便灼热涩痛、频数余沥。明代薛立斋在《校注妇人良方》中言："若小便涩少淋沥……若肝经湿热，用龙胆泻肝汤。"明确指出本病"肝经湿热"之机理。

2）膀胱湿热：膀胱为水液汇聚之处，《灵枢》称之为"津液之腑"，《素问·灵兰秘典论》中云："膀胱者，州都之官，津液藏焉，气化则能出矣。"贮存于膀胱中的水液，经肾气和膀胱之气的蒸化作用，其清者上输于脾，肾气及膀胱之气的激发与固摄作用协调，则膀胱开合有度，尿液可及时地从溺窍排出体外。若肾气与膀胱之气的激发与固摄作用失调，膀胱开合失权，即可出现尿频、尿急、遗尿、小便不禁等。若因饮食不节、房劳过度引起膀胱湿热蕴结，气化不利之膀胱湿热证，即可出现小便淋沥涩痛。明代官修《普济方》论："妊娠之人。故谓之子淋也……或喜食煎炒，或胞胎为热所迫。"认为妊娠小便淋痛是由饮食不节，喜食煎炒辛辣之品，或感受邪热，移热小肠，传入膀胱，热灼津液，则小便淋沥涩痛。清代叶桂在《叶氏女科证治·安胎》中言："妊娠因酒色过度，内伤胞门，热积膀胱，小便淋沥，心烦闷乱，名曰子淋。"指出子淋为孕妇平素调摄失宜，酒色劳倦，损伤气血使然。张山雷《沈氏女科辑要笺正》曰："妊妇得此是阴虚热炽、津液耗伤者为多，不比寻常淋痛，皆由膀胱湿热郁结也。"认为孕妇患此病皆膀胱湿热所致。

明代吴昆在《医方考·妇人门·地肤草汤》中论："怀子而小便淋涩，谓之子淋。子淋之原，本于湿热。"提出子淋因护摄不慎，湿热内侵，蕴结膀胱，气化失司而致。其倡论湿热之邪致病的观点，在病因病机上有重大突破。故湿热子淋多因肝胆壅滞不通，邪热充斥，下扰膀胱，气化功能被遏，疏泄不及州都，水道通调受阻，而致小便灼热涩痛、频数余沥；或因护摄不慎，湿热内侵，蕴结膀胱，气化失司所致。

（3）虚热

历代医家所述虚热又从不同脏腑进行辨证，分述如下。

1）肝经虚热：肝者将军之官，主藏血，主疏泄，体阴而用阳，能协调脏腑气机，调理三焦水道；内寄相火，其性最急。人体的水液代谢，虽赖肺的宣发、脾的运输、肾的蒸腾气化来完成，但与肝脏的疏泄条达亦关系密切。《灵枢·经脉》中论："肝足厥阴之经……循股阴入毛中，过阴器，抵小腹。"金元时期刘完素《素问玄机原病式·淋》云："岂知热甚客于肾部，干于足厥阴之经。廷孔郁结极甚……而神无所用……故液渗入膀胱而旋溺遗失，不能收其后又详细叙述淋久不止的预后，禁也。"强调肝与前阴之关系及肝之盛衰强弱起着重要作用。女子以肝为本，以血为用。孕后血聚冲任养胎，肝血益虚，肝火愈旺，则膀胱受扰，气化不郁在淋利，排泄失常，发为淋证。明代薛立斋在《校注妇人良方》中明确指出"肝经虚热"之证型，文曰："若小便涩少淋沥……若肝经虚热，用加味逍遥散。"

2）肾经虚热：隋代巢元方在《诸病源候论·妇人妊娠病诸候》中，对子淋的病因病机进行了详细论述，首次提出子淋的病因病机为"肾虚而膀胱热"。文曰："淋者，肾虚膀胱热也。肾虚不能制水，则小便数也；膀胱热则水行涩，涩而且数，淋沥不宣。"指出妊娠小便淋痛之根本原因是妊妇胞胎系于肾，肾患虚热成淋。孕后肾精养胎，阴精亏耗，移热于膀胱，灼伤津液，膀胱气化不利则淋之诸症蜂拥而起，探讨并基本确立子淋之症状及病因病机。此观点为后世医家所推崇，对本病研究发展有着重要的指导意义。后至宋代诸医家对本病研究更为深入，宋代官修《圣济总录·妊娠门·妊娠子淋》指出妇人妊娠后而发淋者，为子淋，并进一步叙述子淋肾虚膀胱湿热之病因病机，详细描述小便频数、尿急、淋沥涩痛等典型病症特点。文曰："妇人怀子而淋者，谓之子淋，因肾虚膀胱经客邪热，令溲少而数，水道涩痛。痛引于脐者，是其候也。"《太平圣惠方·治妊娠小便淋涩诸方》亦宗其旨，指出淋者乃肾虚膀胱热所致，并对本病之病因病机再作补充，文曰："妊娠之人，胞系于肾，肾间虚热而成淋，故谓之子淋也。"指出妊娠之人肾虚更甚，导致膀胱湿热以致成淋，认为肾精不足，肾水亏虚为病本，膀胱有热为病之标。《陈素庵妇科补解》中详细描述子淋症状，文曰："子淋者，便后点滴淋沥不止也。欲便则涩而不利（似数非数），已便则时时淋沥，由肾虚不能制水，膀胱兼有客热，故成此症，妊妇名曰子淋。"而后分析其病因病机为"肾虚不能制水，兼膀胱有客热"。其后对子淋日久不止之预后进行详细论述，指出妊娠淋久不止者，其肾水亏损，小肠为心之腑，水火不交"必心神烦闷，口燥咽干，以致胎动不安"。清代医家在总结前人基础上继承发展，对本病的认识更加清楚。清代萧壎《女科经纶·胎前证上》引用《产宝百问》之言，指出肾脏的生理功能，并进一步论述子淋之病因病机，文曰："《产宝百问》曰：肾者作强之官，技巧出焉。与膀胱为表里，男子藏精，女子系胞。妊娠小便淋者，肾虚而膀胱有热也。肾虚不能制水，则小便数；客热膀胱，则水道涩而数，淋漓不宣。名曰子淋，地肤子汤主之。"

故虚热子淋多因素体阴虚，孕后血聚养胎，其阴愈虚，阴亏肾水不足，胚为火灼，或孕后血聚冲任养胎，肝血益虚，肝火愈旺，则膀胱受扰，排泄失常，故妊娠小便淋痛。

（4）气虚

1）肺气虚：肺为华盖，居上焦，主气司呼吸，主宣发肃降，通调水道。如《素问·经脉别论》云："饮入于胃……上归于肺，通调水道，下输膀胱。"明确阐明肺对津液输布、排泄起着疏通和调节作用，肺宣发肃降，水液则随其约束而下注膀胱。故肺功能之盛衰影响着三焦水液运行与膀胱之气化功能，如明代薛立斋在《校注妇人良方》中言："若小便涩少淋沥……若肺气虚而短少，用补中益气汤，加山药、麦门冬。"明确指出子淋肺气亏虚之病因病机。

2）脾胃气虚：脾胃为后天之本，气血生化之源，五脏六腑，四肢百骸，皆禀气于脾胃，脾胃为气机升降之枢，且脾主运化，输布津液，使全身津液随脾胃之气的升降而上腾下达。脾气健运，津液化生充足，输布正常，脏腑形体官窍得养。故脾胃功能之盛衰影响着三焦水液运行与膀胱之气化功能，如宋代严用和在《严氏济生方》中言："治妊娠小便不利……盖缘酒色过度，伤其血气，致水脏闭涩。"明代吴昆《医方考》云："盖脾胃一治，则水精四布，五经并行……况于六腑乎？"若孕妇饮食所伤，耗气伤中，气虚不及州都，膀胱气化失司，蓄水内停则小便滞涩不利，而发为子淋。

故气虚子淋多因饮食所伤，耗气伤中，气虚不及州都，膀胱气化失司，蓄水内停则小便滞涩不利，而发为子淋；或中气素虚，妊娠数月，胎体长大，气虚无力举胎，胎坠压迫膀胱，水行不利，而为子淋。

2. 胞胎病因

明代万全《广嗣纪要》中论："子淋之病，须分二症：一则妊母自病，一则子为母病……其子为母病，亦分二症：或胎气热壅者，或胎形迫塞者。"认为多因妊娠数月，胎体长大，胎坠压迫膀胱，水行不利，而为尿痛。

（三）证候分类

历代医家对子淋证候分类的表述有：①心火亢盛；②湿热下注；③虚热（肾虚膀胱热、肝经虚热）；④脾胃气虚；⑤血虚；⑥阴虚津亏。

（四）治疗

关于子淋的治疗，历代医家亦有较详细论述，尤以治疗方药居多，金元以前多为经验用方与对症用方，金元以后中医临床理论变化巨大，理论性更强，更强调辨证论治。总而言之，子淋的治疗以清热利小便为主要治则，又根据不同的病因病机灵活变方化裁。

1. 辨证论治

（1）清热利湿：唐代孙思邈在《备急千金要方》中言："治妊娠患子淋方，葵子一升，以水三升煮取二升，分再服。又方，葵根一把，以水三升煮取二升，分再服。"孙氏虽未明确阐述其治则，但据其所用方药冬葵子之味甘、性寒，入膀胱经等特性推测，其法为清利膀胱湿热，利水通淋。宋代王怀隐等在《太平圣惠方》中亦论："治妊娠胎不安，小便淋涩，小腹疼痛，冬葵子散方。"元代朱震亨在《丹溪治法心要》中明确指出"淋有五，皆属热"，其认为治疗当"解热利小便"为主。后代诸多医家均遵从此法。如明代吴昆在《医方考·妇人门·地肤草汤》中认为子淋多为湿热，以苦寒之地肤草清湿热、利小便，文曰："子淋之原，本于湿热。地肤草能利膀胱，能疏风热，以之而治子淋，亦单剂之良也。"薛己在《校注妇人良方》中以清热凉血，利水通淋之五淋散治之，文曰："若小便涩少淋沥……若热结膀胱而不利，用五淋散。"五淋散方以赤芍药、当归凉血和血，赤茯苓、栀子清热利湿，甘草解毒和中，诸药配伍，有清热凉血，利水通淋之功。清代吴谦等所撰之《医宗金鉴·妇科心法要诀·胎前诸症门·子淋证治》亦言："子淋频数浊窘涩疼，五淋栀苓归芍芩，甘草再加生地泽，车前滑石木通寻。"严洁、施雯、洪炜合撰《盘珠集胎产症治·胎前·子淋》曰："肾虚不能制水。虚则热客于膀胱，地肤子汤。"方中地肤子味甘性寒，主入膀胱经，善清利下焦湿热浊垢，并使之从小便排出，故有清湿热，利小便之功，大黄、黄芩清热泻火，知母滋阴清热，瞿麦、冬葵子、通草清热利水，猪苓利水渗湿，海藻清热消痰，橘皮理气化湿，升麻升清以降浊为佐。诸药合之，有清利湿热，通小便之效。

（2）泻火润燥：早在东汉时期张仲景在《金匮要略·妇人妊娠病脉证并治》中就已对子淋提出了相关治疗方药，文曰："妊娠，小便难，饮食如故，当归贝母苦参丸主之。"晋代王叔和在《脉经》中亦言："妇人妊娠，小便难，饮如故，当归贝母苦参丸主之。"用当归和血润燥；贝母非治热，郁解则热散，非淡渗利水也，其结通则水行；苦参性寒、味苦，长于治热，利窍逐水，三药配伍共奏泻火润燥通淋之功。

（3）清肝解郁：明代李梴在《医学入门·子淋》中言："若肝经湿热，用龙胆泻肝汤。"方中龙胆草大苦大寒，既能清利肝胆实火，又能清利肝经湿热；黄芩、栀子苦寒泻火，燥湿清热；泽泻、木通、车前子渗湿泄热，导热下行；实火所伤，损伤阴血，当归、生地养血滋阴，邪去而不伤阴血；柴胡舒畅肝经之气，引诸药归肝经；甘草调和诸药。以龙胆泻肝汤之泻中有补，利中有滋，降中寓升，清利肝胆实火，清利肝经湿热，调畅气机，以解郁通淋。又云"若肝经虚热，用加味逍遥散。"方中逍遥散疏肝解郁，加丹皮，能入肝胆血分者，清泻肝胆之热邪；加山栀，亦入营分，能引上焦心肺之热下行。二味配合逍遥散，自能解郁散火，火退则诸症皆愈。以加味逍遥散之疏肝清热，解郁和营，小便自利。清代严洁、施雯、洪炜合撰《盘珠集胎产症治·胎前·子淋》亦言："肝经湿热。龙胆泻肝汤。"

（4）养血清热：明代薛己在《校注妇人良方》中记载："用四物加黄柏、知母、五味、麦门、玄参。"治疗"频数而色黄"之子淋。方用四物汤和血养血，黄柏、知母、玄参清热养阴，麦冬滋阴润燥，五味子收敛固涩，全方奏滋阴养血、清热利湿之功。李梴在《医学入门·子淋》中亦言："原因房劳内伤胞门，冲任虚者，四物汤合六君子汤，或肾气丸。"治以补肾益气，养血通淋。清代严洁、施雯、洪炜合撰《盘珠集胎产症治·胎前·子淋》曰："气血养胎不及，宣通渗道，遂使膀胱郁热不化而为淋。"阐述子淋治法应"当养血为主，兼利小便"，并指出治法方药"血虚生热。安荣散。"又曰："服渗湿之剂，而益加频数，或涩而不利。四物汤加知母、川柏、怀牛膝、茯苓、甘草。"提出若服用渗湿药物，症状未见缓解，可用四物汤加减养血清热药，值得后世医家参考。萧壎在《女科经纶·胎前证上》中明确指出治疗子淋法当养血清热，通利小便，文曰："法当养血以荣渗道，利小便以导郁热。"

（5）滋肾通淋：元代朱震亨在《丹溪治法心要》明确提出滋肾以通小便，文曰："肾虚极而淋者，当补肾精及利小便。"明代薛己在《校注妇人良方》中言："若膀胱阴虚，阳无所生，用滋肾丸。"以滋阴清热，化气通关之法治疗热蕴膀胱，尿闭不通之子淋。

（6）益气止淋：明代薛己在《校注妇人良方》中言："若小便涩少淋沥……若肺气虚而短少，用补中益气，加山药、麦门冬。"以补中益气汤补益脾肺之清气，升举阳气，小便自利。方中黄芪味甘微温，入脾肺经，补中益气，升阳固表；人参、炙甘草、白术补气健脾；当归养血和营，助参、芪补气养血；陈皮理气和胃，使诸药补而不滞；少量升麻、柴胡升阳举陷，协助黄芪以升提下陷之中气，山药健脾补肺、益胃补肾；麦门冬养阴生津，健脾益气。清代严洁、施雯、洪炜合撰《盘珠集胎产症治·胎前·子淋》亦言："肺气虚而溲短。补中益气汤，加山药、麦冬。"

2. 其他疗法

由于妊娠妇女的独特生理病理特点，故历代医家对有关本病其他疗法的论述较少，以强调辨治禁忌为多，如"安荣散"出自宋代陈沂撰，明代陈文昭补解《陈素庵妇科补解》，方中参、归、芎、芍、麦、知、柏、苓凉血安荣以滋天一之源，滑、通、苓、草、灯心利水清膀胱之热，养血滋阴则肾不虚，利水清热则膀胱不为虚热所阻，加以香附行气，则小便清利而淋自止矣。后世多有引用，如《医方类聚》《重订严氏济生方》《校注妇人良方》等均有提及。但方中滑石性寒且为镇重滑利之品，为妊妇慎用。明代冯兆张之《女科精要》与清代萧壎之《女科经纶》均认为方中滑石乃镇重之剂，恐致堕胎。且冯兆张《女科精要》指出若在妊娠前七八月出现淋证，将安荣散中滑石去除并加石斛、山栀即可。文曰："孕妇小便涩少淋漓，名曰子淋……名安荣散。古方内有滑石，石乃镇重之剂，恐致堕胎。若临月极妙，在七八月前，宜去此味，加石斛、山栀尤稳。"

以上历代医家的论述，不仅确定了中医药防治子淋的理论基础，而且至今仍影响着我们对该病的治疗理念，对临床实践起着重要启迪与昭示作用。

（王　旭　孙许涛）

子嗽源流考

子嗽又名妊娠咳嗽，是妊娠期妇女的常见疾病，以妊娠期间咳嗽或久咳不已为主要表现。祖国传统医学对子嗽一病的认识有着悠久而深远的历史，其病名始见于隋代巢元方《诸病源候论》，历经千余年而沿用至今，历代先贤对其病因病机及治法亦有着较为详尽的论述，至清代渐趋完善，现分述如下。

（一）病名

子嗽是指妇女妊娠期间咳嗽或久咳不已的一类妇科常见疾病，如隋代巢元方《诸病源候论》曰："妊娠期间，久嗽不已……亦名子嗽、子呛等。"历代医家皆从子嗽之症状特点称谓其病，即怀孕时发作咳嗽，如"妊娠咳嗽""妊娠喘嗽""子咳""子呛""抱儿痨""胎前咳嗽"，本书按年代时间顺序将本病病名梳理如下。

隋代巢元方《诸病源候论》最早记载此病，并谓之妊娠咳嗽、子嗽、子呛，其云："妊娠期间，久嗽不已，或伴五心烦热者，称为妊娠咳嗽，亦名子嗽、子呛等。"认为妇女在妊娠期间发作咳嗽不止之症状，即子嗽，又名子呛，形象生动地指出子嗽发作时的症状特点，后世医家多宗其说。宋代齐仲甫《女科百问》曰："妊娠而嗽者，谓之子嗽，久而不已则伤胎。"秉承巢旨，明确指出子嗽在妊娠期间久而不愈可伤及胎元。从此奠定子嗽这一病名的基础。后至明代，万全《广嗣纪要》提出"妊娠喘嗽"一名，以症名之，实亦指子嗽而言，其曰："妊娠喘嗽，当分二症。有风寒外感者，有胎气内壅者，须详审之。"

至清代，各医家关于子嗽的论著颇丰，成百家争鸣之势。萧壎、周讱观、柴得华、汪朴斋、程文囿等医家皆称本病为子嗽，此外亦有"抱儿痨""子咳""子呛"等不同称谓。吴谦等所著《医宗金鉴·妇科心法要诀》言："妊娠咳嗽，谓之子嗽，甚或发展为劳嗽，俗称抱儿痨。"阐明子嗽日久不愈，在生产之后可久嗽成劳，劳极伤肺则成痨嗽，故称其为"抱儿痨"。随后沈金鳌与罗国纲先后在其所著妇科著作中提及"子咳"一名，如沈金鳌《妇科玉尺》曰："妊娠咳嗽，名曰子咳，此胎气为病，产后自愈，不必服药。"罗国纲《罗氏会约医镜》亦曰："治久咳不已，谓之子咳，引动其气，恐防坠胎。"由此可知，子咳与子嗽其名虽异，但其症状特点相同，此外罗氏亦强调子咳若发作日久可致胎元受损，发为坠胎等严重后果。除子嗽、子咳之外，亦有医家将妊娠期间呛呕不止称为子呛，如唐宗海在《医学见能》中将子咳、子呛统称为"胎前咳嗽"，其云："胎前咳嗽，以及呛呕不安者，子咳与子呛也。"汪朴斋《产科心法》亦认为"子呛，又名子嗽"，可见后世医家对子嗽认识的不断深入。

（二）病因病机

清代之前医家对子嗽的认识相对局限、相关论述较少，大多认为子嗽是由外感引起。后至清代，医家对子嗽的认识逐步完善，认为多由外感与内伤所致，以肺失濡润，清肃失职，宣降失常，引起肺气上逆、冲击气道为主要病因病机。如清代黄朝坊《金匮启钥》言："有名子嗽者，即在孕而咳嗽者也，要其病之所致，亦不离乎外感、内虚之两途。"本书通过整理历代书籍文献将其病因病机概括为外感风寒、火邪犯肺、气滞饮停、脾虚肺弱、阴虚肺燥五类，兹述如下。

1. 外感风寒

怀妊时期，起居调摄不慎，感冒风寒，或孕者体虚，无力护卫机体，易招致外感，邪犯肺卫，失于宣降，遂发咳嗽。早在隋代巢元方《诸病源候论》中便有关于妇女妊娠期间因外感寒邪导致咳嗽的记载，其云："肺感于微寒，寒伤于肺则成咳嗽。"后至宋代陈自明《妇人大全良方》亦沿袭其说，指出外感寒邪，寒邪伤肺，肺失宣降，发为咳嗽的病理机制，其言："夫肺感于寒，寒伤于肺，则成咳嗽也……其诸脏嗽不已，则传于腑。"齐仲甫《女科百问》亦言："何谓子嗽？答曰：肺主气，外合皮毛，风寒外感入射于肺，故为咳也。"同样认为孕妇感受风寒之邪可导致咳嗽。明代医家薛己《校注妇人良方》指出孕期咳嗽多由外感所致，并以季节分类，如秋日受风邪伤肺气，发为外感风邪咳嗽，且加以论治。明代末期王化贞亦认为外感风寒是子嗽的重要病因病机，其《产鉴》曰："妊娠咳嗽，因感风寒，伤于肺而成，谓之子嗽。"时至清代，医家萧壎《女科经纶》认为"妊娠感寒咳嗽为子嗽"，并对其发病机理进行详细阐述，其曰："肺内主气，外司皮毛，皮毛不密，寒邪乘之，入射于肺则咳嗽。"认为肺为娇脏，主气司呼吸，妇人妊娠期间体虚腠理不密，外感风寒犯肺，导致咳嗽。傅青主《傅青主女科》云："夫妇人受妊，本于肾气之旺也，肾旺是以摄精，然肾一受精而成妊，则肾水生胎，不暇化润于五脏。"妊娠期间，肾气旺盛，摄精以养胎元，则无暇滋养五脏，致脏腑功能失调，随着胎体增大，母体供养不足，正气愈虚，易招致外感。后至清代中晚期，医家多宗前人之旨，如怀远《古今医彻》云："妊娠外感风寒，久嗽不已，谓之子嗽。"张曜孙《产孕集》又云："久嗽不止，谓之子嗽，此外感风寒也。"医家阎纯玺、高鼎汾在其各自著作中，阐明外感可引发子嗽的同时，强调子嗽发为久咳不止时，可影响胎儿发育，因此当及时诊治，如阎氏《胎产心法》提到"妊娠咳嗽属风寒，盖肺脏内主气，外司皮毛，皮毛不密，寒邪乘之则咳嗽，嗽久亦恐堕胎"。高氏《医学课儿策》亦有"子嗽者，妊妇外感风寒则咳，咳久亦易坠胎"之述。

2. 火邪犯肺

自清代以后，医家们对火邪犯肺导致子嗽的认识逐渐深入，多认为妊娠妇女情志抑郁，肝郁化火犯肺，或肝经有热循经上逆犯肺，或胎火上炎，火盛克金，均可导致肺失清肃，而久咳不已。如清代蔡贻绩《医学指要》载："然女子善怀忧，疑易起，故尝有子悬、子气、子肿、子烦、子嗽……之见，种种恶状怪候，皆由七情之火而妄动，五味之偏而不节耳。"强调子嗽等妊娠疾病与情志不遂密切相关，因妊娠期妇女多易忧愁思虑、情绪敏感，若气机不畅则易于化火，火邪妄动上犯于肺，肺失宣肃则发为子嗽。从生理角度阐述出妊娠妇女多易抑郁化火之机制。蔡氏《医学指要》又曰："受妊五月……不时咳嗽，由邪火上冲，名曰子嗽。"进一步指出子嗽多属邪火上犯之病理机制。怀远《古今医彻》在前人基础上进一步强调内热致病的重要性，其言："子嗽者，肺火也……未有不从内热所致。"认为子嗽从"肺火"而得。后至陈修园在其所著《女科要旨》中强调"火盛克金"之病理机制，并以四物汤加桑白皮、竹茹、天门冬、紫菀等清肺泻火止咳之品加以治疗。沈金鳌《妇科玉尺》亦明确提出"妊娠咳嗽……然或因外感风寒，或因火盛乘金。"阐明外感及内伤两大病因病机，其中属内伤者多为"火盛乘金"，即火邪犯肺。此后程杏轩、潘文清等沿袭前人所说，亦认为"胎火上冲犯肺"可致子嗽，并对其加以详细阐述，如程氏《程杏轩医案》言："子嗽也，病由胎火上冲，肺金被制，相搏失职，治节不行。"潘氏《剑慧草堂医案》又言："子嗽，居经七月，胎火上冲，肺金咳呛气逆，脉右数。"鲍相璈《验方新编》在单独论述妊娠子嗽时，提出病因病机有四，其中第二点即"因火乘肺金者"。可见，清代医家对火邪上犯，肺金被制，宣肃失常，致子嗽不止的认识不断深入，并总结出如四君子加泻火调肺止嗽之品等大量有效方剂，在临证运用中疗效可靠。

3. 气滞饮停

妊娠妇女善情志抑郁，肝气郁滞，木郁土壅，脾失健运，痰饮内生，饮停气滞，肺失宣肃，咳嗽由生。此外，随妊月之增加，胎儿在子宫逐渐长大，体积迅速增长的胎儿易阻碍脏腑气机，气机受阻加之脾虚胃弱，则痰饮内生，导致气滞饮停，肺脏气机受阻则咳嗽，且情绪紧张及食生冷时咳剧。

张山雷《沈氏女科辑要笺正》言："妊妇病源有三大纲……二曰气滞。腹中增一障碍，则升降之气必滞。三曰痰饮。人身脏腑接壤，腹中遽增一物，脏腑之机括为之不灵，津液聚为痰饮。"认为妊娠胎体发育，阻碍气机，影响气机运行，气滞则痰停，是为其因。鲍相璈《验方新编》在单独论述妊娠子嗽时，提出子嗽有"痰而喘者"，明确了子嗽痰饮停肺，肺失宣肃致咳的病因病机。郑玉坛《彤园医书》曰："孕妇咳嗽，谓之子嗽，嗽久每致伤胎。有阴虚火动，痰饮上逆及感冒风寒数症。"郑氏在书中单列"妊娠子嗽"篇，提出了其包括痰饮上逆在内的三种主要病因病机，并在给出"枳桔二陈汤治因痰咳嗽"，以枳桔二陈汤行气化痰止咳。以方测病机，可见上证并非单纯的痰饮上犯于肺，还包括由痰饮停聚产生的气机受阻不畅，即其病因病机应为气滞饮停。吴谦等所著《医宗金鉴·妇科心法要诀》言："妊娠咳嗽名子嗽，阴虚痰饮感风寒。"其中就包括痰饮实邪致病。日本浅田宗伯所著《先哲医话》有："子嗽者，因胎气生长，水停心下而为咳也。"同样强调饮邪致妇女妊娠咳嗽的病因病机特点。

4. 脾虚肺弱

古代医家认识到情志不遂、劳倦内伤、饮食不节，孕后过食寒凉伤及脾胃可以导致妊娠咳嗽。《素问·咳论》有云："五脏六腑皆令人咳，非独肺也。"指出任何一个脏腑发生病变，一旦影响到肺，皆可以引起咳嗽。其亦云："此皆聚于胃，关于肺。"说明了肺胃之间的关系。《灵枢·营卫生会》载："人受气于谷，谷入于胃，以传于肺，五脏六腑，皆以受气。"说明肺与胃相联系之生理特点。若胃腑受邪痰浊内聚，上干于肺，形成肺胃之气上逆，咳嗽乃作。

素体脾虚，加之孕后胎儿的生长发育赖与脾胃生化之精微，加重脾胃负担，使其更虚，脾胃运化失调，聚湿生痰，痰饮上犯于肺，肺失肃降发为咳嗽。明代薛己《校注妇人良方》曰："久嗽不愈者，多因脾土虚而不能生肺气。"强调子嗽久病不愈多责之脾虚而不能生肺气，导致脾虚肺弱。清代叶其蓁在其所著《女科指掌》中沿袭陈氏所言，同样认为脾肺为母子关系，妇女妊娠期间脾虚不生肺金，肺气不宣，加之脾失运化，滋生痰饮上犯于肺，肺失宣肃，可致咳嗽不止，其云："然肺属辛金生于己土，久嗽不已，多因脾虚不能生肺气。"

5. 阴虚肺燥

怀妊前素体阴亏，妊后阴血下注胞宫以养胎元，阴虚更甚，阴虚则火旺，虚火上炎，灼肺伤津，阴液亏耗，无以润肺，肺之宣肃失职，发为咳嗽。正如元代朱丹溪《丹溪心法》所云："胎前咳嗽，由阴液聚养胎元，肺失濡润，又兼痰火上炎所致。"认为本病多由肺阴不足，虚火上炎所致。清代石寿棠《医原》曰："至胎前杂病，如子痫、子烦、子晕、子淋、子肿、子悬、子嗽等证，大抵不外阴虚化燥、阳虚化湿两端，随证参酌，自可无误。"久嗽伤阴，虚而化燥，燥而伤肺，肺损则咳。柴得华《妇科冰鉴》提出子嗽"有感冒风寒、痰饮上逆、阴虚火动之不同"，并强调若不及时治疗，病情迁延必将伤及胎儿。阎纯玺《胎产心法》提及肺阴虚，虚火上炎致咳的病因病机，其载妊娠咳嗽"甚有久嗽不愈……或因肺虚不能生水，以致阴火上炎"。郑玉坛《彤园医书·胎前本病门》亦提及子嗽"阴虚火动"的病因病机。

（三）证候分类

历代医家对子嗽证型分类的表述有：①风热犯肺；②外感风寒；③气滞饮停；④胎火犯肺；⑤木火刑金（肝火犯肺）；⑥痰火犯肺（痰火上扰、胎火上炎、郁火上炎）；⑦热灼伤肺；⑧痰湿蕴肺；⑨痰饮上逆；⑩阴虚肺燥（阴虚火旺、阴虚火动）；⑪肺阴不足；⑫肺失濡润；⑬脾虚肺弱。

（四）治疗

历代医家对子嗽的治疗积累了丰富的经验，亦有较详细论述，尤以治疗方药居多。《妇人大全良方》云："其嗽不已，则传于腑，妊娠病久不已者，则伤胎也。"认为子嗽为咳嗽发生于妊娠期间，因孕而咳，因此治疗时须注意胎孕情况，应在安胎的基础上辨证施治，现整理如下。

1. 祛风散寒止嗽

妇人体虚，触冒风寒，肺失宣发肃降，气逆而发为子嗽，针对此病因病机，历代医家提出祛风散寒止嗽的治法。多位医家提出用紫菀汤祛风散寒治疗子嗽，如宋代薛古愚《女科万金方》言："紫菀汤，治妊娠咳嗽不止。"方中紫菀、防风解表祛风，桑皮、竹茹、天花粉清肺化痰养阴，桔梗、杏仁宣降肺气，甘草用以调和诸药，共奏祛风解表、清肺化痰止咳之功。宋代陈沂撰，明代陈文昭补解《陈素庵妇科补解》提出用紫菀汤治疗外感风寒引发的子嗽，并详明病机、病证，其曰："妊娠咳嗽，因感冒，寒邪伤于肺经，以致咳嗽不已。肺主气，外合皮毛，腠理不密则寒邪乘虚入肺。或昼甚夜安，昼安夜甚……名曰子嗽，久则伤胎，宜紫菀汤。"明代医家龚信纂《古今医鉴》亦载紫菀汤治疗风寒子嗽，曰："妊娠咳嗽，因感风寒，伤于肺而成，谓之子嗽。可服加减紫菀汤止嗽安胎。"万全《广嗣纪要》有云："其风寒外感者，必发热，鼻塞声重，初病之时，宜发散之，桔梗散主之。"桔梗散由天门冬、白茯苓、人参、杏仁、甘草、桑白皮、紫苏叶、桔梗、麻黄、生姜组成，其组成与紫菀汤较为相似，同属发散表邪宣肺止咳为主，兼以益气化痰。万氏在桔梗散后又提及紫菀汤，其曰："久咳不已，谓之子嗽，引动胎气，胎必不安，宜紫菀汤主之。"再次强调此方治疗外感子嗽的重要性。明朝末年王化贞《产鉴》尊崇龚氏之旨，认为风寒子嗽"可服加减紫菀汤"祛风散寒止咳安胎。迨至清代，各医家对风寒子嗽治法认识渐为完善，怀远《古今医彻》云："子嗽。用门冬、紫菀、桑皮、知母、桔梗、竹茹。有血加阿胶。其外感嗽者。仍与解利。"上药组成仍可看出紫菀汤的影子，怀远俨然强调祛风解表法治疗子嗽的重要意义，并提及变证治法，如"有血加阿胶"。徐大椿《女科指要》指明"咳宜润燥疏风，嗽则疏风化痰"，可见，因风为百病之长，风邪可夹杂其他六淫邪气共同作用人体致病，徐氏认为风燥、风痰常可伤肺致子咳，故疏风之法具有重要意义，应贯穿治疗始终。我国古代医家经过长期的临证总结，继紫菀汤之后，又提出一体现祛风散寒止咳法的代表方剂，桔梗汤。吴谦等所著《医宗金鉴》载："名子嗽……风寒桔梗汤可安。"

后在注中提出妊娠咳嗽"因感冒风寒者，用桔梗汤"，方中桔梗、杏仁宣利肺气，紫苏、麻黄发表散邪，桑白皮、赤茯苓、贝母、白前降气化痰止咳，天冬清养肺阴，共奏祛风散寒、化痰润肺止咳之功。郑玉坛《彤园医书》论治妊娠子嗽时言："桔梗汤，治风寒咳嗽，发热气喘，脉浮者。"同样以桔梗汤祛风散寒以治风寒子嗽兼发热气喘者。柴得华《妇科冰鉴》言："（子嗽）感冒者，必有表证可据，一散可解。"认为子嗽病邪在表者可散而解之，亦并提出以桔梗汤治之。鲍相璈《验方新编》论述治孕妇咳嗽时言："如初得之恶风寒，发热，鼻塞，或流清涕者，宜发散，用加减参苏饮。"同时陈笏庵《胎产秘书》亦云："凡妊娠子嗽，因外感风寒者，参苏饮去人参、半夏，加桑皮、杏仁。"利用参苏饮阐明解表兼以理气化痰之法治疗外感风寒，兼有痰湿证子嗽。

值得一提的是，关于风寒表邪未解子嗽的论治，历代医家多提及方药，很少直言治法。这些代表性方药，如加减紫菀汤、桔梗汤、宁肺止咳散、宁嗽散、加减参苏饮等，其药物组成除祛风散寒之品之外多配伍化痰药物，可见历代医家在治疗风寒表证子嗽时，在解表散寒的同时，常兼化肺中痰饮，以疏畅肺道而止咳。

2. 清热泻火止嗽

孕妇素体阳旺，孕后胎气亦盛，两因相感，火邪上乘于肺，或胎火上逆犯肺，使肺失宣降，遂发咳嗽，治宜清肺泻火止咳。宋代官修《太平圣惠方》载："治妊娠胎气壅滞，咳嗽喘急，马兜铃散方。"马兜铃散可疏解郁热，治疗妊后胎气壅滞化火，胎火上逆犯肺，肺失清肃出现咳嗽喘急。明代虞抟《医学正传》言："天门冬饮（局方）治妊娠外感风寒，久嗽不已，谓之子嗽。"天门冬饮中天门冬、知母、桑白皮清热润肺化痰，紫菀与桔梗配伍可解表宣肺，畅利上焦气机，五味子味酸可敛肺止咳，此方重在清肺热、润肺燥以止咳，可治疗妇人孕期外感风寒治疗不及表邪化热伤肺而引发的子嗽。万全《广嗣纪要》曰："有血（宜门冬清肺饮）加生地黄一钱，大蓟根、茅根汁各一二匙。"此方本由清热化痰润肺止咳药物组成，万氏提出若热破血行致咳中带血，可加生地、大蓟、茅根凉血止血，此门冬清肺饮加减共奏清热凉血止咳之功。清代汪机《医学原理》记载："治妊娠咳嗽，谓之子嗽。此由津血聚养胎元，肺乏濡润，兼又郁热上炎所致。法当滋润肺经为主。"汪氏认为妇女妊娠期本身津血下注聚养胎元，导致肺津不足，失于濡养，又兼热邪上扰，致火上浇油，肺燥益甚致咳嗽不止，强调润肺清热以止咳。清代竹林寺僧提出用白虎汤治疗妊娠咳嗽，其《竹林女科证治》载："妇人受孕，不拘月数多少，咳嗽气紧，不得伏卧，此症皆因胎气不足，变生此症，宜用白虎汤治之。"白虎汤最早载于《伤寒杂病论》，治疗阳明气分热病证，具有清热生津的功效，由方测治不难看出，竹林寺所治子嗽体现清热止咳法。其又载"胎前咳嗽此因每食生冷，又吃姜、椒，中伤胎热，胃气不胜，故此作疾，宜用五虎汤，嗽止人安"，其予五虎汤以奏辛凉宣泄、清肺平喘之功。魏之琇《续名医类案》载一案，其言："一妊妇，因怒咳嗽吐痰，两胁作痛。此肝火伤肺金。以小柴胡汤加山栀、枳壳、白术、茯苓治之而愈。"该孕妇因情志因素而咳，并伴两胁疼痛，魏氏辨其证为"肝火伤肺金"，治以小柴胡汤加山栀子等以清肺火和少阳而止咳。蔡贻绩《医学指要》提出以紫菀汤清火润肺治疗子嗽，其云："不时咳嗽，由邪火上冲，名曰子嗽，必右寸有力，宜紫菀汤加淮药、沙参。"此紫菀汤与上述祛风散寒止咳法之紫菀汤尽管名同，但其组方及治法却不尽相同，前者重在解表邪，而此方以紫菀、天麦、竹茹、甘草、淮药、沙参等组成，力专清肺火润肺燥而止咳。吴澄《不居集》在论述妊娠子嗽时亦载紫菀汤治子嗽，其言："子嗽由于火邪，当以清火润肺为务，宜紫菀汤。"提出治疗由火邪引起子嗽"当以清火润肺为务"。后来吴仪洛《成方切用》遵吴澄所论再提紫菀汤治子嗽,其曰:"子嗽由于火邪,当以清火润肺为务。桔梗桑皮之凉以泻之,天冬竹茹之寒以清之,紫菀炙草之温,杏仁白蜜之泽以润之也。"吴氏在书中详解紫菀汤方,认为所投此方以"凉以泻之""寒以清之"为主,以"润之"为辅。郑玉坛《彤园医书》论治妊娠子嗽云:"紫菀汤,治子嗽因火邪乘肺,面赤鼻干,气喘者。"同样汪昂《医方解集》、王泰林《医方歌括》亦有提及,可见紫菀汤清肺润燥之功治疗子嗽广为清代医家所认可。郑玉坛《彤园医书》论治妊娠子嗽除上述紫菀汤外还提出清肺汤,其云:"清肺汤,治夏月火邪克金,气喘热嗽。"治夏日火邪克金之子嗽,同取清热润肺之法。陈笏庵《胎产秘书》提出二陈汤去半夏,加芩、连、枳、桔、贝母等苦寒泻热之品治子嗽"因火乘肺金者",由方测治,其应用清热化痰止咳之法。陈笏庵《胎产秘书》云:"如咳嗽吐血不止者,用生地饮。"取其清热凉血止咳。汪喆《产科心法》载曰:"娠妊数月,胎热冲肺金,常有咳嗽者,宜用泻白散加黄芩、苏梗、川贝主之。"孕妇胎热上冲肺金致子嗽用泻白散加减清肺泻火治之。

3. 理气化痰止嗽

妊娠期间胎体渐长,阻滞气机,湿聚成痰,痰饮上犯,肺失肃降,发为咳嗽,且气滞痰阻久之易化火,故治疗当于安胎基础上及早理气以祛化痰饮之邪,以防化火上扰肺金导致病情加剧或伤及胎元。古代医家论著对气滞痰饮所致子嗽治疗的论述多集中在清代,如《妇科冰鉴》认为子嗽痰饮上逆者,"若不速治,久必伤胎"。清代《医宗金鉴》提出用枳桔二陈汤治疗妊娠咳嗽痰饮上犯者,其曰:"妊娠咳嗽,谓之子嗽,嗽久每致伤胎……因痰饮者,用二陈汤加枳壳、桔梗治之。"以枳桔二陈汤理气化痰止咳安胎。郑玉坛《彤园医书》亦有:"枳桔二陈汤,治因痰咳嗽。"同样提出以枳桔二陈汤治疗痰饮子嗽。梁廉夫《不知医必要》言:"加味二陈汤治妊娠久嗽,谓之子嗽。"周诒观《秘珍济阴》又言:"加减二陈汤治子咳宜多服,胎安咳止。"二人皆提出以加减二陈汤治疗子嗽,强调"咳宜多服,胎安咳止"。王旭高《医学刍言》亦言:"子嗽,二陈汤加桑皮、阿胶、麦冬、五味、干姜、细辛。"前者加味二陈汤方药组成与后者二陈汤加减基本一致,以方测治,针对痰饮实邪,理气祛痰化饮以止咳。黄朝坊《金匮启钥》附子嗽案曰:"一妇病子嗽,兼不思食,用六君子汤加桑皮、竹茹、麦冬愈。"孕妇病子嗽,且食欲不佳,为脾虚痰阻之证,治以六君子汤燥湿化痰,健脾止咳,恐痰饮久聚化热伤肺,加桑白皮、竹茹、麦冬以增清热化痰润肺之功。《胎产秘书》云妊娠子嗽"痰而喘者",二陈汤去半夏"加蒌仁、前胡、桑皮"。子嗽痰饮上犯而喘者,予上方化痰止咳以治之。《妇科冰鉴》亦载:"痰饮上逆者,痰涎必多,法当理气化痰。"并提出以枳桔二陈汤治之,提出并强调理气化痰法治疗子嗽。可见,痰饮上犯是子嗽发病的重要病因病机,子嗽的病理因素为痰饮实邪,治当以祛化痰饮为主,兼以理气、润肺、安胎。

4. 培土生金止嗽

明代万全《万氏女科》云:"久嗽不已,谓之子嗽,引动其气,恐其堕胎,人参阿胶散主之。"方中以参、术、苓、草益气补脾为主,并加以桔梗、苏叶宣利肺气,用阿胶补血安胎,共同体现培土生金、止咳安胎之效。清代鲍相璈《验方新编》曰:"如久嗽不已,谓之子嗽,引动其气恐其堕胎,用台党、白术、茯苓、炙草、苏叶、阿胶、桔梗各等分,水煎,食后服。"此方与万氏人参阿胶散组成完全一致,亦属培土生金法。《彤园医书》引薛立斋言曰:"孕妇脾肺气虚,咳嗽喘急,用六君子汤加桔梗、芎、归……脾胃素虚,复感风寒,脉弱喘嗽,用补中益气汤加杏仁、桑皮、桔梗、茯苓。"提出六君子汤加味治疗脾肺气虚子嗽，补中益气汤加味治疗脾胃素虚复感寒邪所致咳嗽，二方皆通过补脾胃之气，使肺气充盛，加以宣肺止咳之品，共奏补脾肺气、宣肺止咳之功。林珮琴《类证治裁》亦载六君子汤加味治疗子嗽脾肺气虚者，云："脾肺气虚者，六君子汤加当归。"高鼓峰《医宗己任编》亦载以补中益气汤培土生金治疗子嗽，其曰："子嗽、子泻、小便不通，俱当用补中益气汤。"《医学课儿策》提出针对因土虚不生肺金致子嗽者，应予归脾汤补土生金，云："亦有土虚不能生金者，归脾。"孙采邻《竹亭医案》明确提出子嗽肺胃并调的治法，其言："正值胃土养胎之际，宜于肺胃并调。"五脏对应的五行属性当中，脾属土，肺属金，五行相生中土生金，则肺为脾之母，妇女妊娠期属"胃土养胎之际"，易致脾气虚弱，子病犯母，引发肺气不足，从而影响其宣降功能，造成孕期咳嗽不止。

此外，因肾为气之根，肺的呼吸运动需要肾的纳气作用来协调。子嗽患者肺气久虚，久病及肾可导致肾不纳气而出现动则气喘等症，故历代医家根据实际病情在补脾益肺的同时又常兼顾补肾以纳气。明代武之望《济阴纲目》载一子嗽肺肾气虚案，其曰："一妊妇嗽则便自出，此肺气不足，肾气亏损，不能司摄，用补中益气汤以培土生金，六味丸加五味以生肾气而愈。"武氏以补中益气汤合六味丸加减培土生金兼补肾纳气治之。薛己《校注妇人良方》曰："妊娠久嗽不愈者，多因脾土虚而不能生肺气，而腠理不密，以致外邪复感；或因肺气虚不能生水，以致阴火上炎而致，治法当壮土金，生肾水为善。"薛氏提出子嗽肺脾气虚及肾阴虚火旺两点病因病机，强调治当"壮土金，生肾水"。清代叶其蓁《女科指掌》明确提出了子嗽补土生金，滋肾安胎的治法，其言："或因肺虚不能生水，致阴火上炎，治当补土生金，滋肾安胎为要也。"阎纯玺《胎产心法》载："甚有久嗽不愈，多因脾土虚而不能生肺气，以致腠理不密，外邪复感……治法当用补中益气汤，以培土金，六味丸加五味以生肾水为善。"认为若妊娠久咳不止，病性由实转虚，多责之脾肾二脏，故治之当两脏兼顾，补脾滋肾。

5. 养阴清热止嗽

妇人素体阴亏，加之孕期阴血下聚以养胎元，致肺阴不足或肾阴亏虚，阴血愈亏，阴虚火旺，虚火上炎，灼伤肺津，肺失润降，而致子嗽，此时当养阴清热润肺止咳。南宋齐仲甫《女科百问》载："百合散，治妊娠咳嗽，心胸不利，烦闷不欲饮食。"方中以百合、麦冬养阴清热，配伍紫菀、桔梗、桑白皮、竹茹等宣肺化痰止咳。明代虞抟《医学正传》亦载百合散治疗妊娠咳嗽，其曰："百合散（局方）治妊娠咳嗽心烦，不欲饮食。"孕妇肺胃阴虚，虚火上炎心肺导致咳嗽、心烦，故施以百合散清养肺胃之阴，润肺化痰止咳。清代竹林寺僧《竹林女科证治》提出用宜胎饮治疗子嗽，其言："妊娠四五月，咳嗽，五心烦热，胎动不安，名曰子嗽，宜服宜胎饮。"方中干地黄性微寒，入肾经，可滋肾阴清虚热；麦冬清养肺胃之阴；黄芩清上焦肺热，并可安胎；阿胶滋阴养血；杜仲、川断补肝肾以安胎元；枳壳、砂仁行气宽中以畅胸中之气，诸药合用共奏滋肺肾阴、清火止嗽之功。麦味地黄汤治疗肾阴不足，火烁肺金所致虚劳子嗽，广为古代医家青睐，并在各自的论著中多被提及，如《医宗金鉴》提出都气丸治疗阴虚子嗽，明确其滋阴清肺的治法，其言："若久嗽，属阴虚，宜滋阴润肺清润之，用麦味地黄汤治之。麦味地黄汤去麦冬，又名都气丸，也治子嗽。"《彤园医书》载麦味地黄汤治子嗽阴虚火嗽，痰中带血者，其引薛立斋论曰："肾火上炎，气逆喘嗽，用六味地黄汤加五味、麦冬。"《妇科冰鉴》载曰："阴虚火动者，身体壮热，其嗽午后益甚，须以壮水滋金为主，则痰可瘳而胎可保矣。"认为久咳阴虚当以麦味地黄汤滋养肺肾之阴。《医学课儿策》言："有阴火上炎者六味，斟酌用之。"提出以六味地黄汤滋养肾阴，同治阴虚火旺上扰于肺所致子嗽。《类证治裁》载："妊娠咳嗽，胸膈不利者，百合散。"孕妇阴虚火旺，热扰上焦，致咳嗽、胸膈烦闷，予以百合散养阴清热。

综上所述，时至明清时期，各医家对子嗽的认识渐臻成熟，对本病论述也较为详尽，尤其治疗方药方面的论述颇丰，但对其具体治法的阐释相对较少，故以方测证总结本病之治法理论，梳理归纳如上文，以供医家同仁参考鉴阅。

（王金贺　韩洁茹）

子烦源流考

子烦始见于隋代巢元方所著《诸病源候论》，唐宋医家多宗其说，并在其基础上进一步发挥，以痰饮内阻、火热内盛等为病因病机，时至明清，诸医家对本病辨证论治的理解加深，治法方药得以丰富。由于本病病因、病机复杂多变，随着临床表现的不同，其对应的治疗方案也不一而足，故从多方面考究子烦病证的源流，对现代治疗妊娠心烦可有启迪作用。

（一）病名

纵观历代医家所述，子烦之病名首见于隋代巢元方《诸病源候论》，其云："脏虚而热，气乘于心，则令心烦……以其妊娠而烦，故谓之子烦也。"巢氏指出妊娠时期心烦不安者为子烦，可见前人对本病认识已久。后至唐代，孙思邈《备急千金要方》道："治妊娠常苦烦闷，此是子烦。"其宗巢氏之说，指出妊娠妇女经常烦闷不安之证为子烦，唐代昝殷《经效产宝》，明代万全《万氏妇人科》，清代萧壎《女科经纶》、阎纯玺《胎产心法》、吴谦等所撰《医宗金鉴·妇科心法要诀》等多沿袭此称谓。明代薛立斋《女科撮要》在前人基础上，进一步补充完善，云："若心惊胆怯，烦闷不安，名子烦。"指出子烦之病症特点为心惊胆怯、烦闷不安。王化贞《产鉴》亦曰："妊娠子烦，谓烦躁而闷乱心神也。"突出强调妇女妊娠时期烦躁憋闷，心神不安之症。清代萧壎《女科经纶》记齐仲甫言，曰："妊娠烦闷有四证：有心中烦，胸中烦，有子烦……或血积停饮，寒热相搏，致胎气不安，谓子烦。"指出子烦之病症特点亦包含胎动不安者，与其他"妊娠烦闷"不同，形象生动地概括"子烦"一名之由来。徐大椿《女科指要》认为因"肝肾阴亏，相火炎上"而致心烦，"且亦令人作躁"者谓之子躁，如前人萧壎《女科经纶》引仲景之语所曰"火入于肺则烦，入于肾则躁"，萧氏所载为徐大椿称子烦为子躁提供依据。由此可知，历代医家均从病症特点的角度出发，将本病命名为子烦，对各类称谓予以归纳并沿用至今，可见前人对子烦认识确切。

（二）病因病机

本病主要病因为"热"，所谓"无热不成烦"，本病多由火热乘心、热扰心胸而致，亦与孕妇体质因素密切相关，病理因素多为阴虚、痰火、肝郁等，正如清代沈尧封《女科辑要》总结指出："子烦病因，曰痰、曰火、曰阴亏。"现将历代医家所述整理如下：

1. 情志失调

妊娠时有因气机阻滞而郁久生热、心火扰神而致子烦者。南宋严用和《严氏济生方》云："有两月而苦烦闷者由母将理失宣，七情伤感，心惊胆怯而然也。"他指出妊妇情志失调而致心惊胆怯加心烦。明代王化贞亦认为心胆之因可发子烦，其《产鉴》曰："妊娠子烦……盖四月受少阴君火以养精，六月受少阳相火以养气。若母心惊胆寒，多有是症。"少阴君火，心主肾从；少阳相火，三焦主，胆从之。妊娠四月，胎受心肾所养，妊娠六月，胎受三焦与胆所养，若心胆之气不足，心惊胆寒，则可有是症。

2. 痰饮内阻

宿有痰饮停滞胸中，或因痰饮郁阻生热而上扰心胸，或因受胎阴血亏虚加之痰饮阻滞，均令心胸烦闷。隋代巢元方《诸病源候论》云："妊娠既血饮停积，亦虚热相搏，故令心烦也。"他指出妊娠虚热之常态下，血运失调，痰饮停积可致子烦。清代吴悔庵《秘传内府经验女科》载："夫妊娠而子烦者……停痰积饮在心胸之间，或中于心，亦烦也……若有痰而烦者，恶闻食、气则烦燥。"认为若有痰饮积于心胸者，亦可致子烦，并指出若有痰而烦者可见恶闻食臭且烦躁，指出子烦者属热，若有积痰饮者，痰阻气机，上焦气滞，可见呕吐涎沫。张曜孙《产孕集》云："妊娠烦懑闷瞀，谓之子烦，此由痰湿堙郁，热气熏蒸，上焦之气，不得流畅，热郁过甚。"张氏论述子烦之病因病机为痰湿郁结、热气熏蒸，使上焦之气不畅郁而生热令心烦。倪枝维《产宝》云："大抵妊娠之人，既停痰积饮，又虚热相搏，气郁不舒；或烦躁，或呕吐涎沫，剧则胎动不安，均谓之子烦也。"倪氏认为痰饮瘀阻、虚热相扰，可致烦躁、呕吐涎沫，甚则胎动不安之子烦。

3. 火热内盛

妊娠时，或因脏腑气虚，阴阳隔绝而热壅脏腑；或因耗伤肾阴，又逢夏令，君相热扰心肺，均可致子烦。宋代陈自明《妇人大全良方》载："若妊娠之人，脏腑气虚，荣卫不理，阴阳隔绝，热气乘于心脾，津液枯少，故令心烦而口干也。愚考此证，与子烦大同小异，其方亦可就子烦中通用。"陈氏指出妊娠之人脏腑气虚，荣卫不和，阴阳失和，热壅心脾致津液枯竭而心烦，并且以脏腑经络角度阐述病机，即热壅心脾复因"夫足太阴，脾之经也，其气通于口。手少阴，心之经也，其气通于舌"可致子烦，而兼见心烦口干之临床表现。清代汪昂《医方集解》云："因受胎四五月，相火用事；或盛夏君火大行，俱能乘肺以致烦闷……以致烦闷者。"他认为妇女于四五月受胎者，或因养胎耗肾阴，或因盛夏为心火令时而致火旺，二者上扰于肺而致子烦。萧壎《女科经纶》记朱丹溪所言，曰："子烦由胎元壅郁，热气上冲，以致烦闷。"认为胎元阻遏气机郁而化热上冲于心，而致妊娠心烦。严洁、施雯、洪炜合撰《盘珠集胎产症治》载曰："受胎后，血气壅郁，热气上冲心肺，故烦闷不安，心胆俱怯。"其指出产妇孕时可因血气相结生热，上扰心肺而致子烦。

4. 阴虚火旺

妊娠肾阴损耗，或素体阴虚，或肺脏虚热，营血亏耗，皆可致心烦。清代吴悔庵《秘传内府经验女科》曰："夫妊娠而子烦者，是肺脏虚热乘于心，则心烦。"他认为妊娠阴虚火旺之势可由肺脏虚火承扰心君，而致心烦不安。倪枝维《产宝》亦指出："夫妊娠而子烦者，是肺脏虚而热乘于心，则令心烦也……谓之子烦也。"此外，萧壎《女科经纶》引仲景之语，曰："胎系于肾，肾水养其胎元，则元气弱不足以滋肾中之火，火上烁肺，肺受火刑变为烦躁，此金亏水涸之候。"其认为妊娠时肾阴养胎，伤于肾系，元气虚衰无以滋阴，使相火旺而上扰于肺而致心烦。柴得华《妇科冰鉴》云："由阴既养胎，孤阳独旺，上乘于心，故使烦热不宁也。"柴氏认为素体阴血不足，妊娠血聚养胎，阴血愈感不足，心火偏亢，热扰心胸而令人心烦。唐宗海《血证论》在前人的基础上进一步补充曰："子烦者，血虚也。血者心之所主，血足则心不烦，胎既耗血，胎中之火，又上与心火相合，火扰其心。"唐容川明确指出子烦为阴血亏虚作烦，加之育胎耗血，胎火与心火柑合更扰心神而致子烦。清代严洁、施雯、洪炜合撰《盘珠集胎产症治》载："津液枯燥，脏腑气虚，营卫不和，致阴阳偏胜，而热入心脾也。"其书指出可有阴虚致心脾热而致子烦者。张山雷《沈氏女科辑要笺正》说："烦是内热心烦，闷闷不乐，亦以阴聚于下，不得上乘，总是阴虚火扰。"他认为子烦为内热心烦，为阴虚内扰所致。清人王春亭在《济生集》中云："心中烦满不宁者，是也。责之心虚有火，简易方以竹叶汤主之。"他认为子烦是心之虚火所致。

综上所述，或因阴血亏虚，或因病脏不同可出现子烦之不同临床表现，而究其发病根本可责之于阴虚。

（三）证候分类

历代医家对子烦证候分类的表述有：①心惊胆怯；②痰火内蕴；③肝经郁火；④脾郁痰滞；⑤气滞痰凝；⑥上焦气郁；⑦胎元壅郁；⑧心肾阴虚；⑨心肺虚热；⑩肝脾血虚；⑪阴虚肝旺；⑫津液枯燥。

（四）治疗

历代医家在不断总结前人经验的基础上，提出应以除烦为主要治则，现将历代医家治法整理，列举如下。

1. 辨证论治

（1）化痰除烦：明代李梴《医学入门》指出："停痰积饮，滞于胸膈之间，亦令烦躁胎动不安者，用茯苓、防风、麦门冬、黄芩等分……入竹沥调服。"他提出痰饮停胸而致子烦者，可以利水渗湿之品如茯苓、防风、麦门冬、黄芩治之。清代萧壎《女科经纶》记薛立斋之论，云："痰滞用二陈加黄芩、枳壳。"萧氏提出痰滞者宜燥湿化痰、理气和中，故以二陈汤为主方，方佐白术健脾益气、燥湿利水，枳壳理气宽中行滞，黄芩清热除烦，诸药调和，以化痰之法治妇女妊娠时心满而烦之证，此方理对后世医家治疗此证产生深远影响，如沈尧封《女科辑要》在前人基础上补充云："痰滞用二陈汤，加白术、黄芩、枳壳，仲景云，心中满而烦，宜瓜蒂散，此是吐痰法。妊妇禁吐，宜二陈汤加黄芩、竹茹、旋复花。"并指出妊妇因体质虚弱应禁吐，应用二陈汤加黄芩清热燥湿、安胎，竹茹清热化痰、除烦止呕，旋覆花降气消痰、行水止呕，又如清代《资生集》（佚名）云："若气滞痰凝而闷者，二陈汤加白术、黄芩、苏梗。"他认为可佐以补气理气、祛湿之品治疗痰凝型子烦。阎纯玺《胎产心法》说："若吐甚，胎动不安，烦闷口干，不得眠，又吐涎过多，以致外虽不热，而觉五心烦热，或日间不觉，而夜觉热者，并宜加味竹叶汤。"阎氏认为若有子烦兼见呕吐、胎动不安、烦闷口干等临床表现者，可服加味竹叶汤。方中白茯苓渗湿利水、宁心安神，麦门冬滋阴润肺、清心除烦，黄芩清热燥湿、安胎，人参大补元气、补脾益肺、生津安神，竹叶清热除烦生津，粳米补中益气、健脾和胃、除烦渴，诸药共奏祛湿化痰、清热除烦之效以治疗子烦。陈佳园《妇科秘书》谓："心肺虚热，或积痰于中，《千金》竹沥汤。"方以发挥竹沥滑痰利窍、茯苓利水渗湿、麦冬润肺之效以达祛痰除烦的目的。郑钦谕《女科心法》云："若停痰积饮而烦者，则多呕吐涎沫，而恶闻食气，二陈汤加白术、黄芩、炒枳壳，治当分气豁痰，稍愈，则遂以六君子汤，加紫苏、山栀，或补中益气汤，加山栀、蔓荆子以升补阳气，斯善治也。"郑氏指出停痰积饮证应分气豁痰，愈后应升补阳气，如投六君子汤益气健脾、燥湿化痰，佐以紫苏行气和胃、山栀清热泻火，或补中益气汤补中益气、升阳举陷，佐以山栀、蔓荆子疏散风热除湿，为后世医家治疗子烦开拓思路。

（2）清热除烦：唐代孙思邈《备急千金要方》曰："治妊娠常苦烦闷，此是子烦。竹沥汤。"孙氏指出以清热除烦养阴之竹沥汤疗妊娠烦闷者，方中竹沥清肺降火滑痰，麦冬养阴生津润肺，黄芩清热燥湿安胎，茯苓利水渗湿、健脾宁心，并佐防风祛风解表胜湿，可治子烦病。明代吴昆《医方考》说："子烦者，怀子而烦闷也。烦闷，责心肺有热。故用犀角凉心，骨皮退热，黄芩泻火，麦冬清金，赤苓导赤，甘草和中。"他认为怀子而烦闷者可因心肺有热而致，故组方犀角散治疗，以犀角、地骨皮、黄芩、麦冬清热除烦、凉心退热，赤苓开胸膈以安胎扶正，甘草调和诸药，共得清热除烦之效，如清代萧壎《女科经纶》记朱丹溪所言，亦载犀角散可治子烦，曰："子烦由胎元壅郁，热气上冲，以致烦闷，法当清热疏郁，以安胎，犀角散主之。"其又补充指出："妊娠烦躁口干者，足太阴脾经……热乘心脾，津液枯燥，故心烦口燥，与子烦大同小异，宜知母丸。"认为若有妊娠烦躁兼口干者，宜服知母丸以养阴清热之法治疗子烦。萧氏在书中亦云："胎系于肾，肾水养胎，则不足以滋肾中之火，火上烁肺，则为烦躁。此金水亏涸之候，法当滋其化源，清金壮水为主。"指出肺肾阴虚或火热可导致子烦，并提出"清金壮水"治则。另外，此治法在清代汪昂《医方集解》之竹叶汤中亦有提及，可治因"受胎四五月，相火用事；或盛夏君火大行"之"妊娠心惊胆怯、终日烦闷者"，方以清热除烦之竹叶为君药，黄芩消热，麦冬凉肺，茯苓安心，诸药合参，共奏清热滋阴之效。汪昂在本书中亦记载"如相火盛者，单知母丸；君火盛者，单黄连丸；心神不安者，朱砂安神丸"，指出之于"相火盛""君火盛""心神不安"的治疗，如子烦兼肾阴虚者可服知母丸，兼心火盛者可服黄连丸，兼心神不安、惊悸者可服朱砂安神丸，同病异治，体现辨证论治且应杜绝一概而论。清代倪枝维《产宝》说："若痰饮而烦者……内热者，竹叶汤、竹茹汤、益母丸。"倪氏认为内热之子烦者可以清烦消热、凉肺宁心之竹叶汤，清热和胃之竹茹汤，行气清热之益母丸治之。清代阎纯玺《胎产心法》云："如肝经火动，加味逍遥散；若肾经火动，宜地黄丸，随证加味用之。"他认为肝经火动之时，方用当归补血活血，白芍养血调经、敛阴止汗，生地黄清热生津、滋阴养血等品，以达清热疏肝之效；肾经火动之时，方用熟地黄滋阴补血，山萸肉补益肝肾，干山药健脾补肺、固肾益精等品，以达滋肾阴、补肝血之功。阎氏在该书又谓："人参散，治妊娠热气乘于心脾，津液枯少，烦躁壅热，口舌干渴。"提出以滋阴补气之法治疗心脾有热、伤于津液之证，方以人参大补元气，又以麦门冬滋阴，黄芩、犀角清热除烦，地骨皮清虚热等，以达清热除烦的目的，其所组子烦方广为后世医家所推崇。

（3）滋阴除烦：汉代张仲景所载黄连阿胶汤以滋阴降火治疗火盛之子烦，后世医家多宗其旨，如清代沈尧封《女科辑要》中评价本方云："仲景云，阴亏火甚者，仲景黄连阿胶汤最妙。"此外，宋代齐仲甫《女科百问》云当归饮子"治妊娠胎动，心烦热闷"，方以当归补血、活血，川芎行气开郁，阿胶补血滋阴、润燥，豆豉和胃除烦，桑寄生补肝肾、强筋骨、益血安胎，葱白通达阳气，诸药合参而使诸症解。陈自明《妇人大全良方》云益母丸"治妊娠因服药致胎气不安，有似虚烦不得卧者，巢氏谓之子烦也"，其组方益母丸以清虚热、除子烦，并补充说明煎服方法，即"知母（一两，洗，焙）上为细末，以枣肉为丸如弹子大，每服一丸，细嚼，煎人参汤送下"。南宋严用和《严氏济生方》载："治妊娠心惊胆怯烦闷，名曰子烦。麦门冬（去心）、防风、白茯苓（去皮）以上各一两，人参（半两）。每服四钱，水一盏半，生姜五片，入淡竹叶十片，煎至八分，去滓，温服，不拘时。"严氏遣麦门冬、防风、白茯苓、人参等养阴除烦、补中益气、解表散寒之品，并佐以解表散寒、温中止呕之生姜，清热泻火、除烦之淡竹叶，并详述其煎煮方法，使妊娠心烦之症得除。

明代王肯堂《证治准绳》说麦门冬散"治妊娠心烦愦闷，虚躁吐逆，恶闻食气，头眩，四肢沉重，百节疼痛，多卧少起"，提出益气养阴之麦门冬散可治妊娠期心烦、吐逆、恶闻食臭等症，并佐以麦门冬生津、赤茯苓益心利湿热之物以达病愈的目的。徐春甫在《古今医统大全》中说竹叶汤"治孕妇烦闷不安，谓之子烦"，方组竹叶、防风、黄芩、栀子仁、白茯苓、当归、麦门冬之品，集清热、生津、除烦之品于一方，诸药合参可使诸症得解。

清代严洁、施雯、洪炜合撰《盘珠集胎产症治》阐述病因云"心肺虚热，故烦，宜清心肺"，即应以清心肺虚火为要，又说："津液枯燥……致阴阳偏胜，而热入心脾也，知母丸。"认为子烦者，宜用心肺虚热滋阴清肺之方，如知母丸。冯兆张《女科精要》载曰："大抵多由阴既养胎，孤阳独旺，心肺虚热，是以撩乱不宁……皆因时而致之者也，亦当因时治之，生脉散最佳。"冯氏详细指出妊娠期间耗阴过多而阳气独旺使心肺虚热致子烦，并组方生脉散，以麦冬生津、五味子滋补涩精、人参补气生津安神治疗妊娠心烦，无不体现养阴生津之法。轮印禅师《女科秘旨》曰："心中烦潆不宁者是也，责之心虚有火，简易方以竹叶汤主之。"对前人基础方进行改良，方去防风、栀子、当归，以竹叶、黄芩、白茯苓、麦门冬共奏养阴生津除烦之效，王春亭亦在《济生集》中提及："心中烦满不宁者，是也……简易方以竹叶汤主之。"吴谦等所撰之《医宗金鉴》载曰："孕妇别无他证，惟时时心烦者，名曰子烦，由胎中郁热上乘于心也，宜用知母饮，即黄芩、知母、麦冬、茯苓、黄芪、甘草。热甚者加犀角，气虚加人参，口渴加石膏煎服。"诸医家主张以知母饮清热养阴、补气宁心，并指出若有热甚者可加犀角，气虚者可加人参，口渴者可加石膏煎服，使得诸症得除而向愈。《竹林女科证治》补充云："责之心虚有火，宜竹叶汤或竹沥汤，甚则知母饮或犀角散。若左寸微弱，宜知柏养心汤调服安神丸。"其认为心虚有火为子烦的主要病因病机，宜清热养阴，并列可以养阴除烦之竹叶汤、竹沥汤、知母饮或犀角散治之，如若脉症见左寸微弱，示心气虚弱，宜用补气养心、安神除烦之知柏养心汤，并以养心安神、抑风之安神丸送服，二者结合，相辅相成。鲍相璈《验方新编》载："孕妇心惊胆怯，终日烦闷不安者，谓之子烦。用人参麦冬散：党参、茯苓、麦冬、黄芩、知母、生地、炙草各一钱，竹茹一大团，水煎，空心服。"方中以党参益气生津，茯苓利水渗湿、健脾宁心，麦冬养阴生津，黄芩清热泻火、安胎，知母清热泻火、滋阴润燥，生地清热凉血、养阴生津，炙草滋阴养血、益气通阳，竹茹清热化痰、除烦止呕，诸药合参，子烦得除。

（4）调肝理气：清代萧壎《女科经纶》记薛立斋之论，云："前证……气滞用紫苏饮。"又云："气郁用分气饮（陈皮、甘草、赤茯苓各三钱，苍术、木瓜、白术各五钱）加川芎。"其认为可以补气化湿、行水、利湿热、益心润肺之分气饮为主，佐川芎活血行气，诸药合参，可使药效倍增，使子烦之气郁证得以向愈。严洁、施雯、洪炜合撰《盘珠集胎产症治》载"上焦气郁，郁则为火而中气不和，分气饮"，补充说明上焦郁而化火，使中气不合而致子烦，进一步论证理气于治疗子烦的重要性。

（5）安神定志：宋代陈言《三因极一病证方论》载竹叶汤，方由防风、黄芩、麦门冬、白茯苓组成，方中防风胜湿止痛、止痉，黄芩泻实火、除湿热、止血安胎，麦门冬滋阴润肺、益胃生津、清心除烦，白茯苓健脾和胃、宁心安神，诸药合参，用治"妊娠子烦，心惊胆怯，终日烦闷"，收效甚佳。明代李梴《医学入门》载："心神不安者，朱砂安神丸；烦甚恐伤胎者，罩胎散。切不可以虚烦药治。"他指出心神不安，宜使用镇心安神，清热养血之朱砂安神丸治疗，若有烦甚者则可遣益气养血、解毒疏邪之罩胎散以治疗妊娠大热、闷乱燥渴，恐伤胎脏之子烦。明代万全《万氏女科》亦组人参麦冬散，方中安神之茯苓，清心除烦之麦冬，补气之人参等品以安神定志、清热除烦之效，共治子烦病。

（6）健脾除烦：明代赵贞观《绛雪丹书》载："孕妇心惊胆怯，烦闷不安，名曰子烦，宜服单氏竹叶安胎饮……脾胃虚弱常泻者去生地、枣仁，加薏米。"赵氏指出子烦病以竹叶安胎饮为主方，并提示脾胃虚弱且泄泻者宜去清热凉血、养阴生津之生地和宁心安神、养肝敛汗之酸枣仁等品，佐薏苡仁以利水渗湿，健脾止泻，可使诸症得解。萧壎《女科经纶》记薛立斋之论，云："脾胃虚弱用六君子加紫苏、山栀。"认为以益气健脾、燥湿化痰之六君子汤，佐紫苏行气宽中、解郁止呕，山栀清热除烦，可治疗子烦。严洁、施雯、洪炜合撰《盘珠集胎产症治》指出"脾肾气虚而火郁，逍遥散加黄芩、砂仁"，并遣疏肝解郁、养血健脾之逍遥散加黄芩、砂仁以达健脾理气、清热除烦之效，清代《资生集》（佚名）补充云："若脾胃虚弱，呕吐而烦，六君加香砂。"董氏认为若有脾胃虚弱兼见呕吐者，宜在六君子汤的基础上，佐以木香行气止痛、健脾消食，砂仁化湿温脾、理气安胎，可共治妊娠而烦者。

2. 其他疗法

历代医家治疗本病时亦应用饮食疗法，如北周姚僧垣《集验方》曰："妊身恒苦烦闷者，此子烦也，治之方。时时服竹沥，随多少良。"亦指出常服用竹沥对治疗子烦之症有良效，正如清代严洁等《得配本草》所载"治狂闷，利九窍……止因触胎动，养血明目"之说。宋代官修《太平圣惠方》云："阿胶、龙骨末、艾叶末，治妊娠，恒苦烦闷，宜吃竹沥粥方。"医家认为阿胶、龙骨末、艾叶末可治妊娠子烦，并指出竹沥粥"以水煮粟米成粥，临熟下竹沥再煎，令稀稠适度，温服"亦为妙方。宋代官修《圣济总录》亦载竹沥粥方可治子烦的论证，并载有"淡竹沥、粟米，上二味，以水煮粟米成粥，临熟下竹沥更煎，令稀稠得所，食之"之法，由此可知，宋清医家均沿袭以竹沥治疗妊娠子烦之法。至清代袁于江《生生宝录》说："子烦……用竹沥频饮，或用葡萄擂汁饮亦效。"袁氏认为在服用竹沥外，可将葡萄擂汁饮用，正如清代黄元御《玉楸药解》解释其药理曰："（蒲桃，后世亦称之为葡萄）清金利水，治烦渴热淋，疗胎气冲心。"由此可知，以葡萄治疗子烦病亦为良法。

以上为对历代医家对子烦病的阐述和见解的总结，可见子烦多由痰饮阻滞、阴虚火旺、火热内盛、情志失调而致，可以化痰除烦、清热除烦、调肝理气、滋阴除烦等法治疗此病，为后世医家提供了基本的理论指导和诊治思路，对现代医学的研究和治疗起了重大的启示作用。

（李爱东　韩洁茹）

子喑源流考

子喑病名首载于《黄帝内经》，因本病患者体质特殊，病证特点又易与外感喑哑相混淆，故从病名、病因病机、证候分类及治疗入手，对历代重要医籍中子喑的相关病证论述进行整理研究，考查其学术脉络和规律，颇有意义。

（一）病名

妊娠时出现声音嘶哑，甚或不能出声者，称为妊娠喑哑，又称子喑、妊娠失音、妊娠不语。早在《黄帝内经》中就有对本病的记载，然其论本病可产后自愈，故后世论著对本病少有记载。直至明清时期，中医妇科有了长足的发展，诸位先贤对子喑又有新的定义，现从以发病时间命名和以发病音质命名两方面，对本病病名详述如下。

1. 以发病时间命名

《素问·奇病论》首载子喑，曰："人有重身，九月而瘖。"认为子喑为女子妊娠晚期所见的疾病。或因《素问·奇病论》有："岐伯曰：无治也，当十月复。"认为本病无需治疗，产子后自愈，《黄帝内经》以后罕有医书提及本病，直至明清时期，本病才又被多部妇科专著所论述。明代皇甫中《明医指掌》载："妇人妊娠，三五个月以来，忽然失音，不能言语者，名曰子喑。"明代李梴《医学入门》亦有："子喑腹鸣自笑悲，妊孕三五个月以来，忽失音不语者。"皇甫中和李梴认为子喑可见于妊娠中前期，其病证特点以不能言语为主。王肯堂《胎产证治》首载："子喑，三五个月忽失音不语，或至九月而喑。"认为子喑可发生在妊娠三个月至九个月。清代日本著名汉学家丹波元简所著《素问识》引吴昆言，将子喑归入奇病篇，云："奇病，特异于常之病也……重身声喑……奇特之病，故以奇病名篇。"又将子喑的病证特点加以描述，引张氏言："喑，声哑不能出也……妇人妊，咽嗌不能言。"认为妇人妊娠忽然不能言语者为子喑。

清代时期部分医家对本病发病时间有不同见解。清代蔡贻绩《医学指要》有："受妊三五月，忽失音不语，名曰子喑。"清代《资生集》（佚名）曰："张嶂璜曰：喑谓有言无声，故《经》曰不能言。"清代程国彭《医学心悟》曰："娠妊至八九月间，忽然不语，谓之子喑。"此三本著作均认为子喑发病以失音不语为特征，但对于发病时间有所争议。同时代医家亦有此争议，如清代陈念祖《女科要旨》言："子喑者，妊娠八九月间，忽然不语。"清代沈金鳌《妇科玉尺》曰："妊娠三四月间，忽然失音不语，名曰子喑。"清代竹林寺僧《竹林女科证治》言："妊娠三五月间，忽然失音不语，名曰子喑。"清代单南山《胎产指南》载："妊至八九个月，忽然声喑不语，（名曰子喑。）"清代陈笏庵《胎产秘书》载："凡妊娠三五个月，忽失音不语者，胞络脉绝也，名曰子喑。"清代汪喆《产科心法》言："娠妊至八九月忽然不语，谓之子喑。"认为发病在妊娠后期，表现为忽然不语为子喑。

2. 以发病音质命名

清代吴谦认为子喑患者音质细哑，并非绝然无声。《医宗金鉴·妇科心法要诀》云："子喑声哑细无音，非谓绝然无语声。"将子喑的发病音质描述为哑细无声，并与子哑做出鉴别，有："妊娠九月，孕妇声音细哑不响，谓之子喑。非似子哑绝然无语也。"清代叶其蓁《女科指掌》言："子喑言低不出声。"清代郑玉坛《彤园医书》载："孕至九个月，声音忽然细哑，不似从前之响亮，谓之子喑。"认为妊娠九月，声音突变细哑病名子喑。清代柴得华《妇科冰鉴》亦同此论。

总之，自《黄帝内经》始，子喑多从发病时间命名，至明清时期，始有医家认为本病患者并非绝然无声，妊娠期间声音低哑亦属此病范畴。清代雷丰《时病论》载一误治案，云："三湘喻某之内，孕经七月，忽受燥气，咳嗽音嘶。前医贸贸，不询月数，方内遂批为子喑，竟忘却《内经》有'妇人重身，九月而喑'一段。医者如此，未免为识者所讥，观其方案，庞杂之至，所以罔效。丰诊其脉，弦滑而来，斯时肺经司胎，咳逆音哑，显系肺金被燥气所侵之证。"提示后人子喑属内伤疾患，若妊娠期间外感所致音哑，并不属子喑范畴，故临证当审机辨治，不可一概论之。

（二）病因病机

声音出于喉，发于舌本。因肾脉循喉咙系舌本。喉者肺之门，肺主声音。正如《仁斋直指方》云："肺为声音之门，肾为声音之根。"故本病发生，与肺、肾二脏关系密切。妊娠之发病者，乃与该期生理状态有关，孕后阴血聚以养胎，上焦气血相对不足。若本为阴虚体质，气血聚于胞宫，则咽喉失于濡养，易发子喑。

1. 饮食不节

妇人妊娠期间如饮食不慎，亦会造成子喑。北宋丹波康赖《医心方》即载："勿食猪肉，令子喑哑无声。"认为食猪肉可致子喑。明代官修《普济方》云："蛙蟆子喑哑。"明代徐春甫《古今医统大全》曰："食鳝鱼田鸡令子喑。"明代万全《广嗣纪要》有："鳝鱼同田鸡食，令子喑哑。"均认为鳝鱼与青蛙同食可导致子喑。明代王绍隆《医灯续焰》、李梴《医学入门》、虞抟《医学正传》、武之望《济阴纲目》有言："鲜鱼同田鸡食，令子喑哑。"清代魏之琇《续名医类案》亦载："鳝鱼同田鸡食，令子喑哑。"清代阎纯玺《胎产心法》对此点有详细论述其言："子在腹中，资母之气血而生，孕妇饮食，皆生子之气血者也。故凡厌忌之物，所当屏戒，苟恣性偏嗜，不但能触动胎气，且临蓐艰难，能令子残母损，慎之，戒之……食田鸡、鳝鱼，子喑哑。"认为妊娠时，子之气血皆秉承母本，若母体恣性偏嗜，极易伤阴动火，引起不良变证。

2. 胎气阻络

《黄帝内经》言："帝曰：人有重身九月而喑，此何为也？岐伯曰：胞之络脉绝也。帝曰：何以言之？岐伯曰：胞络者，系于肾，少阴之脉，贯肾系舌本，故不能言。"认为胞络系肾络舌，胞气阻络，舌不能言。这种以胎儿、胎络、肾、舌四者为轴心对子喑机理进行的论述，为后世医家认识本病奠定了理论基础，并为历代医家所宗而多相沿用。元代程杏轩《医述》亦载此论，并按有："喑者，谓有言而无声。故《经》曰：不能言。此'不能'二字，非绝不语之谓。凡人之音，出于喉咙，发于舌本，因胎气肥大，阻肾上行之经，肾脉入肺中，循喉咙，系舌本，喉者肺之部，肺主出声，故其人切切私语，有言而人不能听闻，故曰喑。如果肾之脉络绝，则其病不治，岂有产后自复之理乎？《经》云：胞之络脉绝。此'绝'字当作'阻'字解。"认为喑非绝然无声，而为音低而不能闻，并认为子喑一病的病因病机为胎气阻肺络，其病势急而位浅，并非胎气阻于肾络，此与《黄帝内经》相左。因气阻肺络，病位轻浅，分娩后自能痊愈，若胎阻肾络，病重，则不能自愈。明代李梴《医学入门》云："子喑……胞络脉绝也。胞系于肾，肾脉贯舌。"明代王肯堂《胎产证治》云："子喑……盖胞系于肾，肾脉贯舌，为胎气所约，故不能言。"认为子喑为胎气约肾所致。清代高秉钧《疡科心得集》言："又妇人有子喑病，经云：妇人重身九月而喑者，胞之络脉绝也，无治，当十月复。谓胎至九月，儿体已长，胞宫之络脉，系于肾经者，阻绝不通，故间有是证。盖肾经之脉，上系舌本，脉道阻绝，则不能言，至十月分娩后，而自能言。"认为妊娠九月，胎气阻绝舌脉，故不能言。清代陈笏庵《胎产秘书》宗前人所言，其曰："凡妊娠三五个月，忽失音不语者，胞络脉绝也，名曰子喑。盖胞系于肾，肾脉贯舌，故失音。"《医宗金鉴·妇科心法要诀》与《彤园医书》言："子喑……盖少阴之脉络于舌本，九月肾脉养胎，至其时盛阻遏，其脉不能上至舌本，故声音细哑。"认为妊娠九月，胎气隆盛，壅阻肾脉，气不能上承舌本，故声音异常。《彤园医书》另按："孕妇怀胎至九月，另有子喑一症，此因胎气阻隔脏气而然。"首次提出子喑因胎气阻遏脏气之论。《素问识》曰："今曰九月而喑，盖时至九月，则妊胎已久，儿体日长，胞络宫之络脉，系于肾经者，阻绝而不通，故间有为之喑者，非人人然也。（此乃阻绝之绝，非断绝之谓。生气通天论云，大怒则形气绝，而血菀于上，亦阻绝之绝。灵经脉篇云，肾足少阴之脉，从肾上贯肝膈，入肺中，循喉咙，挟舌本。）"认为子喑因胞气阻络，脉气不通而间歇发病，《黄帝内经》所言之绝为阻滞，非断绝。又载一案曰："郝翁名允，博陵人。一妇人妊，咽嚜不能言。翁曰，儿胞大经壅。"认为子喑病机为胞大经壅。清代高淑濂《高淑濂胎产方案》、清代梁廉夫《不知医必要》言："有子喑者，因督脉系于舌本，为胎气壅闭，故不能言。"认为督脉通舌，胎气阻督，故不能言。此外《资生集》、江涵暾《笔花医镜》、《医学心悟》、林珮琴《类证治裁》与陈念祖《医医偶录》均载《黄帝内经》所论。清代冯兆张《女科精要》云："经云：妇人重身九月而喑者，胞之络脉绝也，无治，当十月复。谓人之受孕，一月肝经养胎，二月胆经养胎，三月心经养胎，四月小肠经养胎，五月脾经养胎，六月胃经养胎，七月肺经养胎，八月大肠经养胎，九月肾经养胎，十月膀胱经养胎。先阴经而后阳经，始于木终于水，以五行之相生言也。然以理推之，十二经之脉昼夜流行无间，无日、无时而不共养胎气也，必无分经养胎之理。"首先驳斥九月肾经养胎之论，认为人体为一个整体，十二经络昼日循行养胎，非有一时一经养胎之说。又言："今曰九月而喑，时至九月，儿体已长，胞宫之络脉系于肾经者，阻绝不通，故间有之。盖肾经之脉上系舌本，脉道阻绝，则不能言……喑谓有言而无声，故经曰不能言，不能非绝然不语之谓。凡音出于喉咙，发于舌本，因胎气肥大，阻肾上行之经。肾脉入肺，循喉咙，系舌本。喉者，肺之部，肺主声音。其人窃窃私语，心虽有言，而人不能听，故曰喑。"较为全面地总结子喑病因病机，认为子喑病位在肺肾，肾经循喉，系舌本，胞气阻肾经，故不能言。同时期如阎纯玺《胎产心法》、程国龄《医学心悟杂症要义》、竹林寺僧《竹林女科证治》、林珮琴《类证治裁》、萧壎《女科经纶》与《女科指掌》均宗《黄帝内经》所论。《女科经纶》与《女科指掌》另载："萧赓六曰：内经大奇论以胞精不足善言为死，不言为生，此可验，九月而喑，非胞精之不足，故当十月而复也。"认为因子喑可十月自复，故其病因与胞精不足无关。清代柴得华《妇科冰鉴》云："子喑。盖足少阴之脉系舌本，因胎形长大，阻遏其脉，不能上至于喉，故发言不亮，非绝然无声也。"认为子喑因胎大阻络而致。清代阎纯玺《胎产心法》亦有："盖因孕至九月，儿体已长，胞系于肾，少阴之脉上系舌本，脉道阻绝不通，故不能言者间有之……夫喑者，有言无声。经曰不能者，非绝然不语之谓。凡音出于喉咙，发于舌本。因胎气肥大，阻肾上行之经，肾脉入肺，循喉咙，系舌本；喉者肺之部，肺主声音，其人切切私语，心虽有言而人不能听，故曰喑。"清代陈念祖《女科要旨》言："子喑……盖胎系于肾，肾脉荣舌本，今因胎气壅闭，肾脉阻塞。"认为舌的生理功能有赖于肾脉滋养，胎气阻络，舌失滋养，故病子喑。

3. 肾阴亏虚

南宋陈沂撰，明代陈文昭补解《陈素庵妇科补解》云："足少阴肾脉夹舌本，足太阴脾脉连舌本，手少阴心脉系舌本，妊娠赖血脉以养胎，若经血虚则不能上输于肺。肺为华盖，统摄一身之气，金清则发而为声，肺虚则以主气而出，故舌喑不能语也。"认为肾、脾、心三经血虚，肺失濡润以致肺虚不能出声，对子喑的病机又提出了新论。清代程国龄《医学心悟杂症要义》云："但经文既曰肾系舌本，必系肾气过虚，因胎系下坠，气血下注不能上达耳。"认为肾阴亏虚，气血养胎，不能上荣舌本，可致子喑。清代蔡贻绩《医学指要》言："然女子善怀忧，疑易起，故尝有……子喑……种种恶状怪候，皆由七情之火而妄动，五味之偏而不节耳。甚则纵劳纵欲，任性任能，耗散元阳，亏损真阴。"认为子喑等妊娠期间疾病，盖因孕妇情志异常，五味偏嗜，伤阴损阳而致。

此外清代沈金鳌《妇科玉尺》言："胎前之病颇多……其中大多与气有关……胎气上侵肺系及喉而为子喑。"认为胎前诸病多与气相关，胎气上侵咽喉，喉不发音而成子喑。亦有医家认为，妊娠期间，妇人气血虚弱，外邪乘虚入侵，封闭清窍，可致子喑。如清代王清源《医方简义》曰："余以心火暴甚，肾水太虚，偶触外风，风阻其窍，故不能言也。"

（三）证候分类

历代医家对子喑证候分类的表述有：①心火亢盛；②阴虚肺燥；③肺阴亏虚；④肾阴不足。

（四）治疗

妊娠喑哑以虚证常见，责之于肾阴不足或肺燥阴虚，偶有胎气壅闭之实者亦是因虚（阴虚）而复感外邪，诱发或加剧喑哑，则呈现本虚标实或虚实夹杂之候者。故临证之时不滥用开肺通声之品以致更伤耗气阴，致犯"虚虚"之戒。明代薛立斋曰：《内经》穷理之言，人有患此当调摄以需之。"认为子喑患者仍需药物调治。《胎产秘书》言："治法虽有清热、消痰、渗湿、顺气、疏风、补之不同，要不外去邪保胎四字为总诀也。"认为妊娠诸病的治疗总则为祛邪保胎。《医宗金鉴·妇科心法要诀》有言："妊娠胎前病……子喑……须知刻刻顾胎原。"认为治疗子喑用药需时刻注意顾护胎元。

1. 饮食调养

《黄帝内经》言："帝曰：治之奈何？岐伯曰：无治也，当十月复。"认为子喑患者产子后自愈。后世多宗此说，元代朱震亨《胎产秘书》云："子喑。盖胞系于肾，肾脉贯舌，故失音。此非药可治，分娩即自出声。"《医述》、《明医指掌》、《医学入门》、明代王肯堂《胎产证治》、清代王清源《医方简义》、《资生集》、《女科指掌》、《不知医必要》、清代鲍相璈《验方新编》、清代江涵暾《笔花医镜》、《医学心悟》、《医医偶录》、《妇科玉尺》、《胎产指南》、《胎产秘书》、清代汪喆《产科心法》、清代竹林寺僧《竹林女科证治》、《医宗金鉴·妇科心法要诀》、清代蔡贻绩《医学指要》、清代程国龄《医学心悟杂症要义》、清代萧壎《女科经纶》均同《黄帝内经》所论。清代阎纯玺《胎产心法》论："无治，当十月复……十月分娩后而自能言，不必加治。若强以通声开发治之，则误矣。"认为子喑不可擅用通开之法。

2. 清金润燥

金元时期张子和《儒门事亲》曰：《经》曰无治也。虽有此论，可煎玉烛散二两，水半碗，同煎至七分，去滓，放冷入蜜少许，时时呷之，则心火下降，而肺金自清，故能作声也。"子和虽承"胞之络脉不相接也"之论，但又首倡"降火"之法，以使心火下降而肺金自清，故能作声也。玉烛散组成：当归、川芎、白芍、熟地、大黄、芒硝、甘草，上二两。服时入蜜少许，时呷之。令心火下降。清代叶其蓁《女科指掌》言："子喑……清心降火调心肾，分娩经通语自清。"认为子喑多由心火亢盛，肾水不足，治当清心降火，调补心肾。

3. 调补心肾

清代高秉钧《疡科心得集》云："治之当补心肾。"认为本病当从补益心肾论治。《医学心悟》言："子喑……自应调摄以需之，不必惊畏。或用四物汤加茯神、远志数剂，亦可。倘妄为投药，恐反误事，慎之！"认为子喑当谨慎论治，选用加味四物汤，以调补气血，养心安神。清代汪喆《产科心法》亦有："如不放心，可服四物汤加茯神、远志。亦有即能言者，妄投杂药，反恐有误。"清代《资生集》（佚名）有云：《经》云：九月而喑……治之当补心肾为宜。"清代陈念祖《女科要旨》曰："四物汤为妇科之总方，海藏取之以护胎，胎得所护，则寒、热、攻、补之峻剂，俱在胎外，以除病而胎元则晏然，不知此法甚巧而可从。但伤寒宜按六经而加之，杂病宜取按各病之主药而加之，难以预定为何药。子喑者……应静候其分娩后，则自愈；或用前方加茯苓、远志，一二服亦可。"认为四物汤为妇科总方，子喑患者可以四物汤为基础，加茯苓、远志，调养心肾，养血安胎。清代程国彭《医学心悟杂症要义》亦同此论，更言："自应大补肾中气血，以熟地、骨碎补为主，佐以枸杞、沙苑，气血充旺，上下自可兼及而能言矣。"认为全身气血充盛为此病向愈之关键。《素问识》云："但服保生丸四物汤之类……用七珍散。"同载七珍散组成："人参（去芦）、白术、炙黄芪、山芋、白茯苓（去皮）、粟米（即小米，微炒）、甘草（炙），各一两，上药研为细末。全方功在调补脾胃，养血安神。"清代冯兆张《女科精要》亦云："治之当补心肾。"《彤园医书》言："孕妇子喑……如要服药，可与当归散、达生散，见前安胎要方。"当归散功在养血安胎，组成：当归、川芎、芍药、白术、黄芩。达生散组成：当归一钱半，白芍、腹皮各一钱，陈皮、甘草各五分，紫苏八分，黄杨树梢七个，葱三寸。加减：春，加川芎，夏，加黄芩，秋，加砂仁、枳壳。全方功在调和血气。认为子喑病机以气血亏虚，失于濡养为主，治疗当以滋补气血为主。《类证治裁》有云："浓煎生脉散，服地黄丸，助肺肾之气以养胎。若与通声开发之药，则误矣。"生脉散益气生津，地黄丸滋补肾阴，二方共用益肾滋阴，驱邪保胎。

4. 清肺益肾

清代阎纯玺《胎产心法》言："肺肾子母之脏，故云不必治……若张子和有降心火之说，马元台有补心肾之言……如富贵之家，及不明医理，必欲强治，惟有浓煎参麦五味饮，空心服地黄丸，助肺肾之气以养胎可耳。切不可谓痰闭心窍，而用化痰开窍通声之药，致误母子之性命也。"认为妊娠失音不可妄用化痰开窍之品，以免胎元有伤，唯用浓煎参麦五味饮，空心服地黄丸，清肺润燥，益肾填精。

子喑多发于妊娠妇女九月临盆之时，气血聚而养胎，心火独亢于上，选方用药时，应慎用辛温之品。值得一提的是，清代王清源《医方简义》曰："用桔梗、独活、苏梗、黄芩四味。各一钱五分。水煎饮之……今制桔梗独活汤以治子喑。"王氏为子喑一病专制桔梗独活汤，桔梗宣肺利咽，独活祛风除湿，苏梗宣散肺气，黄芩善清上焦之热，四药共奏宣降肺气、祛风清热之功。

此外，《女科经纶》与《资生集》均指出："妊娠不语，遵《内经》之旨，固无治法，故

《大全》而下，后人不敢强立方论。独子和以降心火为治，玄台以补心肾立法。则以胞之络脉属手足少阴二经故也……胎前子喑，亦必有所感，更当详证参治，以补张、马二公之未尽。"认为后人多秉《黄帝内经》所论，对子喑治疗罕有独特论述，独张子和治以降心火、马玄台治以补心肾，提示本病的治法仍需后世医家辨证发挥。

综上所述，子喑一病由来已久，历代医家对其认识颇丰，对本病病名、病因病机、治疗的认识众说纷纭，遂叙上文以供参考。

（和鹏飞　孙许涛）

难产源流考

难产，古多称"产难"。产难作为病名，首见于隋代巢元方《诸病源候论》。历代医家关于产难颇有见地，论述纷繁详尽，本文从病名、病因病机、证候分类及治疗四个方面着手，对古代重要医籍中产难的有关论述进行整理研究，探讨其学术脉络和规律，以飨读者。病名方面，主要考证本病常见名称如"产难""子难""乳难"等的历史沿革，现分别论述如下。

（一）病名

春秋时期《左传》中"郑伯克段于鄢"一篇里提到"庄公寤生，惊姜氏，故名曰寤生，遂恶之"。其中"寤生"现多认为是"逆生"之意，最早记载了足先露的臀位分娩。湖南长沙马王堆三号汉墓出土的《五十二病方》《胎产书》中已有预防产难的方剂介绍。西汉淳于意在其25 篇诊籍中也记载了现存最早的医治产难的医案。西晋陈寿《三国志》中有载："黄初六年三月，魏郡太守孔羡《表黎阳令程放书》言，据汝南屈雍妻王氏以去年十月十二日在章，生男儿，从右腋生，水腹下而出，其母自若无他异痛，今疮已愈合，母子安全无灾无害也。"可能是有记载的首例母子存活的剖腹产手术。晋代皇甫谧《针灸甲乙经》已有用针灸治疗产难的记载，其中将产难称为"乳难"。但此时尚未出现真正意义上的产难病名。

产难作为病名，首见于隋代巢元方《诸病源候论》。该书第四十三卷"妇人将产病诸候（凡三论）"中记载有"有产儿下，若胞衣不落者，世谓之息胞……产难者，或先因漏胎，去血脏燥，或子脏宿挟疹病，或触禁忌，或始觉腹痛，产时未到，便即惊动，秽露早下，致子道干涩，产发力疲，皆令难也……横产由初觉腹痛，产时未至，惊动伤早，儿转未竟，便用力产之，故令横也……逆产者，初觉腹痛，产时未至，惊动伤早，儿转未竟，便用力产之，则令逆也"等多种产难的情况，将产难分为如下八候，即胞衣不出候、产难候、横产候、逆产候、产子上逼心候、产子但后孔候、产已死而子不出候、产难子死腹中候。最早将"产难"作为病名正式提出。

唐代崔知悌《产图》中沿用产难病名的同时，提到了过早临盆易致产难。唐代昝殷《经效产宝》记载："有由产母才送儿出，无力送衣者；有历时既久或乘冷气，则血道凝涩，而衣不下者；有胎前素弱，至血枯而衣停者……凡胎衣不出者，世谓之息胎，由产时用力过度，已产而体已疲顿，不能更用力"等，详细阐述了产难的多种病因并重点讨论了产难中的横产、逆产、胎衣不下等，对产难的论述有一定水平。唐代孙思邈《备急千金要方》记有："凡产难及子死腹中，并逆生与胞胎不出，诸篇方可通检用之。"书中沿用了产难的病名，并将"子死腹中""逆生""胞胎不出""半生""胎不下""着脊及坐草数日不产""产难三日不出""产难累日"等统统归于产难的症候。唐代王岳《产书》中出现了催产术，提出了胎儿过大可引起产难，书中亦使用了产难的病名。

宋代杨子建《十产论》中详细论述了胎位异常引起的产难以及各类产难的处理方法，并为不同种类的产难命名："一曰正产者……二曰伤产者……三曰催产者……四曰冻产者……五曰热产者……六曰横产者……七曰倒产者……八曰偏产者……九曰碍产者……十曰坐产者……十一曰盘肠产者。"除去"正产"外，其余十类"伤产""催产""冻产""热产""横产""倒产""偏产""碍产""坐产""盘肠产"等均属产难之候。

此后诸代医家多沿用之前病名对产难进行论述，如"产难""子难""乳难""倒产""横产""横生""逆产""逆生""子死腹中""胞衣不下"等。

（二）病因病机

产难为妇科常见病，引起产难的原因多种多样，病因病机多而复杂。清代许廷哲《保产要旨》中概括产难的多见原因为："难产之故有八，有因子横、子逆而难产者；有因胞水沥干而难产者；有因女子矮小，或年长遣嫁，交骨不开而难产者；有因体肥脂厚，平素逸而难产者；有因子壮大而难产者；有因气虚不运而难产者。"论述了产难病因的多样性。现将历代医家观点整理总结，列为产道异常、情志失和、起居失度、胎位不正、胎儿过大、气血干滞六种主要原因。

1. 产道异常

宋代陈沂撰，明代陈文昭补解《陈素庵妇科补解》中记载："交骨在子宫之外，篡骨之内，左右两两交错……临产则胎水淋下，交骨门开……如交骨不开……宜加料佛手散。"即说明了交骨不开可引起产难，"交骨不开"即为产道异常的表现。

明代武之望《济阴纲目》中也论述了产道异常引起产难的实例："交骨不开，产门不闭，皆由元气素弱，胎前失于调摄，以致血气不能运达而然也。"其中"交骨不开，产门不闭"被认为是产道异常的主要表现，多由孕母元气虚弱，孕期失于调护而致，气虚难以生血运血，因而气血不能运达产门，故产门不开，胎儿不下。

清代阎纯玺《胎产心法》中亦提出："交骨不开者，阴血虚也。或年幼受胎，阴气不足，阴不足则气不达，所以不开。或年大方嫁，脉络长成，或元气虚弱，胎前失调，皆有此证。"亦为交骨不开可致产难的佐证，并提出交骨不开的原因多为阴血亏虚。

2. 情志失和

除却种种外在客观因素，内在主观因素也是导致产难的重要原因之一。唐代孙思邈《备急千金要方》有云"产妇虽是秽恶，然将痛之时，及未产已产，并不得令死丧污秽家人来，视之则生难，若已产者则伤儿也"，认为不可让不吉之事使产妇得见，见之则易难产；此外再如"凡欲产时特忌多人瞻视，惟得二三人在旁，待产讫，乃可告语诸人也。若人众看视，无不难产……凡产妇第一不得匆匆忙怕，旁人极须稳审，皆不得预缓预急及忧悒，忧悒则难产。若腹痛眼中火生，此儿回转，未即生也。儿出讫，一切人及母皆忌问是男是女，儿始落地，与新汲井水五咽，忌与暖汤物，勿令母看视秽污"，亦指出产妇的情志是胎儿能否平安产出的重要因素，强调产时特忌多人看视，且旁人不得慌乱问询，以免导致产妇情志失和。

唐代王焘《外台秘要》中记载了一则与产妇情志有关的医案，并载其胎儿难下的原因为情志忧虑，认为"淫女""贱婢"得以顺利生产的原因为无人在旁看视打扰，因而尽其分理，而富贵人家中多喧闹搅扰，令产妇恐惧、惊怖之思蓄结，多易致产难，说明产妇情志的安稳与否和胎儿能否顺利分娩关系密切。

宋代陈自明于《妇人大全良方》中云："三则临觉太早，大小挥霍，或信卜筮，或说鬼祟，多方误恐，致令产母心惊神恐，忧恼怖惧。又被闲杂妇人、丧孝秽浊之人冲触，若不预为杜绝，临产必难，三也。何以知之？如偷生之女、不正之属，既无产厄，子母均安，其理可知。"亦认为产妇若是心惊神恐，忧郁惧恼之思郁结于心，则临产必难，强调了保持产妇情志平和稳定的重要性。

清代沈金鳌《妇科玉尺》引张景岳所云："妊娠将产，切不可占卜问神，使巫觋妄言凶险，恐吓谋利，祷神祈保，产妇闻之，致生疑惧。夫忧虑则气结，滞而不顺，多致难产，切戒。"亦强调了应当保持产妇内外环境的稳定安全。清代沈金鳌《女科玉尺》中也承袭此说法，可见消除产妇的紧张忧虑心情，对于正常的分娩十分必要。清代阎纯玺《胎产心法》有云："凡新妇初产，神气怯弱，未曾经惯，切不可与言产变之事。恐怀忧惧，心悬气馁，原本易生，反成难产矣。况子户未舒，更恐护痛，腰屈不伸，展转倾侧，撩乱多时，精神困乏，儿不得出。即中年妇人生育既多，气血虚少，均虑产时艰难。"亦说明了产妇听闻产变之事或可导致惊恐忧惧，悬心难生，故而不可使产妇尤其是初产新妇恐怀忧惧，否则易使其心悬气馁，而致产时艰难。清代《竹林女科证治》亦云："心有疑虑，则气结血滞而不顺，多致难产。"与现代医学分娩中的精神因素不谋而合，说明了产妇情志失和亦为导致难产的原因之一。

3. 起居失度

宋代陈自明《妇人大全良方》曰："凡妇人以血为主，惟气顺则血顺，胎气安而后生理和。今富贵之家，往往保惜产母，惟恐运动，故羞出入、专坐卧。曾不思气闭而不舒快，则血凝而不流畅，胎不转动。以致生理失宜，临产必难，甚至闷绝，一也。且如贫者生育，日夕劳苦，血气舒畅，生理甚易，何俟乎药！则孕妇常贵于运动者明矣。次则妇人妊娠已经六七个月，胎形已具，而世人不知禁忌，恣情交合，嗜欲不节，使败精、瘀血聚于胞中，致令子大母小，临产必难，二也。"可见"专坐卧""嗜欲不节"均可致"临产必难"，皆是起居失度之过。另外，此书亦云："时当盛暑，宜居深幽房室，日色远处，打开窗户，多贮清水，以防血晕、血闷、血溢妄行、血虚发热之证。如冬末春初，天色凝寒，宜密闭产室，窒塞罅隙，内外生火，常令暖气如春，仍下部衣服不可去绵，方免胎寒血结，毋致产难。"指出产室内温度亦可影响胎产，应当根据寒暑变化适当调节室内温度以保证产妇顺利分娩。

明代武之望《济阴纲目》中有云："丹溪曰：世之难产者，往往见于郁闷安逸之人，富贵奉养之家，若贫贱辛苦者，无有也……妇人以血为主，惟气顺则血和，胎安则产顺。今富贵之家，过于安逸，以致气滞而胎不转，或为交合，使精血聚于胞中，皆致产难。若腹或痛或止，名元胎，稳婆不悟，入手试水，致胞破浆干，儿难转身，亦难生矣。"将部分产难归因于气虚不运或安逸气滞，均属起居失度之列。也强调了若产妇过于富贵安逸，则易致产难，应注重平素劳逸结合。

清代阎纯玺《胎产心法》中亦提出："如久坐久卧，气不营运，血不流顺，胎亦沉滞而不活动，骨节亦紧而不松泛，故令难产。常见田野劳苦妇女，忽然途中腹痛，立便生产可知……古者，妇人有孕即居侧室，不共夫寝，恐欲火动中，气血沸腾而消耗。胎系胞中，全资气血育养，一有所犯，五月以前，故多胎漏小产；五月以后，每致胞浓难生。更且漏泄胎元，子多不寿，疮痘疹毒，子疾难医。"指出产难的机理可有长时间坐卧或怀孕之后不节制房事，并以"田野劳苦妇女"等作比，从侧面说明了起居失度可致产难，告诫产妇应时常行动并注意节制房事，不可恣意纵欲。

4. 胎位不正

隋代巢元方《诸病源候论》曰："横产由初觉腹痛，产时未至，惊动伤早，儿转未竟，便用力产之，故令横也……逆者者，初觉腹痛，产时未至，惊动伤早，儿转未竟，便用力产之，则令逆也。"此处"横产""逆产"即为胎位异常的产难，均由"儿转未竟"所致。

宋代杨子建《十产论》中记载了更多胎位不正引起的产难："横产者，儿先露手，或先露臂，此由产母未当用力而用之过也，儿身未顺，用力一逼，遂至身横，不能生下。"认为胎儿手臂先露可致身横难以生下，从而导致产难。另外亦云："倒产者，产母胎气不足，关键不牢，用力太早……致令儿子不能回转，便直下先露其足。"认为由于孕母元气不足，胞系不固，可导致胎儿足先露而生产困难。此外还有："偏产者，儿身未正，产母用力一逼，致令儿头偏在左腿，或偏在右腿，故头虽露，偏在一畔，不能生下。"说明胎儿身未转正时即逼产，则导致胎儿身偏侧露，难出产门。再如："碍产者，儿身已顺，而露正顶，不能生下，盖因儿身回转，肚带攀其肩，以此露正顶而不能生。"认为可因胎儿身体回转，脐带绕其肩颈，头顶先露而不能顺产。此外再如："坐产者，儿将欲生，其母疲倦，久坐椅褥，抵其生路。"认为胎儿将产出时孕母坐于椅褥上，阻碍胎儿产路，亦可导致难产。这里提到的"横产""倒产""偏产""碍产""坐产"均属胎位不正的生产，多难以生下。

5. 胎儿过大

《产书》中提出"最忌食乳饼"，因为"食乳饼长胎令难产"，此为胎儿过大可致产难的最早说法。《保产要旨》中也有记载："难产之故有八……有因子壮大而难产者。"同样认为胎儿壮大可导致难产。《胎产心法》中亦云："胎之所以养，赖母之所嗜，因子母之气，呼吸相通，是以胎之肥瘦，在母之素日奉养浓薄何如耳。如母平时恣食浓味，不知节减，多致胎肥衣浓而难产。常见糟糠之妇，容易生产可知。"可见胎儿"肥"当为产难之一因，而胎儿"肥"多由于孕母平日饮食不加以节制，喜食膏粱厚味，水谷化为精气，精气传于胎儿，故而导致胎儿体肥难以生下。

6. 气血干滞

隋代巢元方《诸病源候论》中有载："有产儿下，若胞衣不落者，世谓之息胞。由产妇初时用力，比产儿出而体已疲顿，不能更用气产胸，经停之间，外冷乘之，则血道痞涩，故胞久不出……产难者，或先因漏胎，去血脏燥，或子脏宿挟疹病，或触禁忌，或始觉腹痛，产时未到，便即惊动，秽露早下，致子道干涩，产发力疲，皆令难也……产时未到，秽露已尽，而胎枯燥，故子死腹中。"明确指出了血枯、血滞均可导致血道痞涩、子道干涩，从而引起产难，甚至可因"秽露已尽"而导致胎中枯燥，造成子死腹中。

宋代陈自明《妇人大全良方》曰："凡临产初，然腹痛或作或止，名曰弄痛。坐婆疏率，不候时至，便令试水；试水频并，胞浆先破，风飒产门，产道干涩。及其儿转，便令坐草，坐草太早，儿转亦难，致令产难……直候痛极，眼中如火，此是儿逼产门，方可坐草，即令易产。如坐草稍久，用力太过，产母困睡，抱腰之人又不稳当，致令坐立倾侧，胎死腹中，其为产难。"

指出"产道干涩""坐草稍久"皆可致产难，产道干涩或坐草稍久，会导致产道内气血干滞，胎儿在母体内转身困难，因而生产艰难，严重者或可出现胎死腹中。

明代武之望《济阴纲目》也记载了由于血枯血干引起的产难："产难者，因儿转身，将儿枕血块破碎，与胞中败血壅滞儿身，不能便利，是以难产……多因儿未转顺，坐草太早，或努力太过，以致胞衣破而血水干，产路涩而儿难下。"认为产难原因多为败血壅滞、胞衣挣破，导致"血水干，产路涩"，从而胎儿难以产下。

明代王肯堂《证治准绳》曰："产难子死腹中者，多因惊动太早，或触犯禁忌，致令产难，胞浆已破，无血养胎，枯涸而死故也。"亦认为血枯血涸、无血养胎可致胎死腹中。

清代阎纯玺《胎产心法》中认为产难原因有五，其一即是气血干滞："孕妇有素常虚弱，饮食减少，至临产乏力。或因儿未欲出用力太早，及儿欲出母已无力。令儿停住，产户干涩，产亦艰难。"书中亦提到气血干滞或可导致胞衣不下："所以不下者，有因血少干涩，或子宫空虚吸贴而不下。有因气血虚弱，产母力乏，气不转运，不能传送而停阁不下。"另外亦说明气血干滞可导致子死腹中："凡孕妇胞衣未下，急于胎之未生。子死腹中，急于胎之未下。盖胞衣未下，子与母气尚通呼吸。若子死腹中，则躯形已冷，胞脏气寒，胎血凝沍，气不升降。"从多方面指出了产户干涩、血少干枯可致产难。

（三）证候分类

历代医家对产难证候分类的表述有：①胎位不正；②气滞血瘀；③气血虚弱。

（四）治疗

产难的病因多种多样，治法也不一而足。现将历代医家医治产难方法整理出六方面：预防、催生、下死胎、下胞衣、针灸疗法、其他疗法。逐条列出。

1. 预防

中医的养胎之说始于《黄帝内经》。西汉刘向《列女传》有云："太任者，文王之母，挚任氏中女也。王季娶为妃……得其有身，目不视恶色，耳不听淫声，口不出傲言，能以胎教子，而生文王。"说明了产妇的精神因素对胎儿有着重要影响。

北齐徐之才已有专著《逐月养胎法》，详细论述了妊娠期间的种种注意事项，如"五月之时，儿四肢皆成，毋太饥，毋甚饱，毋食干燥，毋自炙热，毋太劳倦"，强调怀孕五个月时产妇不能过饥过饱，不可过食干燥，不可过于劳累；再如"七月之时，儿皮毛已成，无大言，无号哭，无薄衣，无洗浴，无寒饮"，认为怀孕七月时产妇不可号哭，不可洗浴，不可过食寒凉。以及诸如此类，从饮食、起居、服饰等多个方面描述了怀孕期间应重视之事，对产难的预防调护起到了重要的指导作用，为后世医家提供了翔实而准确的参考依据。

《备急千金要方》中除却列举了各种生产禁忌如"凡欲产时特忌多人瞻视，惟得二三人在旁，待产讫，乃可告语诸人也"之外，亦提出了产妇临产前的饮食与行为注意："凡产妇慎食热药、热面，食常识此。饮食当如人肌温温也。凡欲临产时，必先脱寻常所着衣，以笼灶头及灶口，令至密即易产也。"《产书》中记有"滑胎令易产方"，称其"投月可服"，崔知悌认为："妊娠临产，已觉腹痛，切宜熟忍，不得强力逼迫，及至产时已自气乏，初觉腹痛，及至渐加，不得便将产妇令坐，殆至损伤，及诸般所苦，皆因早坐也，切戒之。"可见正确掌握分娩发动时间亦为防治产难的重要因素。同书中亦提出"最忌食乳饼"，预防胎儿过大所致产难。可见若不注重饮食调摄，恣食肥甘厚味，则"母体脂厚"而"子壮大"，易致产难。宋代已研制出具有"瘦胎"作用的方剂，如出自《妇人大全良方》的神寝丸（通明乳香半两别研，枳壳一两）以及"治妊娠胎肥壅隘，动止艰辛，临月服之，缩胎易产"的张氏方（枳壳五两，甘草一两半，香附子三两炒去毛）等，同样说明了预防调护对于防止产难的重要性。

《妇人大全良方》中有云："凡妊娠已临月，当安神定虑，时常步履，不可多睡多食，过饮酒醴杂药。"认为睡眠过多、食入过多、饮酒过多、服药过多等均可导致难产，因而平素安神定志、时常散步宽心为预防产难的重要措施。同书中亦载："妇人以血为主，惟气顺则血和，胎安则产顺。"指出了阴精与气血的充盛是保障胎儿顺利产出的物质基础。另外，其认为产妇亦当严格控制洗头："凡孕妇入月断不可洗头，方免产难及横生逆产。"《济阴纲目》中曰："冬末春初，产室用火和暖，下部衣服，尤当温浓，方免胎寒血结，若临月洗头濯足，亦致产难。"同样指出产妇不可"洗头濯足"，以预防产难，产妇所处室内与所着衫服亦有重要影响。

清代汪喆《产科心法》一书中提到："房中宜静，不可喧哗，傍人不可交头接耳，免使产妇心疑。"亦说明产房的环境安稳有助于预防产难。凡此种种，均强调了预防调护的重要性。

2. 催生

自先秦以来，已有服用汤药促进顺产的观念，汉代以降的医书也多有记录。台湾大学教授李贞德曾对唐代以前医治产难的催生药方做出总结，指出其成分大多包括牛膝、蒲黄、葵子、当归、瞿麦等，药性多滑利。

唐代孙思邈《备急千金要方》中载有"治产难或半生，或胎不下，或子死腹中，或著脊及坐草数日不产，血气上抢心，母面无颜色，气欲绝者方"，药用醇酒、白蜜、成煎猪膏，均为活血润滑之品。《妇人大全良方》中载有一方"治产难或横或倒，死胎烂胀于腹中"，并称"此方屡用神妙"，药物只用生大柞木枝、甘草两味，取其滑利、行气之功，方简而效显，认为"如催生药只消一服，此方至验"，可为后世参考。《女科证治准绳》中载有滑剂催生如圣散，药物单用一味黄蜀葵子，用治"漏血胎干难产痛极者"，取其滋润滑利之功。书中亦载有其他催产方，多使用香油、白蜜、小便等催产，所用药物多为滑利活血之品。

宋代官修《太平圣惠方》中首次记载了用兔脑等药物催产的方法。宋代张杲《医说》中记载了多种催生药物，并归纳了其功效，如兔脑、笔头灰、弩牙、蛇皮之类滑利迅疾之药，或猪脂、酒葱白、葵子、牛乳、榆白皮、滑石之类滋润活血之药，或肉桂、牛膝、酒、葱之类活血益气之药。其治疗难产除却迅疾催生、润滑产道、补血行气等常规方法外，亦记载有"符法"等略带有宗教色彩之法。

对于此类催生方药，后世医家在承袭的同时也进行了反思。明代吴昆《医方考》中指出："生，不必催也。催之，则宋人之揠苗耳，非惟无益而又害之矣……平时失于将理，至于临产艰难，频以杂药催之，皆惑也。"其认为产难原因多在于平素不注重休养调理，若调养得当，则不需催生。清代亟斋居士《达生编》自序中言专为产难而设，主张生产应顺其自然，不宜多依赖催生药物："从前奇方，莫过鼠肾、兔脑丸，今时盛行，莫过回生丹……鼠、兔二丸，大耗气而兼损血，回生丹大破血而兼损气……按此数方，古今称为神灵奇宝者，尚然如此，其他可知。"认为鼠肾丸、兔脑丸之类丸药耗气损血，服之无益，并于后文中提出，若需服药只当服加味芎归汤及佛手散，且强调"睡为上策"，不必吃"奇怪之药"。加味芎归汤和佛手散所选用主药多为川芎、当归、佛手、郁金等等活血益气之品，达催生而不伤正之功。

对于交骨不开之产难，程钟龄认为原因有"锁骨"和"血虚不能运达"两方面，并说明前者属先天骨产道异常，需手术治疗；后者可通过中药汤剂调理治疗。《妇人大全良方》及《证治准绳》中的加味芎归汤（川芎、当归各一两，自死龟板一枚，醋炙妇人头发生男女多者，一握，烧存性）和清代吴谦等《医宗金鉴》中所载开骨散（当归五钱，川芎二钱，龟板三钱，醋制，研妇人发一团）均可主治交骨不开之产难，所选药物亦多为当归、川芎、龟板等，活血行气的同时注重补益气血。清代傅青主《傅青主女科》中有载方剂名降子汤，方中用柞木枝开关解骨，亦可治交骨不开所致产难，可作为调理骨产道而催生的佐证。

另外，宋代陈沂撰，明代陈文昭补解《陈素庵妇科补解》云："如胞破浆水先来，或一二日，或二三日胎竟不下，名曰沥浆生。此症最险，由胞浆来多，子道干涩，胎不能下也，治宜大补气血，以助浆水，不可妄投峻厉、剥削之药，耗气损血，则愈难产，可宜培荣滑胎散。"用培荣滑胎散治疗羊膜早破、羊水流失过多所致产难，将子道干涩而胎不能下者催出体外。方中除当归、川芎、熟地、白芍、肉桂等补气养血润滑产道之品外，亦佐有生芝麻、冬葵子等滑利药物，以催生下胎。

3. 下死胎

《备急千金要方》中载有诸多治疗胎死腹中的方剂，既有用榆白皮、牛膝、冬葵子、滑石、麻油等以滑利之功下死胎的常规方药，又有使用蚯蚓土、末灶突中墨、灶心黄土、牛屎、炊蔽等将生活用品就地取材加工的民间偏方，甚至还有将"夫内衣盖井上"和取"夫尿二升煮，令沸饮之"，或"三家鸡卵各一枚，三家盐各一撮，三家水各一升，合煮，令产妇东向饮"之类带有迷信色彩的方法，后世医家当取其精华弃其糟粕，选择性地借鉴传承。

《济阴纲目》中提到了子死腹中的治疗大法："准绳云：须验产母舌，若青黑，其胎死矣，当下之。大法寒者，热以行之；热者，凉以行之；燥者，滑以润之；危急者，毒药下之。"认为产妇的舌象为胎儿能否顺利产出的重要依据，舌色青黑则多为胎死腹中，当及时下死胎。其后还记载了两则医案："一稳婆之女，勤苦负重，妊娠腹中阴冷重坠，口中甚秽，余意其胎必死，令视其舌，果青黑，与朴硝半两许服之，随下秽水而愈……一妇胎死，服朴硝而下秽水，肢体倦怠，气息奄奄，用四君为主，佐以四物、姜、桂调补而愈。"两例病案中均使用朴硝来打死胎、下秽水，并在死胎打下之后以四君子汤、四物汤等补益气血之剂扶助正气，调养机体，此种治疗思路可为后世医家参考。

《胎产心法》中亦有对子死腹中的详尽论述："欲下死胎，若以至寒之药用之，不惟无益，而害母命多矣。"认为若以寒药下死胎则母子俱损。其后又云："所以古人有用附子汤，使胞脏温暖，凝血流动，以附子能破寒气堕胎也。又有因患伤寒、热病、温疟之类，胎受邪热，毒瓦斯内外交攻，因致胎死，留于胞脏。古人深虑胎受毒瓦斯，必然胀大，故用朴硝水银硇砂之药，不惟使胎不胀，又能使胎形化烂。再副以行血顺气之药，死胎即下。"记载了古人用附子之类热药温暖胞脏、活血顺气之法下死胎，或用朴硝水银之类毒药烂胎活血以下死胎。文后亦提出了乌金散、脱花煎、香桂散等诸多方药治疗胎死腹中，认为"佛手散、香桂散、滑胎煎为下死胎之王道药也"，所选用药物如牛膝、肉桂、木香、佛手、琥珀、朴硝等多为活血化瘀之品，亦强调了顺气活血以下死胎的治疗思路。

4. 下胞衣

隋代巢元方《诸病源候论》中已提出医治胞衣不下之法："有产儿下，若胞衣不落者，世谓之息胞。由产妇初时用力，比产儿出而体已疲顿，不能更用气产胸，经停之间，外冷乘之，则血道痞涩，故胞久不出。弥须急以方药救治，不尔，害于儿。"指出胞衣不落同样属于难产，应急以方药救治，并记载了治疗胞衣久不出的旧方手法，先"截脐"，再"以物系其带一头"，使胞衣随胎儿产出。

唐代孙思邈《备急千金要方》中亦有治疗胞衣不下的相关方剂记载，多用牛膝、瞿麦、当归、通草、滑石、冬葵子、瓜瓣、蒲黄等滑利活血药物以通淋下胎。此外亦有使用墨、珍珠、鸡子、井中土甚至"宅中所埋柱下土"等非常规药物治疗之法。

清代程国彭《医学心悟》中有云："胞衣不下，或因气力疲惫，不能努力，宜于剪脐时，用物系定，再用归芎汤一服，即下。或血入衣中，胀大而不能下，以致心腹胀痛喘急，速用清酒下失笑丸三钱，俾血散胀消，其衣自下。如不应，更佐以花蕊石散，或牛膝散亦得。"所载失笑丸、花蕊石散、牛膝散均为治疗胞衣不下之方，药物多选用五灵脂、蒲黄、牛膝、肉桂、川芎等行气活血之品，在活血顺气的同时亦注重补益气血。

清代阎纯玺《胎产心法》专列一篇《胞衣不下论》，论述胞衣不下的治法："妇人一生莫重于生产，临产莫急于催生，既产莫甚于胞衣不下……将儿抱定，不可断脐带，惟老成有识见隐婆，以右手二指紧跟脐带而上，带尽处，将指向上半寸余，摸之觉有血便是胎衣，向下一捺，其血覆，其衣自下。或以手指顶其胎底，使其血散。或以指摸上口，攀开一角，使恶露倾泻，则腹空自下矣。法甚简明，当为下胞衣第一妙法"，其认为当使有经验的稳婆以手伸入产道之中攀扯胞衣，并认为此种手下胞衣法巧妙简明，为第一妙法。除此之外书中还记载了一些民间偏方用治此症："世俗有以本妇头发，令搅入喉中，使之作呕，则气升血散，胞软亦自下矣。有用产妇鞋底炙热，熨小腹上下即出……择录以备乡村无药处急迫之用。"提出了以产妇头发深入喉咙使其作呕，或用产妇鞋底烤热摩熨小腹之法，均属民间偏方。阎纯玺还认为，以手下衣之法当属最上，服用药剂只属退而求其次之参考之用："予谓既有手法下衣简便，又不伤人，当以用手法为最。至于吐法虽效，如不出，反逆上者必死。至下胎衣诸方中，用硝、膝、花蕊石、硫黄等药，非惟不效，即使得下，胃气大伤，况金石峻厉之品，恐非肠胃大虚者所宜。"说明下胞衣诸方中所用多为活血滑利药物。

5. 针灸疗法

晋代皇甫谧《针灸甲乙经》已有用针灸治疗产难的记载："女子月水不利，或暴闭塞，腹胀满癃，淫泺身热，腹中绞痛，㿉疝阴肿，及乳难，子上抢心，若胞衣不出，众气尽乱，腹满不得反息，正偃卧，屈一膝，伸一膝，并气冲针上入三寸，气至泻之……女子少腹大，乳难，嗌干嗜饮，中封主之。"提出可针中封、昆仑、复溜、气冲等穴位治疗本病。东晋陈延之《小品方》有载："疗横生、逆产、手足先出方……用粗针刺儿手足，入二分许，儿得痛惊转急缩，自当回顺……疗逆产方……盐涂儿足底，又可急搔爪之，并以盐摩产妇腹上，即产。"其认为通过刺激胎儿手足使其回缩，可使胎位回正而顺产。此类针刺及涂盐的方法于《备急千金要方》等同时期医书中也有记载。南宋张杲《医说》中记载："用小绢针于小儿脚心刺三七刺，急用盐少许涂刺处，实时顺生，子母俱活也。"可见唐代以前用涂盐和针刺的方法较为普遍。宋代陈无择亦认为："若先露脚谓之逆，先露手谓之横，法当以微针刺之，便自缩入……或以盐涂儿脚底，抓搔之。"然而并非所有医家均认为针刺及涂盐为有效治法，明代万全《万氏女科》中即云："切不可使针刺足心及盐涂之法，儿痛上奔，母命难存。"且针刺之法尚无确切的医案记载被发现，多见于稗官野史及笔记小说，其真实性值得怀疑。

值得一提的是，《胎产心法》中有云："将产母右足小趾尖上，灸三炷，炷如小麦粒大，即易产也。"其认为通过灸足小趾可治产难及胞衣不下。

6. 其他疗法

《十产论》中列举了针对各种异常胎位，产婆应当使用的手法，如"横产者……当令产母安然仰卧，后令看生之人，先推其手令入，直上渐渐逼身，以中指摩其肩，推上而正之，或以指攀其耳而正之，须是产母仰卧，然后推儿直上，徐徐正之，候其身正，煎催生药一盏吃了，方可用力，令儿下生"，认为若是胎儿身横，则稳婆应手入产道，抚摩胎儿使其身正，再以催生汤药辅助而生产；再如"倒产者……当令产母仰卧，令看生之人，推其足入去，不可令产母用分毫力，亦不得惊恐，使儿自顺"，认为胎儿身倒者，当使产妇仰卧，稳婆手入产道调整胎儿足位，使其身正；再如"偏产者……当令产母仰卧，次令看生之人，轻轻推儿近上，以手正其头，令儿头顶端正，然后令产母用力一送，即便生下。若是小儿头后骨偏在谷道，只露其额，当令看生之人，以绵衣炙温裹手，于谷道外方，轻轻推儿头正，便令产母用力，送儿生也"，认为胎儿身偏者，稳婆亦应推摩胎儿使其头顶端正后，产妇方可用力生产；此外亦详细论述了"碍产""坐产"等胎位不正难产的种种当用手法。此类手法受到了后世医家的高度重视，此后许多医家均在此基础上发挥。《达生编》中亦云："杨子建《十产论》可谓详悉之极，予之所论，多本于此。"

《宋史》中载有庞安时按摩子宫的助产方法，其曰："有民家妇孕将产，七日而子不下，百术无所效……邀庞安时往视之。才见，即连呼不死，令其家人以汤温其腹腰，自以上下拊摩。孕者觉肠胃微痛，呻吟间生一男子。"

南齐龚庆宣《刘涓子鬼遗方》中亦载有制膏内服外摩之法，使用野葛皮、白芷、蜀椒、大黄、芎䓖、巴豆、附子、丹参、猪脂等药物制膏，所用药物多取其行气、活血、润燥、滋阴之功，内服的同时以膏摩腹，或可有一定借鉴价值。

使用润滑剂滑畅产道最早见于宋代陈自明《妇人大全良方》，其认为："须先与四物汤及通真丸补养其气血，次更浓煎葱汤，放冷如体，令坐婆洗产户，须是款曲洗，令气上下通畅，仍更用如调滑石末涂产户里，次服前催生药则万全矣。"此种方法可用于治疗胞浆先破、羊水流失过多所致产难。

金元时期张从正《儒门事亲》中载有用钩钩取死胎的一则医案，此为最早使用器械取出胎儿的记载，书中云一产妇"先产一臂出"，接生之人不测轻重拽之，则导致臂为之断，子死腹中，此时其母面青身冷，汗出不绝，时时微喘，张氏遂令人"急取秤钩，续以壮绳，以膏涂其钩，令其母分两足向外偃坐，左、右各一人脚上立足；次以钩其死胎，命一壮力妇，倒身拽出死胎，下败血五七升，其母昏困不省；待少顷，以冰水灌之，渐咽二口，大醒食进；次日四物汤调血，数日方愈"，用秤钩拽出死胎，取出败血，再以四物汤调养产妇身体，逐渐痊愈。

另外，明代张景岳《景岳全书》云："令产妇以自己发梢含于口中，令其恶心作呕，即下。"明代王化贞《产鉴》中提到，用半夏纳鼻、皂末取嚏、油烟熏鼻、蓖麻贴顶等契提之法治疗盘肠产，亦有一定疗效。

综上所述，生产为古往今来人类生活中的重要事项，历来多受重视，故历代医家对产难的认识多而复杂，施治方法多种多样，因而整理如上，考其源流，以备研讨。

（高　阳　韩洁茹）

第四章 产 后 病

产后血晕病源流考

产后血晕病首见于隋代巢元方《诸病源候论》，书中列有"产后血运闷候"。至唐代昝殷《经效产宝》对本病病因病机及治方加以阐述。宋代陈自明《妇人大全良方》在前人基础上对其症状详细论述，并根据下血量施治。明代张介宾《景岳全书》承前人之经验，进一步指出本病有虚实两端，后世医家多宗其说。故可见历代医家对产后血晕的认识不一，现从病名、病因病机、证候分类及治疗入手，对历代重要医籍中产后血晕病的相关病证论述进行整理研究，对临床具有重要意义，兹述如下。

（一）病名

"产后血晕病"一词，历经千年而沿用至今。纵观历代有关产后血晕病的诸多论述，可知本病是以产后眼见黑花，头目眩晕，不能起坐，甚至昏闷不省人事为临床表现的一种疾病。历代医家皆从病因分类命名，如隋代巢元方《诸病源候论》称之为"产后血运闷候"，其曰："运闷之状，心烦气欲绝是也。"唐代昝殷《经效产宝》言："眼黑头眩，昏迷不省人事，即是血晕"，正式称本病为"产后血晕"。北宋《圣济总录》称"产后血运"，其载曰"论曰产后血下，或多或少，皆致运闷者"是遵前隋之称谓。

（二）病因病机

产后血晕病多发于妇人新产之后，其病因病机较复杂，盖因新产之妇其体多虚多瘀，若失于调理，轻则发为气血两虚之证，重则成虚实夹杂之证，如血逆，痰火上泛，瘀阻脉络等证。如元代朱震亨《罗太无口授三法》曰："此症因产妇素本虚弱，而受胎之后，又失调理，产后血去阴虚，虚火渐炽，载恶露而上行，渐渐眩晕。"提出阴血虚而生虚火，载血上行而渐得昏晕，后世医家在其基础上加以完善。如民国陆渊雷《金匮要略今释》曰："产后血晕，自有两端。"将其分气脱、血逆两证。现整理历代医家著作，概括其病机为血逆、痰火上泛、瘀阻脉络、气血两虚四类，分别论述如下。

1. 血逆

产后阴虚生火，虚火上炎，载血上行，阻塞清窍，是以渐发昏晕。元代朱丹溪《丹溪心法》言："产后血晕，因虚火载血上行，渐渐晕来。"指出产后虚火载血上行而晕。亦有一时昏晕，为血壅气盛者亦或有之，若气盛而上逆，血随气逆，可壅闭清窍而昏厥，如明代张介宾《景岳全书》曰："如果形气脉气俱有余，胸腹胀痛上冲，此血逆证也。"

2. 痰火上泛

痰可蒙窍,火可扰神,产后脾失健运,阴血亏虚,易酿生痰火,痰火乘虚而上泛,神失所守,皆可发为昏。故清代傅青主《傅青主女科》言:"分娩之后,眼见黑花,头眩昏晕,不省人事者……三因痰火乘虚泛上而神不守。"

3. 瘀阻脉络

妇人妊娠之时气血大乱,其后血不归道,逆入肝经,肝经瘀阻,经气不利,而有昏晕,如明代薛己《校注妇人良方》所载:"产后血晕,乃血入肝经,甚至眼花胸闷。"又如清代吴谦等所著《医宗金鉴》云"产后血晕,有因恶露去少,内有停瘀上攻迷晕者,面唇必赤色",则为同理。

4. 气血两虚

头脑之清明,在气血之濡养,故气血亏虚可致清窍失养而作昏晕。清代傅青主《傅青主女科》曰:"血晕分娩之后,眼见黑花,头眩昏晕,不省人事者:一因劳倦甚而气竭神昏,二因大脱血而气欲绝。"因气血同源,二者一荣俱荣、一损俱损,若劳倦甚则气竭而神昏,气虚则血不生;大脱血则气欲绝,血脱亦耗伤气,发为气竭血脱之证,症见眼见黑花,头眩昏晕,不省人事,甚则昏眩卒倒,口噤气冷等,故产后血晕与气血密切相关。清代陈士铎《辨证录》则进一步指出:"妇人甫产后……人以为恶血冲心之患也,谁知气虚欲脱而血晕乎。"陈氏以气血大虚为产后血晕病之根本,指出新产之妇,血已尽倾,其血舍空虚,止存微气,若素体阳虚,则气去更不能生血,且产后心血随胎而下,气血俱脱,心失所养,则见"忽眼目昏晕,恶心欲吐,额上、鼻尖有微汗,鼻出冷气,神魂外越"等血晕之症。

此外,历代医家亦有关于产后血晕病其他病因病机的记载,为因产后血虚肝急,内生虚风而上袭致昏晕者,无相关病因病机之论述,是以方推证而知。

(三)证候分类

历代医家对产后血晕病证候分类的表述有:①血逆;②痰火上泛;③瘀阻脉络;④瘀阻气闭;⑤气血两虚;⑥血虚气脱。

(四)治疗

产后血晕病分类诸多,治法繁杂,现经过整理总结,将治法概括为以下两类,分别论述如下。

1. 辨证论治

(1)益气固脱止晕:产后气血大亏,虚极欲脱,则需益气固脱。清代程国彭《医学心悟》曰:"若去血过多,心慌自汗,用归姜饮加人参。虚甚者,更加熟附子。"此方重补气血,附子则用于重症。其又言:"产后眩晕,多属气虚,察其外症,面白眼合、口张手撒,皆为气虚欲脱之象。"提出若兼口鼻气冷,手足厥冷,是真虚夹寒,宜速温补,应"每用人参两余,而以姜、附佐之,庶得回春,不可忽也",因产后气血大亏而欲脱者甚危,故以大剂参、附等益气固脱,回阳救逆,挽救性命于旦夕之间。

（2）化痰降逆，补虚止晕：产后气血亏虚，且多脾胃虚弱，易聚湿生痰，上蒙清窍，而为昏晕，当化痰降逆，补虚止晕。明代李梴《医学入门》曰："气血俱虚，痰火泛上作晕者，八物汤合二陈汤去白芍。"八物汤与二陈汤并用，兼顾虚实，去白芍是防其酸收敛邪。明代张介宾《景岳全书》云："血晕之证，本由气虚，所以一时昏晕，然血壅痰盛者亦或有之……若痰盛气粗，宜二陈汤。"此证有痰盛之实，亦有气血之虚，二陈汤缓而不峻，可谓相得益彰，痰去之后当治以补益气血剂。清代程国彭《医学心悟》称："若脾胃虚弱，痰厥头眩而呕恶者，用六君子汤。"产后脾虚而生痰，痰蒙清窍而昏晕，故方六君子汤治之，六君子汤补脾益胃，并祛痰湿。

（3）益气活血，逐瘀止晕：女子以气血为本，气畅血荣则无碍，分娩之事最为耗气伤血，若生产时出血甚多，或产后败血不去，或气随血伤，行之无力，则致昏晕，故产后病多为气血病。宋代官修《太平惠民和剂局方》载"琥珀圆"，即琥珀丸，曰："每服一圆，空心，暖酒调下，午、晚食前再服，能生精血，去恶血……血运不知人，煎当归酒调服。"煎当归酒调服，助其活血养血之力。又载"乌金散"，其曰："治产后血迷、血运，败血不止，淋沥不断，脐腹疼痛，头目昏眩，无力多汗。"与前方皆用附子、肉桂等辛热温散药，应是兼补阳气以止晕。明代薛己《校注妇人良方》曰："产后血晕，乃血入肝经，甚至眼花胸闷……血下过多，芎归汤。若过劳所伤，补中益气汤。气血虚极，用清魂散……若脾胃虚弱，用六君子汤。苟于七月之前，服安胎饮。至八九月间，加大腹皮、黄杨头。元气虚弱，八珍汤。"归芎汤、清魂散、补中益气汤、六君子汤、八珍汤者大同小异，皆为从气血论治，补气以养血。薛氏又言："产后血晕，乃血入肝经，甚至眼花胸闷，用黑神散主之。"黑者黑豆，产后血晕者以虚为本，因实而发，故既要消瘀逐坏血，又要顾其阴阳之本，方能得其全功。

明代李梴《医学入门》曰："产后必须先逐瘀，正产体实无病，不药可也，但难产气衰，瘀血停留，非药不行。"言正常生产，身体壮实，自无瘀血之患，然遇难产气衰者，瘀血停留，必须以药祛之。并指出"瘀消后方可行补"，若左脉弱，加补血药；若右脉弱，加补气药，若不逐瘀，而服参、芪甘炙停滞之剂，将有瘀血攻心即死者，食肉太早亦然，故不可冒然进补药。其又言："瘀冲眩晕腹心疼，去血过多，眼花头眩，昏闷烦躁，或见头汗者，古芎归汤入童便，甚者加炒干姜、人参。"治以活血祛瘀兼益气温阳。其又言："汗多加黄芪，或八味黑神散、单五灵脂散、返魂丹。"皆兼重补气之效。

明代武之望《济阴纲目》曰："产后血晕，全不省人事，极危殆者……一方，麒麟竭一两，细研为末，非时温酒调下，二钱匕。"麒麟竭通经活血，温酒调下，更增其效。又载："一方，红花一两，捣为末，分作二服，酒二盏，煎取一盏，并服。如口噤，斡开灌之，速效。"红花为妇科活血散瘀之要药，用酒调服则药效更著。又云："一方，用红花三两新者，无灰酒、童便各半升煮取一盏，服之。"加童便可清热。又言："一方，用苏木三两细锉，水五升煮取二升，分再服瘥。无苏木，取绯衣煮汁服之。"苏木者祛瘀理气，以其治产后因血瘀而晕者。

明代胡文焕《香奁润色》亦载曰："治产后血晕，心闷气绝，腹内恶血不尽绞痛，用红花酒煎，或以藕汁，二次饮之效。"承前人之论，又有发展，饮藕汁治此病，当有热而用之。明代胡濙《卫生简易方》载曰："治产后血晕，用好醋煎热，稍稍含咽即愈。"用热醋含服以治血晕；明代李中梓《雷公炮制药性解》亦说醋"味酸，性温，无毒，入肝经"，主"胃脘气痰，癥痕积聚，产后血晕"，可祛瘀生新。

清代冯兆张《冯氏锦囊秘录》认为鱼鳞皆得水中之阳气，而鲤鱼鳞则又禀阴极生阳之数，性能入血散滞，其入血者，为阴之用；散滞者，为阳之用也。乃曰："故主妇人产后腹痛，及血气不和,如血迷血晕,败血不止,淋漓不断,脐腹疼痛,及崩中下血过多不止,并用鲤鱼鳞,烧灰存性入剂。"认为鲤鱼鳞可入血散滞,治血晕应为有瘀者,用时烧灰存性。清代程国彭《医学心悟》语:"若瘀血上攻,胸腹胀痛拒按者,宜用归芎汤下失笑丸。"归芎汤下失笑丸,祛瘀不忘顾本。

(4)活血清热,祛风止晕:产后血虚而肝急则生风,此为虚风,而又有瘀热者,宜活血清热,祛风止晕。明代虞抟《医学正传》曰:"清魂散(严氏)治产后血运,昏不知人。"以温酒入童便调下,更用漆器烧烟熏之,频置醋炭,更服此药,重用荆芥,取其能散血中之风之意。明代李梴《医学入门》亦曰:"火载血上昏晕,或挟风邪者,清魂散。"取其清热凉血祛风之效。明代武之望《济阴纲目》曰:"荆芥散,治产后风虚血晕,精神昏昧。"以荆芥祛风,桃仁活血;若"微喘"则加杏仁、甘草各三钱,以止咳。又载一方,治产后血晕,用荆芥穗为末,童便调下,言:"一方,用多年陈荆芥穗灯烟上燎焦黑存性,每服三钱,童便少酒调下,极妙。"皆以荆芥、童便为主药。又言:"一方,治产后血晕,身痉直,戴眼,口角与目外眦向上牵急,不知人。"此乃肝热生风之候,由血虚而肝急也,而"痉"与"戴眼"俱属太阳,以鸡子除烦补虚,荆芥祛风,并强调荆芥气虚人不可服。以上诸方皆为治虚风血晕之剂,皆用荆芥。清代周岩《本草思辨录》记载:"能于血中散风,即系于血中行气,海藏故谓之肝经气药……荆芥散血中之风,为产后血运第一要药。"认为治疗产后血晕,诸药中加荆芥以散血中之风,当能事半功倍。明代胡文焕《香奁润色》亦有治"女人产后血晕筑心眼同风缩欲死方",为"荆芥穗末二钱,以童便调下",是为虚风有热之证。清代虚白主人《救生集》载曰:"产后诸疾(血运、心闷、烦热、厌厌气绝欲危、心头硬、乍寒乍热诸症),续断皮一握。"明代李中梓《雷公炮制药性解》中记载,续断可散诸血,暖子宫,调血和血,入肝肾二经补精血而理筋骨,为胎产之证之要药;《救生集》又方以黑豆合荆芥,为承前人法。

(5)活血止血,清热养阴:产后阴虚血不安,若阴虚生火则易灼血动血,而致昏晕,需活血止血,清热养阴。元代朱震亨《丹溪心法》言:"产后血晕,因虚火载血上行,渐渐晕以韭叶细切,盛于有觜瓶中,以热醋沃之,急封其口,以觜塞产妇鼻中,可愈眩冒。"元代朱震亨《罗太无口授三法》云:"产后症候多端,如血晕、水肿、发热、大便秘、伤食、中风、败血妄行等症,然皆以大补气血为主。又世俗多禁用寒凉,不敢少犯。医有新产而用芩、连者,必咎之。罗先生以芩、连易干姜,全活甚众。"提出产后气血大虚,不耐寒凉,然遇有热证者,又不可不顾,故朱氏云:"产后所禁用寒凉者,如水浆、瓜果、冷水之物,恐败血见冷物而凝滞之耳。若药性之寒凉何妨于败血哉!乃世俗之通论,皆由以用黑神散治产后一十八症,而谬信'热则流通'之一句也。"指出寒凉之品非绝对禁忌,选方用药存乎一心,不可拘泥,黄芩、黄连等当用则用。

明代李时珍《本草纲目》曰:"产后血运,心闷气绝:以丈夫小便研浓墨一升服。"认为墨气味辛、温,无毒,主止血,生肌肤,合金疮,与小便共用,因其清热养阴,故共治产后血运。时至今日,以墨与小便入药,临床极为少见。明代武之望《济阴纲目》曰:"牡丹散,治产后血晕,闷绝口噤,则斡开口灌之。牡丹皮、大黄(煨)、芒硝各一两,冬瓜子半合,桃仁三十个(去皮尖)。"应为热极瘀闭,证危,乃用芒硝、大黄,然产后证以虚为本,故武氏言:"用到硝黄,法亦极矣,宜慎之。"其又载:"产书一方,治产后心烦,手脚烦热,气力欲尽,血晕,连心头硬,心寒热不禁。接骨木破之,如算子大一握,以水一升煎至半升,分温二服,或小便数,恶血不止,服之则痉。此木煎三遍,其力一般,此是起死之方。"认为以上二方俱重剂,点滴不出者宜用,为治恶血攻冲昏晕之剂,再次强调重剂治重症,当慎用。明代胡濙《卫生简易方》云："治产后血晕，又方，用穿山甲一两，童便浸一宿炙黄，为末。每服一钱，狗胆少许，热酒调下。"方中穿山甲善破瘀，童便、狗胆增其清热养阴之效。清代汪昂《医方集解》云："治咳血吐血，及产后血运，阴虚久嗽，火蒸如燎……此手太阴、足少阴药也。"以童便为药，认为其"咸寒，降火滋阴，润肺散瘀，故治血证、火嗽、血运如神"。

（6）益气和血，祛风止晕：妇人产后气血两亏，又败血不去而成瘀，或有肝急生风之症，皆可致晕，故当益气和血，祛风止晕。清代陈士铎《辨证录》曰："治法必须大补气血，不宜单治血晕也。补血以生新血，正活血以逐旧血也。"认为血晕不可单逐瘀，应补气补血，活血祛瘀。又说："然血乃有形之物，难以速生，气乃无形之物，易于迅长。补气以生血，不更易于补血以生血乎。"明确提出气易补，血难生，故以补气来生血；其用方解晕汤，方中重用人参、黄芪、当归补气生血，又兼活血，佐以荆芥、炮姜，应是考虑产后体虚胃弱，并散血中之风；其言此方"一剂晕止，二剂心定，三剂气旺，四剂血生，不再晕也"，认为方药对证，药效显著。陈氏又言："或人参力不能用，减去大半，或少用一、二钱，余如分两，多服数剂，无不奏功也。"考虑产后体虚不受药力，故而减量多次服用；又方参归荆芥汤，为前方去黄芪、炮姜。又言："倘贫家之妇，无力买参，用当归补血汤：黄芪二两，当归一两，煎汤一碗灌之亦生。"可见古代医家身怀仁术，为患者实际情况考虑，真医者也。又言："万不可于二方之中轻加附子。"认为附子辛而大热，无经不达，将反引气血之药走而不守，不能专注于胞胎，不如人参、当归、黄芪直救其气血之绝，可聚而不散，这与前人认识有所不同，提供了另一种参考思路。

2. 其他疗法

（1）外治法：明代薛己《校注妇人良方》曰："产后血晕，乃血入肝经，甚至眼花胸闷……或以醋汤细饮，或预烧秤锤以醋沃之，或酽醋涂口鼻，或烧漆器熏之，使产母鼻吸其气，庶无此患。"醋与漆器燃气皆有刺激性气味，以刺激产妇味觉，使之清醒，后当依证遣方用药，复其根本。明代武之望《济阴纲目》亦有记载，对于产后血晕，全不省人事，极危殆者，用韭菜切，入有嘴瓶内，煎热醋沃之，以瓶口对产妇鼻孔熏之，即醒；如觉晕，即以醋喷面，醒来，仍与醋细细呷之；又以醋涂口鼻，并置醋于旁，使常闻其气，可防其晕。武氏又云："凡生产毕，饮热童便一盏，不得便卧，宜闭目少坐，须臾上床，宜仰卧，不宜侧卧，宜竖膝，未可伸足，高倚床头，厚铺裀褥，遮围四壁，使无孔隙，免致贼风。"又曰："及以醋涂鼻，或用醋炭，及烧漆器，更以手从心擀至脐下，使恶露不滞，如此三日，以防血晕、血逆。"如此内外并用，疗效可彰。

（2）针灸疗法：清代陈士铎《辨证录》言："妇人子方下地，即昏晕不语，此气血双脱也，本在不救。我受岐天师秘传，以救万世产亡之妇，当急用缝衣针刺其眉心之穴，得血出即出语矣。"因产妇昏晕，是血舍空虚，无血养心，且败血瘀阻，以致血晕，而舌为心之苗，心既无主，舌又安能出声，而眉心者，上通于脑，而下通舌系，连于心，刺眉心则脑与舌俱通，心中清气上升，则瘀血自然下降。又言："然后以参、芪、当归补之，则气血接续，何能死亡乎。虽单用参、芪、当归亦能生者，然终是刺眉心则万无一失。"针药共施，不独信于一法，更为周全。又言："瘀血冲心，所以昏晕不语，解其瘀血之冲，真所谓扼要争奇也。世人但知灸眉之法，谁知刺胜于灸乎。盖灸缓而刺急，缓则难以救绝，急则易于回生耳。"救急症者，外治法多速于内治法，针刺法多速于灸法。

（3）保健法：宋代王璆原《是斋百一选方》曰："凡妇人产后，急饮新汲水数口，恶露或胞衣即下，永无血晕之虞。世人但以产后怕生水为言，惑矣，初产后不可不服，既定一两日，却忌生水也。"提出产后急饮水数口,则可预防血晕,尤其强调不可饮生水。明代李梴《医学入门》载曰:"产后必须先逐瘀,正产体实无病,不药可也,但难产气衰,瘀血停留,非药不行。"故其提出:"产后,古芎归汤加童便一半服之。如无童便,以淡醋磨墨一小盏,入前汤药亦好。"祛瘀以除邪;服药后"且闭目少坐,然后上床仰卧,不得侧卧,宜立膝,不可伸足,高枕厚褥,四壁无风,时以人为从心括至脐下,如此三日。又不可太睡熟,宜频唤醒,时置醋炭,或烧干漆与旧漆器,以防血迷血晕",以内外法并用,防患于未然,较前人更为妥当,其外强调夏月房中不可太热,亦不可人多气盛,以致热过,则气耗散而不能送血。明代武之望《济阴纲目》云:"凡生产毕,饮热童便一盏……不问腹痛不痛,有病无病,以童便和酒半盏,温服五七服。酒虽行血,亦不可多,恐引血人四肢,且能昏晕。"以童便,或加酒服,防血晕,强调要注意酒量,量大则血行太过而致晕。

综上所述,历代医家对产后血晕病的认识繁多,辨证思路多样,对历代重要医籍中产后血晕病的相关病证论述进行整理研究,考查其学术脉络和规律,于临床颇有意义。

(刘国鑫　张宜默)

产后痉病源流考

产后痉病是指产妇在产后发生以四肢抽搐,项背强直,甚至口噤不开,角弓反张为主要表现的病证。关于本病的论述最早见于汉代张仲景《金匮要略》,作为新产三病之一,第一病即为痉,其病因论述对后世影响巨大,经历代医家继承发挥,在病因病机和治则治法方面不断发展,作为妇科重要疾病载于历代妇科专著。由于本病各时代病名不一,病因病机复杂,发病急骤,病情凶险,故从病名、病因病机证候分类和治疗等方面入手,对历代重要医籍中有关产后痉病的论述进行整理研究,冀以对临床诊治有所帮助。

(一)病名

"产后痉病"又作"产后病痉""产后发痉""产后痉风""产后类中风痉症""产后中风痉""蓐风"等,历代妇科专著多有论述,亦散在于"痉""瘛疭""惊风""破伤风""风痉"等论述中。综合分析产后痉病诸多称谓,可归纳为4种分类命名。

1. 以病因病机分类命名

《金匮要略》论述"新产妇人有三病,一者病痉……新产血虚,多汗出,喜中风,故令病痉",提出"血虚,多汗出,喜中风"这一理论。晋代陈延之在《小品方·治产后诸方》中记载了用大豆紫汤治疗妇人"产后中风",隋代巢元方《诸病源候论》在此基础上提出"产后中风痉",并详细记载了其发病原因:"产后中风痉者,因产伤动血脉,脏腑虚竭,饮食未复,未满日月。荣卫虚伤,风气得入五脏,伤太阳之经,复感寒湿,寒搏于筋则发痉。"明代王化贞继承了产后风邪致痉的观点,在《产鉴·痉疾》中将本病命名为"产后中风""产后中风痱痉""产后风痉"等。明代孙一奎《赤水玄珠》中根据产后"因气血亏损,肌理不密,风邪所乘",

加上常因"汗多变痉"这一原因，提出"产后汗多变痉"。

清代程国彭《医学心悟》继承"产后汗多变痉"这一病名并论述其病机，其曰："若产后汗多发痉，此内伤元气，气血大亏，筋无所养，虚极生风"。清代医家研究发现产后痉病虽由风邪引起，却与中风有异，恐庸医害人，故特别提出"产后类中风痉"之病名，以"类"字示区别，清代梅启照《梅氏验方新编·妇科产后门》及清代陈笏庵《胎产秘书·产后类中风痉症》均沿用此名，陈笏庵对其病症进行详细描述，其曰："产后手足搐搦，眼目上视，角弓反张，口眼歪斜，舌暗不语，痰涎上涌，不省人事者，皆由风寒入于腠理，经络不和所致。与中风相类，切不可作风治。"警醒医家谨防误治。清代汪喆《产科心法·产后门·产后发痉》云："产妇汗多发痉，俗谓产后惊风，实非风也。"提出不可妄用祛风之药，大补气血，多保无虞，若攻风邪，死无疑矣。

产后痉病的部分记载也曾散在于"破伤风"等论述中，但清代沈金鳌对其进行甄别，其《杂病源流犀烛·破伤风源流（痉痓）》云："《三因》言伤寒产后云云者，以痉痓之状，与破伤风证相似而言之，即古人通称痉痓为破伤风之故，非真破伤风一证也。"并提出："盖痉痓多是气血两虚，风痰壅盛而成，或伤寒杂病，汗、吐后感风亦成，大发湿家汗亦成，产后去血多亦成，惟跌磕打伤，疮口未合，贯风而成者，乃为真破伤风……特汗后、产后之痉痓，有专由血液少而成者，亦有血液既少，复中风邪而成者，以其复中风邪，故亦云破伤风也。"强调只有跌打损伤，疮口未愈，护理不当，贯风而成者，才是真正的破伤风，应与痉病区别。

2. 以病症特点分类命名

《素问·气厥论》中记载："肺移热于肾，传为柔痉。"可见早在《黄帝内经》中对痉病便有刚柔之分，后至汉代张仲景《金匮要略·痉湿暍病脉证治》根据有汗无汗与是否恶寒的症状特点将痉病分为"刚痉"和"柔痉"两类，如"太阳病，发热无汗，反恶寒者，名曰刚痉""太阳病，发热汗出，而不恶寒，名曰柔痉"，而产后痉病作为痉病的一种也采用了这种分类方法。宋代陈自明《妇人大全良方·卷之三·妇人中风角弓反张口噤方论》中载："妇人产后血虚多汗出，喜中风，身体强直，口噤，背反张作痉……当察有汗、无汗，以分刚柔二痉。无汗恶寒，名刚痉；有汗不恶寒，名柔痉。阳痉属刚痉，阴痉属柔痉……合面而卧为阴痉；仰目者为阳痉。"同时以阴阳分类的方法，经过其后医家的发展，至清代汪昂则以厥逆与否分阴阳，其《医方集解·发表之剂·神术散》中云："无汗为刚痉，有汗为柔痉……凡阳痉不厥逆，其厥逆者皆阴痉也。"其后清代俞根初《通俗伤寒论·伤寒坏证·伤寒转痉》又曰："仰面卧，开目者为阳；合面卧，闭目者为阴。口燥渴者为阳，口中和者为阴。属阳易治，属阴难治。"在以病症区分阴阳基础上，对本病预后作出初步判断。

3. 以病性分类命名

清代吴瑭《温病条辨·解儿难·痉有寒热虚实四大纲论》中云："六淫致痉，实证也；产妇亡血，病久致痉，风家误下，温病误汗，疮家发汗者，虚痉也。"将产后痉病定义为虚痉。清代汪蕴谷《杂症会心录·妇人杂症·产后变痉》中亦云："痉分刚柔，虚者十居六七。"以刚柔分类，而独强调虚者为多。清末何廉臣《感症宝筏·伤寒变证·痉（合参）》中亦论述了内伤虚痉、外感实痉，其曰："痉证有外邪、内伤虚实二因。若外着风湿之邪，入于筋脉而成痉者，此实证也，可用《金匮》诸方治之。若汗下误施、产后亡血、津液伤耗、筋脉失养而痉者，此内伤虚证也，宜滋液熄风和络治之。"各医家认为虚实不同，故治疗也不相同，实者祛邪，虚者补益。如清代吴贞《伤寒指掌·伤寒变症·痉（合参）》中云："产后亡血，津液伤耗，筋脉失养而痉者，此内伤虚症也……此因误治伤津血枯，而筋脉拘急，非风非湿，是为虚痉……若汗下后、溃疡、及新产后，三者皆伤耗血，血虚生风，筋失滋养，以致反张挛搐等症，是虚痉也……是内伤虚痉，与上条外感实痉不同。"均将产后痉病划分到"虚痉"及"内伤虚痉"中。但清代叶天士在《景岳全书发挥·产后发痉》中却明确提出了产后发痉不可概为虚治，其云："若面色带红，神气不倦，胸膈不舒，脉息有力，当以顺气豁痰舒肝为主，不可概作虚治以误人。"可见不可将产后痉病概作虚痉。

《温病条辨·痉病瘛病总论》又云："产后惊风之痉，有寒痉，仲景所云是也；有热瘛，本论所补是也。总之，痉病宜用刚而温，瘛病宜用柔而凉。"以寒、热命名为"寒痉""热瘛"。清代方书《医论拾遗·〈医学问对〉注》载："痉瘛痫厥四字，最宜分别。痉者，强直之谓。后人所谓角弓反张，古人所谓痉也。瘛者，蠕动引缩之谓，后人所谓抽掣搐搦，古人所谓瘛也……《素问》谓：太阳所至为痉，少阳所至为瘛。盖痉属水，而瘛属火。一则因寒，一则因热，各不相侔也。大抵痉瘛痫厥四证，皆当以寒热虚实辨之。六淫致痉，实证也。产妇亡血、病久致痉、风家误下、温病误汗、疮家发汗，皆虚痉也。风寒风湿致痉者，寒痉也。风热风暑燥火致痉者，热痉也。俗传慢惊风者，虚寒痉也。阴液虚而本脏自病者，虚热痉也，后人皆以痉名，其实寒为痉，而热为瘛……王旭高注：寒为痉而热为瘛。一语破的。"不仅将历代医家对"痉瘛痫厥"认识加以系统总结，同时记载了"虚寒痉""虚热痉"等病名，并在治法上主张"痉用刚温，瘛用柔凉"。

4. 以六经分类命名

有学者认为早在《金匮要略》中便已有关于从六经认识痉病的雏形。元代王好古详细记载了三阳痉的临床表现，明代王肯堂在此基础上进一步补充曰："又如发热，脉沉细，手足厥冷，冷汗自出者，为阴痉。"清代陈士铎在《辨证奇闻》中明确记载了"太阳痉""少阳痉""阳明痉""太阴痉""少阴痉""厥阴痉"等。明代张介宾将这种观点引入产后痉病分类中，《景岳全书·妇人规·产后类·产后发痉》中云："产后发痉……而实惟足太阳与少阴主之。盖膀胱与肾为表里，肾主精血，而太阳之脉络于头目项背，所以为病若此。"论述了太阳、少阴经脉循行与本病的联系。

（二）病因病机

明代薛己《校注妇人良方·产后汗多变痉方论》中总结本病病因病机为："产后汗多变痉，因气血虚损，肉理不密，风邪所乘……愚按：前症因去血过多，元气亏极，或外邪相搏，以致牙关紧急，四肢痉强，或阴火内动，或腰背反张，肢体抽搐。"清代陶本学《孕育玄机·汗多变痉》对此有所补充，其曰："一云：有气血本虚之人，如产后汗出多而变痉者；或因七情怒气而变痉者；或因湿热内盛而痰涎壅遏经络以作痉者。"由此可知，气血亏虚，筋脉失养，阴血亏虚，邪客经络，虚热内生，热极动风，脾胃损伤，痰湿阻络均可引起本病发生，然气血虚弱，筋脉失养为本病致病之关键，故医家提出"必当以大补气血为先，虽有他症，以末治之"的观点。

1. 阴血亏虚，邪客经络

《诸病源候论·妇人产后病诸候·产后中风痉候》云："产后中风痉者，因产伤动血脉，脏腑虚竭，饮食未复，未满月日。荣卫虚伤，风气得入五脏，伤太阳之经，复感寒湿，寒搏于筋则发痉。其状，口急噤，背强直，摇头马鸣，腰为反折，须臾十发，气急如绝，汗出如雨，手拭不及者，皆死。"提出体虚邪入，风、寒、湿邪气客于筋脉而发痉的理论，并且对于本病的病症和预后作出了探讨，这一理论对后世医家影响深广，并逐渐突出风邪致病的重要性。如宋代官修《圣济总录·产后汗出不止》中明确提出："论曰：产后汗出不止者，亡血阴虚故也……遇风则变痉病，昏冒不知人矣。"《妇人大全良方·卷之三·妇人中风角弓反张口噤方论》也继承了体虚受风，邪客经络的学说，其曰："夫妇人角弓反张者，是体虚受风，风入诸阳之经也。人之阴阳经络周环于身，风乘虚入于诸阳之经，则腰背反折挛急如角弓之状。"

明代官修《普济方·产后诸疾门·中风附论》云："夫产后中风，由产伤动血气，劳损脏腑，其后未平复，起早劳动，气虚而风邪乘虚伤之，故曰中风。若风邪冷气，客于皮肤，经络疼痛痹不仁；若乏少气，其人筋脉挟寒，则挛急喝僻；挟湿则强，脉缓弱……随其所伤脏腑经络，而为诸病……产后血气未完，风邪中之，入于经络，则发为痉。至于五脏六腑，则随所中而证候出焉……又有产后汗出多，而变痉者，由产后血虚，腠理不密，故多汗，因遇风邪搏之，则变痉风也。"详细论述了产后妇人气血脏腑亏虚，调养不慎，感邪发病的过程，着重强调起早劳动等调养不慎亦为本病发病的病因之一，对于产后痉病的预防养护提供了一定指导。

清代周学海认为痉病发生必有风寒之邪气，认为单"血虚不能成痉"，其《读医随笔·证治类·论痉不当以刚柔分虚实》云："产后之痉，虽由血虚，亦由风寒，若不伤风寒者，即血虚不能成痉……风寒之痉，属于太阳，即产后风寒，亦太阳也。"《杂病源流犀烛·破伤风源流》云："而所中有不止于风者，如中乎寒，则筋患紧缩；中乎热，则筋患弛张；中乎湿，则筋患弛缓；犹中乎风，则筋患弦急也。惟所中不止于风，故风能散气，必有汗而不恶寒者，亦寒能涩血，必无汗而又恶寒也。热能消气，必为瘈疭也。湿能溢血，必为缓弱也。经所谓大筋软短，小筋弛长者，非是之谓乎。"其根据六淫致病特点，认为除风、寒、湿外，热邪亦可引起本病发生，进一步丰富了外邪致痉理论。

2. 虚热内生，热极动风

清代阎纯玺《胎产心法·类中风痉瘛及语涩口噤不语筋挛瘛疭等证论》中云："凡妇人冲脉，为血脉之海。若血脉充足，流畅无滞，气血冲和，则关节清利而无病矣。至于产后劳损脏腑，气血暴竭，百骸少血濡养，多有阴虚内热，热极生风。虽外症如风，实内脏阴血不足，气无所主……诸证类于中风者，或因血气耗损，腠理不密，汗出过多，神无所主，致角弓反张，此乃厥阴虚极。"认为本病为阴虚内热，热极生风所致，在治疗方法上提出"总宜养阴补血，血长而虚风自灭"之原则。清代冯楚瞻也认同此观点，其《冯氏锦囊秘录·女科精要·产后痉病》云："产后血虚，角弓反张，病名曰痉。痉者，劲也。阴气暴虚，阴虚内热，热极生风，故外现如风假证，实阴血不足，无以养筋所致。厥阴大虚之候，宜益阴补血，血长而虚风自灭也。"

3. 脾胃损伤，痰湿阻络

宋代杨士瀛《仁斋直指方·发痉详证》中提出："产后中风，因怀胎时多啖生冷，脾胃受湿，复经乳卧之后，津液内竭……以致风邪乘虚入于足太阳之经。"首次提出本病发病与脾胃密切关系，但是仍未脱前人之论。明代陶本学继承了此观点，其《孕育玄机·证治提纲·汗多变痉》中云："有气血本虚之人，如产后汗出多而变痉者；或因七情怒气而变痉者；或因湿热内盛而痰涎壅遏经络以作痉者。治各不同。"提出湿热内盛，痰湿阻络的发病之机，然论述并未详尽，但为本病病因病机加以扩充、发展。清代鲍相璈《验方新编·产后总论》云："凡病起于血气之衰，脾胃之虚。况产妇气血、脾胃之虚弱，殆有甚焉。是以丹溪论产后，必当以大补气血为主，虽有他症，以末治之。"指出产后疾病的发生与脾胃虚弱密切相关，因其为气血生化之源，补益气血时不离调补脾胃之法。清代王士雄《回春录·妇产科·产后发痉》中载一医案曰："何新之令嫒适汤氏，孟冬分娩，次日便泄一次，即发热痉厥……乘新产血虚痰滞而发也。"详细记载了因产后体虚痰滞发为痉病及治疗的全过程。

4. 气血亏虚，筋脉失养

明代薛立斋就提出："产后发痉，因去血过多，元气亏损……然产后患之，由亡血过多，筋无所养而致。"明代方有执在《伤寒论条辨·痉书叙》中提出："痉因于多汗，多汗因于血虚，血虚惟儿家为最，以未充也。新产妇人次之，以在蓐也。"也指出血虚为新产妇人痉病发生的根本。明代张介宾在《景岳全书·妇人规·产后类·产后发痉》中提到："产后发痉，乃阴血大亏证也……然总之则无非血燥血枯之病，而实惟足太阳与少阴主之……而太阳之脉络于头目项背，所以为病若此……故在产后，亦惟去血过多，或大汗大泻而然，其为元气亏极、血液枯败也可知。"进一步提出血燥血枯，筋脉失养的病机，并揭示了发病与足太阳、少阴经络的密切关系。

清代程国彭《医学心悟·汗多变痉》中云："产后汗出不止，皆由阳气顿虚，腠理不密，而津液妄泄也……如或汗多亡阳，遂变为痉，其症口噤咬牙，角弓反张，尤为气血大虚之恶候。"提出"产后汗多发痉，此内伤元气，气血大亏，筋无所养，虚极生风"之发病机理。《通俗伤寒论·伤寒坏证·伤寒转痉》中亦云："痉病有不因误治者，必阴虚血少之人，不能荣养筋脉，以致筋挛僵仆。如产后之去血过多。冲任竭也……盖精血不亏，虽有邪干，断无筋脉拘急之病，而病至坚强，其枯可知。"亦提出："产后去血过多，筋无血养，挛急发痉"。《温病条辨·解儿难·小儿痉病瘈病共有九大纲论·本脏自病痉》中亦云："汗多亡血，亦如产妇亡血致痉一理。肝主血，肝以血为自养，血足则柔，血虚则强，故曰本脏自病。然此　痉也，又实为六淫致痉之根；盖汗多亡血者，本脏自病，汗多亡卫外之阳，则易感六淫之邪也。"明确提出阴血亏虚是产后痉病发生的根本。

清代汪蕴谷《杂症会心录·妇人杂症·产后变痉》云："产后之变痉，则无不本于气血大亏者也。当胎下之后，血去过多，阳孤无依……筋脉失于荣养，燥极生风，反张强直……产后亡血，而又误汗，误下亡阴，而又亡阳矣……若产后而变痉症，空虚极矣。"提出"斯时类伤寒三阳症而实大异，类伤寒三阴症而实不同"，认识到本病之发病不离气血亏虚，筋脉失养之病机。汪喆《产科心法·产后门·产后发痉》云："产妇汗多发痉……乃肝血空虚，不能荣筋，以至手足抽搐，有似中风之状。更有口噤咬牙，角弓反张，此气血大虚之恶候。"因肝与筋的关系，故亦从吴鞠通"本脏自病"之说，将重点放在肝血空虚，不能荣筋上。

（三）证候分类

历代医家对产后痉病证候分类的表述有：①感染邪毒；②痰湿阻络；③阴血亏虚。

（四）治疗

《孕育玄机·汗多变痉》中云："治各不同，惟宜补血降火，敦土平木清痰。"提出了本病基本治疗大法，梳理历代重要医籍，归纳论述如下。

1. 辨证论治

（1）燥湿化痰，通络止痉：宋代杨倓《杨氏家藏方·诸风·太白散》云："治风虚潮热，手足抽掣，背强口噤，神识昏塞。或产后血虚，中风发作痉状，涎盛语涩，胃闷不醒。"方用"天南星一分（锉碎，炒黄）、乌蛇肉三钱、蝎梢三钱（去毒炒）、白附子三钱（生用）、川乌头尖二钱（去皮，生用），上件为细末。每服一钱，水一盏，入腊茶半钱，葱白一寸，同煎至五分，微热服，不拘时候。"全方以燥湿化痰为主药，以治疗痰湿阻络之痉病。《太平圣惠方·治产后中风口噤诸方》中载有："治产后中风、口噤、四肢强直，天南星散方……治产后中风、口噤、四肢抽搐，乌蛇散方……治产后中风、口噤不能语、腰背著床不得，伏龙肝散方。"三方燥湿化痰，佐以通络止痉之药。

清代秋田散人《医学说约·痉痓》中云："痓者，强劲。本气虚风气胜，故无汗为刚痓。痉者，结滞。血气虚湿气胜，故有汗为柔痓，伤寒过汗成痉此外感也，宜解散，若血气本虚，或七情怒气，及湿热内盛，痰壅经络，产妇血虚，此内伤也，宜补虚、降火、敦土、平木、清痰、去湿，勿作风治。伤寒脉弦急为刚，迟濡为柔。内伤脉沉细为湿，微为气血虚，数为热，滑为痰，须辨之。"其认为外感当用发散之法，内伤应根据气血亏虚、七情内伤、湿热内盛、痰湿阻络等病机不同，酌选用补虚、降火、敦土、平木、清痰、祛湿等法，是对前人诊治痉病的高度总结，并强调辨证从脉象上进行详细分辨。

（2）清热解毒，滋阴凉血：宋代唐慎微《证类本草·竹叶》云："梅师方治产后身或强直，口噤面青，手足强反张。饮竹沥一二升醒。又方：主妊娠恒若烦闷，此名子烦。竹沥汤：茯苓三两，竹沥一升，水四升，合竹沥煎取二升。分三服，不瘥重作，亦时时服竹沥。"方中竹沥有清热化痰之效。明代缪希雍《神农本草经疏·附子》中云："产后血虚……此宜益阴补血清热则愈也。"亦说明本病治疗应注重滋阴补血，清热自去。明代李时珍《本草纲目·痉风》中载有应用人尿入酒饮治疗痉风及产后风痉之法。近代曹炳章在《辨舌指南·清凉之剂》用叶氏神犀丹治温热暑疫等诸邪久解散，耗液伤营，逆传内陷，痉厥昏狂，谵语发斑等证，同时治疗阴虚之体及新产妇人，方用黑犀角（磨汁）、石菖蒲、黄芩各六两，鲜生地二斤，金银花一斤（捣汁金汁水），连翘十两，板蓝根九两，淡豆豉八两，黑元参七两，天花粉、老紫草各四两，各生晒研（忌用火炒），其以犀角、生地汁、金汁水，和捣为丸，切勿加蜜，可将香豆豉煮烂，每重三钱，凉开水化服，日二次，小儿减半。

（3）养血疏风，舒筋止痉：《太平圣惠方·治产后中风口噤诸方》云："治产后中风……状如风痉，防风散方；治产后中风……身体痉直，羌活散方；治产后中风……手足蓄掣，晕闷不知人事，及缓急诸风毒痹，身体强硬，紫石英散方；治产后中风，眼张口噤，筋骨强直，腰背反偃，心中惊悸，羚羊角散方；治产后中风，口噤不开，神志昏迷，肩背急强，秦艽散方；治产后中风，口噤肩强直，四肢拘急，独活散方；治产后中风痉，通身拘急，口噤，不知人事，麻黄散方。"常于疏风解表药中加入补血之剂，同时配伍竹沥以清热祛痰，又载以独活、鸡屎白、竹沥单方治疗本病。

清代周学海《读医随笔·证治类·论痉不当以刚柔分虚实》云："产后之痉，虽由血虚，亦由风寒，若不伤风寒者，即血虚不能成痉。"以"桂枝葛根主之"，同时佐养血之品。清代顾松园《顾松园医镜·数集·痉》云："盖痉病皆属阴虚液脱筋燥所致……产后血舍空虚，外风袭入而成痉者，即《金匮》所言：新产血虚，多汗出，易中风，故令病痉是也。宜海藏防风当归为主治之。嘉言谓：庸愚不知此症，昔贤各从血舍驱风，自有成法可遵。辄称产后惊风，妄用镇惊之药。千中千死而不悟，深为可慨。"再以防风、当归养血疏风同时不可妄用镇惊之药，清代喻嘉言也认同他的观点，在《医门法律·痉病论》中也提醒后世医家曰："又如新产妇人，血舍空虚，外风袭入，而成痉病。仲景之所明言，不肖者不顾悖圣，辄称产后惊风，妄投汤药，亦千中千死而不悟也。昌不惜金鍼度针人，其如若辈之不受度者，转生仇恨，何哉？可慨也已！"对于以惊风论治的错误提出批判。

清代郑玉坛《彤园医书·神病门》中用桂枝补血汤治疗刚柔二痉，其曰："治孕妇胎动下血，血虚风袭成痉。"同时，《彤园医书·产后痉病》中云："八珍汤加生芪、桂心、防风、苍术，治刚痉，脉浮而数无汗，恶寒发热者。八珍汤加蜜芪、肉桂、防风、附子，治柔痉，脉浮有汗，不恶寒只发热者。大豆汤，治产后痉病邪实，脉浮弦有力者可服。"均在气血双补的八珍汤中加入了祛风疏风之品，并记载用大豆汤治疗痉病脉浮弦有力者。同时期日本丹波元坚所撰《杂病广要·痉》也记载了相同治法，其曰："产后去血过多发痉者，以六合汤主之。（《原病集》）（按：此系四物汤加羌活、秦艽、防风）。"综合分析，历代医家批判单纯以风论治本病，主要仍是以血虚为本，外风为标，标本兼治方可万全。

（4）滋阴养血，息风和络：明代刘全德《考证病源·痉症有阴有阳》云："或因产去血太甚，筋无血养，则筋急而牵，令百节强痉者，十全大补主之。"用十全大补汤滋阴而和络。《冯氏锦囊秘录·女科精要·产后痉病》中云："产后血虚……实阴血不足，无以养筋所致。"并提出"厥阴大虚之候，宜益阴补血，血长而虚风自灭也"之治疗方法。《伤寒指掌·痉》中也提出"产后亡血，津液伤耗，筋脉失养而痉者，此内伤虚症也。宜滋液熄风和络治之"，并用"八珍汤加枸杞、川断、钩藤、桂枝"以养筋脉，"不可纯作风治"，同时指出"清代柯韵伯以复脉汤治痉，救阴液也"，总之以滋阴养血为主，酌加息风之品，同时认为新产后病痉"治用气血两调，和络化风之法，乃阴虚致痉之正治也。至于复脉救阴，阴回则虚风自熄，痉亦止矣。此阴液亏乏，血不营筋而痉，是内伤虚痉……滋液养正治法最合"。《温病条辨·解儿难·小儿痉病瘛病共有九大纲论·本脏自病痉》中提出："治本脏自病法，一以育阴柔肝为主，即同产后血亡致痉一例，所谓血足风自灭也。"选用六味丸、复脉汤、三甲复脉三方、大小定风珠二方、专翕膏治疗。《杂病广要·痉》中认为"古方重外感，故用续命等药，今人禀受不同"，记载了可使用滋阴养血药物治疗产后痉病。

（5）大补气血，阴阳两救：《景岳全书·妇人规·产后类·产后发痉》中云："产后发痉，乃阴血大亏证也……故在产后，亦惟去血过多，或大汗大泻而然，其为元气亏极、血液枯败也可知。凡遇此证，速当察其阴阳，大补气血，用大补元煎，或理阴煎，及十全大补汤之类，庶保其生。"并提示医家误为风痰，妄用发散，死无完矣。

阴阳两察，大补气血之法一直沿用至清，如清代凌德《女科折衷纂要·产后门·发痉》中云："薛氏曰：产后发痉，因去血过多，元气亏极，或外邪相搏，以致牙关紧急，四肢痉强，或腰背反张，肢体抽搐……急以十全大补汤补气血，如不应，急加附子，或保无虞。若攻邪风，死无疑矣。"以十全大补汤为代表，大补气血，调补阴阳，反对用祛风攻邪之品。《辨证录·痉痓门》中亦云："妇人新产之后，忽然手足牵搐，口眼㖞斜，头摇项强，甚则角弓反张，人以为产后惊风，谁知是亡血过多而成痉乎。产后旧血已亏，新血未长，血舍空虚风尤易入。原不必户外之贼风也，即一举一动，风自内生。觉两腋之间阴寒逼人，一不慎而风入之矣。然风因虚而入，补虚而风即能出也。第补虚之法，血亡不能速生，而气怯则宜急补，补气则血尤易生，血生而风不能存。故血舍驱风，尚非正治，矧纯用镇惊之药耶。方用救产止痉汤……人参五钱、当归一两、川芎三钱、荆芥（炒黑）一钱，水煎服。一剂病轻，二剂又轻，三剂全愈。"此方是佛手散之变方，大补其气血之虚，加人参则气旺，气旺而邪不敢敌。荆芥为引血归经之药，血既归经，邪不独留，况荆芥祛邪而不损正气，故可两用以出奇。并指出倘不补气血，惟是祛风，则血舍更空，风邪直入，立杀其妇，不可不慎。并记载也可用活母丹（当归、人参各一两，川芎五钱，柴胡三分，肉桂一钱），治疗"亦神效"。

清代萧壎《女科经纶·产后证下·产后成痉不可同伤寒例治》中云："产后得此，血气俱虚。败证不可与伤寒例看，丹溪云，产后当大补气血为主，多服参、芪、附子。"其认为中风乃虚极之象，固其本元，诸病自退。大补气血多以十全大补汤为主方，同时酌加肉桂、附子之类以有温阳之效。《医学心悟·伤寒兼症·痉》中云："若大病后，或产后，气血大虚，用十全大补汤加钩藤、桑寄生，如不应，急加附子。此治痉病之大法也。"《杂症会心录·妇人杂症·产后变痉》亦云："产后之变痉，则无不本于气血大亏者也。当胎下之后，血去过多，阳孤无依，斯时类伤寒三阳症而实大异，类伤寒三阴症而实不同。医家不察脉辨症，始进表汗之剂，继投攻下之药，亡阴亡阳，致气愈虚而血愈耗，筋脉失于荣养。"提出了"阴阳两救"之法，阴虚者用人参六味汤，阳虚者用加参生化汤，或十全大补汤，"大剂投之，俾真气流转，精血相通，筋脉得以滋润，而恶症始退。"详细分析了错治误治解救之法，以惊醒后人，"误治错中之错，杀人之祸，可胜言哉。且伤寒汗下过多，亦变发痉，并宜大补气血为主，则产后之大补气血，更无疑矣。若不因药误，初病即汗出不止而发痉者，乃阳气顿虚，腠理不密，津液妄泄，急用人参养营汤，加附子主之"。清代江涵暾《奉时旨要·痉》云："其在大病后、泄后、产后者，半属气血垂脱，非峻补不能救。古方用附子、白术、桂心、归、芪通治三阴，似不若加杞、菟、鹿胶、补骨之属，兼填督脉。其并非大病后者，宜养营、润燥、柔肝为主。"其认同景岳重视元气之说，认为元气复则血脉行，审无外邪，方宜益气，以人参养营汤、十全大补汤为代表方。

（6）补气助阳，温经祛寒：《妇人大全良方·卷之三·妇人中风角弓反张口噤方论》中云："桂心白术汤，治伤寒阴痉，手足厥冷，筋脉拘急，汗出不止。白术、桂心、附子（炮）、防风、川芎、甘草各两半，上吹咀，每服五钱。水二盏，姜四片，枣三枚，煎八分，去滓温服。附子防风散，治伤寒阴痉，闭目合面，手足厥逆，筋脉拘急，汗出不止。柴胡一两半，五味子、白术各一两，茯苓、甘草、干姜、附子（炮）、防风各三分，桂心半两，上为粗末，每服三钱。姜四片，水一盏，煎七分，去滓温服。八物白术散，治伤寒阴痉，三日不瘥，手足厥冷，筋脉拘急，无汗。恐阴气内伤。白术、麻黄（去根节）、茯苓、五味子、羌活各半两，附子（炮）、桂心各三分，良姜一分，上为粗末。每服四钱，水一盏，姜四片，煎七分，去滓温服。"其以补气助阳，温经散寒法治疗妇人产后伤寒阴痉，但也提出慎用麻黄之论，如："凡用麻黄，宜斟酌用之，不可过多。"《胎产秘书·产后类中风痉症》曰："产后手足搐搦……皆由风寒入于腠理，经络不和所致……急须补气壮阳为主，治宜右归饮、加味续命等汤。"认为若用风燥药，会重耗其血，以亡其阳，如苏合丸、牛黄丸之类方药，入口即毙，故应注重补气助阳，同时免伤阴液，并提出代表方剂如右归饮、加味续命汤等。

（7）攻补兼施，分时论治：清代陈佳园《妇科秘书·类中风痉痫及语涩口噤不语筋挛瘫痪等症论》中提出分时论治的观点，其曰："在伤寒之家，虽有刚柔之分，而产后无非血燥、血枯之症，总宜养阴补血，血长而虚风自灭，任其痰火乘虚泛上，皆当以末治之，毋执偏门而用治风消痰之方，以重虚产妇也。"总体思想仍是重视补益而不妄用攻伐，初产时用生化汤，以生新血，其又曰："如见危症三帖后即用人参益气以救之；如有痰有火，或少佐橘红、竹沥、姜汁，其黄芩、连、柏不可并用，胆星、苏子尤不宜加，慎之！慎之！"如果产后数日，腹部无积块疼痛，即用滋荣活络汤，又曰："如语涩、四肢不利，宜天麻汤。密斋治语言蹇涩，加味生脉散，治汗多口噤、背反气微、类痉，用止汗生血饮；治无汗筋挛，用芎归枣仁汤。"认为诸书所用，皆参附、十全、理阴、大补元煎之类，温养而峻补，从来未有以风痰治者，并记载了急救之法曰："昔立斋用十全大补治口噤，挖开口灌之，如不得下，令侧其面出之，仍灌热者，又冷又灌，数次即能下而苏矣。"并说明《医通》即有此法，不可不知，并加以详细论述，曰："口噤则抉齿灌之，齿噤则落入鼻中即苏，此古人救急灌法。"至于口噤，不能为语，峻补之中应少佐通心气之药，"故密斋、《尊生》俱用七珍散，以通心气也"。同时记载："冯氏治产后瘛疭，用八珍加丹皮、钩藤，以生阴血；不应，用四君子、芎、归、丹皮、钩藤补脾土。"认为脾胃为气血生化之源，补益脾胃，以生气血，产后元气亏极，血液枯败，根据病症判断预后，若肢体恶寒，脉微细，此为正状，若脉浮大，发热烦渴，此为假象，惟当固本为善。"若至于无力抽搐，戴眼反折，汗出如珠，两手撮空者，不治。"并在其后提出了治疗禁忌，其曰："治产，久拘挛，不宜补者，用舒筋汤治之。"

2. 其他疗法

（1）针灸推拿疗法：虽然早在《五十二病方》中就有关于治疗痉病推拿的记载，《黄帝内经》中即有关于针刺治疗痉病原则的描述，其后《针灸甲乙经》以太阳经及督脉为主，更列穴位30余个，但都未明确记载产后痉病的针灸推拿治法。日本贺川玄迪《产论翼·救痉》在讲述妇人痉病发作时的急救操作手法中对此略有记载："此小产后，角弓反张者，救之之术，凡遇此症，须急走就其右边而立，以左膝抵妇背后，右足之跗，当妇右膝前，俯身左手托妇左肩，以右手大次二指，强按妇不容穴，医仍自退其右脚，以其脚指与膝头着地，后踵承右臀下，而屈折坐，是时就其坐势齐时，两手仍前势以引妇身，使与己身相贴依，而欹卧之，急别使人引伸其两脚，以此术折其反张之势，再不复发。但医抵其背后之脚，要犹着其背后，不相离暂时焉。"在复杂的手法中，提到按不容穴对于缓解产后痉病病势有一定作用。

（2）养生保健：明代官修《普济方·妇人诸疾门》云："产后有疾，凡用麻黄更宜斟酌；产后五七日，强力下床；或一月内，伤于房室；或怀忧发怒，扰荡冲和；或因著灸，伤动脏腑。得病之初，眼涩口噤，肌肉抽搐，以渐腰脊筋急强直，似弓反张，不可治。乃人作偶尔中风所得然。"提出产后患病应用麻黄须谨慎，产后护理不当、房事不节、情志不畅都会导致本病发生。《普济方·产后诸疾门·中风附论》中亦云："凡产室但无风为佳，不可衣被帐褥太暖，即汗出则腠理开，易于中风。又时有一妇人产后遮护太密，阁内更生火，睡久及醒，即昏昏如醉，不省人事。"提出产后护理时，不能受风，衣被亦不可太暖而使汗出，更不可密室生火。明代王绍隆《医灯续焰·胎产脉证》中云：《千金》云：凡产后满百日，乃可会合。不尔，至使虚羸，百疾滋长。慎之。凡妇人患风气，脐下虚冷，莫不由此，早行房故也。"也强调了产后疾病与房事不节密切相关。《本草纲目·诸水有毒》中亦载有："产后洗浴，成痉风，多死。"

清代王清源《医方简义·产后证治总论》中云："产后病苦杂乱……又有三冲大症。因败血上冲，冲心、冲肺、冲胃，是也……大抵冲心者多死，冲胃者半生半死，冲肺者十死七八。"提出产后"三冲"的观点，并对产后护理极其重视，认为与产后妇人不耐久坐，急于早眠所致。同时亦提出："凡新产后务令产母坐蓐三四个时辰，使稳婆时常幽静频唤，不令合眼，恐肝气抑郁，遂致恶露上冲，故时久得眠，庶无三冲之患。否则起居不慎，稍感风寒，亦致患三冲症者居多。"根据产后日期及流产情况详细论述了护理方法及注意事项："凡产妇七朝之内，须逾格小心，调护宜周，勿使忧怒惊恐，抚养七日之后，即有触受外邪，较七日之内减轻一层，因血瘀净去故也。养过十四朝之后，勿使小劳抑郁等情，则更妙矣。调养百日，气血乃复。如半产之症，须问月分之多寡，堕胎每至三五七月为多，如胎气三四月致堕，其病稍轻。如胎已五六月致堕，其病已重。如七八九月致堕，则更重矣。"

《脉义简摩·妇科诊略·产后杂病脉证》中云："凡妇人未孕之前有宿病者，若是气分小疾，乘产后一月内医治，可愈。若是气分大病，由初产以至满月，必得良医细心调理，又须家人小心照护，寒暑雨旸，毫不可懈，乃能保全。"论述了妇人有宿病在产后的调理，调养不当则"稍有失误，儿或可生，产妇必危"。《女科经纶·产后证下·产后血虚汗多遇风变痓》中对产后痓病的预后作出了描述："痓者，口噤开，背强而直，如发痫状，摇头马鸣，身反折，气息如绝，汗出如雨，两手摸空者，不可治。"同样说明了调养护理对治疗本病的重要性。

以上历代医家的论述，不仅确立了中医药防治产后痓病的理论基础，至今仍影响着我们对于产后痓病的诊治，对临床起着重要启迪与指导作用，具有一定意义。

（任鹏鹏　李文昊）

产后发热源流考

自《黄帝内经》始，便有对"产后发热"病症的描述。唐代咎殷《经效产宝》中首次记载"产后发热"病名。嗣后，历代医家对本病的病因病机及辨证论治均有论述，现将诸医籍中对本病之病名、病因病机、证候分类及治疗的论述加以梳理归纳，以辨章学术，考镜源流。

（一）病名

《黄帝内经·素问》曰："乳子而病热，脉悬小。"这是对产后发热病症最早的描述，即哺乳期妇女发热，脉见悬小。汉代张仲景《金匮要略》亦有对产后发热的记载，其曰："产后中风发热，面正赤，喘而头痛。"唐代咎殷《经效产宝》首次明确将产后发热作为病名进行论述，其曰："产后发热，恶寒头痛，勿误为太阳症。寒热往来，胸满胁痛，勿误为少阳症。"认为新产妇人发热头痛恶寒，寒热往来，胸满胁痛，谓产后发热，非太阳症，亦非少阳症。后世医家多沿用此称谓，大多以病症表现称谓本病。明代张介宾《景岳全书·妇人规》曰："若见头疼身痛，憎寒发热，或腰背拘急，脉见紧数，即产后外感证也。"认为产后外感证可见恶寒发热，头身疼痛，腰背强急，脉紧数。

（二）病因病机

产后发热病因病机的明确论述始于宋代陈自明《妇人大全良方》，延及明清，多位医家对产后发热之病因病机进行丰富。探究诸医家对本病的认识，将其病因病机整理概括为外感六淫、伤食发热、血瘀发热、血虚发热、阴虚发热五类，现分别论述如下。

1. 外感六淫

东汉张仲景《金匮要略》曰："产后中风发热。"认为妇人产后失血较多，体虚易受风邪侵袭，然邪盛正虚，御邪能力较弱故而发热。明代孙一奎《赤水玄珠》有云："产后发热，多属不足，虚中有寒。"指出产后体虚，寒邪乘虚内侵为产后发热之因。张介宾《景岳全书·妇人规》曰："产后有外感发热者，盖临盆之际，多有露体用力，无暇他顾，此时或遇寒邪，则乘虚而入，感之最易。"认为因产妇临产之际躯体暴露，用力过度，顾护不当，或有寒邪乘虚内侵而外感发热。亦曰："产后发热，有风寒外感而热者。"认为风寒外侵为产后发热病因之一。龚廷贤《寿世保元》云："夫产后发热……有内伤挟外感者。"认为产后妇人正气内伤，外邪侵袭可致发热。清代萧壎所著《女科经纶》亦宗其说，其曰："产后发热有六证……四曰风寒发热。"吴谦等所撰《医宗金鉴·妇科心法要诀》有云："产后发热不一端……外风寒。"

2. 伤食发热

明代龚廷贤《寿世保元》曰："伤寒夹食，必……发热。"指出外感兼食积乃产后发热之病因。清代蒋示吉《医宗说约》"虚中实"篇言："产后发热……其热也停食无疑。"阐释产后食积郁滞于里可致发热。萧壎《女科经纶》曰："产后发热有六证……五曰伤食发热。"吴谦等《医宗金鉴·妇科心法要诀》有云："产后发热不一端，内伤饮食。"均认为新产妇人内伤饮食可致发热。

3. 血瘀发热

清代蒋示吉《医宗说约》"虚中实"篇言："产后发热……其热也血滞无疑。"认为气血凝滞可致产后发热。萧壎《女科经纶》曰："产后发热有六证……三曰瘀血发热。"吴谦等编著之《医宗金鉴·妇科心法要诀》有云："产后发热不一端……瘀血。"萧、吴二人均认为瘀血内阻，血行不通可致产后发热。

4. 血虚发热

宋代陈自明《妇人大全良方》曰："凡产后发热……多是血虚或败血作梗。血虚者，阴虚也；阴虚者，阳必凑之，故发热。"认为新产妇人多阴血亏虚或瘀血内阻，阴血亏虚则阳气相对亢盛，故而发热。明代龚廷贤《寿世保元》曰："去血过多……乃阴虚生内热耳。"认为新产妇人失血过多，阴液亏虚而滋生内热。《景岳全书·妇人规》曰："产后发热……有去血过多，头晕闷乱烦热者。"认为新产妇人如若失血太过，可生头晕、胸闷、烦乱、发热等症。清代萧壎《女科经纶》明确提出血虚发热为产后发热病机之一，曰："产后发热有六证，一曰血虚发热。"《医宗金鉴·妇科心法要诀》亦有："产后发热不一端……血虚。"蒋示吉《医宗说约》"虚中实"篇言："产后发热，血虚者多。"认为血虚多致产后发热。

5. 阴虚发热

明代张介宾《景岳全书·妇人规》曰："产后有阴虚发热者，必素禀脾肾不足，及产后气血俱虚，故多有之。"认为新产妇人产后发热多因脾肾不足、气血亏虚，阴虚内热。又曰："产后发热……有水亏阴虚而热者。"认为产后阴水亏虚可发内热。清代吴谦等《医宗金鉴·妇科心法要诀》曰："产后发热，多阴血暴伤，阳无所附。"认为产后阴血流失太过，阴不敛阳，虚阳浮越，故而发热。又曰："产后发热不一端……阴虚血脱阳外散。"

值得注意的是气血亏虚，阴阳不调亦可导致产后发热，如唐代昝殷《经效产宝》曰："产后发热……因气血两虚，阴阳不和。"产后过多劳力亦可致产后发热，如明代龚廷贤《寿世保元》云："夫产后发热……有劳力过伤者。"

（三）证候分类

历代医家对产后发热证候分类的表述有：①外感发热；②伤食发热；③劳伤发热；④血虚发热；⑤血瘀发热。

（四）治疗

关于产后发热的治疗，历代医家亦有详细论述。总结起来，其辨证论治不外乎养血祛风除热、活血祛瘀、补血温阳、攻补兼施等方法，兹述如下。

1. 辨证论治

（1）养血祛风除热：汉代张仲景《金匮要略》载："产后中风发热……竹叶汤主之。"竹叶汤扶正祛邪，标本兼顾，方中竹叶甘淡轻清为君，辅以葛根、桂枝、防风、桔梗疏风解表，人参、附子温阳益气，甘草、大枣、生姜调和营卫，诸药合用，共奏扶正祛邪、表里兼顾之功。明代张介宾《景岳全书》对于产后外感发热的治疗进行了较为详尽的阐述，其曰："凡产后感邪，气不甚虚者，宜三柴胡饮。"认为产后发热正气尚足者，可用三柴胡饮。方中柴胡解表疏风退热，当归养血和血，芍药、甘草酸甘和营，生姜解表祛寒，陈皮化湿和中。诸药合用，共奏祛风除热、养血和营之功。"若产妇强壮气实而感者，宜正柴胡饮。"认为产妇正气充足而感外邪宜用正柴胡饮。方中君以柴胡辛散表邪，臣用防风祛风寒、止疼痛，生姜辛温散寒，助柴胡、防风解表透邪，陈皮疏畅气机，以助祛邪外出，芍药益阴和营，防辛散太过伤阴，甘草调和诸药。共奏疏风解表、益阴养血之功。"若兼内火盛而外邪不解者，宜一柴胡饮。"认为产后火邪内盛兼有外邪者宜用一柴胡饮。方中柴胡清解少阳之邪、疏畅气机之滞，黄芩清解少阳之郁热，生地清热养阴，白芍敛阴和营，陈皮理气和胃，甘草护胃和中。诸药共奏和解少阳、疏风清热之效。"若风寒俱感，表里俱滞者，宜五积散。"认为产后外感风寒，表里不通者宜用五积散。方中麻黄开表逐邪于外，干姜温胃散寒于中，白芷散阳明之邪，川芎散厥阴之邪，当归养血益营，白芍敛营和血，茯苓渗湿和脾气，半夏除痰燥湿邪，枳壳泻逆气以止吐，厚朴宽中州以止泻，肉桂暖血温营，苍术强脾燥湿，桔梗清咽膈，陈皮理胃气，甘草和解表里，调和诸药，生姜散寒邪，葱白通气。共奏表里双解、益气养血之效。清代萧壎《女科经纶》曰："唯以养血为主，佐以散风寒之剂。"强调产后发热突出养血为重，散风寒为辅的治疗特点。治用如生化汤、芎归汤，倍加川芎、葱白。生化汤、芎归汤二方为养血温经之方，倍用川芎、葱白以达解表散寒之效。沈金鳌《妇科玉尺》曰："凡产后头疼恶寒而发热者……惟宜用四物加柴胡、葱白服之。"四物汤补血养血，加柴胡、葱白疏风解表。王旭高《医学刍言》言："产后发热，有外感者，荆芥、防风。"认为因外感六淫而产后发热者，用荆芥、防风疏风解表。

（2）活血祛瘀：清代汪昂《医方集解》指出干姜可治疗瘀滞之产后发热，其言"干姜辛热，能去恶生新"。雷丰《时病论》言："妇人产后发热实则宜破瘀，如生化、失笑之流，此为定法。"生化汤中当归补血活血、化瘀生新为君，川芎活血行气，桃仁活血祛瘀共为臣药，炮姜入血散寒、温经止痛，黄酒温通血脉以助药力，二药共为佐药，炙甘草和中缓急为使药。诸药共奏养血祛瘀温经之效。失笑散功擅通利血脉、散瘀止痛，蒲黄行血消瘀，二者相须，消瘀散结。以上两方均为活血祛瘀之剂，使瘀血去而新血生。

（3）补血温阳：宋代陈自明《妇人大全良方》强调在血虚引起的产后发热中用药需"平和"，产后多虚多瘀，故用药时当应和缓，切记攻伐太过、寒热失调。其曰："凡产后发热，头痛身疼，不可便作感冒治之。此等疾证，多是血虚或败血作梗……且以平和之剂与服必效。"书中记载治疗方药有：玉露散、四物汤（生地黄易熟地黄，加北柴胡等分煎服）等。玉露散中人参大补元气，茯苓健脾补中，川芎活血行气，当归养血活血，白芍养血敛阴，甘草益气和中，白芷散风寒，苦梗宣通。诸药共奏补血和营之效。四物汤为补血之基本方，易生地为熟地增强其滋补营血之功，当归入血分，补血行血，芍药养血敛阴、柔肝和营，川芎活血行气，使补而不滞，加柴胡行气升阳。诸药共奏补血和血之功。明代薛己《本草约言》言："干姜入补阴药，能治血虚发热，故产后发热当用之。"干姜温热，可温中回阳，与补益阴血之药相伍，可取阳中求阴之效，增其补血养血之功。张介宾《景岳全书》有言："产后有去血过多发热者……是亦阴虚之属，宜人参当归汤主之。"张氏认为，产后血虚发热，症见烦渴等阴虚之象，方用人参当归汤以达益气养血，滋阴除烦之效。赵贞观《绛雪丹书》言："产后发热血虚以独参汤，或当归补血汤大倍黄芪，或生化汤加云苓治之。"均在补血基础上配伍益气药物，气为血之母，增强治疗效果。清代王梦兰《秘方集验》曰："产后发热，多由血虚，大剂当归、炮姜治之，愈。"炮姜性温，能温经止血，有收敛之功，与当归相伍增强其补血养血之效。陈修园《时方妙用》治疗"产后发热，无外感者"以当归补血汤治之，方中重用黄芪，以资气血生化之源，臣以当归，养血和营。江涵暾《笔花医镜》曰："产后发热者，若无风寒表邪之象，则血虚也。四物汤加黑姜补之。或加童便为引更效。"以童便为引，加入黑姜即姜炭，具温中补虚之效，增强四物补血和血之效。单南山《胎产指南》治疗"亡血过多，阴虚则生内热"之产后发热，应用人参芎归汤主之。方中当归补血活血，川芎活血，麦冬、白芍、生地、淡竹叶滋阴清热，干姜入肝经引补血药生血，诸药合用，共奏补血滋阴之效。杨云峰《临症验舌法》亦曰："然既在产后，则不但血虚，即其气未有不虚者……况血虚则气无所附，宁不与之俱虚乎？兹以产后发热，专责血虚，殊有漏义。"强调产后发热之病因不仅限于血虚，亦有气虚之故。王旭高《医学刍言》言："产后发热……无外感，当归、黄芪。"认为产后发热未有外邪侵袭者，用当归、黄芪和血补气。

（4）攻补兼施：清代蒋示吉《医宗说约》中治疗产后伤食发热时言："若不用行瘀消导，而概施补血之品，其能愈乎？"强调在治疗产后发热时应辨明其病因，对症治疗，虽产后多体虚，但若有食积之因时，应在补血基础上，酌加行瘀消导之品。《丁甘仁医案》载一验案孕妇有孕之时，风热外袭，气分郁热，发热咳嗽，恶露不尽，苔黄脉数。认为其病因为"良由气血已亏，宿瘀留恋，伏邪不达，邪与虚热相搏，所以身热更甚也"，"投解肌药不效者，因正虚不能托邪外出也"，"今宗傅青主先生加参生化汤，养正达邪，去瘀生新，助入宣肺化痰之品"，认为本病患气血虚衰不能托邪外出，应在补血养血祛瘀生新的基础上，加解肌宣肺化痰之品。以病案形式提供辨证思路，在辨明产后发热证型后，若有伏邪不出，应采用攻补兼施的治法。

2. 其他疗法

唐代昝殷《经效产宝》曰："产后发热，恶寒头痛，勿误为太阳症。寒热往来，胸满胁痛，勿误为少阳症。"认为产后发热虽有发热疼痛等症，但非太阳症；虽有胸满胁痛等症，但非少阳症，否则失治误治，或生它变。清代沈金鳌《妇科玉尺》曰："凡产后头疼恶寒而发热者，属外感，不当作伤寒治。"产后发热症见头痛恶寒，但不应用汗法。

值得注意的是，《素问》曰："手足温则生，寒则死。"指出根据手足寒温判断产后发热的转归与预后。清代萧壎《女科经纶》曰："产后发热，状类伤寒，虽有外感，禁用发表。"认为产后发热患者虽有外邪侵袭，但禁用汗法。

综上所述，历代医家对本病病因病机、治法及治疗方药的论述颇丰，辨证思路丰富，现梳理归纳如上文，以供医家同仁参考鉴阅。

（庄晓彤　温　馨）

产后腹痛源流考

产后腹痛，始载于东汉张仲景《金匮要略》，至隋代巢元方《诸病源候论》对本病病因病机记载较为完善，后世医家多宗其述。宋代陈自明《妇人大全良方》总结前人所论，在辨治理论和临证实践方面均形成较完整的体系。明清时期，中医妇科方兴未艾，涌现大量妇科专著，其中有关本病病因病机、治法方药之记载颇丰。不削繁芜，罔知枢要，本篇撷众医家思想之精，梳理其病名，审其病因病机治则治法，于是乎书，旨在谈证不落古人窠臼，制方不失古人准绳，汲取前人宝贵经验，激发治疗用药新思路。

（一）病名

产后腹痛病名最早见于《金匮要略》，其"妇人产后病脉证治"篇云："产后腹中㽲痛，当归生姜羊肉汤主之。"亦曰："产后腹痛，烦满不得卧。"西晋王叔和《脉经》、金代刘完素《黄帝素问宣明论方》、明代薛己《女科撮要》等皆从之，然产后腹痛，因其形态、病位之异，历代称谓略有异同。

1. 以病因病机分类命名

纵观历代医家所述，儿枕腹痛属产后腹痛，其为胞中宿有血块，未随胎而下，停留而作痛，因古人认为胞中疼痛之处为婴儿所枕之处，故名"儿枕"。如宋代陈自明《妇人大全良方》设"产后儿枕心腹刺痛方论"首载"儿枕痛"，其曰："夫儿枕者，由母胎中宿有血块……若产妇脏腑风冷，使血凝滞，在于小腹不能流通，则令结聚疼痛，名曰儿枕也。"明确定义儿枕痛乃因母胎中素停之血块，由于风冷之因，凝滞在内，未在胎产之时，与儿同下，留于腹中，结聚作痛之症。明代万全《万氏女科》进一步指出儿枕痛之病状，强调"腹中有块，上下时动，痛不可忍"之特点，其曰："此由产前聚血，产后气虚，恶露未尽，新血与故血相搏而痛，俗谓之儿枕痛，即血瘕之类也。"提出儿枕腹痛多由产前宿血与产后新血相搏所致，属血瘕之证。明代武之望《济阴纲目·产后门·腹痛》言："其恶露下不快而作痛者，胎中原无积聚，不为儿枕也。若恶露已尽，或由他故腹痛，如仲景枳实芍药散证，或由血虚腹痛，如仲景当归生姜羊肉汤证，自当别论。"强调儿枕痛须为胎中原有瘀血，停滞作痛，若为恶露不下、血虚等原因导致的腹中疼痛，不包含在儿枕腹痛范围内。

此外，不可将产后腹中有块之疼痛尽数归结于宿血停留之儿枕腹痛，明代张景岳《景岳全书·妇人规·产后类》曰："凡新产之后，多有儿枕腹痛者，摸之亦有块，按之亦微拒手，故古方谓之儿枕。"描述儿枕痛具有摸之有块，按之拒手之形态特征，并且提出："盖子宫蓄子既久，忽尔相离，血海陡虚，所以作痛。胞门受伤，必致壅肿，所以亦若有块，而实非真块。肿既未消，所以亦颇拒按。"认为古方记载之儿枕痛，皆系于胞中宿血，具摸之亦有块，按之亦微拒手之形态特征，但不可尽以为有块即儿枕。当考虑妊娠数月，一日产子，胞门受损，因伤亦可致肿之原因，加之产子之时，血海陡然空虚，血虚亦可致痛，二者容易混淆，由此可见张氏对本病理解深刻，其所揭示儿枕痛之定义、病因，对后世医家理解认识本病起到指导作用。清代萧壎《女科经纶·产后证上》曰："胎以食母之血，十月满足，余血结成块，俗呼为儿枕。"可见产后小腹痛属血滞者名儿枕痛。

2. 以病位命名

产后腹痛已明确病位在腹，因历代医家对本病认识更加详尽，描述益详，有小腹（少腹）、心腹、胁腹、腰腹及脐腹等。隋代巢元方《诸病源候论》记载产后腹痛，病位分析细腻，分篇列产后腹中痛候、产后小腹痛候、产后心腹痛候、产后两胁腹满痛候，且列其病因，为后世医家诊疗提供了清晰思路，其后医家依病位分类多如此述。唐代孙思邈《备急千金要方·妇人方中》记载产后腹痛病位包含心腹、少腹、腹痛引腰，发病位置不一。唐代许仁则《子母秘录》记载"产后腰腹痛"。宋代官修《太平圣惠方》第八十一卷中提及治产后心腹痛、产后小腹痛、产后两胁胀满方，均以病位命名。清代徐大椿《女科指要》大抵如上，载有少腹痛、腹痛、小腹痛、心痛、胁痛等。

3. 以疼痛性质命名

产后腹痛据其疼痛性质，有以下记载：产后腹中绞刺痛、产后腹胀痛、产后腹中疾痛、产后腹中苦痛、产后心腹阵痛、产后脐下冷痛等。唐代王焘《外台秘要·产后腹中绞刺痛方九首》中描述："产妇腹如刀绞痛者""产后腹中绞刺痛不可忍"。唐代孙思邈《备急千金要方·妇人方中》记载产后腹痛可有"产后腹胀痛不可忍者""产后腹中疾痛""产后腹中苦痛"。宋代朱端章《卫生家宝产科备要》中记载"产后心腹阵痛"，宋代陈自明《妇人大全良方》记载"产后儿枕心腹刺痛"，明代曹弼臣《保产全书》中记载"产后脐下冷痛"。以上医书所记载之腹痛疼痛性质各异，丰富了本病的内涵。

（二）病因病机

纵观历代医家所著，可知产后腹痛之病因病机主要有外感风冷寒邪、内伤七气、气血郁滞、水瘀互结、恶露不下、脏腑虚弱、气虚血弱、阳虚里寒等，至今仍有指导性作用。如明代薛己《校注妇人良方》论曰："产后腹痛，或因外感五邪，内伤六淫，或瘀血壅滞所致，当审其因而治之。"清代傅青主《傅青主女科》论产后腹痛由血虚、血瘀所致。现将历代医家所述加以归纳总结，兹列如下。

1. 寒凝血瘀

寒为阴邪，易伤阳气，产后胞门开，寒邪易侵，寒性凝滞，又主收引，客于腹中，血脉凝滞，筋脉收引，即作痛。隋代巢元方《诸病源候论·妇人产后病诸候》曰："或新产血露未尽，而取风凉，皆令风冷搏于血，血则壅滞不宣消，蓄积在内，内有冷气，共相搏击，故令痛也，甚者则变成血瘕。"新产气血大虚，营弱则卫外之阳亦不固，腠理开，多汗出，风寒入侵，津血凝滞，甚与未下之血露搏结，必作疼痛。宋代陈自明《妇人大全良方》进一步指出："若产妇脏腑风冷，使血凝滞，在于小腹不能流通，则令结聚疼痛。"盖因人之气血贵在温通，若寒凝血瘀，气血无力，泣不能流，不通则痛矣。明代薛立斋《校注妇人良方·卷七·妇人血气小腹疼痛方论》曰："妇人小腹疼痛，由胞络受冷，搏于血气，结于小腹，因虚发动，故痛也。"亦认为本病是因风冷凝滞胞络，气滞血瘀所致。

2. 血热血瘀

清代竹林寺僧《竹林寺女科秘传·产后十五症》曰："一症，产后血气痛，遍身发热。此症产后余血不尽，腹中作痛。"认为产后余血停滞，瘀积腹中，日久郁而生热，遍身发热，热灼血干，瘀血更甚，气血搏击作痛。清代郑玉坛《彤园妇人科》提及少腹痛有腹坚硬，红肿闷痛之表现，推之亦属于瘀血化热所致。

3. 气滞血瘀

人之气血周流全身，若有所停滞，则与人不善，若妇人产后气滞血瘀，停聚在腹，则发为腹痛不休。隋代巢元方《诸病源候论·妇人产后病诸候》言产后小腹痛之发作机理与气血搏结密切相关，其曰："产时恶露下少，胞络之间，有余血者，与气相击搏。"盖因生产之际，恶露离经之血等本当下，然若气血行之不畅，胞络之间余血未净，气血搏击，则腹中攻痛。此外，宋代陈自明《妇人大全良方》提出妇人外感五邪，或内伤七气，均可致恶血斩然停止，瘀血壅滞不行，所下不尽，邪留于腹而作腹痛。

此外，亦有医家认为妇人情志极易波动，若气机不畅、肝气郁结，无法推动血行，则发为气滞血瘀之证，如明代薛立斋《校注妇人良方·卷七·妇人血气心腹疼痛方论》曰："妇人每怒，心腹作痛，久而不愈。此肝火伤脾气也。"由此可知，肝为五脏之贼，主疏泄，若其无恙，则气机疏泄正常，若思虑善怒，则肝脾郁结，或肝火伤脾，均导致疏泄失司，又因脾胃乃一身气机升降之枢纽，木克脾土，则气机运行不利。气行则血畅，气滞则血不行，二者往往不可分割，交加致痛，气滞血瘀型产后腹痛之机亦如此说。

4. 水停血瘀

隋代巢元方《诸病源候论·妇人产后病诸候》曰："膀胱宿有停水，因产恶露下少，血不宣消，水血壅瘀，与气相搏，积在膀胱，故令胁腹俱满，而气动与水血相击，则痛也。故令两胁腹满痛，亦令月水不利，亦令成血瘕也。"指出若妇人平素水液代谢失常，使水停膀胱，宿水与产后之恶露相结，壅滞于内，相互搏击，亦可作痛，甚至阻碍经水，日久成血瘕。

5. 气虚血瘀

宋代陈自明《妇人大全良方》曰："产后腹中有块，上下时动，痛发不可忍。此由妊娠聚血，产后气赢，恶露未尽，新血与故血相搏而痛，俗谓之儿枕，乃血瘕也。"血行赖气足、气畅，现产后气弱，难以推血行，旧血恶露不下，碍新血生化运行，则生痛，且气赢体虚，病久难愈则易形成血瘕。

清代照碑山人《女科医则玄要》曰："女人之血，未有胎时则为经，经水不行则病，产时则为恶露，恶露不来则病，故产妇中气多虚，不能行血，血斯凝滞，或闭而不来，或来而不尽，败血入腹，故为腹疼。"指出妇人产后中气多虚，中气虚则不能行血，血瘀作痛，且气虚不能摄血，血下不尽，瘀积入腹，坏血停滞腹中，加之胞脉不荣，虚实夹杂而作痛。

6. 气虚血弱

隋代巢元方《诸病源候论·妇人产后病诸候》曰："产后气血俱虚，遇风寒乘之，与血气相击，随气而上冲于心，或下攻于腹，故令心腹痛。"产后下血过多，或者素体气血虚，均易感邪，正邪相抗，气血较弱，邪气四处攻击而痛。后至宋代官修方书《太平惠民和剂局方·论妇人诸疾》记载："皆因新产去血过多，津液燥少，阴阳俱虚，脏腑怯弱。"提出产后失血过多，津液燥少，津血同源，气血相依，阴阳俱虚之理，冲任空虚，胞脉失养，不荣则痛。明代张景岳《景岳全书·产后腹痛》曰："盖子宫蓄子既久，忽尔相离，血海陡虚，所以作痛。"指出妇人妊娠数月，一旦产子，血海陡然空虚，血虚致痛，且产子之时，胞门受伤，可有肿痛，若素体虚弱，产后尚未恢复完全，亦可疼痛且拒按，切不可误以为实。

7. 阳虚里寒

汉代张仲景《金匮要略·妇人产后病脉证治》曰："产后腹中疞痛，当归生姜羊肉汤主之，并治腹中寒疝，虚劳不足。"据方测之，此处产后腹痛因为阳虚里寒，血海亦虚，故应用当归活血养血，生姜散寒温中，羊肉温补脾胃。此外根据异病同治之治则，阳虚里寒之寒疝、虚劳不足亦可应用本方。后至明代张景岳《景岳全书·妇人规·产后类·产后腹痛》曰："凡新产之后，其有阳气虚弱，而寒从中生，或寒由外入，以致心腹作痛。"进一步指出阳气本虚、里寒内生，或阳虚而外受寒邪，均可导致寒凝血瘀而作产后腹痛，由此可知，二者无论外感内伤皆以阳虚为本，正如《素问·生气通天论》曰："阳气者，若天与日，失其所，则折寿而不彰，故天运当以日光明。"故阳气为周身血脉布展之动力，若阳气虚，则血脉凝滞不通，腹中作痛。

8. 产后脏虚

隋代巢元方《诸病源候论·妇人产后病诸候》曰："产后脏虚，或宿挟风寒，或新触冷，与气相击搏，故腹痛……久则变成疝瘕。"明确指出产后腹痛本于"脏虚"，盖因腹中为肝之幕，为脾之统，正气因生产有所消耗，且产后脾胃偏虚，气血生化乏源，脏腑失其所养，虚而受邪，或遇风寒，或触冷凉，皆无力抵御，可使气血凝结，日久形成"血瘕"等证。后世医家多宗此说，如宋代陈自明《妇人大全良方》曰："产后肠胃虚怯，寒邪易侵。若未满月，欲冷当风，乘虚袭留于肓膜，散于腹胁，故腹痛作阵，或如锥刀所刺。"强调产后肠胃虚怯，亦属于"脏虚"。明代薛立斋《校注妇人良方·卷七·妇人血气心腹疼痛方论》曰："妇人血气心腹疼痛，由脏腑虚弱，风邪乘之，真邪相搏，随气上下，故心腹作痛也。"总结强调产后心腹疼痛以脏腑虚弱为本，外受风邪为标。张景岳《景岳全书·妇人规·下卷·产后类·产后腹痛》曰："产后有脾虚肾虚而为腹痛者，此不由产，而由脏气之不足。"从脾肾二脏论析产后腹痛之脏虚致病机理，盖因肾者，主蛰，封藏之本，精之处也，为先天之本，脾者，为后天之本，谷入于胃，洒陈于六腑而气至，和调于五脏而血生，若素体脾肾两虚，脏气不足，血不荣脉，故而作痛。

纵观历代医家所述，产后腹痛属虚实夹杂之证，多以脏腑亏虚、气血不足为本，以外感风冷寒凉，或内郁气结，或血热搏结，或水停阻滞及寒凝血脉为标，总之与寒热失调、气血失和密切相关。

（三）证候分类

历代医家对产后腹痛证候分类的表述有：①气弱寒阻；②寒凝血滞；③气滞血瘀；④瘀血内结；⑤血瘀化热；⑥水停血瘀；⑦恶露不下；⑧瘀血内结兼阳明里实；⑨肝气郁滞；⑩肝脾郁结；⑪阳虚里寒；⑫脏气不足；⑬血虚血瘀；⑭血虚空痛；⑮气血不足。

（四）治疗

察本病当首先辨明虚实，如明代张景岳《景岳全书·妇人规·产后类·产后腹痛》曰："产后腹痛，最当辨察虚实。"瘀可细分寒凝、气滞、血热、水血交阻等诸多因素，虚可包括产后脏虚、气血两虚、阳虚里寒等，临证多见虚实夹杂者，治疗时宜灵活分辨，加以调治。

1. 辨证论治

（1）祛风散寒，活血止痛：《素问·调经论》曰："血气者，喜温而恶寒，寒则泣不能流，温则消而去之。"故产后胞门未闭，易得寒扰，当需驱散寒邪，温通胞脉。唐代孙思邈《千金翼方·妇人二·腹痛》列单行茱萸酒为"治产后腹内疼痛方"，方中吴茱萸一升，酒三升，吴茱萸味辛性热，温中散寒止痛，酒增其活血之力，血畅痛消。宋代陈自明《妇人大全良方·产后腹痛及泻利方论》曰："产后腹痛及泻利者何？答曰：产后肠胃虚怯……急服调中汤立愈。"调中汤方由高良姜、当归、桂心、芍药、炮附子、川芎、甘草组成。方中高良姜、桂心、炮附子均为辛热之品，可温阳祛寒，解风冷之邪；当归、川芎为血分药，补血行血，瘀去新生，但因川芎辛窜伤气，气虚则不宜用之，值得一提的是，此二者亦名为佛手散，可治妇人胎前产后诸疾，因其功如佛手之妙，故名之。此外，调中汤亦含芍药甘草汤方，二者酸甘化阴，可补津液之损，滋阴血之亏，缓解腹痛，综合观之，调中汤祛寒温阳，补血活血，令风寒之邪俱去，且充盈胞脉，刺痛止之。

明代张景岳《景岳全书·妇人规·产后类·产后腹痛》曰："产当寒月，以致寒气入腹，脐下胀痛，手不可近者，宜羊肉汤主之。"此篇用《良方》羊肉汤，由精羊肉、当归、川芎、生姜组成，较仲景当归生姜羊肉汤多一味川芎，可消脐下胀痛，景岳于此篇中亦曰："若气实寒甚者，宜蟠葱散。"用《局方》蟠葱散，治气实寒甚之产后妇人腹中血气攻刺，恶血不止，脐腹疼痛，方用苍术、炙甘草、三棱、蓬术、茯苓、青皮、丁香树皮、砂仁、槟榔、延胡索、干姜、肉桂，温阳散寒之品加以行气活血，达温阳散寒，活血定痛之功。清代照碑山人《女科医则玄要》曰："又有因新产时，寒气客入子门，入于小肠，或坐卧不谨，盖风冷之气乘虚而入，此寒症也，但不能作胀，且无形影为异，用金铃子散主之。"此乃寒气入侵，无气滞，无血瘀之治，篇中金铃子散组成为川楝子、小茴香、补骨脂、肉桂、广木香、生姜、大枣。方中多以散寒止痛，温肾助阳之味投之，散邪且扶正，且兼有行气之味，助阳气通达其身，风寒腹痛定宁。

清代郑玉坛《彤园妇人科》曰："产后寒疝，亦在少腹中攻冲冷痛，乃风寒冷湿滞涩胞门，干入血室，故其病皆属厥阴肝经。"应用金匮羊肉汤治之，方中生姜辛温散寒，当归、羊肉，其性温热，用以治疗"风寒湿冷滞涩胞门"之产后腹痛。其书亦曰："治产后风冷乘虚袭入胞中，腹常冷痛者。"以香桂散治之，其组成为当归、川芎、桂心、木香汁，方中芎、归祛瘀新生，桂心辛热，温阳散寒，配以木香，行气止痛，诸药合用，辛温散寒，使寒邪速去。

（2）清热凉血，破瘀止痛：除产后寒凝胞宫外，亦有产后腹痛属热者，因内有瘀血，生发郁热，灼血更瘀，故治疗当活血与清热并施。宋代王怀隐《太平圣惠方·第八十一卷·治产后儿枕腹痛诸方》中记载："治新产儿枕上下刺痛，壮热口干，烦渴头痛，汗出或大小便不利，未得便下，但与生姜、童子小便频服，其病亦顺。若风血相搏，其病未愈，宜服牡丹散方。"生姜解表，童子小便滋阴降火、凉血散瘀，病轻者可愈，若不愈，则予牡丹散，方中牡丹、玄参、黄芩、射干、赤芍、大黄、瞿麦、海藻清热凉血滋阴；川芎、水蛭、蛴螬、虻虫、桃仁活血通经，两队药物配合，热退津复，焦灼之瘀血得下，病退也。

明代武之望《济阴纲目·产后门上·腹痛》设玉烛散，治疗"产后恶露不尽，脐腹疼痛，大便燥结，时发寒热"之症，玉烛散乃四物汤与大承气之合剂，蕴咸能走血之意，且此方性凉，为血瘀生热、大便燥结所设，切不可妄用。清代竹林寺僧《竹林寺女科秘传·产后十五症》曰："产后血气痛，遍身发热。此症产后余血不尽，腹中作痛。当去其余血，其热自退。用红花散方。"指出产后易成瘀，瘀血停郁于内，日久化热，热盛则灼阴血，血瘀之症愈甚，治疗当用红花散，方中红花、苏木、三棱、莪术活血通经，破瘀止痛，同时加入行气活血之当归、川芎、牛膝、枳壳等味，使气畅血行，瘀血去则郁热自散。

清代郑玉坛《彤园妇人科》引用丹溪方治产后血气作痛，言其可"治恶血攻痛，发热便秘"之证，方以炒五灵脂配没药下恶血，滑石配丹皮清郁热，标本兼治，下作痛之瘀血，兼清内热，由此可断耗津之因，使热退津复，则大便可调。其书亦列济阴方，曰："治血气痛甚，不拘新久虚实。"方中活血之乳、没等配伍赤芍、丹皮，机理同上，活血清热。

（3）调气通滞，活血定痛：产后离经之血瘀阻胞宫，气滞血瘀，不通则痛，此为气滞血瘀型产后腹痛，临床较多见，治疗当调气通滞，活血化瘀，血活瘀自除。汉代张仲景《金匮要略·妇人产后病脉证治》曰："产后腹痛，烦满不得卧，枳实芍药散主之。"方中枳实烧令黑，入阴分而破血中之滞，芍药领其入血分，即枳实治气实，芍药治血痹，两药配合，行气活血。若血瘀不下，腹痛不减，此为干血胶著脐下，故仲景又曰："产妇腹痛，法当以枳实芍药散。假令不愈者，此为腹中有干血著脐下，宜下瘀血汤主之。"下瘀血方入大黄、桃仁、䗪虫，炼蜜为丸，酒煎顿服，干血非润燥荡涤不能去，大黄逐下瘀血，桃仁润燥缓中破结，䗪虫性走缝络而行血，全方合力下干血，以达瘀去新生，产后腹安之效。

后至宋代陈自明《妇人大全良方·产后儿枕心腹刺痛方论》记载《千金》疗产后腹痛方剂桃仁芍药汤及"疗腹中绞痛不可忍"之《广济》方，均应用归、芎、芍、姜，行气活血止痛。陈自明在此篇亦提及黑神散方，其曰："疗产后血块，痛经，脉行后腹疼，并经脉不调。"方中熟地黄养血滋阴，陈生姜散寒温经，二者同炒干为末，作散剂以乌梅、荆芥酒调下，辛散中寓有酸收，祛邪而不伤正，以达通经止痛之功。明代王肯堂《女科证治准绳·产后门》腹痛篇中亦记载黑神散之主治产后腹痛。值得一提的是，黑神散中熟地黄除补血滋阴外，还可破恶血，通血脉，益力气，《汤液本草》载："脐下发痛者，肾经也，非地黄不能除"，故重用一斤地黄，无滋腻之过。

然陈自明在"产后通用方论篇"中记载"黑神散"与上面所述"黑神散"不同，"产后通用方论篇"中所载之方由熟地黄、生地黄、蒲黄、当归、干姜、桂心、白芍药、甘草、黑豆组成，以酒、童便同煎服，后世医籍如元代罗天益《卫生宝鉴》、明代官修方书《普济方》、万全《万氏女科》，清代照碑山人《女科医则玄要》等皆载有此方，并且照碑山人秉《万氏女科·产后腹痛》所著，总结认为此方既活血又兼养阴血，其适应证极广，其曰："或小腹疼者，脐下胞胎所系之处，血之所聚也。产后败血不尽即成病症，其症无时刺疼，疼则有形，须臾痛止，又不见形，黑神散主之。"由此，诸医家认为此方产后不可缺，不问有病否，皆服三五剂，而丹溪认为不可肆意模仿《局方》海制黑神散，因产妇好血未必亏，瘀血未必积，当察病机以治之。此外，历代各医书记载与黑神散同称谓之方众多，本文所介绍的方剂仅为代表性强且常用的两种黑神散方药组成。

明代薛己善用活血通滞法治疗本病，其《女科撮要·产后腹痛》曰："产后小腹作痛，俗名儿枕块，用失笑散行散之。"失笑散是治疗瘀血所致多种疼痛的基础方，其方药包括五灵脂和蒲黄，五灵脂功擅通利血脉，散瘀止痛；蒲黄行血消瘀，二者相须，治离经之血阻滞脉道，血行不畅之产后腹痛。此外，其《校注妇人良方·妇人血气心腹疼痛方论》中曰："若气滞血瘀，用没药散。"没药散瘀定痛，功同失笑散，亦可用于瘀血阻滞之产后腹痛。

薛己对肝郁气滞导致的产后腹痛亦予重视，其《校注妇人良方·妇人血气心腹疼痛方论》曰："妇人每怒，心腹作痛，久而不愈。此肝火伤脾气也。"由此推之，产后妇人多愁善怒，肝火伤脾，又肝气郁结，则气滞血瘀而作腹痛，治疗当以疏肝解郁为主，用小柴胡汤调之；若肝脾郁结日久，呈气滞血瘀而兼痰气交阻之证，则当降逆化痰，行气解郁，用四七汤方；若"妇人怀抱郁结，不时心腹作痛，诸药不应"，则当用归脾汤倍加炒山栀，达养血除烦，肝脾同调之功。

明代万全《万氏女科·产后儿枕痛》曰："儿枕痛，即血瘕之类也。当归玄胡索汤主之。"方入酒全当归、玄胡索、五灵脂、蒲黄、红花活血散瘀，利气止痛；赤芍凉血止血，防瘀久之热；桂心温宫可助血行，全方合力，活血行气，配稍许清热兼温宫之品，散瘀止痛，寒温并用，各有发挥，可谓顾护周全。

景岳论产后腹痛，言"最当辨查虚实"，其《景岳全书·妇人规·产后类》曰："血有留瘀而痛者，实痛也""大都痛而且胀……皆实痛也。宜行之、散之"。提出了产后腹痛当查虚实，且列出实痛之特点及治法。景岳在《景岳全书·妇人规·产后类·产后腹痛》曰："产后恶露不尽，留滞作痛者，亦常有之……有此实证，当速去其血。近上者宜失笑散；近下者宜通瘀煎、夺命丹、回生丹。或未效，当用决津煎为善。"言恶露不尽留滞胞宫者是为实痛，且进行不同部位治法的区分，以上方含活血下瘀，行气通滞之品如干漆、红花、香附、木香、乌药等，有速去瘀血之功，其中，通瘀煎、夺命丹、回生丹、决津煎四方又兼可用于下鬼胎，可见其活血而化腹中瘀血之效甚佳。

清代竹林寺僧提出救母方治疗产后腹痛之胎死腹中的症状，其所撰《竹林寺女科秘传·产后十五症》曰："凡产后瘀血疼痛，经流不止，必还有一子死在腹中未生。急服救母方。"救母方含益母草、艾心、童便、麻油和老酒。本方意在破瘀血，止疼痛，老酒调下，则瘀血出，如有死儿，亦即出矣。此外，竹林寺僧在该篇中列："十五症，产后必要归芎丸……去败血，止腹痛，并除妇人一切杂症。"此处归芎丸为当归、川芎加红花与山楂，较归芎二味，更添活血之功，其认为凡孕妇临月，即可预备，可见活血化瘀法治疗败血停腹之产后腹痛之妙。

气滞血瘀之产后腹痛常与两胁痛、心胸痞闷等合发，根据病因病机治疗即可通治。如清代郑玉坛《彤园妇人科》文曰："治产时血块未净，致少腹坚硬，小便清利，瘀血作痛者。"投延胡索散，方含当归、赤芍、生蒲黄、红花、琥珀、桂心和元胡索，一派活血药稍加行气之味，力在行气活血，郑氏在治疗产后胁痛时亦用此方。此外，郑玉坛记载当归血竭丸："通治脐腹块硬，心胸痞闷。"方有当归、赤芍、真血竭、五灵脂、煨莪术，酒水送下，以方测之，不外是瘀，治法亦基于腹中气滞血瘀之病因病机，异病同治，针对其衍生病证亦有佳效。郑玉坛在治疗此型产后腹痛时亦注重温阳，其《彤园妇人科》疗"治瘀血攻，腹胀痛"，投四神散，即归、芎、赤芍、炮姜活血温经止痛，配合桃仁、干漆，活血破瘀，桂心性温，暖胞宫，气血得温则行，温行与活血配伍，瘀不得留，腹痛自止。

清代傅青主认为，产后瘀血之治不应拘泥古方，妄用破血散血之猛药，产后体虚，虚则易脱，于《傅青主女科·产后编上卷·产后诸症治法·血块》中言："惟生化汤系血块圣药也。"其创生化汤，被誉为产后第一汤，方中当归、川芎、桃仁祛旧生新，不阻新血之化机，化中有生，且补可去弱，炙甘草、黑姜温之，温行可祛瘀，此方实为保全产妇之圣药，启示后世医者慎用活血之品，且为其提供宝贵经验。此外众医家多在活血行气之中配伍温阳药物，作为气血循行之动力，在此产后第一方中亦得体现。

（4）通利小便，活血下瘀：产后分娩，用力过度，可致清气下坠，正气损耗，因虚致瘀，可兼有大小便闭塞不通，腹部胀闷作痛。如明代林皋《宋氏女科撮要·产后门》文曰："产后一二日，小便不通作痛，带赤。"描述小便不通，恶露不尽，治以当归、生地滋阴补血，桃仁、红花、乌药、川芎、益母草活血行气，白术、茯苓、泽泻、木通、丹皮、车前、灯心草补气健脾利湿，寓通于补，补虚而不滞，全方通利小便，活血与利水配合，腹中闭塞顿开，疼痛自止。此外，清代郑玉坛亦针对产后腹痛伴小便不利作出论述，其《彤园妇人科》文曰："治产后少腹坚硬而小便不利，淋涩胀痛，属蓄水作痛者。"五苓散主之，方中包含炙白术、茯苓、猪苓、泽泻、桂心，以灯草为引，通利小便，缓少腹之坚硬，便通则胀痛止；其篇亦曰："治产后小腹大痛，有块坚硬，小便不利，脉芤而涩。"以脉推之，即知有瘀血，故施立斋方治之，方用当归、川芎、赤芍、桃仁、红花、元胡、木香行血滞兼清郁热，车前子、木通利尿通淋，牛膝引药下行，以助药力，生地滋阴，利尿活血而不伤阴，诸药配伍，共解产后蓄水，小腹大痛之急。

（5）调理脾肾，消积导滞：妇人生产之时耗气伤血，人体失养，经脉失荣，气血亦不畅，若累及脾胃，脾胃乃气血生化之源，气机升降之枢纽，则变证丛生。仲景认为产后腹痛可责之于阳明积热，其《金匮要略·妇人产后病脉证治》曰："产后七八日，无太阳证，少腹坚痛，此恶露不尽，不大便，烦躁发热，切脉微实，再倍发热，日晡时烦躁者，不食，食则谵语，至夜即愈，宜大承气汤主之。"仲景认为若产后腹痛病在阳明，切脉微实，排除虚证，肠实气滞，故恶露不下，烦躁发热，胃与大肠实而不容，故不能食，食入则兼谷气之热，热甚则谵，因而仲景用大承气汤峻下热结，大黄、芒硝泻热通便，厚朴、枳实行气除满，上四味，可将阳明之积热荡去，气机恢复，恶露自下，产后少腹坚痛则愈。

明代薛己在论述产后腹痛时注重脏腑辨证，对脾胃后天气血生化之源尤为重视，其《校注妇人良方·妇人血气心腹疼痛方论》附方中，木香枳术丸"破滞气，消饮食，开胃进食，消化痰涎"，以消除积食、滞气、痰涎，达到治妇人血气心腹疼痛之效。同篇，其木香化滞汤"治脾胃虚弱，饮食停滞，腹胀作痛，或心下痞满，不思饮食。若忧怒饮食而致者，尤宜用之。"考虑脾胃虚弱所致饮食积滞，腹满痛，同时考虑木克脾土，脾土受损之因素，投橘皮、半夏、甘草、枳实、草豆蔻利气健脾，燥湿化痰，配合红花、当归梢化腹中瘀，柴胡、木香调肝理气。薛氏以上二方均用消导，然腹痛因脾胃所致并非均为实证，其《女科撮要·卷下·产后腹痛》文："若胸膈饱胀，或恶食吞酸，或腹痛手不可按，此是饮食所致，当用二陈加山楂、白术以消导。若食既消而仍痛，或按之不痛，或更加头痛，烦热作渴，恶寒欲呕等症，此是中气被伤，宜补脾胃为主。"认为中气被伤，脾胃化生气血之力不足以平其损，且烦渴欲呕，此为虚证，则当以补脾胃为主，资后天生化之源。针对脾胃虚证之产后腹痛，薛氏于同篇云："若痛而恶心，或欲作呕，用六君子汤""若痛而泄泻，用六君子汤送四神丸。若泄泻痛而或后重，用补中益气汤送四神丸"。六君子汤益气健脾，燥湿化痰，四神丸温肾散寒，涩肠止泻，补中益气汤补中益气，升阳举陷，三方相互配合，可达补脾肾，益中气而止虚痛之功。

明代张景岳亦注重脾胃虚实之辨，《景岳全书·妇人规·产后类·产后腹痛》文曰："产后有饮食停滞及气逆作痛，亦当因其类而消去之。"列排气饮、大和中饮以治之。排气饮中含木香、藿香、香附、乌药、厚朴、枳壳、陈皮及泽泻，组成与方名呼应，排气之力可见一斑，兼配伍消痰湿之品；大和中饮厚朴、枳壳、陈皮、砂仁、泽泻、山楂、麦芽，破气消积，健脾消食，宿食积滞得以消导，则气机通畅，腹痛痊愈。除脾胃积滞外，景岳认为妇人产后腹痛可因素来脾虚和肾虚，针对脏气不足，同篇文曰："若脾气虚寒，为呕吐、为少食而兼腹痛者，宜五君子煎、六君子汤、温胃饮之类主之。若肾气虚寒，为泻、为利而兼腹痛者，宜胃关煎、理阴煎之类主之。"疗脾气虚寒，五君子煎、六君子汤、温胃饮三方均以四君子为基础方化裁；疗肾气虚寒，真阴虚弱，用胃关煎、理阴煎温补阴分，可见其辨证施治手法细腻。后有清代郑玉坛于《彤园妇人科》中曰："治伤食腹痛，恶食吐酸而作胀闷者。"以加味异功散治疗产后伤食腹痛，亦为循前任之法，四君子化裁为治。

（6）气血双补，养荣止痛：产后妇人血海陡虚，或有平素即虚之人，治疗以扶正为主，以补消痛。仲景《金匮要略·妇人产后病脉证治》附方《千金》内补当归建中汤："治妇人产后虚羸不足。腹中刺痛不止，吸吸少气，或苦少腹中急摩痛，引腰背，不能饮食，产后一月，日得四五剂为善。"产后虚羸，虚亦可致瘀，或血虚不足以行，或气虚血行无力，均可致瘀，发为腹中刺痛，方中当归、芍药、甘草补气血；生姜温胃散寒，治不能饮食；桂枝温通经脉，散寒止痛，若有杂症，可予加减。

唐代孙思邈《备急千金要方·妇人方中·心腹痛》之羊肉汤："治产后及伤身大虚，上气腹痛兼微风方。"方中肥羊肉、麦冬、地黄，滋阴补血，黄芪、人参、甘草，治产后气虚，另配少许祛风药物，即可引邪外出。孙氏在治疗产后腹痛时，尤注重产后气血虚弱，本篇列当归汤、羊肉汤、当归羊肉汤、羊肉生地黄汤、内补当归建中汤皆是补气补血之剂。

宋代官修方书《太平惠民和剂局方·附指南总论·卷下·论妇人诸疾》述产后诸疾："皆因新产去血过多，津液燥少，阴阳俱虚，脏腑怯弱。"道出产后多虚，气血阴阳皆不足，治疗可采取气血双补之法，因产后虚羸，治疗不可汗、吐、下，不可服燥热药，当以温和之药缓图之，产后腹痛之治亦宗其理。

元代朱丹溪针对气血两虚型产后腹痛，提倡补法，《丹溪治法心要·卷七·妇人科·产后》文曰："产前母滞，产后母虚，产后当大补血，虽有杂证以末治之。"提出了产后气血两虚之患的规律及治疗原则，认为产后母虚，当先大补气血，待气充血盛，方顾杂病，待正气充盈，杂症亦得力以愈。其同篇还提出，产后妇女调补当先予白粥，甘淡之物少少补之，不可速以肉食调补，恐碍其胃，运化不得致痰热内生，腹痛不得解。

明代薛己《校注妇人良方·妇人血气心腹疼痛方论》文曰："劳伤元气，用益气汤……肝脾血虚，用四物汤。脾肺气虚，用四君子汤。中气虚弱，用补中益气汤。气血俱虚，用八珍汤。"此条文将正虚进行脏腑、气血划分并提出治疗方剂，施经典补气补血之四君四物，治脏腑气血虚弱所致本病。薛氏所撰《女科撮要·卷下》所述与其《校注妇人良方》相应，其"产后腹痛"篇文："若恶露既去而仍痛，用四神散调补之；若不应，用八珍汤。"于排除瘀阻胞宫后，推此腹痛为正虚，即施补剂，气血并补，以补消虚痛。同篇亦曰："或兼腹痛，按之却不痛，此是血虚，用四物加炮姜、参、术以补之。"可知薛己尤注重气血虚之腹痛，灵活运用四君四物，加减以应万变，对产后因虚致痛病因病机的理解深刻，影响深远。

明代万全认为产后之病，不可枚举，总以补气血为主，沿袭《金匮要略》之内补当归建中汤，其《万氏女科·产后腹痛》文曰："或产后血虚，外受风冷之气，内伤寒冷之物，以致腹痛者，得人按摩略止，或热物熨之略止者是也。当归建中汤主之。"治以温补气血，缓急止痛。万氏认为产妇一身气血，随产子而下，腠理薄之如纸，所以易外受风冷，内伤寒冷，但邪气亦易出，大剂补正之中，略加驱邪之药，则邪即出矣，且正气盛，邪气亦当自遁。清代郑玉坛亦用当归建中汤疗产后腹痛，其《彤园妇人科》记载此方："治产后去血过多，血虚腹痛却喜手按者。"得按压则痛减，此为虚痛之典型症状，归、芍、甘可补气生血，血荣则痛止之。

明代张景岳《景岳全书·妇人规·产后类·产后腹痛》曰："无血而痛者，虚痛也。"指出血虚腹痛，于同篇提出治法："治此者，但宜安养其脏，不久即愈。惟殿胞煎为最妙。其次则四神散、五物煎，皆极佳者。"景岳认为产后腹痛之虚痛当安养脏腑，施殿胞煎，方含当归、川芎、炙甘草、茯苓和肉桂，气血阴阳并补，并且提出："有母体本虚而少血者，即于产时亦无多血，此辈尤非血滞。若有疼痛，只宜治以前法，或以大小营煎、黄雌鸡汤主之。"治疗以大小营煎、黄雌鸡汤，如大营煎方含当归、熟地、甘草、枸杞、杜仲、牛膝与肉桂，善补阴血，因景岳认为，若产妇本身身体虚弱而血虚，则生产之际亦有血少之象，此类腹痛大抵为虚，非血滞。除此之外，景岳提出此型产后腹痛之证治禁忌："若无胀满，或喜揉按，或喜热熨，或得食稍缓者，皆属虚痛，不可妄用推逐等剂。"且提出："若误认为瘀，而妄用桃仁、红花、玄胡、青皮之属，反损脏气，必增虚病。"强调本虚、产后虚治疗当安养胞宫，以补气血精微为主，若妄用破血行气之类攻逐之药，则脏气更虚，景岳对产后腹痛之病辨证分析完善，为后世诊治之典范。

至清代，竹林寺僧《竹林寺女科秘传·产后十五症》第二症文曰："产后血尽作痛。此乃腹中虚痛，若有潮亦是虚潮。"用四物汤加茴香、乌药、乳香、木香、五灵脂、麦芽，补血兼活血，气血不耗，补而不滞，用药周详。清代傅青主《傅青主女科·女科下卷·产后》文曰："夫产后亡血过多，血室空虚，原能腹疼，十妇九然。"其认为产后虚者多见，但其后亦嘱明疼有虚实，针对"产后血虚，肠多干燥"之产后腹痛，创肠宁汤，肠宁汤润滑，熟地、当归、阿胶、麦冬之属滋腻补阴血；人参、甘草、山药补气；续断补肝肾；肉桂温肾助阳，全方配合，补气补血，补气而无太郁之忧，补血而无太滞之患，气血充盈，虚痛自止。

（7）益阴补阳，通脉止痛：东汉张仲景《金匮要略》提出："产后腹中疞痛，当归生姜羊肉汤主之，并治腹中寒疝，虚劳不足。"可谓血虚里寒产后腹痛之代表方。阴阳本互根，产后血去夹阳，阳气亦衰，此方温阳补血，精不足者，补之以味，方中羊肉为血肉有情之品，且羊，火畜也，补虚生血，温中补阳；配生姜温中散寒，则内外皆予温之，寒去也；血得温则行，当归活血补血，全方精简得当，共奏温阳补血止痛之功。

明代张景岳《景岳全书·妇人规·产后类·产后腹痛》文曰："凡新产之后，其有阳气虚弱，而寒从中生，或寒由外入，以致心腹作痛，呕吐不食，四肢厥冷者，宜九蜜煎、大岩蜜汤，或理阴煎主之。"九蜜煎与大岩蜜汤皆治疗产后阳气虚寒腹痛，四肢厥冷之症，二者组成相似，皆含干姜、肉桂、吴茱萸温益真阳，地黄、芍药、当归补养真阴，谓善补阳者，当阴中求阳，阴阳双补，内寒外感皆因阳气充足而弥散；理阴煎亦载于本书上卷"血寒经迟"篇，与产后腹痛皆属无火之证，阳气虚弱，寒则多滞也，其方药组成与前二方异曲同工，皆阴阳双补，景岳治病思想此处可得小窥，实属精妙，产后阳虚生寒或感寒，皆当补阳或兼阴中求阳，阳气充则阳虚腹痛止。

2. 其他疗法

（1）针灸疗法：除汤剂治疗外，针灸疗法亦取佳效。元代朱丹溪《丹溪心法》记载产后腹痛之血块痛，当取三阴交，气海穴灸之，明代杨继洲《针灸大成》言产后血块痛亦取气海、三阴交，清代李学川《针灸逢源》言血块痛，取穴亦同上。三阴交为肝脾肾经交会，足三阴经气血集散之处，功能健脾益血，调补肝肾，且行气活血，疏经通络，为妇科疾病之要穴，针对产后腹痛之瘀血块痛，可有散瘀止痛之功。气海位于胞宫之处，属阴脉之海任脉，具益气助阳、调经固经之功，气血得温则行，气海穴可助三阴交发挥其活血行气之力，且温煦胞宫，治疗寒凝之产后腹痛，三阴交配合气海，温阳益气，行气活血，温补与温行并奏，为产后腹痛要穴。清代廖润鸿《针灸集成》言产后腹痛灸气海百壮，亦是此意，配合灸法之温通气血作用，可获良效。

除三阴交配合气海外，明代杨继洲《针灸大成》记载产后妇人脐腹疼，恶露不已，则取三阴交，配合水分、关元等穴位，关元补肾培元、温阳固脱，可扶正，水分具分流之力，可排恶露等离经之死血，攻补兼施，配合得当。清代李学川《针灸逢源》提出肩井穴治疗产后胎衣不下之腹痛，肩井穴具有活络之功效，医家惯用此治疗滞产等疾患；并提出治疗产后恶露不止，取气海、中极、三阴交三穴，中极补肾气，配合三阴交、气海，可下恶露止疼痛，且扶正气，生新血。

（2）外治法：清代邹存淦《外治寿世方·卷四·妇科·产后腹痛》记载："苎麻安腹上。又兔头炙令热。以熨产妇腹……随痛熨。冷即换，极效。"苎麻清热，炙兔头活血，配合治疗瘀热型产后腹痛效果良好，《本草纲目·兽部》亦记载："产后腹痛：兔头炙热摩之，即定。"同篇邹氏又曰："又因感寒起者，用陈蕲艾（二斤）焙十捣。铺脐上，以绢覆住，熨斗熨之。口中艾气出，痛自止。"产后腹痛因寒凉者，用陈蕲艾，《本草纲目》载："艾叶能灸百病。"被称为"医草"，其具纯阳之性，又通十二经，可走三阴，调理气血，驱逐寒湿，温煦胞宫，配以灸法、熨法，可透达诸经而除百病，口中艾气出即是透达之象，产后腹痛自止。

始自仲景，盛于明清，历代医家对产后腹痛之论述，遵古循今，推陈出新，深刻全面，为本病奠定了中医理论基础。本篇循其源流，撷其精华，整理成文，供今之医者参考，或有缺失，诚望斧正。

（段芳芳　韩洁茹）

产后恶露不绝源流考

"产后恶露不绝"作为病名首见于唐代王焘《外台秘要》，而早在《金匮要略》中就以"恶露不尽"之称出现，并经历各朝各代的逐步修改与完善，现具备较为完整的体系。由于产后恶露不绝之证病因多样，病机涉及多个脏腑甚至与产后情绪有关，亦有相应的症状，故从病名、病因病机、证候分类、治疗方面入手，现对历代重要医籍中对产后恶露不尽的相关病证和论述进行整理研究，考查其学术脉络和规律，对现代解决此问题有重要的参考意义。

（一）病名

恶露是指胎儿娩出后，胞宫内遗留的余血、浊液，正如陈延之《小品方》称其为"漏血"，形象生动地将恶露之形、质加以阐述。之后一直沿袭此称谓，直至清代萧壎《女科经纶》曰："新产恶露，属养胎余血，杂浊浆水。"又如傅青主《傅青主女科》云："恶露，即系裹儿污血。"由此可知，早在南北朝，已经有医家对恶露有所认识，后世医家加以继承发展，并且多以恶露不绝症候为主要表现，称之为恶露不绝。

早在汉代张仲景《金匮要略》中即有此病的相关论述，其曰："产后七八日，无太阳证，少腹坚痛，此恶露不尽……宜大承气汤主之。"称之为"恶露不尽"，明代王肯堂、张景岳等医家亦如此称之。陈延之《小品方》亦载"产后漏血不息"，后至隋代巢元方《诸病源候论》首列"血露不尽候"，将本病作为独立疾病加以阐述，其曰："或新产而取风凉，皆令风冷博于血……则有时血露淋沥下不尽。"亦云："产伤于经血，其后虚损未平复……遂因淋沥不断时来，故为崩中恶露不尽。"由此可知，巢氏称产后受寒而致恶露淋漓不尽的疾病，谓之曰"血露不尽""崩中恶露不尽"，此即恶露不绝。至唐代孙思邈《千金翼方》列有"恶露不尽""余血不尽""子血不尽""留血不尽"等以症候命名的称谓，使本病的症候描述得以完善。王焘《外台秘要》首载"恶露不绝"之病名，其曰："《广济》疗妇人产后血露不绝……气息急。"亦有明代医家武之望《济阴纲目》、清代医家吴谦等《医宗金鉴》等沿袭此病名称谓。明代王化贞在《产鉴》中载："血不止者，恶露淋漓不绝也。"王氏认为产后瘀血浊液等淋漓不止的症状为"恶露淋漓不绝"，将恶露不绝加以详细论述。清代照碑山人《女科医则玄要》在王氏基础上，亦有"产后冲任损伤……新血不敛，相并而下，乃不止者也"的相关注释。

（二）病因病机

历代医家认为恶露不绝之发病机理主要与冲任不固有关，乃虚实夹杂之证。恶露乃血所化，出于胞中而源于血海，若气虚外感风寒，冲任不固；或血热损伤冲任；或血瘀阻滞冲任，均可导致血不归经，发为恶露不绝。正如隋代巢元方《诸病源候论》所述："或新产而取风凉，皆令风冷博于血，致使血不宣消，蓄积在内，则有时血露淋沥下不尽。"即妇女产后身体虚弱而受风寒，风寒之气壅阻脉道，血气不通，故导致产后恶露不尽。巢氏又云："产伤于经血，其后虚损未平复，或劳役损动而血暴崩下……若小腹急满，为内有瘀血，不可断之；断之终不断。"并对血瘀之恶露不绝提出"不可断之，断之终不断"的观点，认为本病可由"风冷博于血""虚损""内有瘀血"而致，首次将本病的病因病机加以详细论述，颇有临床指导价值。宋代陈自明在《妇人大全良方》中提出恶露不绝为虚实夹杂之证，虚者多为"产后伤于经血，虚损不足"所致，实者多与"恶血不尽，在于腹中""脏腑挟于宿冷，致气血不调"有关，并根据恶露之色、质、味辨虚实，如清代吴谦等《医宗金鉴·妇科心法要诀》曰："恶露不绝伤任冲，不固时时淋漓行，或因虚损血不摄，或因瘀血腹中停。"由此可知，恶露不绝之病因病机主要为瘀血阻滞、热搏血分、气不摄血，兹述如下。

1. 瘀血阻滞

（1）外感邪气，瘀血阻滞：若外感寒邪，入于血脉，或阴寒内盛，血脉挛缩，则血液凝涩而运行不畅，导致血液在体内某些部位瘀积不散，形成瘀血。如《灵枢·痈疽》云："寒邪客于经络之中则血泣，血泣则不通。"亦如清代王清任《医林改错·膈下逐瘀汤所治症目·积块》言："血受寒则凝结成块。"妇人新产之时因受风寒，瘀血蓄积，血行受阻而致恶露不尽。正如明代官修《普济方》曰："夫产后恶露不断者，盖由脏腑有冷……凡妊娠当风取凉，则胞络有冷，至于产时其血必少，或新产而又风凉，皆令风冷搏于血，血则壅滞不得宣通，蓄积在内，则有时恶露不下尽，故腹痛也。"陈自明亦在《妇人大全良方》中云："产后恶血虽常通行，或因外感五邪……致令斩然而止；余血停积，壅滞不行，所下不尽，故令腹痛。"均指出产后恶露不绝与外感风寒邪气密切相关，即于妊娠之时，或于新产后，外感风寒之邪，壅滞胞络气血，进而致使恶露不尽。

（2）内伤七情，瘀血阻滞：产后七情郁结，气滞血瘀，或宿有癥积瘀阻，或胞衣残留，阻滞冲任，使得恶血不去，心血难安，可致恶露淋漓不止，如宋代陈自明《妇人大全良方》曰："产后恶血虽常通行……或因内伤七气，致令斩然而止，余血停积，壅滞不行，所下不尽，故令腹痛。"指出产后恶露本应正常排出，但因情志不畅，阻滞气血运行，使恶血稽留，排出不尽而致恶露不绝之症。清代唐宗海《血证论·吐血》说："气为血之帅，血随之而营运，血为气之守，气得之而静谧。气结则血凝……气不止而血欲止，不可得矣。"若情志郁结、气机不畅、或痰饮等积滞体内，阻遏脉络，都会造成血液运行不畅，进而导致血液在体内某些部位瘀积不行，形成瘀血。

（3）宿有冷滞，瘀血阻滞：素体阳虚，失于温煦，血得寒则凝，壅滞冲任，而致恶露不绝，如宋代官修《圣济总录》曰："论曰：产后恶露不断者，盖由脏腑宿有冷滞，气不调和……是其证也。"诸医家阐述了脏腑虚寒，气血不荣，得寒而凝，瘀阻冲任而致恶露不绝的病因病机。

除此之外，清代吴谦等所撰《医宗金鉴》载："因其产后七八日，有蓄血里证，而无太阳表证，则可知非伤寒太阳随经瘀热在里之病，乃产后恶灵未尽，热结膀胱之病，当主以下瘀血可也。"吴谦指出蓄血结于里、热结膀胱亦可致产后恶露不尽，并指出当以活血化瘀为要。由此可知，历代医家认为瘀血为恶露不绝的重要病理因素，其产生多与外感寒邪、素体虚寒及情志不畅有关，正如冯兆张《女科精要》所总结之述"恶血不尽则好血难安"。

2. 热搏血分

亦有医家指出产妇素体阴虚，加之产后亡血伤津，营阴更亏，或过食辛辣温燥之品，耗伤阴血，阴虚则内热；或肝气郁滞，久而化热，二者均可导致热伤冲任，迫血妄行，而致恶露不绝。明代张介宾《景岳全书·妇人规》云："产后恶露不止，若因血热者……有伤冲任之络而不止者……若怒火伤肝而血不藏者……若风热在肝而血下泄者，宜一味防风散。"张氏认为产后恶露不止或因血热，或因热伤冲任，或因风热扰肝而迫血妄行，为产后恶露不绝的病因病机。正如清代冯兆张《女科精要》载"阴虚内热，热搏血分"及"肝气热，不能生血"之说，阎纯玺《胎产心法》亦有"产后恶露不止……由于产时损其气血，虚损不足，不能收摄，或恶血不尽，则好血难安，相并而下，日久不止""火动病热"之说，均体现出素体阴虚，复因产时失血，营阴耗损，虚热内生，或产后过食辛燥助阳，或感受热邪，或情怀不畅，肝郁化热，热伏冲任，迫血下行，而致恶露不绝。王清任《医林改错·膈下逐瘀汤所治症目·积块》所谓"血受热则煎熬成块"，体内阴虚化火，入舍于血，血热互结，煎灼血中津液，使血液黏稠而运行不畅；或热灼脉络，迫血妄行导致内出血，以致血液壅滞于体内而致产后恶露不绝。

3. 气不摄血

素体虚弱，产时气随血耗，其气益虚，或产后操劳过早，损伤脾气，中气虚陷，冲任失固，血失统摄，以致恶露日久不止。如宋代官修《圣济总录》所载产后恶露不绝之主症为"经血不荣，脐腹坚痛，面色萎黄，气短不足"，虽未明确指出气血亏虚之病因病机，但以经血不荣、面色萎黄、气短不足等证候推断本病之发病机理与气血亏虚密切相关。明代官修《普济方》载曰："夫产后恶露不断者，盖由脏腑有冷，肺气不调和。既产之后，恶露乘虚不能制约，淋沥不断，久不已则经血不荣……是其证也，治法宜温补之剂。"诸医家指出妇人产后体虚，恶露因虚不可制约而致产后恶露不尽，并提出应以温补之法治之的观点。明代张介宾《景岳全书·妇人规》云："产后恶露不止……若肝脾气虚，不能收摄而血不止者……若气血俱虚而淡血津津不已者，宜大补元煎或十全大补汤。"张景岳指出亦有肝脾气虚、气血俱虚而致恶露不绝者。薛己《校注妇人良方》谓："若胃气下陷，而不能统血，用补中益气汤。"又如清代阎纯玺《胎产心法》曰："由于产时损其气血，虚损不足，不能收摄。"薛氏、阎氏均认为素体虚弱，产时失血耗气，正气愈虚，或产后操劳过早伤及脾气，脾虚气陷，冲任不固，血失统摄而致恶露不绝。清代胡增彬《经验选秘》云："产后恶露不止 产后冲任损伤，气血虚惫，旧血未尽，新血不敛。"他提出恶露不绝之发病机理为新产冲任虚损，失于固摄，而致恶露不尽。冯兆张在《女科精要》中提出："产后恶露不绝，由产时伤其经血虚损不足，不能收敛；或恶血不尽则好血难安……或挟于宿冷致气血不调，并宜脉候参详。"即由于产时经血虚损耗伤，血失固摄，或因素有阴寒邪气阻滞气血，而导致恶露不尽。凌德《女科折衷纂要》又云："产后伤耗经脉，未得平复，劳得损动，致血暴崩淋漓不止。"凌氏认为产后体虚加之过劳亦可导致产后恶露不绝。由此可知，明清时期医家多崇气血亏虚致产后恶露不绝说，在前人基础上丰富了产后恶露不绝的病因病机，为后世医家治疗此病提供了宝贵的临床经验。

此外，本病与肝之疏泄，肾之闭藏也有关，如张山雷《沈氏女科辑要笺正》所云："新产恶露过多，而鲜红无瘀者，是肝之疏泄无度，肾之闭藏无权，冲任不能约束，关闸尽废，暴脱之变。"即产后恶露不绝，兼有恶露色鲜红而无瘀血者，为肾之闭藏、肝之疏泄所致，属于危候。

（三）证候分类

历代医家对产后恶露不绝证候分类的表述有：①风热伤肝；②情郁而伤冲任；③脾经郁热；④胃气下陷；⑤肝脾气虚；⑥瘀血阻滞；⑦气虚失摄；⑧阴虚血热。

（四）治疗

明代薛己《校注妇人良方》在前人基础上将恶露不绝辨治思路加以归纳总结，其曰："若肝气虚而不能藏血，用逍遥散。若脾气虚而不能摄血，用六君子汤……若脾经郁热而血不归源，用加味归脾汤。若肝经怒火而血妄行，用加味四物汤。若气血俱虚，用十全大补汤。若肝经风邪而血沸腾，用一味防风丸。"指出虚者补之、瘀者攻之、热者清之的治则治法，并且强调产后恶露不绝不可轻用固涩之剂，以防助邪，变生他病。现将历代医家对产后恶露不绝的治疗分述如下。

1. 辨证论治

（1）活血化瘀：因产后体虚，情志不调，加以外感邪气，亦可致产后恶露不绝。故根据病因病机分析，现分条列述活血化瘀之法如下：

1）温阳散寒活血：《灵枢》谓："血受寒则凝结成块。"前人提出以温阳散寒使血得通的治法，得到后世医家的广泛认可。如宋代官修《圣济总录》云："治产后恶露不绝，心闷气短，艾叶饮方。"组方艾叶温经止血、散寒调经，当归补血活血、调经止痛，人参大补元气、补脾益肺、生津养血，地榆凉血止血，炮姜温经止血止痛，阿胶补血滋阴、润燥止血，生地黄养阴生津，诸药合参，以温阳散寒、养血补血之法治疗产后恶露不尽之症。

2）疏肝理气化瘀：宋代陈自明《妇人大全良方》载凌霄花散"治血瘕、血块及产后秽露不尽，儿枕急痛，应干积聚疼痛，渐成劳瘦，悉皆治之"。方中凌霄花行血祛瘀，并佐以木香、没药等理气活血之药，无不体现理气、活血化瘀的治疗原则以治疗产后恶露不尽。宋代官修《圣济总录》云："治产后七八日，恶露下不绝，当归饮方。"方中当归补血活血，生地清热生津、凉血止血，芍药养血敛阴，川芎行气开郁，续断补肝肾、强筋骨、止崩漏等以疗产后恶露不绝。清代萧壎《女科经纶》载戴复庵之言，云："妇人服固胎药太多，或正产，或半产……药宜顺血通气，不宜蓄血闭气也。"认为妇人妊娠之时过用补药，而使气机阻滞不通，指出应以活血理气之法除产后恶露不绝。清代郑玉坛《彤园妇人科》道佛手散"治瘀行不尽，随化随行，血色污浊气臭，宜补而行之"。郑氏认为佛手散可治气机阻滞而瘀不化之恶露不绝者。清代程国彭《医学心悟》曰："若瘀血停积，阻碍新血，不得归经者，其症腹痛拒按，宜用归芎汤，送下失笑丸。"归芎汤组当归、川芎以养血活血祛瘀，合行气消瘕之失笑丸，可奏"先去其瘀而后补其新，则血归经矣"之效，后世医家皆有类似记载，不作赘述。

3）活血化瘀导滞：唐代孙思邈《备急千金要方》载蒲黄汤"治产后余疾，有积血不去，腹大短气，不得饮食，上冲胸胁……胃中结热方"。方以蒲黄为君药，取其化瘀止血之效佐以甘草补脾益气、调和诸药等温和之品，可用治"产后余疾，腹痛头疼，余血未尽除，腹中胀满欲死"等症状。宋代《太平惠民和剂局方》曰黑神散"治妇人产后恶露不尽，胞衣不下，攻冲心胸痞满，或脐腹坚胀撮疼……产后瘀血诸疾，并皆治之"。正如清代汪昂《医方集解》解释该方药理所曰："此足太阴、厥阴药也……熟地、归、芍之润以濡血，蒲黄、黑豆之滑以行血，桂心、干姜之热以破血（干姜辛热，能去恶生新，故产后发热必用之）；用甘草者，缓其正气；用童便者，散其瘀逆；加酒者，引入血分以助药力也。"熟地补肾滋血，当归养血荣经，赤芍破瘀降浊，蒲黄破瘀通经，黑豆补肾解毒，肉桂温经暖血，干姜温中逐冷，甘草调和胃气，童便滋阴降火、凉血散瘀，并以酒作为药引入血分，更得温阳散寒、活血化瘀之效。

4）养阴补血活血：《华佗神方》载："泽兰八分，当归、生地黄各三分，芍药十分，甘草（炙）六分，生姜十分，大枣十四枚。上七味，以水九升，煮取三升，分三服。欲死涂身得瘥。"华氏认为泽兰活血调经、祛瘀消痈，当归补血活血、调经止痛，生地养阴生津，芍药通经，甘草补脾益气、调和诸药，佐以生姜、大枣，诸药相合，共治产后恶露不绝之症。

（2）清热滋阴：宋代官修《圣济总录》云："治产后恶露下不绝，败酱饮方。"诸医家认为败酱饮方可以清热养阴、化瘀止血，治疗产后恶露不绝。宋代杨倓《杨氏家藏方》曰："紫桂散治产后恶露未尽，寒热无时，脐腹疼痛。"杨氏遣方紫桂散，以牡丹皮清热凉血、活血化瘀，赤芍清热凉血、散瘀止痛，川芎活血行气、祛风止痛等多药配伍，诸药合用，清热凉血，以达"除瘀血，养新血"之效，可用治产后恶露未尽兼见脐腹刺痛之证。明代张介宾《景岳全书·妇人规》云："产后恶露不止，若因血热者，宜保阴煎、清化饮；有伤冲任之络而不止者，宜固阴煎加减用之……若怒火伤肝而血不藏者，宜加味四物汤。若风热在肝而血下泄者，宜一味防风散。"列举诸方以治疗血热迫血妄行、伤及冲任、怒火伤肝之恶露不绝。明代官修《普济方》

中记载："产后恶血未尽，血气痛，四肢蒸热，蜀椒饮。"方用生地以清热泻火滋阴，与蜀椒之性温相反相成，可使血热得除而不致体内虚寒。由于脾主统血，肝主藏血，产后若因情志不遂，郁而化火，或脾经郁热，血不归源时，当分证论治，如明代薛己《校注妇人良方》云："若脾经郁热而血不归源，用加味归脾汤；若肝经怒火而血妄行，用加味四物汤。"即四物汤加柴胡、丹皮、山栀，诸药合治，取其养血补血、清热滋阴之效以治疗此病。明代缪希雍《神农本草经疏》应用"干姜炒黑，同生地黄、白芍药、当归、牛膝"治"产后恶露不尽"，干姜炒黑其辛燥之性较干姜弱而温里之力又不如其迅猛，且作用缓和持久，长于温经止血，佐以生地清热泻火，白芍养血调经，当归补血活血，牛膝补肝肾强筋骨、逐瘀通经，共奏清热滋阴、止血之效以治疗产后恶露不绝之症。

（3）益气摄血：《素问》有云："人之所有者，血与气耳。"强调气血对维持正常生理活动的重要性，明代张介宾《景岳全书》谓："人有阴阳，即为血气。阳主气，故气全则神旺；阴主血，故血盛则形强。人生所赖，唯斯而已。"他指出若气血充足，则人可安和。新产妇人气血阴阳俱虚，身体乏弱，血失固摄，冲任失和，而致产后恶露不绝，故历代医家认为益气摄血法为此病的重要治法之一。宋代陈自明《妇人大全良方》载曰："治产后恶露淋漓不绝，心闷短气……面黄体瘦。牡蛎散。"方中煅牡蛎敛阴潜阳，川芎行气开郁活血，熟地黄补血养阴、填精益髓，白茯苓健脾和胃、宁心安神，龙骨镇心安神、固涩收敛等，诸药相辅相成，共奏益气收涩之效。宋代官修《圣济总录》云："治产后恶露下多，短气乏力，人参饮方。"即"人参（半两），当归（切焙一两半），生干地黄（焙二两），地榆（一两）"。以人参大补元气、补脾益肺，当归补血活血，地榆凉血止血，干地黄滋阴清热、凉血补血，诸药合参，以治产后恶露过多兼短气乏力之症。清代郑玉坛《彤园妇人科》云十全大补汤"治产后恶露淋漓，日久不断，血色浅淡，气腥清稀"。郑氏组人参、茯苓、白术、炙甘草、川芎、当归、白芍、熟地黄、黄芪、肉桂之十全大补汤用以养气育神、醒脾止渴、顺正辟邪、温暖脾肾，达到如冯兆张《女科精要》所云"虚极者，但温补生新而瘀白化；虚不甚者，则为去瘀生新可也"之效，使正气得充、瘀血得化以治疗产后恶露不绝之症。清代胡增彬亦指出治疗气血亏虚型产后恶露不绝应当大补气血，如其在《经验选秘》道："产后恶露不止……宜大补气血，使旧血得行，新血得生。"胡氏认为治疗恶露不绝之时宜大补气血，气血得通，瘀血得除，则恶露可治，并且强调治疗时"不可轻用固涩之剂"，以防败血凝聚，变为癥瘕，危害终身。

此外，亦有用养阴活血、软坚散结之法治疗产后恶露不绝者，如唐代孙思邈在《备急千金要方》中载有铜镜鼻汤，配合滋阴软坚之品，共治"产后余疾，恶露不除，积聚作病，血气结搏，心腹疼痛"之产后恶露不绝。清代郑玉坛《彤园妇人科》云六味地黄汤"治肝肾不足，真阴亏损，腰痛足酸，恶露不绝"。可见产后恶露不绝兼症见腰痛足酸者，以滋阴补肾之六味地黄汤治之。

2. 针灸疗法

针灸疗法治疗产后恶露不绝者自宋代起得到医家们的广泛关注。如晋代皇甫谧《针灸甲乙经》指出任脉之阴交穴可调经固带、利水消肿，用治诸如妇人断绪、月事不调、带下崩中、产后恶露不绝诸症。明代杨继洲《针灸大成》介绍阴交穴，谓："脐下一寸，当膀胱上际，三焦之募，任脉，少阴，冲脉之会。"穴居脐下，任为阴经，腹亦属阴，是穴又系任、冲、少阴的会所，三脉皆属阴，因名阴交。元代《铜人针灸经》详细介绍应用阴交穴治疗产后恶露不绝的针刺手法，其曰："因产后恶露不止，绕脐冷痛，针入八分，得气即泻，泻后宜补。灸亦得，然不及针。"宋代王执中《针灸资生经》云："大敦，治血崩不止。合阳，治崩中……中都治崩中，因产恶露不绝……石门，治崩中漏下。"王氏列举多个穴位，如足厥阴肝经之大敦、中都，足太阳膀胱经之合阳，任脉之石门等，均有疏肝理气、调经之效，可治产后恶露不绝，且清代廖润鸿《针灸集成》补充其说，曰："中都在蠡沟上二寸半、针三分、留六呼、灸五壮，主治……妇人崩中、产后恶露不绝。"明代高武《针灸聚英》云："产后恶露不止，及诸淋注，灸气海……女子月事不调，产后恶露不止，绕脐冷痛，灸阴交百壮；带下癥瘕，因产恶露不止……灸关元百壮。"通过灸任脉之气海穴以益气助阳、调经固经，关元补肾培元、温阳固脱，三阴交等以治疗虚寒型产后恶露不绝。清代吴亦鼎《神灸经纶》云：（产后恶露不止）"中极"。认为中极属任脉，为足三阴、任脉之会，可补肾气、利膀胱，针此处，可使恶露不止得除。清代萧福庵《针灸全生》说：（产后恶露不止）"气海、关元、水分、三阴交"。在前人的基础上，补充任脉之水分穴可通调水道、理气止痛，亦可治疗产后恶露不止。

综上所述，历代医家从病名、病因病机、证候分类、治疗方面对产后恶露不绝进行详细论述，为后世医家临床治疗提供重要思路。

（李爱东　王昊晨）

产后身痛源流考

本病始见于陈延之《小品方》，隋代巢元方《诸病源候论》描述本病曰："柔风者四肢不收，或缓或急，不得俯仰也。"并解释其因说："阴阳俱虚，风邪乘之，风入于阳则表缓，四肢不收也；入于阴则里急，不得俯仰也。"巢氏指出产后遍身疼痛是产后血气皆损，阴阳俱虚，尚未平复，风邪乘之而致。自唐代以后诸医家对本病的认识逐渐丰富，各医家对产后身痛进行了深层次研究。明清医家对本病的辨证更加细腻，汇古今，裁古方，提新法，理论日臻完善。故梳理其病名，审其病因病机、治则治法，对医家经验继承和创新大有裨益。本篇采撷各家思想之精华，将本病进行大致脉络梳理。

（一）病名

"产后身痛"一词为历代医家对前人临床经验、理论认知、方式的高度总结，在理解上因时代不同亦有差异，纵观有关产后身痛的相关认识，现整理如下。

陈延之《小品方》将产后身痛称为"产后中柔风"，其曰："产后中柔风，举体疼痛，自汗出。"指出遍身疼痛为本病主症。隋代巢元方《诸病源候论》描述："柔风者四肢不收，或缓或急，不得俯仰也。"进一步解释产后身痛可有轻重缓急，不得俯仰之兼症。唐代孙思邈《备急千金要方》曰葛根汤"治四肢缓弱、身体疼痛不遂、妇人产后中柔风及气满方"。后世如宋代官修《太平圣惠方》、陈自明《妇人大全良方》等均以"产后中柔风"称之。宋至明清，有如南宋齐仲甫《女科百问》，宋代陈言《三因极一病证方论》，明代万全《万氏女科》、王肯堂《女科证治准绳》、王化贞《产鉴》、陈文昭补解《陈素庵妇科补解》，清代傅青主《傅青主女科》、萧壎《女科经纶》、吴谦等《医宗金鉴·妇科心法要诀》、沈金鳌《妇科玉尺》、竹林寺僧《竹林女科证治》等均沿袭"产后遍身疼痛"之称谓，其命名均体现产后身体疼痛，全身不适的表现。

（二）病因病机

产后身痛可因风寒、血瘀、血虚、肾虚引起。素言产后多虚、多瘀，产后身痛亦如此，因产后气血虚弱，虚损未复，风寒湿之邪乘虚而入侵机体，使气血凝滞，即"不通则痛"；或经络失养、肾元亏虚而致，即"不荣则痛"。现将历代医家所述整理归纳如下。

1. 外感风寒

产后百脉空虚，营卫失调，腠理不密，若起居不慎，风、寒、湿邪乘虚而入，稽留关节、肢体，使气血运行不畅，瘀阻经络而发疼痛，此即《黄帝内经》所云："风寒湿三气杂至，合而为痹。"

隋代巢元方《诸病源候论》曰："产则伤动血气，劳损脏腑，其后未平复，起早劳动，气虚而风邪乘虚伤之，致发病者，故曰中风。若风邪冷气，初客皮肤经络，疼痹不仁，若乏少气。"巢氏认为新产劳伤脏腑血脉，复因劳动感受风邪而致，首论其外感风寒之病机。宋代陈言《三因极一病证方论》云趁痛散"不特治产后气弱血滞，兼能治太阳经感风头疼，腰背痛，自汗发热。若其感寒……皆致身疼，发热头痛，况有蓐劳诸证尤甚，趁痛散皆不能疗，不若五积散入醋煎用却不妨"。陈氏指出产后体弱，太阳经感风亦可致头痛、腰背痛，为寒邪痹阻之意。宋代陈沂撰，明代陈文昭补解《陈素庵妇科补解》云："产后气血俱虚……外风乘虚而入，余血因虚而阻，遍身筋脉时作疼痛，甚则腰背强硬，不能俯仰……久则痿痹，为瘰疬，为半身不遂诸证。"陈氏认为产后气血本虚，外风侵扰，气血因虚而阻，故致疼痛，严重者活动受限，病久可成痿、痹之症，甚则半身不遂。

清代程国彭《医学心悟》云："产后遍身疼痛……其或有兼风寒者，则发热恶寒，头痛鼻塞，口出火气，斯为外感。"程国彭在该篇明确表述产后遍身疼痛兼症见发热恶寒、头痛、鼻塞者，为感受寒邪所致。单南山认为产后虚劳，兼见指节、颈痛者，为寒主收引、阻滞经络所致产后身痛，并指出可凭脉象与虚证分别，施以辨证论治，如其在《胎产指南》中所言："产后虚劳，指节痛颈痛，汗不出……又寒主拘急，或感寒气，皆能作痛，须凭脉症，加减用药为当。"张璐《张氏医通》亦载曰："如皮肉痛者，外感也。"其直指如若皮肉作痛，可见于外感致病者。徐大椿《医略六书》言："产后血虚亏乏，风邪袭入经中，营血不能灌溉，故肢体不仁，疼痛不止。"徐大椿认为产后体虚，复感外邪，营血不充，而肢体疼痛麻木，是为外感邪气所伤。

2. 瘀血痹阻

产后余血未净，流滞经脉；或因难产手术，伤气动血，而致瘀血阻滞；或因感受寒邪、寒凝气滞，以致血行不畅；或因热灼致瘀，瘀阻经脉、关节，或气弱无力运血而致瘀血阻滞，皆可发为疼痛。

宋代陈言《三因极一病证方论》云："产后百节开张，血脉流散，遇气弱则经络、分肉之间血多流滞；累日不散，则骨节不利，筋脉急引，故腰背不能转侧，手足不能动摇，身热头痛也。若医以为伤寒治之，则汗出而筋脉动惕，手足厥冷，变生他病。"陈言指出产后可因身体虚弱，血行不畅，而出现筋脉引急、身热头痛之证，若误作伤寒治之则会变生他病。《陈素庵妇科补解》曰："产后遍身疼痛，因产时损动，气血升降失常而留滞关节，筋脉引急，是以身疼痛也。"并进一步总结其因风寒而致瘀血阻络者可占多数，即所谓"然即遍身作痛，则风寒瘀血十有五六"。

清代程国彭《医学心悟》云："产后遍身疼痛……败血乘虚而注于经络，皆令作痛……若遍身疼痛，手按更痛者，是瘀血凝滞也。"他认为产后遍身疼痛是由败血瘀阻于经脉所致，并提出若手按更痛者，即为瘀血所致身痛。吴本立在《女科切要》中载："产后遍身疼痛，因早劳动行走，致气血升降失常，留滞于关节间，筋脉牵引，或手足拘挛，不能伸屈，故遍身肢节作疼……恶露不净，流于遍身肢节，腰脚关节等处作痛，宜如神汤。"他指出产后因劳作过度而致气血逆乱，或恶露不净，滞于关节、筋脉，或致手足拘挛，而致遍身疼痛。陈佳园认为瘀血阻络为产后遍身疼痛之病理机制，如其在《妇科秘方》中云："产后遍身疼痛，转侧不便，此恶血流滞四肢也。"

3. 肾气不足

产妇先天禀赋不足，复因分娩伤动肾气，耗伤精血，腰为肾之府，膝属肾，足跟为肾经所过，肾之精气血亏虚，失于濡养，故可致腰膝疼痛，腿脚乏力或足跟痛。宋代陈自明《妇人大全良方·产后腰痛方论》云："肾主腰脚。产后腰痛者，为女人肾位系于胞，产则劳伤肾气，损动胞络，虚未平复而风冷客之，冷气乘腰，故令腰痛也。"陈氏阐明亦有产后腰痛者可因产伤肾气，体虚而外风侵腰而发疼痛，又补充曰："若寒冷邪气连滞背脊，则痛久未已；后忽有娠，必致损动。盖胞络属肾，肾主腰故也。"其认为肾气损伤亦为产后身痛的主要病因。

除上述病因之外，明代张三锡《治法汇》云："产后手足走痛，属湿痰者多。乃时因气血虚不能运行，浊气流于四肢，作肿作痛，看轻重标本治之。"提出产后体痛，可因痰湿阻络或气血亏虚运行不畅而作痛，甚则肿。清代鲍相璈《验方新编》云："又有因新产气虚，久坐多语，运动用力遂至头目昏眩，四肢疼痛，寒热如疟，自汗……勿作伤寒误投汗剂。"鲍氏认为新产气虚而未得充分调养即过劳，亦有头目昏眩，四肢疼痛之症。

4. 血虚失养

素体血虚，产时及产后失血过多；或产后虚损未复，气虚血少，经脉失于濡养，可致疼痛。如清代沈金鳌《妇科玉尺》所谓"产后真元大损，气血空虚"，四肢百骸阴血空虚，经脉关节不得濡养，而发酸楚、麻木、疼痛。

宋代陈自明《妇人大全良方》谓："产后遍身疼痛者，由气虚百节开张，血流骨节，以致肢体沉重不利，筋脉引急。"他指出产后身体亏虚，血运失常，痹阻关节而致肢体沉重，筋脉紧急，不通则痛。清代萧壎《女科经纶》引立斋之言，载曰："若按而痛稍缓，此是血虚也。"萧氏认为身体疼痛医者以手按之，若疼痛稍缓者为血虚失于濡养而致产后身痛。其又云："《大全》以为血滞经络，似属有余。然去血过多，虚而风寒袭之，亦为疼痛。"又认为产后若误以血瘀而治产后身痛，泛用活血之品而致血虚，复因外感风寒可致身痛。清代冯兆张《冯氏锦囊秘录》云："产后身痛者，是血虚而不能荣也；手足走痛者，是气血不能养荣四末……则痛也，不出荣养。"冯氏以手足走痛者为例，明确指出产后身痛为血虚不能荣养肢体所致。清代程国彭《医学心悟》谓："产后遍身疼痛，良由生产时百节开张，血脉空虚，不能荣养，或败血乘虚而注于经络，皆令作痛。"又载："散后痛未除，恐血虚也。"他提出产后身痛，或因营血亏虚，或因败血瘀阻而令体痛，若用活血之法止痛仍无效者，可确为血虚之故。清代柴得华《妇科冰鉴》亦云:"产后遍身疼痛,去血过多,荣血不足,卫气衰微,不能荣养也,或风寒外客,必有表证可凭。"柴氏明确表述"不荣则痛"的观点,并指出若有风寒侵袭人体者,则必兼有表证。

综上所述,产后体虚、气血不足为本病重要的内在病因,外因则为外邪、劳倦等因素,不同的病因病机可单独为病,又可互相兼见转化,从而表现出虚实错杂之证。

(三)证候分类

历代医家对产后身痛证候分类的表述有:①风寒;②血瘀;③肾虚;④血虚。

(四)治疗

产后身痛辨证以内伤气血为主,兼风、寒、湿、瘀等病理因素,临床上往往表现为本虚标实之证,治疗以养血、益气、补肾而兼祛邪为主要原则,现将治疗方法归纳如下。

1. 辨证论治

(1)散寒止痛:《素问·痹论》所言"痛者,寒气多也,有寒故痛也",寒主收引,易致拘急疼痛,散寒止痛之法被历代医家广泛应用。

唐代王焘《外台秘要》曰:"身体疼痛,四肢缓弱欲不随,独活葛根汤……产后中柔风,亦用此方。"王氏指出解表散寒、温中祛湿之独活葛根汤可治产后身痛,方中取解表散寒止痛之品,如独活、桂心、葛根、芍药、生姜等,并指出应"忌生葱、芜荑、海藻、菘菜",使方尽其效,其中独活者,元代王好古在《汤液本草》中曰:"主风寒所击,金疮止痛……女子疝瘕,疗诸贼风,百节痛风,无久新者。"亦载葛根"疗伤寒中风头痛,解肌发表出汗……疗金疮,止痛",二者相使,使疗效更佳。宋代官修《圣济总录》载:"治柔风身体疼痛,四肢缓弱,欲起不随,治产后中风,四肢不能收摄,羌活汤方。"医家提出以羌活汤治疗产后中风之证,方以麻黄解表散寒,芍药养血、止痛,葛根解肌、通经活络,熟干地黄调经补血,羌活散表寒、祛风湿、利关节、止痛,诸药合参,可养血祛风,止痛散寒。

宋代陈言《三因极一病证方论》提及:"趁痛散……兼能治太阳经感风头疼,腰背痛,自汗发热。若其感寒伤食,忧恐惊怒,皆致身疼,发热头痛,况有蓐劳诸证尤甚,趁痛散皆不能疗,不若五积散入醋煎用却不妨。"方中牛膝逐瘀通经、补肝肾,白术、甘草补脾益气,黄芪补气升阳、行滞通痹,薤白理气通阳,当归补血活血、调经止痛,独活祛风除湿止痛,生姜温中散寒,合诸药以祛风散寒、祛瘀止痛,并指出若有产后体虚过甚者,可用五积散治疗,此方集解表温里、散寒祛湿、理气活血、化痰消积之效,并以醋煎服。清代程国彭《医学心悟》云:"其或有兼风寒者,则发热恶寒,头痛鼻塞,口出火气,斯为外感,宜用古拜散加当归、川芎、秦艽、黑姜,以散之。"程氏以古拜散加减治疗,其组成为单药荆芥穗,解表散风,加当归补血活血、调经止痛,川芎活血止痛,秦艽祛风湿、止痹痛,黑姜温中散寒,诸药合参,症可解。清代徐大椿认为:"水、酒合煎,使荣气内充,风邪外解,而经脉清和,营血溉注,焉有肢体不仁,疼痛不愈乎?"指出水、酒合煎之法,解风邪、充营血,使荣气得充,用治产后身痛,如其在《医略六书》中指出:"产后血虚亏乏,风邪袭入经中……当归养血以荣经脉,独活祛邪以除痹痛。"清代陈佳园《妇科秘方》曰:"产后遍身疼痛,转侧不便,此恶血流滞四肢也,宜服此方。"拟方归尾、红花、赤芍、荆芥、生地、川芎、防风、肉桂、干姜、牛膝等,以祛风散寒、活血补气理气之品治外感邪气、内伤瘀血之产后身痛病。清代单南山认为产后虚弱乏力，兼有指节痛、颈痛者，可予当归、人参、黄芪、生姜等温中散寒，补气养血之品治疗中焦虚寒、气血亏虚之产后身痛，正如其在《胎产指南》中所载："产后虚劳，指节痛颈痛，汗不出，用当归、人参、黄芪、生姜、淡豉、薤白、猪肾（二个）……又寒主拘急，或感寒气，皆能作痛，须凭脉症，加减用药为当。"

（2）活血化瘀：宋代陈言《三因极一病证方论》曰："产后百节开张，血脉流散，遇气弱则经络、分肉之间血多流滞；累日不散，则骨节不利，筋脉急引，故腰背不能转侧，手足不能动摇，身热头痛也。"陈无择认为产后体虚或因气虚可导致血行不畅而致瘀，所谓"不通则痛"，并组方趁痛散，方中当归补血活血、调经止痛，肉桂散寒止痛、温经通脉，白术健脾益气，牛膝逐瘀通经、补肝肾强筋骨，黄芪补气升阳、生津养血、行滞通痹，独活通痹止痛，薤白通阳散结、行气导滞，桑寄生祛风湿、补肝肾强筋骨，生姜以解表温中，诸药合参，使其方活血祛瘀而不致伤虚，寓补于化瘀法之中，以达宋代严用和《严氏济生方》所述"循流血气，使筋脉舒畅，疼痛自止，俯仰得其所矣"之效。清代吴本立在《女科切要》中补充其说，云："产后遍身疼痛，因早劳动行走，致气血升降失常，留滞于关节间，筋脉牵引……故遍身肢节作疼，宜趁痛散。恶露不净，流于遍身肢节，腰脚关节等处作痛，宜如神汤。"继前人因气虚而致瘀血之产后恶露不绝症宜用趁痛散方之外，又提出若有恶露不净留滞关节者，拟如神汤，方中包含半夏、炒枳壳、炒白芍、木香、肉桂、陈皮、茯苓、人参、甘草等，如神汤集理气、温中、化瘀之品，共奏补气理气、活血化瘀之效。

明代薛己《校注妇人良方》在前人基础上补充说明"血瘀滞"与"血虚"之不同，并提出"血瘀者宜补而散之，血虚者宜补而养之"治则。明代官修《普济方》中拟赤芍药散，可用治"产后血气壅滞，攻刺腰间疼痛"，方取赤芍、延胡索、当归、牛膝等养血活血行气、散瘀止痛之品，体现"血畅行则痛自止"之理，以活血止痛。明代赵贞观《绛雪丹书》云："产后遍身疼痛，多是血滞气虚，生化汤加肉桂八分，薤白二十根。"方以生化汤养血祛瘀、温经止痛，并佐以肉桂温经止痛、散寒通脉，薤白理气通阳、散结治疗产后身痛。清代张秉成在《成方便读》中解释生化汤方理曰："夫产后血气大虚，固当培补，然有败血不去，则新血亦无由而生，故见腹中疼痛等证，又不可不以祛瘀为首务也。方中当归养血，甘草补中，川芎理血中之气，桃仁行血中之瘀，炮姜色黑入营，助归、草以生新，佐芎、桃而化旧，生化之妙，神乎其神。用童便者，可以益阴除热，引败血下行故道也。"认为生化汤以祛瘀为要，并佐以补气生血之品，可谓产后身痛病之良方。清代程国彭《医学心悟》谓："若遍身疼痛，手按更痛者，是瘀血凝滞也，用四物汤，加黑姜、桃仁、红花、泽兰，补而化之。"程氏认为手按痛甚可辨为瘀血凝滞之证，遣方四物汤补血和血，调经化瘀，佐黑姜温中散寒，桃仁、红花活血祛瘀，泽兰活血调经，诸药合参而使症解。

（3）培元固本：《素问·六节藏象论》云："肾者，主蛰，封藏之本，精之处也。"肾为人体先天之本，如元代朱震亨《丹溪心法》所言"妇人以肾系胞，产则劳伤肾气"，肾虚而腰失所养可见产后身痛，或以腰痛为甚，则可配以桑寄生、川断、狗脊以补肾益精，强腰壮骨。宋代官修《太平圣惠方》主张以回阳救逆、活血养血之附子丸治疗虚劳羸惫、腰脚疼痛之产后身痛证。宋代官修《圣济总录》拟用续断饮（续断、芍药、生干地黄、黄芪、川芎、黄芩、当归等）治产后腰重痛，不可转侧，方取续断之补肝肾、行血脉之功，佐以黄芪、当归、川芎等补气、养血、理气之品，二者相辅相成，共奏固本培元之效。亦载有羚羊角饮（羚羊角、红蓝花、牛膝、桂一两、芍药一两、生干地黄四两）以治产后腰痛、举动不得之痛证。宋代官修《太平惠民和剂局方》组川芎汤方治产后腰痛沉重，方以当归补血活血、调经止痛，川芎活血行气、祛风止痛，相使相用，疗效甚著。

（4）益气养血：新产后气血阴阳俱虚，营卫气血不足，即"不荣则痛"，如元代朱丹溪《丹溪心法》中"产后无得令虚，当大补气血为先，虽有杂证，以末治之"之言，应以补益气血为主要原则。

明代官修《普济方》载："杜仲散，治产后伤虚，腰间疼痛，四肢少力，不能饮食。"方以杜仲为君药，取其补肝肾之效佐以附子、地黄之补阴阳之功，通过阴阳双补，共同达到补益气血之效，其亦载："当归黄芪汤，治产后失血过多，脚腰酸疼，转侧不得，壮热汗出。"医家指出产后阴虚不仅可致身痛，亦可出现壮热汗出之实证，故以当归、黄芪取"有形之血不能自生，生于无形之气故"之意以益气固表，大补脾胃之气，使气血充沛，气顺血和，滋后天以养机体，可达补益气血、滋阴清热之效。明代赵观彩《绛雪丹书》云："产后遍身疼痛……四肢麻木，多是血虚，生化汤加人参。"赵氏认为四肢麻木者可为血虚所致，方以养血止痛、温经活血之生化汤为主，佐人参大补元气，共奏补血益气而不致血瘀之效。

清代程国彭《医学心悟》道："若按之而痛稍止，此血虚也，用四物汤，加黑姜、人参、白术，补而养之。"若产后身痛伴见按之痛止可知其为血虚之症，故当补血活血，使营血得充，气能生血，故佐以人参、白术更增补血之效。张山雷《沈氏女科辑要笺正》说："此证多血虚，宜滋养，或有风、寒、湿三气杂至之痹，则养血为主，稍参宣络，不可峻投风药。"沈氏总结历代医家经验，概括产后身痛多为血虚之证，纵虚实夹杂，也应以补虚为主，不可投用峻药。

除此之外，宋代陈沂撰，明代陈文昭补解《陈素庵妇科补解》总结云："产后气血俱虚……外风乘虚而入，余血因虚而阻，遍身筋脉时作疼痛，甚则腰背强硬，不能俯仰……壅者散之，滞者行之，周身流通，毫无阻碍，外风不入，内风不留，有何疼痛哉？" 陈沂认为若使周身经脉得通，无外邪所伤，则产后身痛诸症可除。

2. 其他疗法

（1）针灸疗法：《灵枢》云："欲以微针通其经脉，调其血气，营其逆顺出入之会。"医家认为可以疏通经络血脉之法调和营血，使经脉得通，可使诸症得解。明代吴昆《针方六集》云："外关二穴主治二十七证，必取临泣二穴配合……产后恶风，伤寒自汗，头风，四肢不遂……雷头风。"吴山甫认为少阳三焦经之外关可解痉止痛、通经活络，足少阳胆经之临泣可疗中风偏瘫，痹痛不仁，二者相配合，于产后身痛、恶风自汗者，可达祛风止痛、通经活络之效。

（2）食物疗法：历代医家将中药的"四性""五味"理论运用于饮食，认为食物亦有"四性""五味"之别，故药物与食物相结合的方法亦为医家所认可。唐代孙思邈《备急千金要方》中记有不少以羊肉为主的食方，如羊肉汤，方以羊肉为君，佐以理气养血、补气温中之品，主治"产后虚羸喘乏，自汗出，腹中绞痛"；羊肉当归汤（肥羊肉一斤、当归五两、生姜六两、黄芪四两），诸药合参，可治产后虚弱之产后身痛；羊肉杜仲汤（羊肉、杜仲、紫菀、当归、白术、桂心、五味子、细辛、款冬花、人参），可疗产后腰身痛兼咳嗽之证，清代张璐《千金方衍义》解释其方理曰："羊肉杜仲汤合沓而用参附、芪术附、桂附、姜附，兼附子理中汤、甘草附子汤等方之制，峻用辛温以开下著之痹；细辛、甘草以散上浮之咳；姜、桂辛散，五味收之；芪、术气壅，厚朴泄之；萆薢、杜仲，湿著腰痛之向导；紫菀、款冬，风淫咳喘之专司。种种主治，仍借当归生姜羊肉汤鼓舞之力。"孙思邈《备急千金要方》亦提及鹿肉汤、乳蜜汤、地黄羊脂煎等，均为补虚温中之品，治疗产后体虚失养而致体痛之证。宋代官修《太平圣惠方》

曰："夫妊娠十月既足，百骨皆折，肌肉开解……若饮食失节，冷热乖理，血气虚损，因此成疾，药饵不和，更增诸病。"医家认为产后体虚，若饮食失调，阴阳失衡，伤及气血，则可使体虚而诸病皆生，其所举肾沥汤，径取猪肾加葱豉烹调，佐以生姜、大枣等温中补气之品，可治妇女产后体虚、蓐劳之身痛者。

以上历代医家的论述，不仅明确了产后身痛的病因病机，并提供了宝贵的治疗经验和思路，对本病的临床实践起着重要启迪与警示作用。

（李爱东　王萌萌）

产后汗证源流考

产后汗证，有产后自汗、盗汗之别，作为病名首见于隋代巢元方《诸病源候论·妇人产后病诸候·产后汗出不止候》。后至唐代昝殷《经效产宝》首载玉屏风散加减方以治疗"产后汗出不止"，为后世辨治产后汗证奠定基础，孙思邈《千金翼方》亦提出相应治疗方药，如"鲫鱼汤""吴茱萸汤"等。宋代医家对产后汗证认识渐臻全面，如陈自明《妇人大全良方》，书中对本病病因病机、辨治方药进行了较详细的论述。后至明代薛己《校注妇人良方》明确产后自汗、盗汗之病名，并丰富其论治。清代张璐《张氏医通》在继承前人论治基础上，强调辨治本病时当气血兼顾；吴谦等所著《医宗金鉴》进一步提出按汗出部位以辨证情，其理论至今对临床仍有重要意义。由此可知，前人对产后汗证认识已久，遂将历代医家对产后汗证之论述整理归纳如下。

（一）病名

"产后汗证"一词，历经千年沿用至今。纵观历代有关产后汗证的诸多论述，产后汗证一词在古代医书中的含义有以下两个方面：一指产妇于产后涔涔汗出，持续不止，动则益甚；二指产妇睡后通身汗出，醒则汗止，甚至湿衣。总之均以证候命名。隋代巢元方《诸病源候论》列有"产后汗出不止候"，文曰："汗出而阴气虚弱不复者，则汗出不止。"唐代孙思邈《备急千金要方》亦宗此书，以主要病证表现命名本病。后至宋代陈自明《妇人大全良方》沿袭前人所述，称本病为"产后虚汗不止""产后盗汗不止"。至明代薛己《校注妇人良方》论曰："治产后自汗盗汗，胃气虚弱，服别药则呕吐不能入。"明确"产后自汗盗汗"之病名，切合临床实际，为后世医家认识理解本病奠定基础。

（二）病因病机

产后汗证常发于妇人新产之后，隋代巢元方《诸病源候论》云："夫汗，由阴气虚而阳气加之，里虚表实，阳气独发于外，故汗出也。血为阴，产则伤血，是为阴气虚也；气为阳，其气实者，阳加于阴，故令汗。汗出而阴气虚弱不复者，则汗出不止。"指出产后阴气虚而阳气盛，阳迫于阴，而汗液出。明代陶本学《孕育玄机》载曰："产后汗出不止，由劳伤脾，惊伤心，恐伤肝也，此气血俱虚。"言产后汗出为脾心肝为之伤，而气血俱虚所致。清代张岱宗《胎产要诀》有论："汗本亡阴。阴亡则阳亦随之而亡，故曰：汗多亡阳。汗乃心之液，荣于内为溅血，发于外为汗。产妇失血之后，神虚不能镇守其液，故溅然而出也。"即是此理。故可知历代医家对产后汗证病因病机的论述认识不一，现整理历代医家著作，概括为阳虚自汗、阴虚盗汗、血虚汗出、亡阳脱汗等四类，分别论述如下。

1. 阳虚自汗

产后卫阳不固，腠理疏松，以致阳不敛阴，阴津妄泄而汗出，如明代薛己《校注妇人良方》曰："产后汗不止者，皆由阳气顿虚，腠理不密，而津液妄泄也。"《黄帝内经》云："阳气有余，为身热无汗，阴气有余，为多汗身寒。""阳气少，阴气盛，两气相感，故汗出而濡。"即为此理。须知临证变化不可拘泥，明代张介宾《景岳全书》言："然以余观之，则自汗亦有阴虚……如遇烦劳大热之类，最多自汗。"其或以饮食之火起于胃，或以劳倦之火起于脾，或以酒色之火起于肾，皆能令人自汗，即为阴虚自汗，故产后自汗亦可能会有阴虚者，不可不察。

2. 阴虚盗汗

妇人产后亡血伤阴，阴血不足，阴津益亏，阴气既虚，不能配阳，于是阳气内强，迫津外出而为盗汗。宋代官修《圣济总录》论曰："产后汗出不止者，亡血阴虚故也，盖荣弱卫强，阳加于阴，气散于表，故令多汗。"产时失血后致阴虚，荣弱卫强，阳盛阴弱，迫汗而出。明代王肯堂《胤产全书》亦云："产后虚汗不止者，由阴气虚而阳气加之。里虚表实，阳气独发于外，故汗出也。"言产后于内阴气虚，于外阳气盛，即为卫强营弱，而致汗出。明代赵贞观《绛雪丹书》曰："盗汗者，睡中汗出醒来即止，犹盗贼瞰人睡而窃之也，不可与自汗同治。此由产后亡血阴虚而阳胜故也。"提出盗汗、自汗应分别论治，并指出盗汗病机为"亡血阴虚而阳胜"。同产后阳虚自汗者，产后盗汗亦不可疏忽阳虚盗汗，明代张介宾《景岳全书》载曰："若此者，谓非阳盛阴衰者而何？又若人之寐寐，总由卫气之出入，卫气者，阳气也，人于寐时则卫气入于阴分，此其时非阳虚于表者而何？所以自汗盗汗亦各有阴阳之证。"卫气者日行于外而固表，夜入里则外不固可为盗汗，故不得谓自汗必属阳虚，盗汗必属阴虚。张景岳又言："所以自汗盗汗亦各有阴阳之证，不得谓自汗必属阳虚，盗汗必属阴虚也。"然阴阳有异，何以辨之？其言："但察其有火无火，则或阴或阳，自可见矣。"火盛而汗出者，为火热烁阴，为阴虚；无火而汗出者，为表气不固，为阳虚。

3. 血虚汗出

妇人产时出血甚，后阴血亏而阳气盛，故可迫津外出而为汗。《金匮要略》指出新产血虚，多汗出。南宋齐仲甫《女科百问》承其论，曰："产后血虚，内理不腠密，故多汗。"清代尤在泾《金匮要略心典》曰："产妇郁冒，其脉微弱，呕不能食，大便反坚，但头汗出。"之所以但头汗出者，为血虚而厥，厥而必冒，冒家欲解，则必大汗出，以血虚下厥，孤阳上出，故头汗出。尤氏又言："所以产妇喜汗出者，亡阴血虚，阳气独盛，故当汗出，阴阳乃复。"产后汗出为人体血虚阳盛而调节阴阳平衡之表现。清代吴鞠通于《温病条辨》中亦宗其说而有所阐述。

4. 亡阳脱汗

产后大倦，阳气过耗，不能敛阴，乃致阴阳离决，阳气奔散于外，所以汗液大泄，如清代傅青主《傅青主女科》云："若分娩后倦甚，溅溅然汗出，形色又脱，乃亡阳脱汗也。"《素问》曰："炅则腠理开，荣卫通，汗大泄。"即是此理。

（三）证候分类

历代医家对产后汗证证候分类的描述有：①阳虚；②阴虚；③血虚；④亡阳。

（四）治疗

根据产后汗证的基本病因病机，治疗以益气养阴养血为基本原则。早在唐代孙思邈《备急千金要方》中就对产后汗证治疗有所记述，其曰："治产后虚羸，喘乏，自汗出，腹中绞痛，羊肉汤方。"以羊肉、桂心、生姜补气温阳，当归、川芎、芍药、干地黄养血和血，甘草一味以调和诸药，共奏益气养血之效；并提出"治产后虚羸，盗汗，濇濇恶寒，吴茱萸汤方"，以吴茱萸、清酒为方，其治疗产后自汗、盗汗，方药具备。后代发展更是丰富多彩，如清代张岱宗《胎产要诀》曰："汗本亡阴……经曰：阳加于阴则发汗，阳偏胜也。汗多则形色俱脱，不须即加敛汗之剂，只宜健脾胃而散水谷之精于肺，益荣卫而嘘脏腑之血归源，则神宁而汗自止矣。"从脾胃论治，益脾胃而使水谷之精充沛，上以荣肺而强营卫，下以养血而归源，则神宁汗止。历代医家各有论述，现将产后汗证论治归纳整理为以下两点。

1. 辨证论治

（1）益气补虚，固表敛汗：妇人产后凡气虚而阳弱，腠理不密，卫表不固，汗出不止者，应益气补虚，固表敛汗。唐代孙思邈《千金翼方》曰："鲤鱼汤，主妇人体虚流汗不止，或眠中盗汗方。"此方不分自汗、盗汗皆用之，鲤鱼、干姜、桂心功在温阳益气，葱白、豆豉可宣通阳气，服后取微汗；又有载："猪膏煎，治妇人产后体虚，寒热自汗出。"猪膏可补虚、润燥，生姜、清酒可散寒温胃，加白蜜共煎膏，更为滋润，此方是从脾胃论治。唐代孙思邈《华佗神方》载曰："吴茱萸三两，以清酒三升渍一宿，煮取二升，去滓。半分之，顿服一升，日再，间日再作服。"以吴茱萸合清酒为方，当可温阳通络，使阳气得复，汗液得固。北宋《圣济总录》言："治产后虚汗不止，烦倦少力，二圣散方。"麻黄根、故败扇两味，煎人参汤调下，重在益气敛汗。

明代李时珍《本草纲目》云："吴茱萸（产后盗汗恶寒）……牡蛎粉，气虚盗汗，同杜仲酒服；虚劳盗汗，同黄芪、麻黄根煎服；产后盗汗，麸炒研，猪肉汁服。"牡蛎、麻黄根、黄芪固表止汗，而吴茱萸辛热能散能温，用于此处当有寒证，以吴茱萸治产后盗汗，可知盗汗非皆阴虚，临床需仔细辨证。缪仲淳《本草单方》则提出用牡蛎粉、麦麸、猪肉汁治疗产后自汗，因其重在敛汗、补虚以固表，与产后自汗证相应。清代傅青主《傅青主女科》曰："麻黄根汤治产后虚汗不止。"取人参、黄芪、白术、麻黄根、粉草、牡蛎、浮麦益气固表止汗，桂枝通阳气，仍不忘以当归养血和血；又附加减变化：若虚脱汗多，手足冷，加黑姜四分，熟附子一片，此为阳虚。清代张璐《张氏医通》认为产后若因外感而汗者，用黄芪建中汤，内补中气，外益卫气；若气血俱虚者，用十全大补汤；不应，则加附子，是气血双补。清代吴谦等《医宗金鉴》曰："若自汗太甚，宜黄芪汤。"药用牡蛎粉、防风敛汗固表，黄芪、白术、茯苓益气固表，又汗出太甚，津亏液少，故兼以麦冬、熟地黄益津补液。清代日本片仓元周《产科发蒙》载曰："产后虚汗不止者，经效黄芪汤主之，若不效者，宜投黄芪建中汤。"以经效黄芪汤治产后汗出不止，不效则以黄芪建中汤加牡蛎、浮麦、麻黄根，更加固表之功，言自汗盗汗皆可用。

（2）滋阴养血，除热敛汗：妇人产后，亡血伤阴，阳气偏盛，阴血伤而虚热生，而迫汗外出，而有虚热汗出，当滋阴养血，除热敛汗。北宋《圣济总录》言："治产后虚汗不止，烦热体痛，渴燥引饮，人参散方。"方中人参、芍药、甘草、龙骨并用，其重在养阴敛阴以除虚热，麝香温酒调服是取其散行之力；其又曰："治产后亡阴血虚，汗出不止，地髓汤方。"所谓地髓汤者，即四物汤，滋阴养血以止汗。明代薛己《校注妇人良方》载曰："当归六黄汤，治气血虚热，盗汗不止。不应，加人参、白术。"以当归六黄汤治产后盗汗者，加人参、白术可增强益气之效，助其生血滋阴。薛氏又提出"心血不足加酸枣仁（炒）"，酸枣仁入心经，养心血。妇人产后汗证无论自汗、盗汗，皆有血虚，宋代起，治疗产后汗证皆重视血药应用。清代吴谦等《医宗金鉴》载曰："产后亡血阴虚，阳热上蒸，头上汗出至颈而还者，宜当归六黄汤。"以当归六黄汤治疗产后血伤阴虚，阴不制阳，阳热蒸腾而但头汗出，尤其强调黄芩、黄连、黄柏炒黑用，是因产后体虚身弱，故减其苦寒之性，防伤虚体。

（3）调气养血，除热敛汗：妇人产后血虚阳弱，荣卫虚损，虚热生之，汗则出之，应调气养血，除热敛汗。北宋《圣济总录》言："治产后荣血虚损，汗出日夕不止，形体困惫，附子汤方。"其附子汤重补阳气并养血。又言："治产后血虚，汗出不止，甘草汤方。"甘草汤以甘草、人参、羊肉、当归益气养血，较之附子汤更为温和。明代薛己《校注妇人良方》载麻黄根汤治"产后虚汗不止，身热发渴，惊悸不安"之证，因为气血虚弱而发热，故用人参、黄芪、当归益气养血，甘温除热，麻黄根敛汗止汗、牡蛎潜阳镇惊。薛己又曰："人参汤，治产后诸虚不足，发热盗汗，内热晡热等症。"人参汤益气养血而除虚热，使汗得敛。又载曰："一方，治产后自汗盗汗，胃气虚弱，服别药则呕吐不能入。"言治产后自汗盗汗之胃气虚弱，而药难入者，药用黄芪、当归之益气养血和血之品，是思其脾胃虚弱不耐药力，当用甘缓温补之药，再以麻黄根敛其汗。明代王肯堂《女科证治准绳》载曰："一产妇盗汗不止，遂致废寐，神思疲甚，口干引饮。余谓血虚有热，用当归补血汤以代茶；又以当归六黄汤，内黄芩、连、柏，炒黑。"养血除热以止汗。明代李时珍《本草纲目》论曰："产后自汗……当归三钱，黄芪、白芍药（酒炒）各二钱，生姜五片。水一盏半，煎七分，温服。"此方益气养血以止汗。明代武之望《济阴纲目》曰："当归二黄汤，治产后自汗盗汗，胃气虚弱，服别药则呕吐不能入……立方大意如此，所谓逆者正治也。一方无麻黄根，用白芍药。"自言当归二黄汤以麻黄根引阳归阴，因其药性也，若用白芍药则以其抑肝敛阴，因其味酸也；当归、黄芪有补血汤之意，从本方立法，是以黄芪为君，以扶其正，指出"阳加于阴谓之汗，阴加于阳之药而反治之，则汗自止矣"即正治法也。

清代张璐《张氏医通》论曰："多汗，产后血虚，身热自汗，逍遥散加熟枣仁、乌梅，不可用补气药。"认为血虚发热，当养血清热，不可补气；张氏并言："古方用麦煎散治产后盗汗自汗，为害不可胜数。"药不对症，医者当慎之；其又言："半身汗出，昔人用二陈合四物，治多不效。"此是以血药助阴，闭滞经络也，属气血不充，而有寒痰留滞，不应大补气血，故补气养血药的应用，需仔细辨证，不可滥用。清代沈尧封《女科辑要》云："乙亥初夏，傅木作妇，产时去血过多，随寒战汗出，便泻不止。"先后以真武汤、补中汤加减，汗出寒战反复而作；因"病者云：我肚里大热，口渴喜饮，然汗出下利寒战仍不减。正凝神思虑间，其母曰：彼大孔如洞，不能收闭，谅无活理"，乃用黄芪、五味子、白芍等甘温酸涩之品，数剂而愈。后有王士雄按语曰："观此案则可见气虚不能收摄者，宜甘温以补之，酸涩以收之，不可用辛热走泄以助火而食气也。"依此案所见，气虚不摄者当甘温补之，酸涩收之，不可辛热走泄也。清代陈笏庵《胎产秘书》曰："产后汗出不止，由劳伤脾、惊伤心、怒伤肝……汗虽有自汗、盗汗之分，治当兼理血分药品，并宜加味生化汤。余方但非产后盗汗所宜。"提出产后汗不分自汗盗汗，治皆当兼血分药，以加味生化汤宜之，并认为若服参、芪大剂，汗多不止，及头面汗出不止腰足青色者，不可治。清代单南山《胎产指南》云："产后睡中出汗，醒来即止。犹盗觑人睡而上盗，故谓人盗汗，非自汗所同治。当兼用血药品。"提出盗汗多由阴血伤所致，固治盗汗多兼用血药。

（4）调和阴阳，清热敛汗：妇人产后，气血亏虚，阳伤阴损，内生虚热，而致汗出，治以调和阴阳，清热敛汗。北宋《圣济总录》言："治产后虚热，汗出不止。石斛汤方。"药用石斛、附子、白术、秦艽、桂枝、小麦，温阳养阴，治疗阳气虚而兼阴亏者。宋代陈自明《妇人大全良方》言："胡氏牡丹皮散，治妇人产后虚羸，发热自汗，欲变蓐劳，或血气所搏及经候不调，及发寒热，自汗羸瘦，并宜服之。"方中人参、桂心以益气温阳，五加皮、地骨皮、牡丹皮、白芍以清虚热并敛阴，当归、没药以调和气血。清代傅青主《傅青主女科》云："杂症虽有自汗、盗汗之分，然当归六黄汤不可治产后之盗汗也，并宜服加参生化汤及加味补中益气二方。"认为当归六黄汤寒凉太过，产后体虚难受，当用加参生化汤及加味补中益气汤二方。

（5）扶阳固脱：若产后汗出甚者，将有亡阳之危，需扶阳固脱。明代薛己《校注妇人良方》曰："治产后气脱，汗不止，小便短少，四肢难以屈伸：甘草（炙，一两），附子（炮，五钱），桂心、芍药（炒，各两半）上每服三钱，姜、枣水煎服。虚甚更加，以效为度。"取《伤寒论》桂枝加附子汤为用，调和营卫，扶阳固表。清代傅青主《傅青主女科》云："若分娩后倦甚，溅溅然汗出，形色又脱，乃亡阳脱汗也。汗本亡阳，阳亡则阴随之，故又当从权，速灌加参生化汤，倍参以救危，毋拘块痛。"用加参生化汤重在补气固脱、回阳复神，且因此时危极，倍用人参以回阳固脱，有急救急，无需顾及身有块痛。傅氏并提出"若服参、芪而汗多不止，及头出汗而不至腰足，必难疗矣。如汗出而手拭不及者，不治。产后汗出气喘等症，虚之极也，不受补者，不治"三大难治证。清代吴谦等《医宗金鉴》认为若产后阴血大脱，孤阳外越，大汗不止，非大剂参、附，不能回阳也。

除此之外，历代医家尚有诸多产后汗证之变证的治疗记载，现整理如下。北宋《圣济总录》言："治产后虚汗不止，心悸恍惚，怵惕多惊，茯苓汤方。"治疗产后汗出兼有心悸怔忡者，故药用茯苓、桂枝等平冲降逆。南宋陈言《三因极一病证方论》载曰："第二十论曰：产后汗出多而变者何，答曰，产后血虚，肉理不密，故多汗，因遇风邪搏之，则变也者，口噤不开，背强而直，如发痫状，摇头马鸣，身反折，须臾十发，气息如绝，宜速斡口灌小续命汤，稍缓即汗出如雨，手拭不及者，不可治。"认为若产后血虚汗出，遇风邪而为变证者，与之小续命汤则汗出如雨，不可治。又言："既汗多，如何更服麻黄、官桂、防己、黄芩辈，不若大豆紫汤为佳，《太医局方》大圣散亦良药也。"其言大豆紫汤治"中风头眩，恶风自汗，吐冷水，及产后百病，或中风痱痉，背强口噤，直视烦热"，可祛风、消血结。清代傅青主《傅青主女科》曰："麻黄根汤治产后虚汗不止。"进一步补充若渴为兼阴虚，加麦冬一钱，五味十粒，是生津止渴；若肥白人痰火盛，其产后多汗，加竹沥一盏，姜汁一小匙，以兼清痰火；若恶风寒者加防风、桂枝各五分，解表祛风。

2. 其他疗法

（1）针灸疗法：针灸治疗产后汗证历史悠久，早在元代窦汉卿《针经指南》即载曰："后溪二穴主治二十四证，手足挛急……产后汗出恶风……后溪悉主之。先取后溪，后取申脉。申脉二穴主治二十五证……产后自汗……上件病证，申脉悉主之。先取申脉，后取后溪。"明代高武《针灸聚英》亦载申脉、后溪穴治产后自汗。故申脉、后溪穴皆有治产后自汗之功效。

（2）外敷法：明代李时珍《本草纲目》载曰："五倍子，同荞麦粉作饼，煨食，仍以唾和填脐中。"脐中为神阙穴，先天真息之所在，五倍子、荞麦用于此可敛阴潜阳以止汗。明代缪仲淳《本草单方》谓："产后自汗不止，郁金末，卧时调涂于乳上。"认为郁金外涂于乳上，自汗得止。

综上所述，历代医家对产后汗证之病名、病因病机、证候分类及治疗论述不一，故对历代重要医籍有关产后汗证的相关论述进行整理研究，考查其学术脉络和规律，颇有意义。

（刘国鑫　常佳怡　焦志玲）

产后大便不通源流考

汉代张仲景《金匮要略》中有"新产大便难"的记载，把其作为新产妇人三病之一加以辨证论治，可见祖国医学对本病认识之早。后至唐宋时期，诸医家对本病的理解渐臻完善，以产后大便不通为主要名称，并多以过汗伤津，或产时气血大亏，肠胃枯涸为主要病因病机。明清时期，对本病治疗方药的记载更加丰富，以润肠通便、气血双补、攻补兼施等治法为主。由于历代医家对本病的认识理解不一，现将诸医籍对本病之病名、病因病机、证候分类及治疗的论述加以梳理归纳，以辨章学术，考镜源流。

（一）病名

历代医家对本病之命名相似者较多，如新产大便难（汉代张仲景《金匮要略》）、产后大便难（明代曹弼臣《保产全书》，清代沈金鳌《妇科玉尺》、吴道源《女科切要》）、产后大便不通（唐代昝殷《经效产宝》，宋代官修《圣济总录》，明代薛己《女科撮要》、徐大椿《女科指要》）、产后大便结疼（宋代张声道《注解胎产大通论》）、产后大便闭（明代宋林皋《宋氏女科撮要》）、产后大便秘（宋代许叔微《普济本事方》、清代陈治《济阴近编》）、产后便秘（明代王肯堂《女科证治准绳》，清代郑玉坛《彤园妇人科》、沈尧封《女科辑要》）、产后大便燥秘（清代阎纯玺《胎产心法》）等，其命名均体现其排便不畅或不排便的病症特点。

此外，亦有从病情轻重角度进行命名，如病轻者称产后大便秘涩（宋代《太平惠民和剂局方》、郭稽中《妇人产育保庆集》、齐仲甫《女科百问》、陈自明《妇人大全良方》，明代武之望《济阴纲目》、张景岳《景岳全书》），产后大便秘结（清代吴谦等《医宗金鉴》）等。病重者称产后大便不通、产后大便闭结（宋代陈沂撰，明代陈文昭补解《陈素庵妇科补解》，清代叶桂《叶氏女科证治》、竹林寺僧《竹林女科证治》）、产后大便闭涩不通（明代万全《万氏女科》）、产后大便闭塞不通（清代何应豫《妇科备考》）、产后不便（清代程文囿《医述·女科原旨》）等。

（二）病因病机

历代医家对本病病因病机的认识可概括为四类：其一，津液亏虚、肠道失养，主要为病情初起阶段之病因病机；其二，血少肠燥，主要为病情加重阶段之病因病机；其三，气血不足，可发生在整个病程中；其四，清气下陷，主要为后期大便不通之机理。现将历代医家所述整理归纳如下。

1. 津液亏虚，肠道失养

汉代张仲景《金匮要略》对新产妇人三病中大便难的原因及机理进行论述，指出产后津液损伤，胃肠失濡干燥，为大便困难之病因病机，其曰："亡津液，胃燥，故大便难。"

（1）水血俱下，津液不足：宋代郭稽中《妇人产育保庆集》认为产时失血过多、津液亏虚为产后大便秘涩之病因病机，其曰："产卧水血俱下，胃虚竭，津液不足。"《圣济总录》进一步将大肠生理功能与产后之生理特点相结合，论述产后大便不通之机制，其曰："论曰：大肠者，传道之官，变化出焉，产后津液减耗，胃中枯燥，润养不足，糟粕壅滞，故大便难而或致不通，凡新产之人，喜病此者，由去血多，内亡津液故也。"其后，多数医籍均从此说，且有相同论述，如陈迁《妇科秘兰全书》曰："产后大便秘涩者，因产水血俱下，肠胃虚竭，津液不足以致秘结不通也。"《太平惠民和剂局方》亦曰："产后大便不通，或秘涩者，缘内无津液，肠胃干燥。"陈自明《妇人大全良方》中亦有相同论述。

明代茅友芝《茅氏女科秘方》载歌诀曰："产后缘何大便闭，血去过多津液疲。"又引用《黄帝内经》之语，指出津液为血所化，而产后耗伤津液及气血，故不能旋运而闭涩，其云："产后大便闭塞，经云：津液者，血之余。因产耗伤津，血气暴竭，气少不能旋运，以致闭涩。"薛己《女科撮要》亦认为产后大便不通"因去血过多，大肠干涸"。后至明代陶本学《孕育玄机》直指胃肠血虚，肠道失润为导致产后大便秘涩的原因，其曰："肠胃血液干涸，以致秘结不行也。"张介宾《景岳全书·妇人规》及清代萧壎《女科经纶》等皆宗"失血亡阴，津液不足"之说，后至陈治《济阴近编》、郑玉坛《彤园妇人科》、清代刘常棐《济阴宝筏》等著作亦载有相似论述。程文囿《医述》进一步按照产后大便不通的程度进行详细论述，其引张璐《张氏医通》之语，指出产后三五日大便方通者多由失血过多，气随血脱所致，其曰："产后去血过多，大肠干涸。"

（2）多汗伤津：明代陈文治《广嗣全诀》进一步指出除产时失血外，多汗亦属于津液耗伤，进而导致肠胃枯涸而便闭，其曰："虽汗多亦能使便秘。"后至萧壎《女科经纶》、沈金鳌《妇科玉尺》、周治观《秘珍济阴》等均指出产后大便难乃"多汗"损伤津液所致。如《妇科玉尺》曰："且多汗，必液少而大便秘，至五七日、七八日之久。"《秘珍济阴》曰："又有产后郁冒多汗，汗多则大肠津涸，传道艰难涩痛。"

值得一提的是，虽然历代医家对亡津液之论述，有主张血虚伤津者，亦有主张多汗伤津者，但宗仲景"亡津液"之说，二者相辅相成，不可截然分开。

2. 血少肠燥

唐代昝殷《经效产宝》曰："产后血少肠燥，传化为难，大便恒多秘结。"又曰："产后大小便不通，肠胃本挟于热，因产大小便血俱下，津液竭燥，肠胃痞涩，热气结于肠胃，故不通也。"认为产后血少肠燥为大便不通之病理机制。明代宋林皋《宋氏女科撮要》亦宗其说，即"因血少而大便燥者"。清代《女科经纶》引薛立斋之语，曰："产后大便不通……或血虚火燥，不可计日期，饮食数多，用药通润之，必待胀满，觉胀自欲去。"又引单养贤之语曰："产后大便日久不通，因血少肠燥故也。"盖因产后数日，由于失血过多，且血属阴，当阴血虚损未能得到及时补益时，人身之阳气相对偏盛，遂导致血虚火燥之象。虚火灼伤肠胃津液，进而大便秘结或不通。郑玉坛《彤园妇人科》亦认为"产后血虚火燥"为"临产下血，津液枯竭，肠胃燥涩，热气蕴结"所致，其特点为"便秘胀痛"。曾鼎《妇科指归》亦曰："产后去血过多，肠胃燥湿，劳倦伤脾，转送迟缓，日久大便不通。此平常事，不必作病。"指出产后血虚，肠胃内生燥热，加之脾虚转输不利，属于产后大便不通的病理机制。

由此可知，津液亏虚、肠胃干燥失于濡养，或血分不足、阴虚而生内热，进一步灼伤胃肠津液，均可导致产后大便秘涩不通。二者相辅相成，互相转化，一般产后大便不通初起属于津液亏虚，逐渐转为血虚火燥之象，故不可妄用苦寒攻下法，正如《妇科指归》曰："医家不察脉息，不顾是否，唯知通导，误用大黄等方，伤其脾胃，愈结愈闭，变成胀潢。"

3. 气血不足

清代程文囿《医述》引汪蕴谷《杂症会心录》之语，曰："大便不通，在杂证，有阳明实热之积，有肠胃瘀血之阻。而在产后，则专责在气血之虚也。夫阴血骤脱，气亦骤亏，少阴失开阖之司，大肠少津液之润，是以秘结不解。"指出无论是产后大便秘结，还是产后大便不通，均责之气血虚弱，肠道失养且推行无力，为产时气血耗伤。亦引用高鼓峰语，曰："产后便秘者，由气虚不能推送，血虚不能濡润也。"因气血虚损导致气行不畅，血行亦受影响，兼以血虚肠道失养，进而产生虚实夹杂之大便不通。何应豫《妇科备考》进一步指出本病为气虚不运，血虚不润所致，其曰："问：大便秘者何？曰：人身之中，腐化糟粕，运行肠胃者，气也。滋养津液，灌溉沟渎者，血也。产后气虚而不运，故糟粕壅滞而不行，血虚而不润，故沟渎干涸而不流，大便不通乃虚秘也。"后至周诒观《秘珍济阴》亦宗此说。

4. 清气下陷

明代宋林皋《宋氏女科撮要》曰："产后分娩，生儿下地，觉大小便闭塞不通，胀闷难过者，因用力过度，清气坠下故也。"指出产后二便闭塞不通可因产时过度用力，耗伤元气，导致一身之气大虚，脾之清气亦亏虚，清气不升而下陷，其症以胀闷不舒为特点，属因虚致秘。

（三）证候分类

历代医家对产后大便不通证候分类的表述有：①血虚津亏；②脾肺气虚；③气虚失运；④阴虚火燥（阴虚火旺、阴虚肠燥）；⑤阳明腑实。

（四）治疗

关于产后大便不通的治疗，历代医家亦有详细论述，尤以治疗方药居多，总结起来，不外乎润肠通便、祛瘀生新、气血双补、攻补兼施等方法，兹述如下：

1. 辨证论治

（1）润肠通便：宋代陈迁《妇科秘兰全书》曰："七日不通者，方可通利。宜服润肠汤。"认为产后七日以上大便不通者方可用药，且以润肠通便为治则，宜用润肠汤，后世医家多遵此法。陈自明《妇人大全良方》以麻仁丸滋润阴津、行气通便，治疗产后大便不通，为后世医家所推崇。陈氏亦在麻仁丸下评曰："产后不得利，利者百无一生，去血过多，脏燥大便秘涩，涩则固，当滑之。大黄似难轻用，唯葱涎调蜡茶为丸，复以葱茶下之必通。"主张以葱涎调蜡茶，代替峻猛攻下之大黄，顾护正气，防止更伤津液。后至明代茅友芝《茅氏女科秘方》进一步完善治法，重视病情轻重，在润肠基础上辅以行气之品，标本兼顾，其曰："且将橘杏润肠道，若有燥粪麻仁利……轻者宜进橘杏汤，以润滑则自通矣。若过六七日，腹中满痛，此有燥屎结内，急服麻仁丸以通利之。"陈文治《广嗣全诀》亦曰："产后大小便俱不通……饮牛乳三日可愈，人乳尤善。"以补虚滋润之法调治。清代郑玉坛《彤园妇人科》明言曰："法宜润燥利格，不可妄用寒凉攻下也。"刘常棐《济阴宝筏》曰："产后大便秘涩……若小腹闷胀，宜服麻仁丸润之。"汪蕴谷《杂症会心录》亦指出若日久不通者，可予参乳汤治之，其曰："参乳汤多服则血旺气顺，自无便涩之患。"可见，历代医家将润肠通便作为产后大便秘涩的主要治法，并将麻仁丸作为主治方药。

然产后肠胃失润之病因病机不同，故亦需兼顾其他方法同治，现将历代医家所述润肠法及其加减应用归纳如下。

1）清热润肠：唐代《经效产宝》中曾引用《集验》方、《经效》方及《古今录验》方，方中均以大黄、芒硝为主药，或加芍药、杏仁、麻仁等，治疗热结肠胃型产后大便不通，兼顾养阴润燥，并强调应用此法时当根据产后生理特点注意通便程度，防止伤正，其曰："渐加，以利为度。"随着对产后大便不通的深入研究，明清医家之辨治思路多从实热论治转为从虚热论治，在治疗产后血虚火燥，便秘胀痛时，以清虚热养血润肠法治疗，处方有"加味逍遥散"（明代薛己《女科撮要》）、"四物汤加丹参、桃仁"（清代郑玉坛《彤园妇人科》）、"若血虚火燥，用加味四物"（刘常棐《济阴宝筏》）、"四物汤加鲜何首乌润下之"（程文囿《医述·女科原旨》引用张璐《张氏医通》）等记载。

值得一提的是，明代薛己《女科撮要》曰："若属血虚火燥，用加味逍遥散……慎不可用麻子、杏仁、枳壳之类。"根据《女科撮要》之后的医书所述，此处"慎不可用麻子、杏仁、枳壳之类"的表述，为清热润肠法之补充，如陈文治《广嗣全诀》曰："盖血虚则火燥，宜大补气血，自然能下，慎勿用可汗通润之剂及麻仁、杏仁、枳壳之类，反伤中焦元气也。"并且陈文治以加味四物汤易加味逍遥散，治疗血虚火燥型产后大便不通。

2）行气润肠：宋代陈迁《妇科秘兰全书》曰："产后大小便不通者，急将通气散封脐内，可服润肠汤。"首次应用以通气散填充肚脐合口服润肠汤之内外合治法治疗产后大便秘结，值得一提的是，原书并未载有通气散方，后至窦材《扁鹊心书》载有"润肠散"方，言其可治"老人虚气、中风、产后大便不通"，方中枳实、青皮、陈皮均为行气之品，而无润肠之药，可见此方之名不符合其功效，疑似为通气散方。后至明代陈文治在《广嗣全诀》中记载此方，曰："通气散，治虚人忧怒以致伤肺与大肠，不得传送。（陈皮、苏叶、枳壳、木通各一钱）。"可见其行气通便之功。

宋代陈自明《妇人大全良方》载方"麻子仁苏子粥"治疗产后气滞肠燥型大便不通，并引用许叔微《普济本事方》之语加以阐述，其曰："许学士云：妇人产后有三种疾。郁冒则多汗，汗则大便秘，故难于用药。唯麻子仁苏子粥最佳，稳当。"方中紫苏子、大麻仁"各二合洗净，研令极细，用水再研，取汁一盏，分二次煮粥啜之"。明代龚廷贤《寿世保元》称此方为二子饮，武之望《济阴纲目》称此方为麻苏粥。清代汪昂《医方集解》及吴仪洛《成方切用》均对本方用药进行详细阐释，《医方集解》曰："麻仁阳明正药，滑肠润燥，利便除风；苏子兼走太阴，润肺通肠，和血下气；行而不峻，缓而能通，故老人、产妇气血不足者，所宜用也。"由此可知，此二药具有祛风润肠通便之功，《成方切用》曰："产后可服，老人诸虚风秘皆得力。"冯楚瞻《冯氏锦囊秘录》、周诒观《秘珍济阴》、虚白主人《救生集》等后世医家医籍多效法用之，如《秘珍济阴》对其加以改良，以药食同治法，即麻仁苏子粥配合滋肠五仁丸，治疗产后津伤气机不畅之大便不通，其曰："宜用麻仁、苏子煮粥啜下，兼服滋肠五仁丸。杏仁、桃仁、橘红、柏子仁、松子仁、郁李仁，歌曰：滋肠五仁杏桃松，橘红柏李蜜丸通。蜜丸或加麻仁、当归梢，或煎服亦可。"其所述"滋肠五仁丸"出自《济阴纲目》，武之望曰："以橘红为君者，和气润下也。"诸药合用，可达行气润肠之功，"治产后血气虚损，大肠闭涩，传道艰难。"

3）化瘀润肠：清代云川道人《绛囊撮要》以锦纹大黄为主药经过反复炮制加工制成"法制清宁丸"，并将其与汤剂相配以治疗产后二便不通，其曰："产后大便不通，归身红花汤送下……产后小便不通，灯心汤送下。"此中归身红花汤可增加活血润肠通便之功。虚白主人《救生集》亦再有相同论述，并名之"道藏经秘制大黄清宁丸"。

4）养血润肠：明代陶本学《孕育玄机》在产后血虚便结治疗后作按语曰："产后血虚便结，正苁蓉所宜，何不用之？而用麻仁、大黄，大悖矣。"指出肉苁蓉为补血润大便之神药，较麻仁、大黄之类更适宜于产后气血两虚型大便不通。又载有一食疗方，即"用芝麻一升，研末，和米二合，煮粥"，补益精血润肠，服后大便即通。清代沈金鳌《妇科玉尺》载有通润四物汤，即"四物汤加火麻仁"，用"治产后液枯，大便秘"，亦为养血润肠之方。

5）养血疏风润肠：宋代杨士瀛《仁斋直指方》载有"调导饮"，方由当归、川芎、防风、枳壳、炙甘草组成，可行气疏风、润肠通便，其曰："治妇人产前、产后大便不通。"后至明代万表《万氏家抄济世良方》、武之望《济阴纲目》及清代郑玉坛《彤园妇人科》亦载有此方。《济阴纲目》将其改名为调导散，并指出方中应用防风之功效，其曰："用防风者，将欲降之，必先升之也。"后至《彤园妇人科》在其基础上加炒香附，并附言禁忌曰："忌食动风发物。"虽然上述医籍之原文并未明示治法思路，但以方测证可知，此方以养血行气、疏风润肠为功。

6）养血化瘀润肠：本法为上述二法之联合应用，为明清医家临床常用之法，代表方剂有八珍汤加桃仁、杏仁，以及润肠汤等。如明代陈文治《广嗣全诀》指出，产后大便不通属于初起气血不足型时可用八珍汤养血补气，但当病程进一步发展即气血不足兼有瘀滞，且饮食如常时，则当加桃仁、杏仁治之，以达虚实同治、攻补兼施之功。其曰："虽数日不通，饮食如常，腹中如故，仍用八珍加桃仁、杏仁治之。"并随文后附载有麻仁丸及阿胶枳壳丸二方，前方以大麻仁、枳壳、人参、大黄，为丸剂，以温酒送下，既可补气润肠，又可活血行气；后方以阿胶、枳壳等分，炼蜜为丸，并以滑石末为衣，温水送下，可滋阴行气润滑肠道。二者均为滋阴润肠之丸剂，兼顾活血行气之功，标本兼治。后至武之望《济阴纲目》、陶本学《孕育玄机》及清代刘常棐《济阴宝筏》亦载有相同方药及相似论述，而程文囿《医述·女科原旨》引用高鼓峰之语，进一步论述桃仁、杏仁之功效，其曰："人知桃仁能破血，不知又能利血而滑肠；人知杏仁能润肺，不知又能润肠而利便。若单用八珍，恐燥屎未得下，乃加二味，使之速功。"以上均重视攻补兼施之法。

又如明代孙文胤《丹台玉案》载有润肠汤，治产后大肠枯燥，大便不通，方中"当归、桃仁、枣仁、生地、杏仁（各一钱二分）、青皮，水煎临服，加生蜜五钱调服"，具有活血化瘀、养血润肠之功，亦属于标本同治之法。

此外，除上述润肠法之外，亦有医家以多种润肠方法联合应用治疗病因病机复杂型产后大便不通，如清代陈佳园等整理《妇科问答》载有"顺燥宽中汤"（枳实、陈皮、酒制大黄、当归、麻仁、郁李仁、桃仁、丹皮、花粉），集行气化瘀、养血润肠、清热养阴功效于一方，以治疗阴血亏虚生热、大肠失养、浊气结聚之复杂病证，其曰："三十一问：产后大便七八日不通，发热腹胀，何治？答曰：宜服顺燥宽中汤。"为后世医家以润肠法治疗产后大便不通拓宽了思路。何应豫《妇科备考》载有"润燥汤"，虽名为润燥，但所载方药不仅有润燥之功效，方中人参大补元气，归身尾、生地养阴清热，枳壳、槟榔行气，火麻子、桃泥化瘀润肠，甘草调和脾胃，共奏补气养血，行气化瘀之功，以润肠通便，标本兼治。后至周诒观《秘珍济阴》进一步指出："大便不通乃虚证，不可误用下药攻，宜服润肠丸。"并附言方歌，其曰："润肠当归芎术地，麻李参草苏子蜜。"此方为集养血活血，补气养阴功效于一方之润肠方。

（2）祛瘀生新：明代宋林皋《宋氏女科撮要》认为产后"多与生血活血之药"，则"大便自润"，并且叮嘱"切不可用泻药"。明末王化贞《产鉴》载有"桃花散"方，其曰："治产后气滞血涩，大小便秘。"方中桃仁、葵子、滑石、槟榔（各等分），可达活血化瘀、行气通便之功。后至傅青主《傅青主女科》以生化汤为基础方治疗产后大便不通，明确体现祛瘀生新润肠之辨治思路，并且对十日以上不便者应用蜜枣通导之法，其曰："用生化汤内减黑姜，加麻仁，胀满加陈皮，血块痛加肉桂、元胡。如燥结十日以上，肛门必有燥粪，用蜜枣导之。"清代汪蕴谷《杂症会心录》指出产后瘀血未去，新血未生，元气未回，若排便滞涩，当从缓治，其曰："宜用生化汤加人乳、苁蓉，以润枯涸。"清代鲍相璈《验方新编》亦指出产后大便不通，或至八九日者"宜生化汤加麻仁三钱，苁蓉五钱以润之，日久自通"，并注意加减禁忌，其曰："如虚加人参二钱，勿用承气汤。"

（3）气血双补：明代薛己《女科撮要》指出气血亏虚型产后大便不通应用八珍汤，其曰："气血俱虚，八珍汤。"清代郑玉坛《彤园妇人科》及刘常棐《济阴宝筏》亦宗其说，以八珍汤、十全大补汤等气血同治，润肠通便，如刘常棐《济阴宝筏》曰："气血俱虚，用八珍汤……或去血过多，用十全大补。"汪蕴谷《杂症会心录》进一步指出若气因血耗，传化失职者，用八味汤加人参、苁蓉，以助真气。程文囿《医述》引用张璐《张氏医通》之语，曰："若气血俱虚者，便虽数日不通，然饮食如常，腹中如故，只用八珍汤加麻仁、熟蜜；若多日不解，躁闷异常，不得已用当归、枳壳，亦权宜耳。"可见其对气血双补法的灵活应用。黄凯钧《肘后偶钞》记载一则应用气血双补法治疗产后大便燥结的验案，其曰："某氏，产后大便燥结，当气血双补。"方用黄芪、熟地、归身、橘皮、苏子、煨姜，四服后大便畅通，精神渐旺。由此可知，历代医家以气血双补法应用于产后大便不通的临床实践中。

（4）攻补兼施：《圣济总录》记载许多前人经验方药，用于治疗产后大便秘涩不通，如十圣丸、三脘汤、诃黎勒丸、厚朴丸、大黄丸、调胃散、郁李仁饮、升麻汤等，其功效多样，或补气养血、行气化瘀，或祛风导滞、润肠通便，可谓攻补兼施诸方，方中既有人参、甘草、白术、槟榔、木香、陈橘皮等补脾益气、行气导滞之品；亦有川芎、大黄、熟地、当归等活血化瘀、养血滋阴之药，以及郁李仁、火麻仁等润肠通便之药。为后世医家治疗本病拓展了思路，可见攻补兼施之法在产后大便不通治疗中的广泛应用。《圣济总录》亦载有"温中丸"，"治产后大便不通，七八日以上者"，方中硫黄（用柳木细研飞过生用）及木香，具有温肾行气，通导胃肠之功，属攻补兼施之法。

明代张介宾《景岳全书·妇人规》主张以济川煎治疗产后大便闭结之证，其曰："凡病涉虚损而大便闭结不通，则硝黄攻击等剂必不可用，若势有不得不通者，宜此主之，此用通于补也。"方中肉苁蓉温肾益精，暖腰润肠；当归补血润燥，润肠通便；牛膝下行补益肝肾，壮腰膝；枳壳下气宽肠而助通便；泽泻渗利小便而泄肾浊；妙用升麻以升清阳，清阳升则浊阴自降，相反相成，以助通便之效。诸药合用，既可温肾益精治其本，又能润肠通便以治标。又附以加减化裁之法，其曰："如气虚者，但加人参无碍。如有火加黄芩。如肾虚加熟地。"清代叶桂《叶氏女科证治》曰："产后大便闭结，由失血亡阴，津液不足，而热宜行也，宜济川煎。"何应豫《妇科备考》亦认为产后虚涩便秘，且病势急剧不得不用时，可与济川煎，并谓其为"用通于补之剂"。

另有以四物汤为基础，加行气通便之品，创制攻补兼施之方药，如明代庄履严《妇科百辨》载有利肠散，"治产后大便不通，四物汤多加青皮"，附按曰："产后便胀，宜以润肠汤、玉烛散等治之，如不效……知产后大便秘结，因下血过多，精液耗竭，以此散极效。"玉烛散，即四物合小承气汤，治产后血枯便闭，如清代郑元良《郑氏家传女科万金方》曰："产后大便不通，玉烛散主之，或用四物汤去地黄，倍加赤茯苓、枳壳、山楂亦可。"且郑元良指出四物汤只加青皮一味，其剂量较诸药要多增三倍，名"润肠丸"，治症同前，或再加桃仁、红花、麻仁亦可。可见无论是利肠散，还是润肠丸，二者组成相同，一为散剂，一为丸剂，均具有养血通便、标本兼顾之功。

除以上所述，历代医籍亦载许多产后大便不通之治方及加减调治方法，如明代宋林皋《宋氏女科撮要》以升清法治疗气虚下陷之大便不通，其曰："当归三钱、川芎一钱、升麻二钱、柴胡三分，水煎服，升提清气，气升遂通。不可用大黄、枳壳、巴豆之类，以伤脾胃，遂成大患。"明代新安医家程从周的《程茂先医案》亦记载一则应用补中益气汤重加麻仁治疗产后大便闭结的验案，意在提升清气，即"清气既升，大便随解"，其曰："正所谓清阳既升上窍，而浊阴自出下窍也。"而赵贞观《绛雪丹书》认为误用大黄等药，导致"膨胀或腹内块痛不止"时，可服养生化滞汤（川芎、当归、白芍、陈皮、人参、甘草、白术、白茯苓、桃仁、香附、大腹皮、肉苁蓉）进行调治。并指出："俱遵丹溪治胀加减方屡用屡验，常治服大黄而作胀者，用参归至半斤以上大便方通，膨胀方退。"后至清代，如陈佳园《妇科秘书》、阎纯玺《胎产心法》等亦记载此方，而陈治《济阴近编》易肉苁蓉为肉豆蔻，并另附助胃润肠汤（川芎、当归、桃仁、甘草、陈皮、麻仁）于其后。此外，竹林寺僧《宁坤秘笈》中"助血润肠丸方"、《女科秘要》中"救误益气汤"等均与养生化滞汤组成及功效相似，兹不赘述。

又如清代郑玉坛《彤园妇人科》指出产后气血两虚兼气滞者，以八珍汤加枳壳、木香；若为脉症俱实之产后二便秘结胀满，以六一顺气汤行气通便，或以通气散（炒枳壳、苏茎叶、盐水洗陈皮、木通等分）治之；若产妇命门真火不足，虚寒燥结，日久不便，并不胀满，以硫半丸治之；若为气滞血涩，便秘胀痛，以桃仁散治之，方中制桃仁、葵子、滑石、槟榔、葱白等分；治若产后受湿热，二便秘结，胀痛口渴，形气实者，以木通散（木通、车前子、赤茯苓、栀子、萹蓄、片芩、滑石、甘草、薄荷、灯心草、酒浸大黄）治之。

2. 其他疗法

（1）纳药法：唐代昝殷《经效产宝》引用《千金方》后阴内蜜法，治疗产后热结、大便不通，其曰："蜜五合，火煎另强，以水投中，良久取出，上捻如拇指大，长二寸，内下部即通。"以蜂蜜滋润肠道，直达病所，急则治其标，宋代陈自明《妇人大全良方》进一步完善此法，其曰："白蜜五合，慢火煎，令如硬饧。"硬饧指坚硬的糖稀，将煎蜜浓缩的程度论述更加详细，其他方法同前，并"内谷道中"。《圣济总录》亦记载较多纳药法诸方，以治疗产后大便不通，如皂荚内药方、蜜煎导方、乌梅导方等，可见本法制方之多，应用之广。

清代傅青主《傅青主女科》载有炼蜜枣法，其曰："用好蜜二三两，火炼蜜，至茶褐色，先用湿桌，倾蜜在桌上，用手作枣样。插肛门，待欲大便，去蜜枣，方便。"又载麻油方，其曰："用麻油，口含竹管入肛门内，吹油四五口，腹内粪和即通。或猪胆亦可。"竹林寺僧《宁坤秘笈》亦载有上述方法，此二者均为外治法中肛门给药法，一者为固体栓剂，一者为液体灌肠法。值得一提的是，程文囿《医述·女科原旨》引用《张氏医通》之语，曰："必待腹满欲去不能，方用蜜导或酱姜瓜导之。惟胆导禁用，以其苦寒，误用每致发呃也。"指出若腹部胀满，欲便而不能便，难以忍受时，方可以润肠通便法治之，且不可应用苦寒之品，防止损伤胃气而产生呃逆之证，可见清代医家对本病外治法的认识及应用已比较完善。

（2）食疗法：明代龚廷贤《寿世保元》认为产后初期不大便以炒大麦芽煮水与粥同服之食疗法调治，其曰："产后五七日不大便，切不宜妄服丸药，用大麦芽炒为末，每服三钱，沸汤调下，与粥间服。"武之望《济阴纲目》指出本方出自唐代李绛《兵部手集方》（已亡佚），并以本方"治产后秘结不通，膨满气急，坐卧俱难"，且以"酒下一合，神效"。明末王化贞《产鉴》亦有金元医家朱丹溪应用本法之记载。

3. 治疗禁忌

宋代陈自明《妇人大全良方》治疗产后大便不通时强调不可"误以为有热而投以寒药"，否则"阳消阴长，变证百出，性命危矣"。后至明代《女科撮要》认为产后不可轻易服用苦寒药，否则损伤中焦脾胃，导致坏病，完善了产后大便不通的治疗禁忌，并叮嘱医患两家不可拘泥于便闭日期而一味通下，则犯虚虚实实之诫，其曰："不可计其日期，饮食数多，用药通之润之……若服苦寒药润通，反伤中焦元气，或愈加难通，或通而泻不能止，必成败症。"同时指出血虚火燥，气血俱虚者当慎用行气辛散之品，后至丁毅《医方集宜》亦曰："产后大便秘结不通便不可用峻利药。"主张产后大便不通的治疗当以滋润养阴调导为主，切不可峻猛通利。清代《女科经纶》又引单养贤之语，进一步指出用硝黄峻厉之剂的副作用，即"以亡阴血，致中气虚而便秘愈甚，遂成胀满者有之"。其他医家如陈文治《广嗣全诀》、张介宾《景岳全书·妇人规》、刘常棻《济阴宝筏》、单南山《胎产指南》、高淑濂《高淑濂胎产方案》等均与薛己所述之禁忌相似，在此不再赘述。

此外，程文囿《医述》引用高鼓峰之语，指出本病治疗宜早，否则可导致玉门不闭，子宫下坠等症状，其曰："产后不便，固不足虑，然产妇急于便，必多努责，每致玉门不闭，子宫下坠，治之贵早。"

综上所述，历代医家对本病治疗方药的论述颇丰，但对病因病机及治法的阐释较少，故以方测证总结本病之病因病机及治法理论，梳理归纳如上文，以供医家同仁参考鉴阅。

（李文昊　任鹏鹏）

产后小便不通源流考

产后小便不通之症状记载首见于晋代葛洪《肘后备急方》，而其病名首见于隋代巢元方《诸病源候论》，其病因病机及治疗的论述亦起于隋唐，随着宋代胎产方书逐渐增多，历代医家对本病的理解渐臻完善，至明清时期达到高峰。现将历代医家对此病的论述加以整理归纳，从病名、病因病机、证候分类及治疗四方面进行梳理，总结如下。

（一）病名

晋代葛洪《肘后备急方》在论述"腹水"时首次提到了妇人产后小便不利，其曰："妇人产后饮水不即消，三焦受病，小便不利，乃相结渐渐生聚，遂流诸经络故也。"虽然并未将妇人产后小便不利独立为疾病，但已认识到妇人产后体虚，饮水而水不得正常排出，三焦代谢水液功能失常，可产生小便不利的症状。葛洪所称"妇人产后小便不利"，可为目前所知关于产后小便不通论述之最早记载。后至隋代巢元方《诸病源候论》首次记载本病之病名，其在"产后大便不通候"中论述曰："肠胃本挟于热，因产又水血俱下，津液竭燥，肠胃痞涩，热结肠胃，故大便不通也。"宋代官修《圣济总录》亦以"产后小便不通""产后小便秘涩"称名，后至陈自明《妇人大全良方》将本病归属于产后诸淋，并在"产后诸淋方论"中记载了许多治疗产后小便不通的方药。由此可知，在宋代，产后小便不通既可理解为一种独立的疾病，又可作为一种临床表现，伴发于产后淋病中。后至明代又称产后小便闭，如王化贞《产鉴》。清代吴道源《女科切要》称"产后小水不通"。

（二）病因病机

历代医家认为产后小便不通之病因病机主要与产时受伤，膀胱不利，气机不利，血热积滞，内寒积聚，气化不利，脾胃两虚，津液代谢失常，气血俱虚，津液不足，热入膀胱，脾肾两虚，膀胱失司相关，现将历代医家所述整理如下。

1. 产时受伤，膀胱不利

宋代李师圣《产论》曰："产后小便不通……其子宫肿因致此者（其子宫肿者以其艰产受伤故也）。"指出产后小便不通可由产时膀胱受伤导致。然陈自明《妇人大全良方》曰："固脬散，治妇人产时伤手，胞破，小便不禁。"可见因产伤导致的产后小便异常，既有小便不通，亦有小便不禁。

2. 气机不利，血热积滞

《圣济总录》曰："气满于内，亦令胞转"，指出气机不利导致产后小便不利之机理。南宋薛古愚《女科万金方》亦曰："问：产后小便涩者，何？答曰：血热积于小腹滞结，又误服热药，要成淋证。急宜治之。"认为产后小便秘涩者，为血热积聚于小腹，气血运行不畅所致。若误以为因寒所致而应用温热之品，则热邪更重，气血滞结，津液更伤，进而成小便不通或淋证。此外，陈自明《妇人大全良方》论曰："产后两胁胀满疼痛，由膀胱宿有停水，因产后恶露下不尽，水壅痞与气相搏，积在膀胱，故令胁肋胀满。"指出产后恶露阻滞下不尽，阻碍气与水津之运行，导致产后两胁胀痛，虽然并未明确指出产后小便不通之症状，但根据病因病机分析，本证气机不利，水停膀胱，故当有小便不通之症。后至明代万全《万氏女科》指出瘀血停滞，阻塞水道可导致小便不通之症状，其曰："又有恶露不来，败血停滞，闭塞水渎，小便不通。"

由此可知，虽然产后本虚，但若从气分，因气虚无力推动血行，或因恼怒而肝郁气滞，无力推动血行，若从血分，因血热积聚，或瘀血阻滞，均可导致气血不畅，津液代谢失常，故发为产后小便不通。

3. 内寒积聚，气化不利

宋代《妇人大全良方》指出本病亦可为产前内寒积聚，产时膀胱气化不利、运动失常所致，其曰："治产后小便不通，腹胀如鼓，闷乱不醒。盖缘未产之前，内积冷气，遂致产时尿胞运动不顺。"明代宋林皋《宋氏女科撮要》、清代萧壎《女科经纶》亦宗此说。

4. 脾胃两虚，津液代谢失常

明代王纶《节斋公胎产医案》指出产后口燥咽干而渴，兼小便不利者多因产后失血多过或出汗过多，加之劳倦过度，导致脾胃两虚而水谷运化失常，气血两虚，津液不足，其曰："夫日用水谷，胃纳而肺脾散，至精之清气为津为液，其气通心，受火色而方化为血，下行膀胱而为小便，值产亡血，而又多汗，又劳倦伤脾，不能为胃行其津液，则是生化之气不运，渗泄之令不行，是以上无津液流通，而有咽干燥渴之症，下气不升而有胃肾闭关之候。"清代高淑濂《高淑濂胎产方案》进一步指出："凡产后口燥咽干而渴，兼小便不利，由血枯而多汗，且劳倦伤脾，不能为胃行其津液，则生化之气不运，渗泄之令不行。是以上无津液流通，而有咽干燥渴之症；下则膀胱闭滞，而有水道不通之候。"总之，小便由气化所生，气足小便顺，若因气虚而津液不得气化，则膀胱不利，小便不通。

5. 气血俱虚，津液不足，热入膀胱

隋代巢元方《诸病源候论》在"产后小便不通候"中论述曰："因产动气，气冲于胞，胞转屈辟，不得小便故也。亦有小肠本挟于热，因产水血俱下，津液竭燥，胞内热结，则小便不通也。然胞转则小腹胀满，气急绞痛；若虚热津液竭燥者，则不甚胀急，但不通。津液生，气和，则小便也。"明确指出，产后小便不通之病因病机责之为气虚与津亏。后至唐代昝殷《经效产宝》曰："论曰：产后大小便不通，肠胃本挟于热，因产大小便血俱下，津液竭燥，肠胃痞涩，热气结于肠胃，故不通也。"指出产后二便不通的病因病机为产后失血伤津，津液枯竭，肠胃失润，热气结于肠胃，故而二便不通，此处所述之产后二便不通，当侧重于产后大便不通，盖因其未提到膀胱之功能异常。后至宋代官修《圣济总录》云："论曰：产后气血俱弱，津液虚少，将温过度，热入膀胱，气脉内燥，壅塞不通。"明确指出妇人产后，气血俱虚，津液损伤，若此时以为气血虚而过度覆被，或处于异常高温环境之中过久，可导致热邪侵入膀胱，更加耗伤津气，由此体内之虚热与外热相结合，阻滞气脉，进而导致小便不通。齐仲甫《女科百问》亦曰："小肠为盛受之腑，膀胱乃州都之官。"并引用启玄子之语，指出膀胱属于三焦孤府之下焦，其内空而藏津液，若"或受热渗于脬，脬屈擗而系转，故使小便不通利也"。

明代《普济方》从肾、膀胱与小肠的关系对小便不通的生理病理机制加以阐述，其曰："夫小便秘者，肾与膀胱俱主水，行于小肠，传于胞中，渗入胞内，而为溲溺。二经若内生热于小肠，传于胞中，故膀胱热，热则小便不通利，成淋沥而痛。"陶本学《孕育玄机》指出小肠及膀胱有热，泌别清浊及气化功能失常，加之肾虚，肾主水液之功失常，故而导致小便不通，其曰："产后小便不通者……热结小肠，或肾虚而膀胱有热也。"

此外，宋代陈迁《妇科秘兰全书》、陈自明《妇人大全良方》及清代萧壎《女科经纶》亦宗"产后伤津亡血-胃肠津液亏虚-热气结聚肠胃"之说，兹不赘述。

6. 脾肾两虚，膀胱失司

王化贞《产鉴》进一步提出脾肾气虚，膀胱气化失常，导致产后小便不通，其曰："产后小便不通及淋沥涩痛者，由气虚挟热，不可专用分利渗导之药，重损真气。"此处气虚为脾肾之气虚，挟热为膀胱虚热。盖因脾属土，肾属水，而土生金，金生水，因此脾肾两虚，影响膀胱气化功能，导致小便化生无源，加之产后血虚，血属阴，故阴虚而阳亢，膀胱虚热，进一步导致小便不通。

（三）证候分类

历代医家对产后小便不通证候分类的表述有：①产伤膀胱（膀胱损伤）；②气滞；③血瘀（瘀血阻滞）；④瘀热互结（瘀热）；⑤湿热蕴脬（湿热蕴结）；⑥肝郁气滞（肝郁）；⑦肾虚；⑧肺脾气虚；⑨肾阳不足；⑩肾阴亏损；⑪气虚。

（四）治疗

历代医家对产后小便不通的治疗有不同论述，至明清时期已形成较为完善的治疗体系，大抵以通利为主，如明代赵献可《邯郸遗稿》曰："产后小便闭者，以四物汤去地黄，加入赤茯苓、木通、竹叶之类，或用五苓散去桂枝，加入木香、滑石治之；若甚者，以八正散治之。"主张以辨证论治之法辅加通利之品进行治疗，或完全以通利为主。然而过服或久服通利之药，损伤正气，导致变证，正如明代陶本学《孕育玄机》在产后小便不通治疗中，佐按语曰："通利之药，俱系克伐元气，虽是常人，尚宜审虚实，酌可否投剂，况产后血液干涸之日乎？若轻躁孟浪，不徒无益已耳。"因此，历代医家临证时针对不同病因病机，或清热，或补虚，或祛瘀，或诸法合用，现将其整理归纳如下。

1. 辨证论治

（1）补脬复损通便：宋代李师圣《产论》记载产时膀胱受伤导致产后小便不通的治法为通泄开闭之法，其曰："治法曰：泄闭之术主之。"陈自明《妇人大全良方》载有"固脬散"方，治疗产后小便不禁，方中"黄丝绢（自然黄者，不用染黄者。三尺，以炭灰汁煮极化烂，用清水洗去灰令尽，入黄蜡半两，蜜一两），白茅根二钱，马屁勃末二钱"，且叮嘱曰："服时饮气，服之不得作声，如作声无效。"陈自明所载之方在明代《普济方》、王肯堂《证治准绳》及王化贞《产鉴》中得以进一步发展，以"补脬饮"等表述称名，用以治疗因生产时膀胱伤损而导致的小便不通，如王肯堂《女科证治准绳》曰："治产后伤动脬破，终日不小便，但淋湿不干。"方中："生丝绢（黄色者，一尺）、白牡丹根皮木、白芨（各一钱），用水一碗，煎至绢烂如饧，服之，勿作声，作声无效。"

（2）峻下逐水通便：《圣济总录》云："治产后小便不通。泽泻散方。"方中"泽泻（锉二两），井泉石（半两研），车前子（洗焙干），赤茯苓（去黑皮锉），当归（切炒各一两半），葶苈子（纸上炒），甘遂（生各半两），上七味捣罗为散，每服一钱匕，蜜汤温调下，食前，日再服"。本方以泽泻为君，利水为要，以井泉石、车前子、赤茯苓辅佐泽泻，渗湿通淋，以当归养血和血。值得注意的是，方中用葶苈子、甘遂峻下逐水，其泻水之力强，旨在急则治其标。用蜂蜜调服以解甘遂之毒，且能缓和药性、调和脾胃，防止峻猛药势伤及产妇正气。后至清代

《妇科玉尺》亦载有"大黄甘遂汤"治疗产后小便难。因此类方药药力过猛，不可过服久服，或待小便得通，再行辨证处方。

（3）提壶揭盖通便：《妇人大全良方》引张允愚方曰："疗卒不得小便。杏仁（十四个，去皮尖），上炒为末，和饮顿服，立通。"此方即应用杏仁宣肺利水之功，使肺脏恢复通调水道之力，从而小便得通，津液得下，达到提壶揭盖之效。

（4）清热利湿通便：产后小便不通，日久水湿化热，热扰心神而烦闷者，可用滑石汤清热利湿。《圣济总录》云："治产后小便不通烦闷，滑石汤方。"方中主以滑石、木通清心热，利水通淋，以黄芩、麦冬清上焦之热，以当归养血和血，臣以冬葵子增加利湿之效。亦云："治产后小便不通，木通汤方。"方中木通、黄芩、石韦、榆白皮、冬葵子可清热利湿，导水下行，炙甘草、白术顾护脾胃，佐制寒凉药物。此外，《圣济总录》中亦载有黄芩汤、车前子汤、葵子汤等方剂，均为清热利湿通便之方，方中加入阿胶、当归等养血、滋阴之品，可防瞿麦、车前子、葵子等通利之药伤阴耗津。明代丁毅《医方集宜》曰："产后小便不通宜用滑石通苓散，牛膝木通汤。"取清热利湿，补肾通便之意，标本兼治。清代郑玉坛《彤园妇人科》进一步完善本法，应用"加味四物汤"治疗"产后热邪夹瘀血流入胞中，致小水淋漓闭结"，以清热利湿，活血化瘀。

（5）行气利水通便：宋代官修《圣济总录》云："始则淋涩。甚则不通，令人少腹绕脐胀痛。气满于内，亦令胞转，治法使气得通。"陈自明《妇人大全良方》载张允愚方曰："疗产后小便不通。陈皮（一两，去白），上为末。空心，温酒调二钱，一服便通。"指出以陈皮一味药研末加酒调服治疗小便不通的方法。方中陈皮行气、温酒行药势，以达行气通便之功。又有木通散方"治产后小便不通"，其方曰："木通、大麻仁、葵子、滑石、槟榔、枳实、甘草（各半两），上为粗末，每服三大钱。水盏半，煎至七分，去滓温服。"以方测证可知，该方以行气利水兼清热之法治疗气滞水停，日久化热之产后小便不利，后世医家沈金鳌《妇科玉尺》亦转载此方。

值得一提的是，明代《普济方》亦载有"陈皮与温酒"一方治产后小便不利，心腹胀满，然其文曰"出朱氏集验方"（《朱氏集验方》，即《类编朱氏集验医方》，为南宋朱佐所著）与《妇人大全良方》所载出处不同，疑似传抄版本不同，有待考证。王肯堂《女科证治准绳》、武之望《济阴纲目》、清代王士雄《潜斋简效方》以及陆锦燧《鲟溪秘传简验方》亦载有该方，且《济阴纲目》释方曰："小肠气道也，肝主之，陈皮、杏仁皆利气药，故有验。"注重从肝论治，行气以利水。《济阴纲目》亦载有通气散，方中"陈皮、苏叶、枳壳麸炒、木通各等分，上锉散，每服四钱，水煎温服立通"，强调行气通便，治产后大小便不通。

（6）活血利湿通便：《圣济总录》亦应用活血化瘀法治疗产后小便不通，其云："治产后小便不通，葵根汤方。"方中葵根利水散瘀，乱发灰活血化瘀，兼以利尿，臣以大黄、当归，一者活血，一者养血，以滑石、木通清热利湿通便，反佐桂枝温经活血以防寒凉太过凝滞血脉。全方活血利尿之力强，清热利湿之功弱。亦载有当归汤、发灰汤、榆白皮散等方药治疗瘀血阻滞导致的产后小便不通，其云："治产后小便秘涩，小腹疼痛。当归汤方。"方中当归、川芎活血行气，白芷、紫葛解阳明胃肠之热，白茅根、胡荽清热利湿通便。

明代《普济方》除了与《圣济总录》相同之记载外，进一步指出若因虚而实，产生虚实夹杂之小便不通时，当以生化汤治之，其曰："产后小便不通利者，因津液竭，血气虚，热于膀胱，或小便涩秘而难也，宜与生化汤治之。"清代单养贤《产宝新书》进一步指出："产后血气暴虚，理当大补，但恶露未尽，用补恐致滞血，惟生化汤行中有补，能生又能化，其方因药性功用而立名也。"指出生化汤为产后诸病通用方，因此亦可用于血瘀湿滞型产后小便不通。单养贤又在《胎产指南》中亦引《济生产经》曰："产后则扶虚消瘀，此其要也。"进一步指出治疗产后疾病当应用扶虚消瘀法。

除此之外，亦有其他医家所述活血利湿通便之方药，如明代武之望《济阴纲目》载有《千金方》之金钥匙散，以"治产后大小便不通，腹胀等证"，方中蒲黄、滑石等分为末，并以酒调服，以利水行血通便，急则治其标。孙文胤《丹台玉案》载有"利便饮"（木通、当归、车前子、生地、白芍、川芎、白术、泽泻、甘草、灯心草）治产后小便不通，以活血利湿，清热养阴。

后至清代何应豫《妇科备考》以加味五苓散治疗瘀滞内停之小便不通，其曰："膀胱者，州都之官，津液藏焉，气化则能出矣。产后气虚，不能运化，流通津液，故使小便不通……又有恶露不来，败血停滞，闭塞水渎，小便不通，其症小腹胀满刺痛，乍寒乍热，烦闷不宁，加味五苓散主之。"方中五苓散温阳化气利水通便，桃仁红花祛瘀生新。同一时期的周诒观《秘珍济阴》亦载有相似论述，并以加味四苓散治之，即"白术、茯苓、猪苓、泽泻加红花、苏木"。

清代医家亦记载许多应用本法治疗之验案，如王孟英《温热经纬》治疗"李氏妇，崩后溺涩"及"顾氏妇，产后小便不通"时，均应用活血化瘀法以通行瘀血，其曰："皆以瘀行而愈。"又有汪朴斋《产科心法》记载"朴斋治验案"数则，其中有陈姓妻产后小便不通，胀痛难安案，指出其为"瘀阻膀胱，气不化也"所致，遂予"生化汤加肉桂、泽兰"服之，夜半得小便但未畅，次日复用"六味汤吞失笑丸"，药后小便大通而痊愈，此即活血化瘀利水之法的验证。

值得一提的是，清代郑元良《郑氏家传女科万金方》载有应用活血行血法治疗产后小便不通兼恶露不行的论述，以及治疗处方的使用禁忌，值得后世医家临证借鉴学习，其曰："产后大小便惧闭而恶露不行，服行血药；恶露已净，服四物汤，用生地，加黄芩、山栀、赤苓、木通、枳壳之类；恶露不行而大便泻，小便闭者，但可服五苓散加行血药，如当归、桃仁、红花、赤芍、延胡索、童便等类，不可服胃苓汤，盖内有苍术、厚朴，能止血故也。如不得已，略用些亦可。治内伤之法亦然。"

（7）补脾调肺通便：明代王纶《节斋公胎产医案》指出助脾益肺，升举气血之法，使气血流通，阳升阴降，则水精化生津血，谷精化生胃气，如此津液充足，小便通利。王纶亦指出辨治处方时两种误治情况及正确的治疗方法，其曰："若认咽干口燥为火，而用芩、连、栀、柏以降之，认小便闭涩为水滞，而用五苓散以通之，皆非也。必因其劳损以温之，因其干燥而濡之行之，度量病情，随宜而治，自无失也。生津止渴益水散，黄芪、人参、怀生、麦冬、五味子、当归、茯苓、升麻、甘草、葛根。"后至《胎产秘书》进一步指出："小便由于气化，书曰气化则能出矣，故补气生津，实至言也。膀胱藏津液之所，真阳不足，元气不升，则不出矣。是补气填精为上。"并提出补脾益肺汤治疗产后口渴或兼小便不利。清代高淑濂《高淑濂胎产方案》及周慎斋《秘传女科》亦有应用助脾益肺法治疗产后小便不利兼口渴的相关记载，兹不赘述。

（8）补肾利水通便：明代赵贞观《绛雪丹书》指出通过补肾气以助膀胱气化，治疗产后小便不通，其曰："产后小便不通或以肾气丸主之。"清代郑玉坛《彤园妇人科》曰："膀胱虚热尿秘，用六味地黄汤；阴虚阳无以化，用金匮肾气汤。"指出因膀胱阴虚火旺而小便不通，应以六味地黄汤补元阴，若阴虚进一步加重，导致阴阳两虚，则用金匮肾气汤阴阳双补，体现阳中求阴，补肾利水之思想。

此外，《妇科问答》以"通米散"活血润燥、利水行气、育阴清热，综合治疗产后小便不通，其曰："二十八问：产后小便不通，服何药？答曰：宜服通米散：桃仁、郁李仁、麻仁、当归、木通、陈皮、蓬术、天花粉、猪苓、前胡、枳实、牡丹皮。"

2. 其他疗法

（1）灸脐法：宋代《妇人大全良方》指出以隔盐灸神阙穴的方法治疗因内寒积聚所致产时尿胞运动不顺、产后小便不通，其艾炷为葱白、艾叶相合所制，如葱饼子大，具体方法为："用盐于产脐中填，可与脐平。却用葱白剥去粗皮、十余根作一缚，切作一指厚，安盐上，用大艾炷满，葱饼子大小，以火灸之。觉热气直入腹内，即时便通，神验不可具述（出《产乳集》）。"后至元代危亦林《世医得效方》，明代楼英《医学纲目》、陈文治《广嗣全诀》、王肯堂之《证治准绳》《胤产全书》、武之望《济阴纲目》、赵献可《邯郸遗稿》、赵贞观《绛雪丹书》、王化贞《产鉴》及清代萧埙《女科经纶》等医籍亦载有此方，如《济阴纲目》曰："积冷者用此，所谓气化则能出矣。"可见本法的广泛应用。此外，明代庄履严《妇科百辨》，清代日本医家丹波元坚《杂病广要》及郑元良《郑氏家传女科万金方》在本法基础上进一步完善，加麝香少许，以增强药势，丹波元坚《杂病广要》指出应用食盐的原因，其曰："味咸者能补肾，湿纸借湿气以润盐耳，如盐不润，则盐见火恐结块，令脐疼故也。"值得一提的是，楼英《医学纲目》中亦转载其之前医家所述有关治疗产后大小便不通或大小便难之穴位，并且大多数使用灸法，如大都（七分）、环冈（在小肠俞下二寸，横纹间灸取之）、水道（二十壮）、荣卫（在背脊四面各一寸八分，腰眼下三寸，夹脊相去四寸，两边各四穴，灸十壮至百壮），以及气海、三里、关元、三阴交、阴谷等穴位。

（2）食疗法：武之望《济阴纲目》引用薛氏乳汁方，以血肉有情之品滋润通便，其曰："薛氏曰：尝治一产妇大小便不通，诸药不应，将危矣。令饮牛乳，一日稍通，三日而瘥。人乳尤善。"后世医家多赞同此法。

综上所述，历代医家对产后小便不通病名、病因病机以及治疗等论述颇多，值得梳纳整理，遂成上文，以供诸家参考。

（李文昊　任鹏鹏）

缺乳源流考

妇人产后乳汁不足以喂养胎儿即称缺乳。其病名首见于隋代巢元方《诸病源候论》，其后宋代陈无择认为缺乳有虚实之分。纵观历代医家对于缺乳的论述，其中认识纷繁复杂，故从病名、病因病机、证候分类及治疗入手，对历代医籍中关于缺乳病证论述加以收集、整理、研究，归纳其思想脉络，对临床诊治本病颇有意义。

（一）病名

缺乳为哺乳期妇女常见疾病，历代医家对其病名有诸多论述，纵观文献记载，缺乳亦可称为"吹乳""吹奶""乳难""产后乳无汁""产后乳汁不下""产后乳汁不行""乳少""产后乳汁不通""产后无乳"。由于临床经验、理论认知的程度及时代背景不同,历代医家对缺乳的认识各有见地,对缺乳病名的认识可分为如下两类。

1. 以病因病机分类命名

明代张景岳《景岳全书·妇人规》将新生儿吸吮乳汁时呼气导致产妇乳道壅闭,乳汁不通的疾病称为吹乳。其曰:"产后吹乳,儿饮乳为口气所吹,致令乳汁不通。"赵献可在张氏基础上加以完善,其《邯郸遗稿》称此病为"吹奶",其曰:"产后乳肿硬痛者,因儿呼吸不通,壅闭乳道,蓄积在内,遂成肿硬而疼也,名曰吹奶。"由此可知,明清时期医家多从病因病机角度称谓此病。

2. 以病状分类命名

早在《神农本草经》时期便有缺乳的相关记载,称之为"乳难",即产妇产后乳汁甚少或全无的疾病。并且《神农本草经》载有六种药物以治疗"乳难"。如泽泻治"乳难消水";蒺藜主"乳难";续断治"人乳难",有"通滞之功";滑石主"女子乳难";贝母可治"乳难";白马蹄取治"乳难"。首次指出应用通利之品治疗乳汁不通。后世医家多宗《神农本草经》,以"乳难"为乳汁不通之称谓,如《名医别录》等。后至东晋陈延之《小品方》,在《神农本草经》基础上以"产后乳无汁"称呼本病,其曰:"产后而乳无汁。"隋代巢元方《诸病源候论》、唐代孙思邈《备急千金要方》、王焘《外台秘要》等书中均沿用此称谓。后至宋代官修《圣济总录》将产后不下乳汁的病症称为"产后乳汁不下",其曰:"论曰新产水血俱下……乳汁不下也。"宋元医家多承袭此称谓。宋代洪遵《洪氏集验方》将其称为"产后无乳",明代楼英《医学纲目》、清代吴道源《女科切要》亦载有相同称谓。明代《景岳全书》将其称为"产后乳迟乳少"。后至清代傅青主《傅青主女科》将缺乳称为人"乳汁不下",其曰:"产后气血两虚乳汁不下。"由此可知,历代医家对"缺乳"之病名称谓较多,但多以病因病机及症状特点分类命名,为后世医家认识理解"缺乳"含义奠定基础。

(二)病因病机

纵观历代医家对缺乳病因病机之描述可知,乳汁是否顺畅通行,主要取决于乳脉之通畅以及气血之充盈。与双乳关系最密切的经脉为肝胃两经和冲任二脉。元代朱丹溪《丹溪心法》云:"乳房阳明所经,乳头厥阴所属。"强调阳明、厥阴与双乳的关系。历代医家认为,脾胃乃气血生化之源,若脾胃功能正常,气血生化有源,乳汁得以化生;肝主疏泄,若气机条达,乳脉舒畅,乳汁泌出有节。因此当脾胃亏虚,气血不足,或产后血虚,穷苦贫血,或肝气郁结,疏泄失职,或痰湿壅滞,乳滞不来时,发为乳汁不行。遂将历代医家对病因病机之理解加以总结,论述于下。

1. 肝气郁结,疏泄失职

南宋陈无择《三因极一病证方论》曰:"产妇有三种乳脉不行,有血气盛而壅闭不行者。"指出气血壅滞为乳汁不行病因之一。后至元代朱丹溪《丹溪心法》曰:"乳房阳明所经,乳头厥阴所属。"在前代医家基础上进一步发展,将乳汁之分泌归于胃肝二脏,肝气不得条达,则乳汁不通。清代陈笏庵《胎产秘书》曰："一由气闭血滞、壅塞不行。盖妇人多忧思忿怒，忧思则气结而血亦结，忿怒则气逆而血亦逆，甚至乳硬管塞。"提出妇人忧思愤怒情绪造成气机阻滞，进一步发展则会引起乳道壅塞。傅青主《傅青主女科》有道："少壮之妇，于生产之后，或闻嫌谇，遂致两乳胀满疼痛，乳汁不通……今产数日，宜其有乳，而两乳胀满作痛，是欲化乳而不可得，非气郁而何？明明是羞愤成郁，土木相结，又安能化而成汁也。"妇女本寡言多思易郁，产后尤甚，肝郁不舒，气行不畅，木强克土，则乳汁难成矣。

2. 痰湿壅滞，乳滞不来

明代武之望《济阴纲目》曰："妇人肥盛，气脉壅滞，乳汁不通。"提出妇人肥胖，痰湿壅滞气血运行，也可引起缺乳。清代竹林寺僧也沿袭其认识，其于《竹林女科证治》中曰："肥胖妇人痰气壅滞，乳滞不来。"妇人痰湿阻滞气血运行，乳汁无从化生，乳汁有所化生也因湿邪阻滞，阻塞不来。

3. 脾胃亏虚，气血不足

隋代巢元方《诸病源候论》有云："妇人手太阳、少阴之脉，下为月水，上为乳汁。妊娠之人，月水不通，初以养胎，既产则水血俱下，津液暴竭，经血不足者，故无乳汁也。"妇人乳汁为手太阳、少阴之脉所化生，生产后倘若气血耗损太过，则不能化生乳汁。明代武之望亦宗此说，认为气血亏虚是缺乳的主要病因，其《济阴纲目》曰："妇人乳汁乃气血所化，其或不行者，皆由气血虚弱，经络不调所致。"后至清代，陈笏庵《胎产秘书》提出："乳汁不通，皆由气血不足之故。"也同样认为气血不足是缺乳的重要病因。并且清代严洁、施雯、洪炜合撰《盘珠集胎产症治》曰："乳汁乃气血所化，故人冲任之脉盛，脾胃之气强，则乳汁多而浓，衰弱则淡而少。"在前代医家基础上提出，气血不足引起的缺乳，应当责之脾胃，脾胃强则乳汁丰，脾胃弱则乳汁少。

4. 产后血虚，化源不足

《圣济总录》曰："新产水血俱下，暴伤津液，气脉未顺，所以乳汁不下也。"提出产后大伤津液、阴血，则会导致乳汁不下。清代竹林寺僧《竹林女科证治》曰："或产时去血太多，或产前有病，以及贫苦之妇，仆婢下人，产后失于调理，血脉枯槁。或年至四十气血渐衰，往往无乳。"认为妇人生产时，失血过多，或穷苦之人，素体虚弱，气血亏耗，也可引起乳汁分泌无源。

（三）证候分类

历代医家对缺乳证候分类的表述有：①肝气郁结，乳滞不行；②痰湿壅滞，乳滞不来；③脾胃亏虚，气血不足；④产后血虚，穷苦贫血。

（四）治疗

1. 辨证论治

（1）理气通乳：《胎产秘书》曰："妇人多忧思忿怒，忧思则气结而血亦结，忿怒则气逆而血亦逆，甚至乳硬管塞……于通乳药中多用香附、木香、青皮者，以行气故也。"妇人多易气滞气逆，气随血行，而引起乳硬管塞，乳汁不行。因此这种情况下多以香附、木香、青皮等行气药，打通壅滞。《济阴纲目》载有通草散治产后血气盛实，乳汁不通。其中以通草、青皮行气通经，柴胡条达肝气，疏肝解郁，赤芍、瞿麦活血通经，再以连翘消郁积所化之热。《济阴纲目》曰："秘传涌泉散，治乳妇气脉壅塞，乳汁不行，及经络凝滞，奶乳胀痛，或作病肿。"涌泉散中以王不留行、漏芦、僵蚕、穿山甲为通经行气活血常用药，再以天花粉生津清热，祛除郁热。《医宗金鉴·妇科心法要诀》治疗"气脉壅塞乳胀痛"也同样应用涌泉散，与《济阴纲目》中涌泉散相较，穿山甲换做僵蚕，增强行气作用。应当注意《济阴纲目》所言："一产妇因乳少，服药通之，致乳房肿胀，发热作渴，余谓血气虚，以玉露散补之而愈。"气血不足而导致缺乳，不可冒用理气药。理气药可伤津耗气，遂致乳房肿胀，发热作渴。清代亟斋居士《达生编》曰："若乱用穿山甲、王不留行等药，往往不效。即或勉强打通，乳汁清薄，令儿不寿，且损伤气血，产后多病，不久便干，反为不美。"倘若妇人气血不足，应以补养气血为要，切不可妄通乳汁，复损气血。且强行催乳，所下乳汁，量少稀薄，不利于婴儿生长发育。

（2）舒肝通乳：《傅青主女科》载："大舒其肝木之气，而阳明之气血自通，而乳亦通矣，不必专去通乳也。方名通肝生乳汤。"方中柴胡、通草疏肝行气，白芍、白术、熟地、麦冬补养气血，肝气得舒，气血充盈，乳汁即通矣。

（3）通经下乳：明代楼英《医学纲目》曰："若虽有乳，却又不甚多者，须服通经之药以动之，仍以羹引之。盖妇人之乳，资于冲脉，与胃经通故也。"乳汁尚有但是量少者，则应在补充营养基础上加服通经药，以鼓动气血运行，促进乳汁分泌。明代武之望《济阴纲目》中曰："若虽有乳，却又不甚多者，须服通经之药以动之。"清代吴道源于《女科切要》中曰："若虽有乳汁，而不甚多者，须服通经之药以动之。"二位医家亦宗此说，认为乳汁不畅则需通经药物加以鼓动，以促进其分泌。南宋陈无择《三因极一病证方论》曰："有血气盛而壅闭不行者……盛当疏之盛者当用通草、漏芦、土瓜根辈。"提出以通草、漏芦、土瓜根治疗气血壅滞引起的缺乳。后世医家亦承袭南宋陈无择之认识，如清代吴道源《女科切要》云："乳汁不行……实当疏之。疏用通草、漏芦、土瓜之类。"亦用通草、漏芦、土瓜等药物通经下乳。

后世有医家提出饮酒可通乳，清代汪朴斋《产科心法》加以完善，指出："然酒虽引血生乳，宜用淡酒，或冲开水、油汤中饮。若多饮及饮好酒，每致少乳。"但过量饮酒则可引起缺乳。

（4）涤痰通乳：《济阴纲目》曰："漏芦散治妇人肥盛，气脉壅滞，乳汁不通……此药服之，自然内消，乳汁通行。"选用漏芦汤治疗痰湿壅盛引起的缺乳，方中以漏芦下乳，舒筋通脉，瓜蒌清热涤痰，宽胸散结，再佐以猪蹄羹取补益气血，通乳之意。《竹林女科证治》又作漏芦汤："若肥胖妇人痰气壅滞，乳滞不来者，宜漏芦汤。壅者，行之也。或用赤小豆煮粥食之即通。"其中漏芦汤以蛇蜕换瓜蒌，用酒调服，以增强方中通经作用，再加入土瓜根，并以赤小豆煮粥送服，土瓜根、赤小豆解毒清热消肿，防止痰湿壅滞而化热。

（5）益气补血：南宋陈无择于《三因极一病证方论》中道："有血少气弱，涩而不行者，虚当补之。"气血不足而引起缺乳，当补其不足，充其气血，以资乳汁。清代于远望《济阴纲目》曰："若气血虚弱而不能生化者，宜壮脾胃。"指出气血不足而引起的缺乳应从补益脾胃入手。陈无择于《三因极一病证方论》中曰："虚当补之……猪蹄、鲫鱼之属，概可见矣。"

后世清代严洁、施雯、洪炜合撰《盘珠集胎产症治》亦云："开血气衰弱不行，宜猪蹄、鲫鱼、生地、当归之类以润之。"均以猪蹄、鲫鱼、生地、当归为催乳常用药，世代医家关于治疗缺乳的方剂中多用此类药物。需要特殊强调，其中所用猪蹄当以七星者为上品，七星猪蹄即猪前蹄内侧竖直排列有七个小孔之猪蹄。《济阴纲目》提出用通乳汤治乳后气血不足，经血衰弱，乳汁涩少。方中以猪蹄补血补虚，乃下乳要药，以通草、川芎、穿山甲行气活血以畅乳汁通路。《医宗金鉴·妇科心法要诀》曰："产后血虚乳汁少……附方；加味四物汤。"方中以猪蹄、王不留行催乳，四物汤补血行血，木通通经，花粉生津除热，共奏补血滋阴催乳之功。《胎产秘书》载方："乳汁不通，皆由气血不足之故。"书中选方以七星猪蹄催乳，人参、党参、黄芪大补阳气，熟地、当归、枸杞滋阴养血，佐以通草鼓动气血乳汁运行。

2. 其他疗法

（1）按摩疗法：《女科切要》曰："后服猪蹄汤，再用油木梳于左右孔上，各梳二三十梳，每日三服。"用木梳梳乳头，可以帮助乳汁分泌。《疡科大全》提出四种方法治疗缺乳。"乳汁闭塞胀痛门主方，验法用有嘴茶壶内贮滚汤半壶，将肿乳塞住壶内，使壶中热气熏乳，再令一人口含壶嘴吸之，其窍即通，温，看水面所浮皆乳，即其验也。"茶壶中热气熏蒸乳头，吸茶壶壶嘴，可将阻塞之乳道疏通，以治疗缺乳。又曰："又法用猫胡子向乳窍内通之，并不痛，找出猫胡子，乳汁自通。"用猫胡须探捅乳头，打通壅塞乳道。"又法用大儿频吮自通。"也可使人用力吸吮治疗缺乳。"又法谷树叶同糟盐煨热缚乳儿上，自通。"也可用树叶、盐一同热敷乳房，治疗缺乳。

（2）针灸疗法：明代官修《普济方》曰："治乳汁少……任脉滞无汁，下火立愈，穴膻中。"指出艾灸膻中以治疗缺乳。

（3）饮食疗法：清代竹林寺僧《竹林女科证治》曰："乳汁乃神任气血所化，故下则为经，上则为乳。产后饮食最宜清淡，不可过咸，盖盐止血少乳且发嗽。"冯兆张《女科精要》曰："乳乃血气所成，产后不可食盐，盐止血，令无乳汁，且发嗽难治。"以上二者皆言哺乳期妇女应当饮食清淡，不宜过食盐类，过咸则会引起少乳。

综上所述，隋代巢元方《诸病源候论》首次提出缺乳病名，后世历代医家不断发展，对缺乳认识不断丰富，关于缺乳的病因病机趋于完备，治疗方法日益完善，遂将历代医家著作中有关缺乳的论述加以整理、汇总，以作源流考究。水平有限，难免挂一漏万，望同道批评指正。

（高　山　韩洁茹）

产后乳汁自出源流考

"产后乳汁自出"作为病名首见于唐代昝殷《经效产宝》，并且该书指出其基本病因病机与治法。宋代陈自明《妇人大全良方》则进一步例举方药，以漏芦散治之。明代对产后乳汁自出认识渐臻全面，张介宾的《景岳全书》继承和发扬了前人之理法方药，薛己《校注妇人良方》则补充了其病因病机，皆各以方药治之。由于产后乳汁自出病因复杂，病机涉及多个脏腑，临床表现纷繁复杂，故从病名、病因病机、证候分类、治疗入手，对历代重要医籍中产后乳汁自出的相关病证论述进行整理，总结如下。

（一）病名

"产后乳汁自出"一词，历经千余年而沿用至今，其又称"产后乳汁自涌"，皆以病症特点命名。纵观历代有关产后乳汁自出的诸多论述，是指产妇在哺乳期间，不经乳儿吸吮，乳汁自然流出或随泌随溢。唐代昝殷《经效产宝》曰："产后乳汁自出，盖是身虚所致，宜服补药以止之。"始对本病专设证论，以病症特点命名。以后多年未有变化，直至清代吴谦等所著《医宗金鉴·妇科心法要诀》提出："产后乳汁暴涌不止者，乃气血大虚。"称本病为"产后乳汁自涌"，亦从病症特点命名。

（二）病因病机

产后乳汁自出的产生由多种因素导致，总归虚实两端。虚者气血虚弱，阳明胃气不固，阳虚而厥；实者肝郁化热，阳明血热，迫乳外溢，如清代严洁、施雯、洪炜合撰《盘珠集胎产症治》言："非气血虚而不摄，则满而流溢。当以人之强弱，乳汁之浓淡，验其虚实也。"故病分虚实，需仔细分辨，不可一概而论。

1. 阳明血热

足阳明胃经为多气多血之经，乳房属阳明胃经，产后阳明血热动血，津血同源，乳汁属津液，故迫乳汁自溢，明代张景岳《景岳全书》论曰："产后乳自出，乃阳明胃气之不固，当分有火无火而治之。无火而泻不止，由气虚也……若阳明血热而溢者。"

2. 肝经郁热

古人认为女子乳头属肝经，肝藏血而主疏泄条达，暴怒伤肝，肝阴受损，肝阳上亢，疏泄太过，乳汁为肝火所迫而妄行。《景岳全书》云："产后乳自出……若肝经怒火上冲，乳胀而溢者。"因产后抑郁，郁而化火，或大怒伤肝，肝火上亢，肝疏泄太过，乳得热则妄行，故胀而自溢。清代阎纯玺《胎产心法》亦曰："肝经怒火上冲，乳胀而自溢。"

3. 胃气不足

产后饮食劳倦损伤脾胃，胃气不固，摄纳无权，而乳房属足阳明胃经，故使乳汁自出。如宋代陈自明《妇人大全良方》曰："产后乳汁自出，乃胃气虚也。"而明代张介宾《景岳全书》云："产后乳自出，乃阳明胃气之不固，当分有火无火而治之。无火而泻不止，由气虚也。"认为需用心分辨有火无火之别，无火者为胃气虚。

4. 气血虚弱

产后气血耗伤，气不卫于外，血不荣于内，气虚不能摄纳，故乳汁失摄而自出。唐代昝殷《经效产宝》曰："产后乳汁自出，盖是身虚所致。"提出妇人产后乳汁自出者，无外乎气血虚。清代柴得华《妇科冰鉴》亦论曰："有气血大虚，以致气不卫外，血不荣里，而为妄泄者。"

5. 阳虚而厥

产妇劳役太过，阳虚而厥，致使乳汁自涌而出，如《妇科冰鉴》载曰："产后乳汁自出者……若产妇劳役太过，乳汁涌下者，此阳气虚而厥也。"

（三）证候分类

历代医家对产后乳汁自出病证候分类的表述有：①阳明血热；②肝经郁热；③胃气虚弱；④气血虚弱；⑤阳虚而厥。

（四）治疗

根据产后乳汁自出的基本病因病机，治疗以虚则补之，热则清之为基本原则，早在唐代《经效产宝》中就对产后乳汁自出治疗有所记述，其曰："产后乳汁自出，盖是身虚所致，宜服补药以止之。"后代发展更是丰富，如清代柴得华《妇科冰鉴》云："产后乳汁自出者，有胃气虚弱，不能敛摄津液者，宜补胃气以敛之。"若虚者为胃气虚，宜补胃气，胃气得复则乳汁得固。现将产后乳汁自出论治归纳整理为以下几点。

1. 辨证论治

（1）清热凉血益胃：乳汁因血动而出，血安津自安，当清热凉血益胃。明代张介宾《景岳全书》对阳明血热致病者，选方用药以清阳明热邪为主，其曰："产后乳自出……若阳明血热而溢者，宜保阴煎，或四君子汤加栀子。"保阴煎治一切阴虚内热动血，四君子汤加栀子更可清热益胃。

（2）解郁清热：肝经为病，或怒或郁，而有火热，热迫津出，乳汁亦属津液。明代张介宾《景岳全书》对肝火所迫致病者，选方用药以滋阴降火为主，其曰："产后乳自出……若肝经怒火上冲，乳胀而溢者，宜加减一阴煎。"方中以生地、熟地、麦冬、芍药滋阴养血；知母、地骨皮清热滋阴，其功在滋阴降火。清代郑玉坛《彤园医书》记载："八味逍遥散，治肝经血热，脉弦而数，口苦胁痛，乳汁自涌者。四物汤加柴胡、条芩、栀仁，治郁火伤肝，面青善怒，乳涌不止者。加味归脾汤治产后忧思郁怒，肝脾受伤，乳汁自涌者。"三方皆解郁疏肝，兼或清热，或降火，或理脾。

（3）补脾益胃：妇人产后气血大亏，胃气不固，而脾主统血，津血同源，又脾胃同体，故补脾益胃可摄乳。唐代孙思邈《华佗神方》曰："麦芽（炒）三钱煎浓汁饮之，日凡一次，乳汁自能减少。惟不可多服，以乳汁减至适量为度。"麦芽甘，平，入脾、胃经，而消积回乳。清代张璐《张氏医通》有论："产后乳汁自出不止。乃胃气虚。宜服五味异功散加黄芪、五味以摄之。"此方功在健脾理气，加黄芪益气，五味子敛涩，更固胃气。清代冯兆张《冯氏锦囊秘录》说："其有乳汁自出者。若胃气虚而不能敛摄津液者，宜补胃气以敛之。"胃气得固，津液自敛，乳汁自止。清代柴得华《妇科冰鉴》云："产后乳汁自出者，有胃气虚弱，不能敛摄津液者，宜补胃气以敛之……若胃气虚者，四君子汤加黄芪。"药用四君子汤，补脾益胃，加黄芪使补气固液之效更强。

（4）补气养血：产后气血两亏，又气可摄血，津血同源，故气血虚则乳汁不摄，治以补气养血。宋代陈自明《妇人大全良方》载："论曰：产后乳汁自出，盖是身虚所致，宜服补药以止之……《产宝》有是论，却无方以治之。若有此证，但以漏芦散亦可。"言乳汁已自出，却用漏芦通乳，加之瓜蒌、蛇蜕散结通络，使行乳之力更强，不知其意；如明代楼英《医学纲目》亦承其论，以漏芦散治之；而宋代《太平惠民和剂局方》是以漏芦散治乳妇气脉壅塞，乳汁不行，以方测证，后者记载更为准确。明代张介宾《景岳全书》对气虚致病者，选方用药以气血双补为主，其曰："产后乳自出……由气虚也，宜八珍汤、十全大补汤。"八珍者，四物四君合而为方，气血双补，加补气之黄芪、补阳之肉桂是为十全大补，言胃气不固，法为补益气血，可见气血为本。清代冯兆张《冯氏锦囊秘录》曰："其有乳汁自出者……若气血大虚，气不卫外，血不荣里，而为妄泄者，宜调补荣卫以止之。"产后气血俱虚，血虚不能生乳，故乳少而清，气虚不能摄乳，故乳自出而不止，当补气益血，十全大补汤温补气血，治诸虚不足；宋代《太平惠民和剂局方》记载十全大补汤曰："此药性温不热，平补有效，养气育神，醒脾止渴，顺正辟邪，温暖脾肾，其效不可具述。"故治气血两虚之乳汁自出。清代吴谦等所撰之《医宗金鉴 · 妇科心法要诀》记载："产后乳汁暴涌出，十全大补倍参芪；食少乳多欲回乳，免怀红花归芎膝；无儿食乳乳欲断，炒麦芽汤频服宜。"清代柴得华《妇科冰鉴》指出："气血大虚者，十全大补汤倍参、芪。"此为气血双补之方，倍用人参、黄芪则重以补气，益气生血。柴氏又言："若食少乳多，欲回其乳者，免怀散。"即药用红花、归尾、赤芍、牛膝也，应为气血虚而经络失养致经络不通，故乳汁淤积，以红花、归尾等活血通络，使乳汁得回。

（5）扶阳固脱：若阳气骤然大虚，可使乳汁失摄而涌。明代武之望《济阴纲目》曰："一产妇劳役，忽乳汁如涌，昏昧吐痰，此阳气虚而厥也，灌以独参汤而苏，更以十全大补汤数剂而安。"人参一味重用，急救元阳，补气固脱，后以十全大补汤安之。

2. 温熨法

明代官修《普济方》曰："凡产后乳汁自出，盖是身虚所致，宜服补药以止之。若乳多急痛者，温帛熨之，产宝有是论。"以温帛熨之，取温而散之之意，使聚集之乳汁得散，疼痛自消。

以上历代医家对产后乳汁自出病的诸多认识与辨证思路，奠定了中医药治疗产后乳汁自出病的理论基础，指导和启迪临床实践。

（刘国鑫　谭曾德）

第五章 前阴疾病

阴挺源流考

阴挺之名首见于《诸病源候论》，但其前亦有以阴脱等名称的论述，故从病名、病因病机、证候、治疗入手，对历代重要医籍中阴挺的相关病证论述进行整理研究，考查其学术脉络和规律，颇有意义。

（一）病名

阴挺是妇科常见病之一，相当于现代医学中的子宫脱垂、阴道壁膨出等病，症见子宫位置下垂或脱出阴道口外，甚者连同阴道壁、膀胱或直肠一并膨出。由于阴挺别名过多，如阴脱、阴下脱、子肠不收、阴菌、阴蕈、阴痔、阴茄、茄子疾、吊茄子、茄症、葫芦颓等，以致历代医家对阴挺论述过于杂乱，故而溯本逐源，将阴挺按病症特点分类命名。

隋代巢元方《诸病源候论》指出，本病由于"胞络伤损，子脏虚冷，气下冲则令阴挺出，谓之下脱。亦有因产而用力偃气，而阴下脱者。"又曰："或有子脏虚，冷气下冲，致阴脱出，谓之下脱。"认为宫冷，胞脉受损，其气下冲，会致阴挺，其别称为阴脱、下脱、阴下脱。唐代王冰《玄珠密语》言："五不女：螺、纹、鼓、角、脉也（螺者，牝窍内旋，有物如螺也。纹者，窍小，即石女也。鼓者，无窍如鼓。角者，有物如角，古名阴挺是也。脉者，一生经水不调，及崩带之类是也）。"这里阴挺主要指的是阴蒂过长。元代危亦林《世医得效方》云："治阴中生一物，渐大，牵引腰腹，膨痛至甚……名阴挺。"描述阴挺的症状为阴中突出一物，牵连腰腹而疼痛。明代虞抟《医学正传》曰："产后阴脱，谓阴户中宫脱下也。"阴脱亦是子宫下脱也。明代张介宾《景岳全书》载："妇人阴中突出一物，长五六寸，名阴挺。"阴挺乃子宫脱出五六寸。《景岳全书·妇人规》言："阴挺如菌者……谓之阴菌（菌，状如蘑菇）。""妇人阴中突出如菌如芝，或挺出数寸，谓之阴挺。" 清代汪昂《本草备要》云："阴肉挺出，亦名阴菌，或产后玉门不闭。"把阴挺又称为阴菌，或产后玉门不闭。清代阎纯玺《胎产心法》载："阴中舒出如蛇，俗呼阴挺。有翻突如饼，俗呼阴菌。"认为阴挺之病状类似突出之蘑菇，故而名之阴菌。清代顾世澄《疡医大全》论："窦汉卿曰：阴中肿块，匾如蕈者，名阴蕈阴菌，如枣核者名阴茄。"清代鲍相璈《验方新编》云："此名阴茄，亦阴挺也。"清代王清源《医方简义》言："产后阴中下精肉一块，形如鸡冠约长出寸许，甚至及尺，名曰阴挺……昔名茄症。"清代吴谦等《医宗金鉴·妇科心法要诀》云："阴中突肉名阴痔，或名茄子疾俗称。"阴中突出一物类似突出之痔疮或茄子，故命名阴痔、阴茄、茄症或茄子疾。

（二）病因病机

阴挺其病因病机多而杂，主要病因病机为气虚下陷，各代医家另有论述，经整理概括为产时感寒、寒湿毒虫、胞络伤损、产努力脱、情志所伤、房事不节、湿热下注、郁热下坠、气虚下陷等，现分别论述如下。

1. 产时感寒

清代孙一奎《孙文垣医案》治"一仆妇难产子宫坠出户外半月不收"案，辨其证属"产时受寒，血凝滞不能敛而收入。"《外科大成》言："阴挺阴中挺出一条如蛇头……或经风所致。"由此可见，阴挺可由外受风邪所致。

2. 寒湿毒虫

《女科要旨》中载南北方因气习不同，治之难易亦有别。南人之阴挺，由于病变，书有其方，按法多效，易治；北人之阴挺，由于气习，病象虽同，而病源则异，所以弗效，难治。记录北方人日坐湿地，夜卧土坑，寒湿积于体内，妇人平素静而常伏，至春夏以及长夏，湿得暑气之蒸上腾，适值女人经水袭来，血海空虚，湿随之而内入体，"更有甚者，长夏干土，得雨之后，则土中之虫无不蠕动，一闻血腥之气，虫头上仰，嘘吸其气。虫为阴类，血为阴汁，以阴从阴，毒气并之，即为阴挺之病根"。并提出厕乃污秽之地，湿虫潜伏之处，若妇人常蹲于厕中而不用便桶排溺，湿虫之毒气能随其腥血之气而上乘也。

3. 胞络伤损

《妇人大全良方》曰："妇人阴挺下脱，或因胞络伤损。"《景岳全书·妇人规》言："此或因胞络伤损。"《神灸经纶》言："一妇人阴挺是因胞络伤损。"均认为胞络受阻会致阴挺。

4. 产努力脱

《诸病源候论》云："亦有因产而用力偃气，而阴下脱者。"产时用力，以致气虚无力上承而阴挺。另言"产而阴脱者，由宿有虚冷，因产用力过度，其气下冲，则阴下脱也。"素体虚冷，若产时用力，使其气下冲而阴挺。《妇人大全良方》云："妇人阴挺下脱……或因分娩用力所致。"分娩时用力太过以致阴挺。南宋陈言《三因极一病证方论》论曰："妇人趣产劳力，弩咽太过，至阴下脱若脱肛状。"（趣，《胤产全书》中为"趋"）。认为妇人产时过度用力会致阴挺。明代孙一奎《赤水玄珠》载："此因坐产、努力、举动、房劳所致。或脱肛、阴挺，逼迫肿痛，小便淋沥。"分娩时过度用力以及平素体劳、房劳会致阴挺等病。《景岳全书·妇人规》云："或因分娩过劳。"分娩时过劳以致气虚阴挺。明代汪机《外科理例》曰："或因产努力而脱者。"产时用力过度而致阴挺。清代冯楚瞻《冯氏锦囊秘录》载："产后阴脱者，多由妇人生产用力太过，致阴下脱及阴下挺，逼迫肿痛，举重房劳，皆能发作。"分娩时妇人生产过度用力，之后劳伤均会诱发阴挺。

5. 情志所伤

《妇科百辨》云："怒气伤肝，肝火下陷而成，名曰阴挺。"《外科大成》言："阴挺阴中挺出一条如蛇头……或产后遇怒。"认为阴挺乃怒火下陷而致。《疡科捷径》曰："阴脱症，思虑成，阴户开而闭不能""阴脱忧思太过生"。均认为阴挺是因忧思过度，脾虚无力上承而致阴挺。

6. 房事不节

《世医得效方》曰："阴中生一物，渐大……或犯非理房事，兼意淫不遂。"认为阴挺乃房事无忌，意淫不遂所致。清代吴亦鼎《神灸经纶》言："一妇人阴挺……房室过度淫欲不遂多致此症，治以升补固阴为主。"认为房事过度会致阴挺。

7. 湿热下注

《验方新编》曰："产后阴挺、阴菌，诸虫痛痒，盖因妇人七情郁火，伤损肝脾，湿热下注。"妇人郁火损伤肝脾，湿热下注以致阴挺。清代程国彭《医学心悟》云："至于湿热下坠，则为阴菌、阴蚀、阴挺下脱、阴茎肿烂之类。"认为阴挺乃湿热下注所致。清代吴鞠通《温病条辨》载："至妇人阴挺、阴蚀、阴痒、阴菌等证，古有明文大抵多因于肝经郁结，湿热下注，浸淫而成。"总结古人多认为阴挺乃肝经郁结，湿热下注所致。清代张志聪《黄帝内经灵枢集注》言："足厥阴之筋……伤于热。则阴挺不收。"足厥阴肝经湿热下注而阴挺。清代陈念祖于其所写《金匮要略浅注》和其《女科要旨》中均论述："阴挺证，坊刻《外科》论之颇详，大抵不外湿热下注为病。"不过认为古法治之无效，遂其后论述北方之人阴挺乃寒湿毒虫所致。

8. 郁热下坠

《世医得效方》云："治阴中生一物，渐大，牵引腰腹，膨痛至甚，不思饮食，皆因多服热药及煎爆。"平素饮食及药物多油腻热性，郁热积于体内下坠而致阴挺。《景岳全书·妇人规》言："或因郁热下坠。"郁热下坠以致阴挺。《本草备要》载："阴肉挺出，肝经之火。"肝经郁热以致阴挺。明代吴昆《针方六集》曰："伤于热，则筋缓而阴纵挺不收。"肝主筋，筋缓肝经郁热以致阴挺。清代黄宫绣《本草求真》亦有阴挺乃"肝火"所致的记载。

9. 气虚下陷

湖南长沙马王堆西汉古墓出土的《养生方》云："少时，若新产后，急带举重，子阴挺出或倾邪，月水不泻，阴中激痛，下塞，令人无子。"认为产妇新产后体劳力脱，气虚下陷以致阴挺。《诸病源候论》言："或有子脏虚，冷气下冲，致阴脱出，谓之下脱。"南宋陈自明《妇人大全良方》载："妇人阴挺下脱……或因子脏虚冷。"均认为脏虚遇冷，其气下冲以致阴挺。元代朱丹溪《丹溪手镜》云："阴脱乃气血下溜。"阴挺乃气血虚衰所致。《景岳全书·妇人规》言"或因气虚下脱"，认为阴挺乃是气虚所致。明代庄履严《妇科百辨》云："妇人产后阴脱者何？曰：气血虚而不能收敛也。"清代时世瑞《疡科捷径》载："阴挺如虮脾怯弱""阴挺症，似蛇形，脾经虚弱有来因"。清代祁坤《外科大成》云："阴挺阴中挺出一条如蛇头，由足太阴脾虚……所致。"均认为脾气虚致阴挺。《胎产心法》言："产门不闭，如无肿痛，或肿既消而不闭者，此气血虚不能收摄。"气血虚，无力收摄，产门不闭而阴挺。《验方新编》云："产后阴户脱下，乃元气不足。"元气不足以致阴挺。

（三）证候分类

历代医家对阴挺证候分类的表述有：①湿热下注；②肾虚；③脾虚气陷；④肾阳亏虚；⑤气虚。

（四）治疗

阴挺治法繁多，经过对古代医籍文献的整理，现执简驭繁，将治法概括为清热、散血消肿、疏肝调脾、补肾壮阳、培土胜湿、益气升提、补元固阴、收敛止脱及其他疗法，兹分述如下。

1. 辨证论治

（1）清热

1）调肝清热：《本草纲目》记载将腊月收的兔之头骨烧末敷，平肝清热，可治妇人产后阴脱。《校注妇人良方》云："若肝火湿热，小便涩滞，用龙胆泻肝汤。"以龙胆泻肝汤清利肝胆湿热。《妇科百辨》言："宜用龙胆泻肝汤加血竭研末，调服十余剂，除其痛。"另加血竭活血止血。《景岳全书·妇人规》曰："若暴怒伤肝动火者，龙胆泻肝汤。"以龙胆泻肝汤清泻肝胆实火。又曰："郁热下坠者，龙胆泻肝汤、加味逍遥散。"又曰："或痛而觉热者，宜加味逍遥散。"加味逍遥散疏肝清热，解郁和营。《验方新编》云："产后阴挺阴菌……淋沥者，龙胆泻肝汤加白术、丹皮。"若阴挺伴有淋沥者，可用龙胆泻肝汤加白术、丹皮治之。又曰："产后阴挺阴菌……溃腐者，加味逍遥散。"若阴挺伴有溃腐者，可用加味逍遥散。又曰："产后阴挺阴菌……初产肿胀痛而热者，宜加味逍遥散，或逍遥散加荆芥、牡丹皮。"加味逍遥散乃逍遥散加山栀、丹皮，增强疏解郁热的功效。荆芥亦能入血分，清热凉血。清代罗越峰《疑难急症简方》载"天菌病（《各家》）"治妇人月间不谨慎，阴户菌（如蕈）出，如肠一二寸，故得此名。该患清晨起床即出，晚上入，进出一二年不愈，有云因肠火盛，用大柴胡汤和解少阳，内泻热结而愈。

2）理脾清热：《景岳全书·妇人规》言："若忧思伤脾血热者，加味归脾汤。"加味归脾汤健脾养心，兼清肝热。《验方新编》云："产后阴挺阴菌……湿痒者，归脾汤加山栀、柴胡、丹皮。"归脾汤健脾养心，另加山栀、柴胡、丹皮清利湿热。

3）养血清热：唐代孙思邈《备急千金要方》载"黄芩散"治妇人阴脱方。方中黄芩、竹皮清热，当归、芍药养血，猬皮、牡蛎收涩，狐茎（一具，《千金翼》用松皮）补阳。唐代咎殷《经效产宝》用"当归散"治妇人阴脱。方中当归、白芍养血，黄芩清热，猬皮、牡蛎收涩。后世亦有赤芍易白芍，以增强清热之力。《古今医统大全》载"白薇散"治妇人阴挺。方中四物以养胎血，白薇、牡丹、凌霄花清热解毒，泽兰、苍术祛湿，桂心助阳化气，甘草调和诸药。《本草纲目》云："产后阴脱：慎火草一斤（阴干），酒五升，煮汁一升，分四服（《子母秘录》）。"慎火草清热凉血。《胎产心法》曰："产后阴挺阴菌……如产久，则于杂证同治法，用四物汤加柴胡、山栀、丹皮、胆草。"四物汤补血和血，加柴胡、山栀、丹皮、胆草清热。

（2）散血消肿：明代朱权《乾坤生意》曰："女阴挺出：茄根烧存性，为末。油调在纸上，卷筒安入内，一日一上。"《本草纲目》记载茄之根及枯茎叶散血消肿，可治阴挺。明代倪朱谟《本草汇言》载"五加皮"活血祛风，舒筋定疝，入阴挺有关肝肾二经，湿滞血伤，皆宜用之。

（3）疏肝调脾：宋代陈沂撰，明代陈文昭补解《陈素庵妇科补解》载"当归益荣散"可治阴脱、阴挺。全方养荣益肝调脾。明代程云鹏《慈幼新书》载"玉龙汤"治产后阴挺下坠，产户肿痛。方中当归、芎䓖、地黄、芍药疏肝调脾，龙骨收涩。《疡科捷径》云："阴脱症，思虑成，阴户开而闭不能。痒痛兼行流水者，逍遥归脾服之应。"逍遥散疏肝调脾，归脾汤健脾。《女科指要》曰："阴痔内服逍遥散，外以铜绿散绢裹纳阴中。"亦认为阴挺可用逍遥散治疗。

（4）补肾壮阳：宋代朱佐《类编朱氏集验医方》载"石脂散"治白冷精带下，阴挺脱出。方中干姜、香附子温肾壮阳，赤芍药活血。《本草纲目》记载狐之阴茎能治疗妇人阴脱。明代徐春甫《古今医统大全》载"三茱丸"治阴挺、阴痒。其中食茱萸温中燥湿，吴茱萸散寒助阳，山茱萸补肝肾、益气血。

（5）培土胜湿：《女科要旨》言："鄙意以甘薯堪为阴挺证之专药。盖以阴挺之本，不离于湿，而此为探本之治。阴挺之形，突出如瓜，而此为象形之治。患此者，令其如法服药敷药之外，又以此物代饭，其效当必更远。"甘薯补脾胃、驱湿热、养气血、长肌肉。且甘薯形似脱出之胞宫，取以形治形之意。

（6）益气升提：阴挺治之益气升提，常用方为补中益气汤。如《外科理例》言："或因产努力而脱者，宜当归散。久不愈者，补中益气汤，倍加升麻柴胡举之。"因气虚致阴挺者宜当归散补气血，重者用补中益气汤益气升提，倍加升麻柴胡提高升提之力。《妇科百辨》云："宜补中益气汤倍当归、熟地、麦冬、白术、升麻，入糯米一撮。"又载："次用补中益气汤加升提药，归脾汤约二十余剂而愈。当忌恼怒以防再发。"《景岳全书·妇人规》曰："气虚陷下者，补中益气汤、十全大补汤。"用补中益气汤、十全大补汤益气升提。《疡科捷径》言："阴挺症，似蛇形，脾经虚弱有来因……补中益气用之神。"用补中益气汤补土和中。《胎产心法》云："产后阴挺、阴菌……肿闷脱坠者，补中益气加山栀、丹皮。"清代徐大椿《女科指要》言："阴挺补中益气汤加龙骨牡蛎粉。"在补中益气汤益气升提的基础上加龙骨牡蛎镇惊安神。

《济阴纲目》载有："肠出，盛以洁净漆器，浓煎黄芪汤浸之，肠即上。"以黄芪一味浓煎增强益气升提之功。《景岳全书·妇人规》言："因分娩过劳，气陷者，寿脾煎、归脾汤。"以寿脾煎健脾养心，补气摄血；归脾汤养心健脾，补气养血。又曰："若气血俱虚者，宜十全大补汤加五味子，补而敛之。"以十全大补汤补气养血，加五味子收涩。《疡医大全》记载"当归黄芪饮（《丹心》）"治阴脱。方中黄芪、当归、人参益气补血，升麻升提，甘草和诸药。

（7）补元固阴：明代薛己于《校注妇人良方》中认为阴挺的治疗当以"升补元气"为主。《景岳全书·妇人规》载："大都此证当以升补元气、固涩真阴为主。"《神灸经纶》曰："一妇人阴挺……治以升补固阴为主。"提到阴挺的治法主要为升补元气并固涩真阴。如《景岳全书·妇人规》载："如阴虚滑脱者，宜固阴煎、秘元煎。"以固阴煎养阴固精，秘元煎益气养心，健脾固涩。

（8）收敛止脱：东晋葛洪《肘后备急方》记载："产门不闭，产后阴道不闭，或阴脱出。石灰一斗熬黄，以水二斗投之，澄清，熏。"明代李时珍《本草纲目》载石灰"散血定痛，止水泻血痢，白带白淫，收脱肛阴挺，消积聚结核，贴口喝，黑须发。"明代张介宾《本草正》言石灰"收脱肛、阴挺。"清代汪讱庵《本草易读》记载石灰"收阴挺而杀疮虫。"

北宋唐慎微《证类本草》载："唐本注云：鳖头烧为灰，主小儿诸疾，又主产后阴脱下坠，尸疰，心腹痛。"唐代《新修本草》云："鳖头烧为灰，主小儿诸疾，又主产后阴脱下坠，尸疰，心腹痛。"唐代孙思邈《千金翼方》曰："鳖头烧灰主小儿诸疾；又主产后阴脱下坠，尸疰，心腹痛。"《本草纲目》记载鳖主治之一为产后阴脱，取其鳖头善缩也。

唐代孙思邈《孙真人海上方》云："脱肛阴脱两般忧，寻取鲫鱼只用头，火上烧干为细末，半搽半服自然收。"《本草纲目》载鲫鱼头："酒服，治脱肛及女人阴脱。"鲫鱼头有收涩之功。

唐代孙思邈《千金翼方》曰："妇人阴脱作痒：矾石烧研，空心酒服方寸匕，日三。"《本草纲目》记载白矾外治，可"收脱肛阴挺"，取其酸涩而收也。《本草正》亦认为矾石："其性收涩，可固脱滑，故能治崩淋带下、肠风下血、脱肛阴挺，敛金疮，止血。"而清代杨时泰《本草述钩元》认为矾石："收阴而归元。此方因肾为真阴之元，即以归元者疗之，非取其酸涩固脱也。"

《三因极一病证方论》治疗女人阴脱，用猬皮散加鳖头一枚，烧灰研入。其中猬皮烧存性以收涩，煅碎磁石以纳气，桂心、鳖头补阳。

《验方新编》载"收肠方"治子肠不收。方中枳壳、诃子、五倍子、白矾收涩。又载另一收肠方，方中铁锈水、磁石亦起收涩之功。

2. 其他疗法

（1）针灸疗法：西晋皇甫谧《针灸甲乙经》言："阴跳遗溺，小便难而痛，阴上下入腹中，寒疝阴挺出偏大肿，腹脐痛，腹中恺恺不乐，大敦主之""乳子下赤白，腰俞主之。女子绝子，阴挺出不禁白沥，上窌主之""女子疝瘕，按之如以汤沃两股中，少腹肿，阴挺出痛，经水来下，阴中肿或痒，漉青汁若葵羹，血闭无子，不嗜食，曲泉主之""妇人阴挺出，四肢淫泺，身闷，照海主之"。记载大敦、上窌、曲泉、照海可治阴挺。北宋官修《太平圣惠方》载："阴跳二穴……阴挺出。"记载阴跳可治阴挺。北宋官修《圣济总录》言："上髎二穴……妇人绝嗣，阴挺出不收，针入三分，可灸七壮""水泉二穴……阴挺出小便淋沥""照海二穴……女子淋沥阴挺出，针入三分，可灸七壮""曲泉二穴……阴挺出"。记载上髎、水泉、照海、曲泉可治阴挺。南宋王执中《针灸资生经》云："阴跳，疗妇人淋沥，阴挺出""大敦，主阴挺出。少府，主阴挺长。上髎，治妇人阴挺出不禁。阴跳、照海、水泉、曲泉，治妇人阴挺出。阴跳，疗阴挺出""曲泉，主女子疝瘕，按之如以汤沃两股中，小腹肿，阴挺出痛""上髎，主绝子，疟寒热，阴挺出不禁白沥，痉脊反折""妇人胞下垂注阴下脱，灸侠玉泉三寸随年壮""大敦，主寒疝阴挺出""阴跳，主阴挺下血""水泉，治月事不来，来即多……阴挺出"。

后世略有补充，但与前所载穴位无甚差别。如元代西方子《西方子明堂灸经》记载上窌、曲泉、水泉、照海可治阴挺。元代王国瑞《扁鹊神应针灸玉龙经》补充太冲可治阴挺，"太冲……妇人月水不通，漏下，贲中疼，阴挺出，马刀腋肿。"《针方六集》言："会阴一穴，主……阴蚀阴痔，阴中一切诸痛。"提到会阴穴可治阴挺。明代《针方六集》、明代张介宾《类经图翼》、明代杨继洲《针灸大成》、明代《古今医统大全》、明代高武《针灸聚英》、明代官修《普济方》、清代廖润鸿《针灸集成》等书中均有记载大敦、蠡沟、曲泉、上髎、少府、然谷、照海、水泉、交信等穴位可治阴挺。

其中以下书籍提供治疗阴挺的针灸处方，均大同小异，如《类经图翼》言："阴挺：曲泉、太冲、然谷、照海。"《针灸大成》曰："阴挺出：太冲、少府、照海、曲泉""阴挺出：曲泉、照海、大敦"。

《济阴纲目》载有部分灸法处方，如"治产后阴脱，灸脐下横纹二七壮""妇人阴挺出，四肢淫泺，身闷，少海主之。（一作照海）""妇人胞胎门落颓不收常湿，灸神阙、玉泉（五十壮）、阴交。（脐下一寸指缝中，灸五十壮，三报）""又法，玉泉旁开三寸。（灸随年壮，三报）"。《针灸集成》言："阴挺出：阴跳、曲骨、曲泉、照海、大敦、太溪三壮。"《神灸经纶》言："阴挺：曲泉、太冲、然谷、照海""阴挺痒痛：少府、曲泉"。清代李学川《针灸逢源》载："曲泉、太冲、照海"。

（2）熏洗法：东晋葛洪《肘后备急方》中治产后产门不闭，或阴挺脱，用新解风化石灰煎滚以瓦钵盛汤，腿下熏之，用被覆盖以治之。唐代孙思邈《千金方》中以蛇床子、乌梅煎汤，日洗五六次治阴挺。《世医得效方》载治阴挺的熏洗方，后世《古今医统大全》命其为"水杨汤"，方中用金毛狗脊、五倍子、白矾、水杨根、鱼腥草、山黄连，以有嘴瓦罐煎熟，予以银锡作一长小筒，下透罐嘴，上贯挺上，先熏后洗，立效。《孙文垣医案》载有"一仆妇因产难而子宫坠出户外"一案，此属"产时受寒，血凝滞不能敛而收入……用未经水石灰一块重二三斤者，又以韭菜二三斤，煎汤置盆中，将灰投入，灰开汤沸，看沸声尽，乃滤去灰，带热坐于盆上，先熏后洗，即以熟韭菜于患处探挪"。该方命为"赛百帖人参汤"，其中石灰能散寒消血，韭菜亦行气消血，一日一洗，洗三日即消软收入。《本草纲目》言："产后阴脱：以温水洗软，用雄鼠屎烧烟熏之即入（熊氏）。"方中雄鼠屎甘寒导浊，咸苦行瘀，功专导浊行滞。《胎产心法》曰："产后阴挺、阴菌……以上诸证，均可佐以外治之法，如硫黄汤、熨阴洗阴诸方，选而用之。"另载"硫黄汤"治产后玉门开而不闭，及阴户突出。用硫黄、吴茱萸、菟丝子、蛇床子研匀，煎汤频洗自收。又载"敛宫方"治子宫不敛。方中用荆芥、藿香、椿根白皮，煎汤熏洗，神效。清代丁尧臣《奇效简便良方》载用大蒜煎水多洗，或槐白皮煎洗治阴挺。清代郑玉坛《彤园医书》载"熏阴痔方"，以乌头火焙存性，入罐内用醋淹之，厚纸封口，煎数滚，乘热揭口，对痔熏蒸数次。明代官修《普济方》用酸浆草，俗名老鸦酸草，煎汤，用草坐不开孔，才熏收一半，稍温下手洗，并收入，而安，治妇人子宫出，痛不可忍。"酸浆草清热利湿，解毒消肿。"以诃黎勒和蜡烧熏，及热煎汤熏，通手后洗。"诃黎勒（诃子）收涩。

（3）熨推纳法：东晋陈延之《小品方》云："治产后阴脱方。以铁精敷上，多少令调，以火炙布令暖，熨肛上，渐纳之。"以铁精熨纳阴中。《千金方》言："治产后阴脱。用蛇床子蒸热，盛以绢袋，乘热熨之。"以蛇床子燥湿祛风、温肾壮阳治产后阴脱。《太平圣惠方》中载桂心、吴茱萸、戎盐，并熬令色变，捣罗为末，以绵裹如指大纳阴中，每日换之。明代邵以正《徐氏胎产方》载"产后阴脱：铁炉中紫尘、羊脂，二味和匀，布裹炙热，熨推纳上。"此锻铁灶中灰尔，兼得铁力故也。有祛癥瘕坚积，祛邪恶气的作用。明代缪仲淳《本草单方》载治妇人阴脱法，以白及、乌头，绢裹一钱，纳阴中，入三寸，腹内热即止，日用一次。《验方新编》以"熨阴洗阴法"治阴肿、阴痛、阴脱。用蛇床子不拘多少，炒极热，以绢袋盛或布裹，熨患处。另有用蚌蛤肉塞阴中，日换数次以治阴挺。《女科指要》曰："阴痔内服逍遥散，外以铜绿散绢裹纳阴中。"以铜绿散外治阴挺。

（4）涂掺敷法：《世医得效方》载："妇人阴挺：铁胤粉一钱，龙脑半钱，研，水调刷产门。"方中铁胤粉（铁华粉）养血安神、平肝镇惊，龙脑（冰片）清热解毒、防腐生肌，两者研末涂刷阴部。《景岳全书·妇人规》云："一方：子宫脱出，用蓖麻仁十四枚研烂涂顶心，入即洗去。"方中蓖麻仁消肿拔毒，泻下行滞。明代缪仲淳《本草单方》言："子宫脱下。蓖麻子仁、矾枯（等分），为末，安纸上托入；仍以蓖麻子仁十四枚研膏，涂顶心，即入。《摘玄方》。"方中加矾枯增强收涩之力。明代武之望《济阴纲目》言："用五倍子、白矾为末，干掺立效。"《千金方》记载"硫黄散"治产后劳伤阴脱。产后努力太过，致阴下脱若脱肛状，及阴下挺出，逼迫肿痛。方中用硫黄、乌贼骨、五味子研末，掺患处。《验方新编》载白果嚼融敷之，极效。又以芝麻嚼烂敷之，大效。清代丁尧臣《奇效简便良方》中用水仙花兜，加红糖捣极烂敷，治阴挺尤效如神。唐代唐德宗李适，其自撰之书《贞元广利方》载："妇人阴脱：煎羊脂频涂之。"清代王士雄《随息居饮食谱》云："妇人阴脱，赤丹如齐，并煎羊脂涂。"羊脂，甘温润燥，泽肌肤以治阴挺。

（5）坐法：东晋陈延之《小品方》曰："用鳖血，烧地令热，血著上，使病人坐之，良。"鳖血之性急缩走血，热之使病人坐以治阴挺。清代陈念祖《医学实在易》有一"阴挺方"，治阴挺，方中以飞矾、铜绿、五味、雄黄、桃仁研末，炼蜜丸，以雄黄为衣。用此丹一丸，重者二丸，坐入下部阴挺即愈。

（6）取嚏法：宋代武之望《济阴纲目》载有以全蝎为末，口噙水，鼻内㗜之，立效。又有以大纸捻蘸香油，点灯吹灭，以熏产母鼻中，肠即上之方法。清代郑玉坛《彤园医书》中治"子宫脱出不收也……当令稳婆端正葫芦、令妇仰卧，研细辛末，吹鼻作嚏自收。收后以厚绵搅塞阴门，将腿夹定，即服补中益气汤升之。"以细辛之辛味取嚏以回收脱出之子脏。清代林珮琴《类证治裁》曰："产后阴脱……或以灯草搔鼻取嚏，立上。"以灯心草搔鼻取嚏，取嚏则经脉流通，脱出之脏自回。

综上所述，历代医家对阴挺的认识繁多，辨证思路多种多样，故将其整理如上，以期指导理论研究和临床实践。

（孟　璐　孙许涛）

阴痒源流考

细数历代医籍医论，阴痒的相关记载最早见于《黄帝内经》，但其并未明确提出阴痒之名。晋代葛洪《肘后备急方》首次提出"阴痒"病名，并对其加以论治，提出治疗"阴痒汁出""阴痒生疮"的方药。后至隋代巢元方《诸病源候论》对阴痒之病因病机加以详细阐述，此后历代医家补充完善，对阴痒的认识渐臻深入，尤其以明代薛己《校注妇人良方》为主，对其进行系统总结。由于阴痒的病因病机复杂，涉及多个脏腑，故从病名、病因病机、证候分类及治疗四方面对历代医家有关阴痒的历史文献进行整理，分析研究，考察其相关理论的历史沿袭及发展过程，兹述如下。

（一）病名

"阴痒"又称"阴中痒""阴门瘙痒"，晋代葛洪《肘后备急方》曰："阴痒汁出。嚼生大豆黄，涂之，亦疗尿灰疮"，首次提出"阴痒"称谓，特指阴部瘙痒症状，并附录治疗方法。后世医家沿袭其说，如隋代巢元方《诸病源候论》中载"阴痒候"，指"妇人阴痒"之症，并指出本病由"虫食所为"。宋代陈自明《妇人大全良方》在前人基础上专列"妇人阴痒"篇，将阴痒作为妇科独立疾病。明代张三锡《医学准绳六要》亦言："阴中痒，亦是肝家湿热。"以"阴中痒"称名，"阴中"即阴部，突出病变部位。后至清代吴谦等《医宗金鉴》，阴痒这一病名亦沿用至今。由此可知，本病之称谓是以病位及病症特点命名，常与"阴肿""阴蚀"相伴而发。

（二）病因病机

纵观历代医家对阴痒病因病机之论述可知，阴痒之病因病机主要与肾气亏虚，兼感外邪，脏虚虫动，浸淫阴部，房事不遂，湿热积虫，肝经郁结，湿热下注等有关。但亦有其他因素所致者，如产后虚损、胃虚积郁等，遂将历代医家所述整理归纳如下。

1. 肾气亏虚，兼感外邪

隋代巢元方《诸病源候论》云："大虚劳损，肾气不足，故阴冷，汗液自泄，风邪乘之，则瘙痒。"巢氏指出阴痒与肾密切相关，大抵以内伤虚损，肾气不足为本，以汗液自泄，感受风邪为标，属虚实夹杂之证，丰富阴痒之病因病机。唐代王焘《外台秘要》亦宗其述，在前人基础上加以完善，并提出养护调理之法，其曰："其汤熨针石，别有正方，补养宣导，今附于后。"又引《养生方》之言，云："偃卧，令两手布膝头，取踵置尻下，以口纳气，腹胀自极，以鼻出气，七息。除阴下湿，少腹里痛、膝冷不随。"采用导引法治疗肾气虚损之阴下湿、少腹痛及膝冷不随、肾气不足所致外阴瘙痒，盖因脏腑之气不足，其所属经脉之气血亦不足，故易招致外邪，外邪侵袭阴部，发为本病。清代管玉衡《诊脉三十二辨》曰："尺沉肾寒，主腰背冷痛，男子精冷，女子血结，沉细为阴痒。"从脉象角度论述阴痒之病机，尺部候肾，沉脉主里，若脏腑虚弱，气血不充，脉气鼓动无力，则脉沉而无力，加之细脉主气血两虚、精血不足，故肝肾亏虚型阴痒多见沉细脉。

2. 脏虚虫动，浸淫阴部

隋代巢元方《诸病源候论》云："妇人阴痒，是虫食所为。三虫、九虫在肠胃之间，因脏虚，虫动作，食于阴，其虫作势，微则痒，重者乃痛。"指出阴痒是由脏腑虚损，使本停留于肠胃间的虫邪趋至阴部所致，并指出重者伴有阴痛之症，巢氏提出虫邪浸淫致阴痒发作之说对后世医家影响深远。宋代陈自明亦有相似论述。

3. 房事不遂，湿热积虫

明代徐春甫《古今医统大全》云："在室女及寡妇，多因欲事不遂，思想所淫，以致气血凝于阴间，积成湿热，久而不散，遂成三虫，则有此疾。有妇房室过伤，以致热壅，故作肿痒内痛，外为便毒，莫不皆由欲事伤损而致者也。"认为体内湿热聚集与女子未婚或者寡居，欲事不随密切相关，即房事不遂，气血运行失常，化生湿热，湿热积滞于阴部，滋生虫邪，发为本病。

4. 肝经郁结，湿热下注

《黄帝内经》载曰："足厥阴之别，名曰蠡沟，去内踝五寸，别走少阳；其别者，循胫上睾，结于茎。其病气逆则睾肿卒疝，实则挺长，虚则暴痒，取之所别也。"可知，由于足厥阴肝经经别上行至阴部，入阴毛中，环绕阴器，故肝经受邪时，实则阴挺，虚则阴痒，后世医家在其基础上进一步发挥，认为阴痒与肝脏密切相关。明代张介宾《景岳全书》丰富前人之理，指出虫邪作祟与湿热邪气下注密切相关，曰："妇人阴痒者，必有阴虫，微则痒，甚则痛，或为脓水淋沥，多由湿热所化。"可见历代医家对阴痒病因病机认识逐步完善。后至清代，吴鞠通《温病条辨》言："至妇人阴挺、阴蚀、阴痒、阴菌等证，古有明文大抵多因于肝经郁结，湿热下注，浸淫而成。"明确指出肝经郁结，湿热下注致阴痒之机。其机理可能与肝失疏泄、气机郁滞，气郁日久化热，同时肝郁克脾，脾虚生湿，湿热相搏，循肝经下注，进而导致阴部湿热有关，最终发为阴痒。程国彭《医学心悟》进一步总结，认为前阴诸病，皆由于肝经湿热下注所致，其云："妇人隐疾，前阴诸疾也。有阴肿、阴痒、阴疮、阴挺、下脱诸症。其肿也，如菌、如蛇、如带、如鸡冠，种种不一。而推其因，总不外于湿热也。"此外，林珮琴《类证治裁》曰："阴中痒，多由肝经湿热，化生蟗虫，微则痒，甚则痛，或脓水淋沥。"指出湿热浸淫，为虫毒等邪气提供便利环境，虫毒滋生，则发为阴痒，若湿热虫毒甚者，则流脓不止。日本医家片仓元周《产科发蒙》有载："一医谓予曰：曩我用真武汤数日，毫末无效，君有何所见，用泻肝汤而成功曷故哉。予曰：阴门瘙痒者，此肝经湿热也，予治其本故取效而已。"

由应用龙胆泻肝汤可推知，阴痒多为肝经湿热下注所致，此说一直沿用至今，值得后世医家参考借鉴。清末民初何廉臣《增订通俗伤寒论》曰："肝为风木之脏，内寄胆府相火，凡肝气有余，发生胆火者，症多口苦胁痛，耳聋耳肿，阴湿阴痒。"认为肝郁气滞，气有余便为火，且肝胆相互表里，肝脏内寄相火，若肝相火旺，火热夹湿，亦可发为阴痒。

由此可知，外风、湿热、虫邪为阴痒发作之病理产物，肝郁、脏虚（肝肾亏虚）、房事不遂为阴痒发作之根本原因，此说对近现代学者认识理解阴痒之病因病机奠定了坚实基础，可见前人对本病认识之深。值得一提的是，除上述主要病因病机外，亦有医家独树一帜，指出产后气血不调、宗气下陷，胃虚积郁等致病机理，如清代陈笏庵《胎产秘书》曰："阴门发痒者，乃产后脾胃不调，气血不和，宗气下陷，湿热下逼，阴中因而生虫。其痒者，乃虫食阴户也。"认为产后气血亏虚，兼脾胃运化失调，导致湿热内生，随宗气下陷于阴中，使虫邪滋生，发为阴痒。吴谦等所撰之《医宗金鉴》曰："如阴器外生疙瘩，内生小虫作痒者……由胃虚积郁所致。"认为阴痒并发阴外结节者，是由脾胃亏虚，痰积气郁所致。

（三）证候分类

历代医家对于阴痒证候分类的论述主要分为四类：①虫食作祟；②肝经湿热；③肝肾亏虚；④阴虚血燥。

（四）治疗

有关阴痒的治疗，历代医家对此进行了详细论述，治法颇丰，其中内服方药多虚实同治，以滋补肝肾、清肝泻热燥湿为主。而外用方药亦具有作用部位集中、功效专一等特点，外用法多作为清热燥湿、解毒杀虫方药之首选给药途径。此外，历代医学典籍亦有应用针灸治疗阴痒之记载，可见古人对本病辨治认识之深，遂将其整理如下。

1. 辨证论治

（1）清热燥湿，疏肝止痒：唐代王焘《外台秘要》载葛氏疗阴囊下湿痒皮剥方，云："乌梅（十四枚）、钱（四十文）、盐（三指撮），上三味，以苦酒一升，于铜器中浸九日，洗之，效。又方煮槐皮、苦参、黄柏及香薷汁洗之，并良。"方中应用槐白皮祛风除湿、消肿止痛；苦参、黄柏清热燥湿，祛风杀虫；香薷利水消肿。共奏清热燥湿、祛风止痒之效。明代张景岳《景岳全书》曰："䘌疮：内宜清肝火，以龙胆泻肝汤，及加味逍遥散主之；外宜桃仁研膏，和雄黄末，或同鸡肝纳阴中，以制其虫。"张氏以龙胆泻肝汤清泻肝胆，燥湿清热以止痒，龙胆草大苦大寒，既可清利肝胆实火，又能清利肝经湿热，黄芩、栀子苦寒泻火，燥湿清热，共奏治疗阴痒之效。清代唐容川《医学见能》亦沿袭此法，其曰："前阴痒湿，以及赤肿生疮者，肝经之湿热也。宜龙胆泻肝汤。"兹不赘述。梁廉夫《不知医必要》从肝论治，应用"逍遥散"治疗"阴肿，阴挺，阴痒诸症"之证属"肝经血虚，木郁上逆"者，并指出："如有热，加丹皮一钱，黑山栀八分"，认为加味逍遥散亦可治疗阴痒。加味逍遥散可治疗肝郁血虚日久，生热化火之证，方中丹皮可清血中之伏火，炒山栀善清肝热，并导热下行，共奏肝泻热凉血之功。清代陈佳园《妇科问答》曰："妇人阴痛、阴痒者，何治？答曰：此湿也，用柴胡石膏汤。"该方石膏甘寒，清热泻火，柴胡、黄芩功可疏利肝胆湿热，茯苓、桑皮渗湿利水，共达清热燥湿，祛风止痒之功。现代张宗祥《本草简要方》应用"柴胡清肝散"治"妇人阴痒等症"，方中柴胡疏肝散热，桔梗清咽达肝，黄芩清膈热凉肝，山栀清三焦之热，此方作散，以竹叶汤下，俾木郁得伸，导热下行，则肝经郁热得清。

（2）补益脏腑，杀虫止痒：隋代巢元方《诸病源候论》认为阴痒是由人体正气不足，如经络劳伤、肠胃虚损加之虫蚀而致，轻证即发为本病，重者阴部生疮，但并未记载方药。直至北宋官修方书《太平圣惠方》指出本证治当补益脏腑，杀虫止痒，其载："治妇人阴痒，大黄散方。"方中川大黄、黄芩泻火清热，黄芪、山茱萸补益肝肾，健脾益气，四药合用，补而不滞；赤芍、丹参活血凉血；玄参生津清热、泻火解毒，配伍蛇床子解毒杀虫止痒。每于食前作散剂，以温酒调下二钱，使药力散发，下达患处。全方既可扶正固本、扶肝滋肾健脾，又可清热泻火、止痒杀虫。

（3）滋补肝肾，祛风止痒：明代王宗显《医方捷径指南全书》曰："杜仲辛温壮骨筋，补虚益气治腰疼，小便淋沥脚疼软，阴痒加之极有灵。"指出用杜仲滋补肝肾，能治疗肾气亏虚之阴痒。

2. 其他疗法

（1）纳药法：晋代葛洪《葛氏方》载："妇人阴若苦痒搔者方：蛇床草、节、刺，烧作灰，纳阴中。"蛇床子有温肾壮阳、燥湿杀虫之功，故葛氏以其烧灰纳阴中来治疗阴痒。宋代陈自明《妇人大全良方》言："疗妇人阴痒不止。蚺蛇胆、雄黄、硫黄、朱砂、硝石、芜荑（各半两）、藜芦（二钱半），上为细末研停，以腊月猪脂和如膏，用故布作缠子，如指长一寸半，以药涂上，内阴中。日一易之，易时宜用猪椒根三五两，水煮稍热，洗干拭内之效。"此方从杀虫和清热两方面来达到治疗阴痒的效果，方中雄黄解毒杀虫，硫黄外用杀虫止痒，芜荑、藜芦功擅杀虫，蛇胆、朱砂清热解毒，硝石泻热于下。清代汪启贤《济世全书》载治阴痒之方，云："五倍子、花椒、蛇床子、苦参、白矾、葱等分，水煎洗。一方治妇人阴痒不可忍，以盐纳阴中即好。"此条文列于诸虫之下，此方以杀虫法治疗阴痒之证。另外女子阴痛阴痒，多因湿生虫，蛇床子、苦参等药本有燥湿杀虫之功。

（2）针灸疗法：西晋皇甫谧《针灸甲乙经》引《千金》之言，曰："阴痒及痛，经闭不通，中极主之。"认为中极穴可募集膀胱经水湿，故针灸此穴可利水渗湿以治疗阴痒。唐代孙思邈《备急千金要方》载："阴痒，贲豚，上腘腹坚痛，下引阴中不得小便，刺阴交，入八分，灸五壮，在脐下一寸……中极主拘挛腹疝，月水不下，乳余疾，绝子，阴痒。"孙氏承袭前人论述，认为针刺任脉之中极可治疗阴痒、月经病等妇人病，并且提出针刺阴交、石门亦可治疗阴痒。阴交、石门、中极均为任脉脐下之穴，任脉统任诸阴，为"阴脉之海"，阴交治疗水肿、泄泻、小便不利，故取其利湿之力疗脾虚湿盛之阴痒；石门为三焦之募穴，主治泄泻、小便不利、男子遗精、女子崩漏等，可治疗肝经湿热之阴痒；中极为膀胱之募穴，任脉、脾经、肝经、肾经之交会穴，故可治肝肾亏虚与脾虚湿盛之阴痒。明代官修《普济方》亦云："石门，在脐下二寸，任脉气所发。灸三壮，女子禁不可灸。主脐疝绕脐痛……乳余疾，绝子阴痒。"其承前人之论并释其义，认为石门之所以能够治疗阴痒，是由于其在任脉上，并且有募集三焦经气血之功，可治疗湿热下注之阴痒。高武《针灸聚英》言："曲泉，膝股上内侧，辅骨下，大筋上，小筋下陷中，屈膝横纹头取之。足厥阴肝脉所入为合……小腹肿，阴挺出，阴痒。"高氏认为曲泉作为足厥阴肝经之合穴，可治疗肝经湿热所致之阴痒。张介宾《类经图翼》曰："阴交……主治冲脉生病，从少腹冲心而痛，不得小便，疝痛阴汗湿痒，奔豚，腰膝拘挛，妇人月事不调，崩中带下，阴痒，产后恶露不止，绕脐冷痛。"承前人之论，取阴交利湿之力疗脾虚湿盛之阴痒。清代廖润鸿《针灸集成》亦承其论。

（3）熏蒸疗法：宋代官修《小儿卫生总微论方》载治"阴痒生疮"之方，云"胡椒半两，紫梢花一两，上为粗末，水煎，浴洗如前"，将紫梢花、胡椒合用共奏补肾助阳、温中散寒之效，外用"温洗"，即可认为药热时熏洗，使药物可以直接作用到病变部位。清代邹存淦《外治寿世方》曾言治"一切阴囊湿痒蒸法"，曰："下疳阴痒，用生甘草煎浓汤，久久熏洗，外以海螵蛸去甲研末掺之，立效。"其方重用补脾益气解毒之甘草，配以收湿敛疮之海螵蛸，共奏解毒祛湿止痒之效。另采用"久久熏洗"之法，药物直接作用于病变部位，且热助血行，有活血之效。

（4）膏搽法：明代董宿《奇效良方》载牡蛎散，云："牡蛎、黄丹（炒，各二两）、枯白矾（四两），上为细末，遇夜睡时，用手捏药于阴痒处痛搽之，不一时又搽之，三四次后顿减，次夜再搽，虽大减又搽，后自然平复。"采用膏散之剂外用，有药物直达病灶、降低毒副作用的优点，古人早有"皮肤隔而毛窍通"之精辟论述。说明中药外用可经皮肤吸收，达到调畅气血，平和阴阳，疏通脏腑的作用。此处应用祛湿杀虫止痒之药直接作用于外阴部，直达病灶，可直接治疗阴痒之证。清代易凤翥《外科备要》载："治肾囊风、阴痒。狼毒、川椒、硫黄、槟榔、枯矾、五倍子、大风子、蛇床子各三钱，共研极细，煎滚麻油一钟，投猪胆汁一合，和匀，调膏搽之。"鲍氏以狼毒、硫黄、槟榔、枯矾等杀虫止痒，五倍子、大风子燥湿敛汗，配以蛇床子温肾壮阳，兼散寒祛风，各药以麻油和之，共制膏药以外搽。

综上所述，历代医家对阴痒的论述繁多，辨证思路各异，遂整理如上。考镜源流，以飨同道。

（张　静　孙许涛）

阴疮源流考

细数历代医籍医论，阴疮最早记载于《神农本草经》，但其未明确提出阴疮之名，"阴疮"作为病名首见于晋代葛洪《肘后备急方》，在各朝医家不断的补充和完善中，亦有新的观点被提出，其中关于阴疮的论述，各有所长，故从病名、病因病机、证候分类及治疗入手，对历代重要医籍中阴疮的相关病证论述进行整理，考察其相关理论的历史沿袭及发展过程，颇有意义。

（一）病名

"阴疮"又称"阴蚀""阴中蚀"，有关本病之记载，最早可追溯至汉代，《神农本草经》记载：羊蹄可治疗"女子阴蚀"，淮木可治疗"女子阴蚀、漏下赤白沃"，五加皮可治疗"疽疮阴蚀"，龟甲主"漏下赤白，破癥瘕、痎疟，五痔、阴蚀"。书中虽未提及阴疮之名，但上述诸药所治之症均属后世阴疮之证，且历代医家在治疗阴疮的过程中亦多用上述诸药，由此可知书中所载"阴蚀"盖为阴疮。汉代张仲景《金匮要略》亦提及阴疮一证，书中言："少阴脉滑而数者，阴中即生疮，阴中蚀疮烂者，狼牙汤洗之。"概述阴疮的症状和治疗。"阴疮"作为病名首次提出于晋代，葛洪《肘后备急方》载："阴疮有二者，一者作臼脓出，曰阴蚀疮。二者亦作疮，名为热疮。"葛氏首次提出"阴疮"这一病名，并将阴疮以是否流出白色脓液分为阴蚀疮和热疮。后世医家多宗其述，直至宋代陈自明《妇人大全良方》言"妇女阴蚀五疳"，其症候痛痒如虫行状，淋露脓汁，都属阴疮范畴，同时还记载了治疗阴疮的方剂。明代官修《普济方》谓："阴疮者有三等。一、湿阴疮。二、妒精疮。三、阴蚀疮。又曰下疳疮。"朱氏对阴疮之分类提出新观点，以肾经虚弱，风湿相搏，邪气乘之，搔痒成疮，浸淫汗出，状如疥疮者为湿阴疮；以壮年精气盈满，久旷房室，阴上生疮，赤肿作害，烦闷痒痛者为妒精疮；以肾脏虚邪，热结下焦，经络痞涩，气血不行，或房劳洗浴不洁，以致生疮，隐忍不医，肿尤甚，由疮在里，措手无方，疼痛注闷，或小便如淋，阴丸肿痛为阴蚀疮。清代吴谦等《医宗金鉴》云："妇人阴疮系总名，各有形证各属经……阴肿劳伤血分成，阴蚀胃虚积郁致。"吴氏则将阴疮按照症状和所属经脉分为阴肿、阴蚀两种证型。清代沈金鳌《杂病源流犀烛》曰："阴疮，此疮有四种。一湿阴疮，其原由肾虚风湿，邪气乘之，瘙痒成疮，生于隐处，浸淫汁出，状如疥癣。二妒精疮，由壮年久旷房室，大欲不遂，败精流入茎内，阴上生疮，赤肿溃烂，作臼，痛痒妨闷，初发则如粟粒，拂之即痛，或流清汁，并有生于玉门内，极似疳蚀疮，但不痛为异。三阴蚀疮，由热结下焦，经络涩滞……四肾脏风疮，由肾虚有火，血燥所成，初起两足时热，脚根作痛，多于内胫，或臁上，生疮如癣，大痒，搔破成疮，失治渐延腿股，并遍身者有之，其证或兼晡热盗汗，口燥咽干，吐痰体瘦，腰脚倦怠，总以补肾为主。"沈氏在继承明代朱棣关于阴疮分类的基础上，进一步提出第四种证候分类，即"肾脏风疮"，认为肾阴亏虚，血虚风燥可引起下肢瘙痒，搔破成疮，由两足逐渐上行至阴部而成阴疮，并详述此证症状及以补肾为主的治疗方法。

（二）病因病机

查阅各医家对阴疮病因病机之论述可知，阴疮之病因病机主要与脏腑虚损、湿热下注、虫蚀、肝郁化火等有关。

1. 房事不洁，失于调理

唐代孙思邈《备急千金要方》云："人有所怒，血气未定，因以交合，令人发痈疽。"孙氏认为若情志不遂，暴怒后当即行房，可致阴痛阴疮，盖因暴怒后气血失和，易瘀阻血络而发为疮痈。又云："妇人疳疮，因月后便行房，至湛浊伏流阴道，生疳疮瘙痒。"认为妇人阴疮系房劳所伤，交合不洁，浊精留于阴内所致。明代李梴《医学入门》云："阴蚀疮，因妇人子宫有败精带浊，或月水未净，与之交合房室，后又未洗浴。"认为妇人行房以后子宫内留有败精，或者月经期行房，疏于清洁，沾染污秽以致阴疮。

2. 脏气虚损，邪客腠理

隋代巢元方《诸病源候论》云："肾荣于阴器，肾气虚，不能制津液，则汗湿。虚则为风邪所乘，邪客腠理，而正气不泄，邪正相干，在于皮肤，故痒，搔之则生疮也。"巢氏认为肾气滋养前后二阴，若肾气虚不能固摄津液，溢出皮肤则为阴汗，风邪侵袭肌表，成本虚标实之证，正邪搏于皮肤故作阴痒，或加搔抓，经络受损，气血凝滞，湿浊壅于前阴，久则化脓成疮，在阴部即发为阴疮。唐代王焘《外台秘要》承其论并丰富其治疗之法，使用"地榆，黄柏各八两"煮水去滓洗于患处，以黄柏之清热燥湿合地榆之解毒敛疮共治阴疮。王氏认为肾气亏虚，邪客腠理可致阴疮。宋代官修方书《太平圣惠方》亦宗前人之说。明代张介宾《类经》曰："土湿太过，伤及肾阴，故为此诸病。寒疡流水，阴蚀阴疽之类也。"张氏认为脾虚湿盛，久则损伤肾阴可致寒性疮疡、阴疽、阴疮等病。清代姚止庵《素问经注节解》亦引张介宾之论。

3. 下焦湿热，壅脓成疮

汉代张仲景《金匮要略》载："少阴脉滑而数者，阴中即生疮，阴中蚀疮烂者，狼牙汤洗之。"可测仲景认为少阴主肾，其脉数为湿热在下焦，湿热聚于前阴，郁积而腐蚀，故糜烂成疮。并提出以狼牙汤洗涤阴部的治疗方法，功可燥湿清热，凉血解毒。晋代王叔和《脉经》言："少阴脉滑而数者，阴中则生疮。"王氏宗前人之述，亦认为下焦湿热为此病主要病因病机。南宋陈言《三因极一病证方论》曰："凡妇人少阴脉数而滑者，阴中必生疮，名曰䘌疮。或痛或痒，如虫行状，淋露脓汁，阴蚀几尽，皆由心神烦郁，胃气虚弱，致气血留滞……治之，当补心养胃，外以熏洗坐导药治之乃可。"陈言继承前人关于阴疮病因病机之论述，详述阴疮一证具体症状，提及阴疮亦可由心胃两经病变，所致气血留滞而发为本病。并补充补心养胃这一治疗方法。明代薛己《校注妇人良方》及清代张璐《张氏医通》仍沿袭其论。

4. 正气虚损，虫蚀致病

隋代巢元方《诸病源候论》云："阴疮者，由三虫、九虫动作，侵食所为也……若腑脏调和，血气充实，不能为害。若劳伤经络，肠胃虚损，则动作侵蚀于阴，轻者或痛或痒，重者生疮也。"巢氏认为阴疮是由人体正气不足如经络劳伤、肠胃虚损加之虫蚀而致，轻者阴部疼痛瘙痒，重者发为本病。明代王肯堂《证治准绳》宗其论并释其义，认为阴疮由在内之正虚和在外之虫蚀合而致病。清代吴谦等《医宗金鉴》言："妇人阴疮，名曰䘌，由七情郁火伤损肝脾，气血凝滞，湿热下注，久而虫生，虫蚀成疮。"认为阴疮根本病因病机在于情志不遂，损伤肝脾，以致湿热下注日久而阴中生虫，进一步导致虫蚀阴中发为阴疮。

5. 七情郁火，湿热下注

明代陈实功《外科正宗》载："妇人阴疮，乃七情郁火伤损肝脾，湿热下注为患……总由邪火所化也。"陈氏认为情志抑郁，久则化火，碍脾气之升发。脾之湿浊，被火煎灼，行肝脾之经脉，下注至前阴，形成红肿胀痛，脓水淋漓之证，导致阴疮发生。明代张介宾《景岳全书》曰："妇人阴中生疮，多由湿热下注，或七情郁火，或纵情敷药，中于热毒。"张氏宗前人之述，并提出阴疮之湿热下注亦可由过度用药，热毒壅盛所致。亦对其症状作出较为详尽的描述，曰："其外证则或有阴中挺出如蛇头者……或生虫湿痒，或内溃肿烂疼痛，常流毒水。其内证则或为体倦内热，经候不调，或为饮食不甘，晡热发热。"清代吴谦等《医宗金鉴》言："乃肝心二经火盛，湿热下注所致。"吴谦等在宗前人所述的基础上强调心经和肝经之火毒之邪，认为阴疮主要由心肝二经热盛，湿热下注而致。清代朱时进《一见能医》载："至于湿热下坠，则为阴菌、阴蚀、阴挺下脱、阴茎肿烂之类，而虚火内烁庚金则为痔漏，为悬痈，为脏毒。"认为前阴之为病多与湿热下注有关，且湿热下注之阴疮易与其他阴部疾病如阴挺、阴菌等相伴而发。

（三）证候分类

经过后世医家不断发展完善，现将常见证候整理如下：①热毒生疮；②气血凝滞，壅脓成疮；③七情郁火，损伤肝脾；④湿热生虫。

（四）治疗

在阴疮治疗方面，最早可追溯至汉代张仲景《金匮要略》，其中治疗阴疮多用洗方。直至宋代陈自明《妇人大全良方》收集方药上亦侧重外用方。明清时期多以内服方法治阴疮，辨证论治多贯彻"实则泻之，虚则补之"之原则。

1. 辨证论治

（1）清热解毒，凉血活血：唐代王焘《外台秘要·卷第四十一》引《古今灵验》方，云："疗阴疮方。黄柏、黄连（各三分）、胡粉（一合），上三味捣为末，粉上，日三，妇人绵裹枣核大内之。"认为治疗热毒生疮，应用黄柏、黄连等苦寒之品清热毒之邪。明代薛己《立斋外科发挥》载："塌肿汤，治妇人阴户生疮，或痒痛，或脓水淋漓。甘草、干漆（各三钱）、生地黄、黄芩、当归、川芎（各二钱）、鳖甲（五钱，炙），作一剂，用水数碗，煎数沸，去渣，常洗患处。"薛氏丰富前人之方，在清热的基础上加之当归、川芎等行气活血药，共奏清热解毒，凉血活血以疗疮之效。武之望《济阴纲目》亦载此方。明代官修《普济方》载黄连粉散，云："疗阴疮有二种。一者，作白脓出。名曰阴蚀疮。二者，但赤作疮。名为热疮。若此方。上以黄连和胡粉末敷之，必效。一方用胡粉敷之，大验。"认为针对阴疮之热毒生疮证，应承前人之述采用黄柏、黄连清热燥湿，泻火解毒治疗。在治法上进一步发展为外洗和外敷结合。

（2）理血疏肝，健脾利湿：明代张介宾《景岳全书》载："肿而坠毒者，补中益气汤加山栀、丹皮。"以补中益气汤调补脾胃，升阳益气，加山栀子清热利湿，泻火解毒，丹皮清热凉血共治阴疮伴有坠重感者。又提出"若肿痛内外俱溃者……或用加味逍遥散"及"淋涩者，宜龙胆泻肝汤加白术、丹皮"，指出阴疮重者阴部内外均生疮疡，可用加味逍遥散、龙胆泻肝汤清解肝经湿热，疏肝理脾。清代吴谦等《医宗金鉴》云："阴疮若溃烂出水而痛者，用加味逍遥散"习承前人之法以加味逍遥散治疗阴疮，并提出："用四物汤加柴胡、栀子、龙胆草"来治疗阴疮、阴肿痛，以四物汤养血健脾，加柴胡、栀子、龙胆草清肝经湿热，扶正祛邪兼顾。

（3）益气养血，扶正祛邪：明代武之望《济阴纲目》言："藿香养胃汤……阴中生疮不愈。藿香、薏苡仁、神曲（炒）、乌药（去木）、砂仁、半夏曲、茯苓、白术、人参（各五分）、荜澄茄、甘草（各三分半），上锉，姜枣煎服。"武氏认为藿香正气汤功可扶正驱邪，治疗外受四时不正之气，阳明经虚，不荣肌肉，所致之阴疮。清代陈修园《神农本草经读》曰："赤石脂气平禀金气，味甘得土味，手足太阴药也……下注于前阴，则为阴蚀，并见赤白浊，带下。"认为可用赤石脂收涩生肌敛疮之功治疗脾虚湿盛之阴疮。吴谦等《医宗金鉴》载："妇人阴疮……种种证见，宜分治之。肿痛者，用四物汤加柴胡、栀子、龙胆草；若溃烂出水而痛者，用加味逍遥散；若重坠者，用补中益气汤。"认为治疗阴疮要根据不同证候分而治之，以肿痛为主证者，盖以正虚为主，采用四物汤扶正，佐以栀子等清热利湿之品；以溃烂出水为主证者，盖以湿热下注，热毒蕴结为主，采用加味逍遥散来清肝泻热，解毒疗疮；以重坠感为主症者，盖以脾气虚损，不能升举为主，采用补中益气汤健脾益气，升阳举陷，化湿疗疮。

2. 其他疗法

（1）外洗法：汉代张仲景《金匮要略》载："少阴脉滑而数者，阴中即生疮，阴中蚀疮烂者，狼牙汤洗之。"仲景首创以狼牙汤治疗阴疮。狼牙草功可清热燥湿，杀虫止痒，可用于治疗虫蚀所致阴疮。晋代葛洪《肘后备急方》言："治女子阴疮方，末硫黄敷上。又方：末雄黄、矾石各二分，麝香半分，捣敷。"葛氏以硫黄、雄黄等有毒之品杀虫以疗疮。唐代孙思邈《备急千金要方》中亦载有类似方，均以杀虫疗疮为大法。宋代陈言《三因极一病证方论》云："治阴蚀疮。蒲黄（三两）、水银（一两），上研匀，先以猪肉汤浸洗，挹干，以药掺之。一方，治男女阴疮，以硫黄末敷之。"陈氏承袭前人之论以水银、硫黄等有毒之品杀虫疗疮，加之蒲黄行血祛瘀，收涩敛疮。北宋唐慎微《证类本草》引《外台秘要》方，曰："治妇人阴蚀，若中烂伤。狼牙三两㕮咀，以水四升煮，去滓，纳苦酒如鸡子一杯。以绵濡汤沥患处，日四五即愈。"宗仲景之说并提出加苦酒以消㿈杀毒。明代武之望《济阴纲目》云："麝香杏仁散，治妇人阴疮。入肝、开窍、杀虫。麝香（少许）、杏仁（不拘多少，烧存性），上为细末，如疮口深，用小绢袋子二个，盛药满，系口，临上床炙热，安在阴中，立愈。"认为麝香杏仁散中麝香活血散结，杏仁小毒杀虫，共奏活血散结、杀虫疗疮之效。清代唐容川《医学见能》载："阴茎虫蚀，以及妇人阴蚀者，古之狐惑病也。宜外洗苦参汤。"将阴疮与狐惑病相提并论，应用苦参汤清热燥湿，祛风杀虫治疗阴疮一证。

（2）针灸疗法：宋代王执中《针灸资生经》载："膀胱俞，治阴生疮。"膀胱俞之穴义为膀胱腑中之寒湿水气皆由此外输膀胱经，因此可知针刺膀胱俞可治疗寒湿留滞所致之阴疮。明代薛己《立斋外科发挥》言："桑木灸法，治发背不起发，或瘀肉不腐溃，阴疮瘰疬……用火灸患处，每次灸片时，以瘀肉腐动为度。"丹溪评此治法为"火以畅达，拔引郁毒。此从治之意也"，均认为灸法可拔毒通阳以治阴疮。明代吴昆《针方六集》指出会阴一穴主"前后二阴引痛"，曰："主阴汗、阴肿、阴痛，阴寒冲心，阴蚀阴痔，阴中一切诸痛。阴囊肿大如斗，刺之出水愈。"认为针灸会阴穴可治疗前后二阴疾病，亦可用于阴疮之病之治疗。

综上所述，历代医家对阴疮此证认识繁多，辨证思路多种多样，遂整理如上，考镜源流，以飨同道。

（张　静　孙许涛）

阴吹源流考

汉代张仲景《金匮要略》首次提出"阴吹"之名。该书"妇人杂病脉证并治"篇云："胃气下泄，阴吹而正喧，此谷气之实也，膏发煎导之。"开创论治阴吹之先河。后世医家秉持仲景之旨，进一步发挥与丰富。通过繁多的中医古籍文献检索，对阴吹之病名、病因病机、证候分类及治疗四部分进行整理总结，考查其学术脉络和规律，颇有意义。

（一）病名

"阴吹"之名始见于《金匮要略》，是指妇女阴道时时出气或气出有声，状如矢气。因其病症特殊性，故历代医家对此病论述较少，如清代医家汪蕴谷《杂症会心录》云："阴吹一症，古书不多见，惟张仲景《金匮要略》云：胃气下泄，阴吹而正喧，此谷气之实也，膏发煎导之。"后世医家认识本病多引仲景之述，如宋代陈沂撰，明代陈文昭补解《陈素庵妇科补解》习承仲景之说，提出"妊娠阴吹"之病证类型，对阴吹内容作出进一步补充，认为妊娠女子亦可出现阴吹，其曰："妊娠阴吹之病，子室内聒聒有声，如矢气忧。或赤白带下，或先有浊气臭液出阴户，然后有声。"指出妊娠阴吹为胞宫内发出矢气声，多伴有阴道内排出白带或浊气臭液症状之疾病。清代高学山对阴吹与正喧作出明确区分，于《高注金匮要略》云："从前阴失气，故曰阴吹；从后阴失气，为大肠之正路，故曰正喧。"称前阴失气为阴吹，后阴失气为正喧，故正喧为大肠之正路，此说对后世医家影响颇为深远。鲍相璈《验方新编》以"阴户吹响"解释阴吹之意，并形象地描述阴吹之病状特征，其言："阴户吹响，名曰阴吹，乃阴户放空如撒尿之声也。"徐大椿《女科指要》云："胃实脬虚，则阴气下泄，气迫声喧，名曰阴吹。"由此可见，历代医家均以仲景之说为基进行发挥，然在病名方面较为单一，纵观历代医学著作仅见"阴吹"一种病名。

（二）病因病机

历代医家对本病病因病机之认识可从虚实两方面概括。属实者，清代王士雄《归砚录》即有总结，其言："惟吹之太喧而大便坚滞者，或由肠燥，或由瘀阻，或由痰滞，以致腑气不通，而逼走前阴也。"由此可将其概括为胃肠燥实，腑气不通；风胜血燥，津液亏虚；痰湿内阻，腑气不通。属虚者为脾气虚弱，中气下陷；肝肾亏虚，胃气下陷。现将历代医家所述整理如下。

1. 胃肠燥实，腑气不通

汉代张仲景《金匮要略》云："胃气下泄，阴吹而正喧，此谷气之实也。"首次提出阴吹之病因病机为胃气燥实，谷气欠通，胃气下泄。因胃为受纳腐熟水谷之腑，若有燥实，则不能与肠腑相通，腑气不通，浊气别走阴道，而致阴吹。仲景之说对后世影响颇深。如清代黄元御《金匮悬解》云："胃中浊气下泄，前阴气吹而喧鸣，此谷气之实，后窍结塞而不通也。"陈修园《金匮要略浅注》引徐忠云之言，指出下陷与下泄之阴吹虚实之异，阐述阴吹发病机制。其曰："下泄与下陷不同，下陷为虚，下泄者气从阴门而泄出，故曰阴吹。吹者，气出而不能止也。"尤怡《金匮要略心典》云："谷气实者，大便结而不通，是以阳明下行之气，不得从其故道，而乃别走旁窍也。"认为阴吹病机是肠热津亏，便秘腑实，浊气别走阴道。萧壎《女科经纶》引程云来之言，曰："胃满则肠虚，肠满则胃虚，更虚更实，则气得上下。今胃中谷气实，则肠胃虚，虚则气不得上下……其气但走胞门而出于阴户。"认为胃与肠在生理上一上一下，连接紧密，若胃中谷实必致肠气不通，逼迫其走阴户而致阴吹。高学山《高注金匮要略》亦有相似论述，其云："盖谓胃中之气下泄，以致由前阴之间道吹出，又由后阴之正道喧响者。此因胃能受谷，脾能消谷，但因大肠液燥而便结，以致谷气实。大肠正路喧传之而不足，又从小肠之盆路，而气与水化俱进也。"指出大肠阴液不足，以致燥屎滞留肠间，正喧不通，气从旁路而发本病。顾靖远《顾松园医镜》亦有"肠胃津液枯燥"而致本病之说，其云："肠胃津液枯燥，谷食壅滞不下，气不往后阴，而反从前阴泄出，声响如吹。"民国时期陆清洁《医学顾问大全》对前人观点作出总结，指出胃气下泄，腑气不通为阴吹之主要病因病机，其曰："谷气不能上升清道，复不能循经下走后阴，阴阳乖僻，遂使阴户出声，如谷道转矢气状，是谓阴吹病。"

2. 痰湿内阻，腑气不通

清代吴鞠通《温病条辨》云："饮家阴吹，脉弦而迟。"首次提出"饮家阴吹"之说，对阴吹之认识进一步发挥。又云："《金匮》谓阴吹正喧，猪膏发煎主之。盖以胃中津液不足，大肠津液枯槁，气不后行，逼走前阴，故重用润法，俾津液充足流行，浊气仍归旧路矣。若饮家之阴吹，则大不然。盖痰饮蟠踞中焦，必有不寐、不食、不饥、不便、恶水等证，脉不数而迟弦，其为非津液之枯槁，乃津液之积聚胃口可知。"指出饮家阴吹与《金匮要略》之阴吹病因病机、脉象、治法之不同。吴氏认为饮家阴吹者多由脾胃虚弱，素有痰饮蓄积，盘踞中焦，浊邪相干，谷气不能上升清道，反而下泄，或痰湿下注，气随湿下所致，脉有不数而迟弦之象，这为后世医家提供临床辨证依据。

3. 风胜血燥，津液亏虚

清代莫枚士《经方例释》云："胀热者，风所致也，故有燥屎，阴吹亦由风胜血燥，故亦有燥屎也。其成燥屎者，以有食。"认为阴吹由风胜血燥所致，因风为阳邪，易伤津液，肠燥津亏，故致燥屎停于肠间，使气从前阴而出。又引晋代王叔和《脉经》之言作出进一步阐述，其言："喜噫吞酸，皆食伤屎燥之由也。惟有燥屎塞肠，故气不通于肠，而从前阴溢出，为如吹之声。"指出肠燥血亏致使燥屎塞肠，气不通于肠，从前阴而出则发阴吹。

4. 肝肾亏虚，胃气下泄

晋代王叔和《脉经》强调平脉辨证阴吹之病机，其曰："少阴脉弱而微，微则少血，弱则生风，微弱相搏，阴中恶寒，胃气下泄，吹而正喧。"认为阴吹是由少阴阴血亏虚，不能鼓舞清气上行，下走阴器所致。宋代陈沂撰，明代陈文昭补解《陈素庵妇科补解》提出"妊娠阴吹"之病证类型，其曰："子室内聒聒有声，如矢气状。或赤白带下，或先有浊气臭液出阴户，然后有声，此系足少阴、厥阴二经血虚所致。"认为"妊娠阴吹"与足少阴肾经密切相关，若肝肾二经精血亏虚可致本病。元代朱丹溪《丹溪手镜》沿袭前人之说，引用《脉经》之理法进行阐述，亦认为肝肾亏虚为本病病因病机。由此可见，肾气不足为本病之主要病因病机，且以"少阴脉弱而微"为主要脉象，这对后世医家平脉辨证具有一定指导意义。后至清代，吴谦等所撰《医宗金鉴》提出"胃气实而肾气虚"之说，其云："肾虚不固，则气下泄，阴吹而正喧，谓前阴出气有声也，此谷气之实，谓胃气实而肾气虚也。"指出阴吹为本虚标实之证，肾虚不固，谷气下泄而致本病。汪蕴谷《杂症会心录》指出肝肾肺之亏虚是导致胃气下泄之根本原因，其言："盖由肝肾亏于下，肺气亏于上，致阳明胃气，不能鼓舞上行，而亏于中，下走阴器，直入精窍而出，岂同大肠矢气？"肝肾亏于下，肺气亏于上，则使气机不能正常运转，胃气亏于中，无力鼓舞，则谷气下走阴气而致阴吹。

5. 脾气虚弱，中气下陷

清代吴谦等所撰《医宗金鉴》曰："妇人阴吹者，阴中时时气出有声，如谷道转矢气状……若气血大虚，中气下陷者，宜十全大补汤加升麻、柴胡，以升提之。"指出妇人气血不足，致中气下陷，腑气失循常道亦可致本病。张志聪《黄帝内经素问集注》亦遵吴氏之说，其言："阴吹……此皆虚陷之证，治之即愈，所谓顺者此也。行《奇恒》之法，以太阴始。"认为阴吹多为中气虚陷之证，脾胃素虚，中气下陷，腑气失循常道而致本病。周扬俊受《黄帝内经》所言

"清气在下，则生飧泄"启发，在《金匮玉函经二注》中提出："若阳明不能升发，谷气上行，变为浊邪，反泄下利，子宫受抑，气不上通，故从阴户作声而吹出。"周氏亦认为脾胃运化之力不足，谷气无法升发上行为本病之发病机制。

值得一提的是，清代戴谷荪《谷荪医话》认为阴吹并非以上两种原因导致，而是因会阴破裂所致，其曰："《金匮》云'胃气下泄……'，吴鞠通云'饮家阴吹……'其妻久患此症，常于阴际发出一种微音如谷道中之通气者，经医诊断，始知系会阴破裂，其局部常有空气通入其中，故动作起居，不免时发微音耳。"由此可知，历代医家对本病认识不一，有待商榷。

（三）证候分类

历代医家对阴吹证候分类的表述有：①肝郁气滞；②腑气不通（热结肠燥、阴虚津枯）；③寒湿蕴结；④痰湿内阻；⑤瘀血阻滞；⑥肝肾亏虚；⑦气血不足。

（四）治疗

纵览历代医家对阴吹之治疗，论述详细且丰富，尤以方药治疗居多，根据历代医家对本病辨证治疗及其他治疗方法之相关论述，将其总结归纳为以下几方面。

1. 辨证论治

（1）活血化瘀，通腑导滞：清代俞震《古今医案按》主张以活血化瘀之法论治阴吹，其曰："张路玉治一仆人之妇，经闭三月，少腹痛贯彻心，而阴吹不已，与失笑散一服，瘀血大下，遂不复作。"针对瘀血阻滞之证，当以"失笑散"活血祛瘀，散结止痛。瘀血得去，则气归常道，遂不复作。又举医案一则，其言："又治一贵妇，小产后寒热腹痛，亦病阴吹，与山楂炭，熬焦黑糖为丸，用伏龙肝煮水澄清，煎独参汤送三钱。一服结粪大下，再进，瘀血续行而愈。始悟猪膏发煎，实为逐瘀而设也。"治以山楂炭熬焦黑糖丸活血化瘀，伏龙肝即灶心黄土温中止痛，独参汤益气养血，三者相互为用，使燥屎得下。此外，曹颖甫《金匮发微》指出本病因肠中燥屎与阴血结，非单纯阳明腑实证，故治疗宜加活血化瘀之品。

（2）燥湿化痰，健运脾胃：清代吴鞠通《温病条辨》治疗饮家阴吹"不得固执《金匮》法"，当行"峻通胃液下行"之剂，其曰："盖痰饮蟠踞中焦，必有不寐、不食、不饥、不便、恶水等证，脉不数而迟弦，其为非津液之枯槁，乃津液之积聚胃口可知。"方用桔半桂苓枳姜汤，并用甘澜水煎煮。方中法半夏燥湿化痰，陈皮、枳实理气和中，化湿消痰，茯苓健脾祛湿，使湿去而痰无以生，桂枝温阳化饮，生姜温中和胃止呕。诸药合用，共奏燥湿化痰、健运脾胃之功，"使大肠得胃中津液滋润而病如失矣"。此外，吴鞠通《吴鞠通医案》载有："若女子阴吹之属痰气者然。左胁肝部，卧不着席，得油腻则寒战发杂无伦。几于无处下手。议治病必求其本，仍从寒湿诊治，令能安食再商。与黄土汤中去柔药，加刚药。"主张从寒湿论治，用黄土汤加减方治以健脾祛湿，保肝肾之阴。

（3）养阴润燥，通腑导滞：汉代张仲景《金匮要略》提出以"膏发煎"治疗，其言："胃气下泄，阴吹而正喧，此谷气之实也，膏发煎主之。"方中猪膏润燥，发灰入血和阴。脾胃二阴得和，肠燥得润，大便通行，气归故里，其病自愈。可见仲景养阴润燥之用药思路。后世医家多沿用其说，如宋代陈自明《妇人大全良方》云："膏发煎，治妇人谷气实，胃气下泄，阴吹而正喧，阴中出血。"清代黄元御《长沙药解》指出："猪膏利水滑肠，善通大小二便，治水肿、带下之证。"通过利水滑肠之猪膏，利小便、通大便，使浊气自肠道而出。萧壎《女科经纶》认为"膏发煎"为导小便之方，其云："膏发煎者，导小便药也，使其气以化小便，则不为阴吹之证矣。"认为膏发煎具有气化作用，通过气化小便使阴吹得止。汪讱庵《本草易读》曰："阴户吹响，胃气下泄，阴吹而正喧，此谷气之实也。猪膏半斤，发一鸡子团，合煎，发消汤成，分服。病从小便去矣。"提出以"猪膏半斤，发一鸡子团，合煎"之治疗方法。高学山《高注金匮要略》曰："夫实则失气，是非令其大便流通，俾谷气下平不可。"高氏强调在治疗时须顾护脾胃，不可投攻下之剂，否则"必至反不能食而胀矣"。顾靖远《顾松园医镜》认为"膏发煎"为导大便之剂，其云："此方润燥养血，俾肠间得润，谷食下而气转后阴，此通则彼塞矣。"治以润燥养血，使肠间得润，气归常道。周扬俊《金匮玉函经二注》对猪膏发煎方解进一步阐述，其言："猪脂补下焦，生血润腠理；乱发通关格，腠理开，关格通，则中下焦各得升降而气归故道已。"指出猪膏善通补下焦，发可通关格，养阴润下，通腑导滞，中焦升降正常，气归故道，阴吹得除。叶其蓁《女科指掌》亦有以"猪膏乱发同煎服"治疗"胃实肠虚气下行，阴吹喧搏只闻声"之记载，使"肠胃和平自不鸣"。鲍相璈《验方新编》指出猪膏发煎为阳明、少阴之方，其言："阴户吹响，名曰阴吹，乃阴户放空如撒尿之声也。《金匮》云：乃胃气下泄，阴吹而正喧，此谷气之实也。猪板油八两，乱发鸡子大三个，以肥皂水洗净，同熬发熔，分两次服，病从小便出。此治阳明、少阴之方也。"沈又彭《女科辑要》引王孟英之语，其曰："阴吹亦妇人恒有之事，别无所苦者，亦不为病。况属隐微之候，故医亦不知耳……惟吹之太喧，而大便艰燥，乃称为病。然仲圣但润其阳明之燥，则腑气自通，仍不必治其吹也。"其阐述阴吹为隐微之候，部分医生并未见过此病，故历代医家多遵从仲景治法，润阳明之燥以求腑气自通。值得一提的是，徐大椿提出分期论治本病，于《女科指要》云："阴吹先服猪肤发煎，后以归芍地黄汤调理。"徐氏认为先以猪膏发煎润燥通腑，后以归芍地黄汤养血滋阴，以达治本之功。丁尧臣《奇效简便良方》提出以"猪膏、发、升麻、柴胡"同煎治疗阴吹，治以益气养阴之功，其云："阴中出气有声，猪油四两，乱发 团，升麻五分，柴胡钱半，煎服。"

（4）培补肝肾，调补阴阳：吴鞠通《医医病书》提出"温通下焦之法"治疗本病，并举医案一则进行说明，其言："少腹久痛而致阴吹，脉弦紧而涩，窃思如男子小肠气然，因大用温通下焦而愈。皆非猪膏发煎之症，设使不能变通，三症皆不愈矣。"由此可见，医者临证时需辨证论治，善于变通，切不可墨守猪膏发煎治疗。汪蕴谷《杂症会心录》对阴吹辨证论治进一步丰富，提出"培补肝肾"之法治疗阴吹，并对仲景猪发膏煎之应用提出新的见解，其言："要之胃气者，乃水谷之精气，上输于脾，脾气散精，上归于肺，与肾中生气而互根，得毋因其人水谷之真气衰弱，而以脂膏益血之品，从阴引阳，填补冲任，不使气陷于子宫，直走精门，未可知也。"汪氏认为仲景亦是从培补肝肾，调补阴阳治疗本病，且对其治法总结道："且肾主开阖，为生气之原，阴器属肝，主疏泄之令，今胃气下走，岂寻常之药，可以奏功，必须培补肝肾，以固肺金，生精益血，以助真气。"提出阳虚之证，应以"补中益气汤""归脾汤"益气养血；阴虚之证，应以"六味地黄丸""左归丸"滋阴补肾；阴阳两虚之证，应以"八味地黄丸""右归丸"调和阴阳。

（5）益气健脾，升提举陷：清代吴谦等所撰《医宗金鉴》曰："若气血大虚，中气下陷者，宜十全大补汤加升麻、柴胡，以升提之。"提出痰饮盘踞下焦，以致腑气不通而逼走前阴之阴吹病证，主张以益气升阳法治疗本病，应用十全大补汤补血益气，辅以升麻、柴胡升阳举陷，实为开拓阴吹论治又一门径。又提出以"诃黎勒丸"行气消胀，益气补虚治疗本病，其言："前阴下气，谓之阴吹……以诃黎勒固下气之虚，以厚朴、陈皮平谷气之实。"罗越峰《疑难急症简方》提出应用"补中益气汤""补阴益气汤"加味治疗本病，其曰："如阴吹气泄奔鸣，补中益气汤、补阴益气汤，加丹皮、栀子可愈。"以补中益气汤调补中气、升阳举陷，以补阴益气汤凉血祛湿、补阴益气，佐加丹皮、栀子清热凉血治疗本病。魏之琇《续名医类案》习承前人之法，以"补中益气汤加酒炒黄连"治疗阴吹。后世俞震《古今医案按》亦有相似记载。冯兆张《冯氏锦囊秘录》曰："《金匮》云：胃气下泄，阴吹而正喧，此谷气既不能上升清道，复不能循经下走后阴，阴阳乖辟，如肠交之义是也。甚或欻欻有声，如后阴之失气状，宜补中汤加五味子主之。"提出以"补中汤加五味子"治疗本病，补中汤可健脾和胃，益气和中，五味子善收脱陷，敛阴生津。从而以达益气健脾、升提举陷之效。由此可见，益气健脾，升提举陷为治疗阴吹之重要治法。

2. 纳药法

宋代陈言《三因极一病证方论》在治疗本病时提出将"猪膏发煎"改为阴道纳药使用，以增其滑润之力，其曰："治妇人谷气实，胃气下泄，阴吹而正喧。头发灰、猪脂，上调匀。绵裹如枣核大，纳阴中。"元代危亦林《世医得效方》亦效用此法。

3. 饮食禁忌

清代顾世澄《疡医大全》云："《见闻随录》云：产妇不得食葱，如误食之，必成阴吹。"王士雄《归砚录》亦有相关记载，其言："阴吹乃妇人常有之事，别无所苦者，自亦不知为病，况系隐微，医更不知。相传产后未弥月而啖葱则有此，不可谓为病也。"提出阴吹之饮食禁忌，此处仅供借鉴，其言有待考证。

综上所述，历代医家对阴吹之记载较为丰富，随着时代发展对于阴吹理法方药之论述亦渐臻完善，故对阴吹发展源流进行浅析，归纳整理如上，以飨同道。

（赵　艳　韩洁茹）

第六章 妇科杂病

不孕症源流考

不孕症是常见的妇科杂病之一，早在《周易》中便有记载，文曰："鸿渐于陵，妇三岁不孕"，指出征人在外，阴阳不能调和，出现女子三年不孕。《黄帝内经》亦有"月事以时下，故有子"的阐述，汉代张仲景等载有"因虚、积冷、结气，为诸经水断绝"之论，提出妇科杂病之病因病机，后至隋唐时期，诸医家对本病认识渐深，出现灸法、方剂荡胞汤、外用坐导药等多元化的治法；至宋金元时期，亦有医家提出针刺治疗本病，直至明清医家对本病深入研究，形成较完善的辨治思维体系，又清代医家何涛及浦天球编纂《女科正宗》有"另精状而女经调，有子之道也"的说法，明确诊断女子不孕，应排除男方的因素。现将历代医家所述加以梳理，详述于下。

（一）病名

历代各家对本病的命名有不同见解，本病之名称亦较繁杂，有"无子""全不产""不子""无嗣""绝产""断绪"等多种称谓，大致可分为两类。

1. 以病症特点分类命名

《周易》首载"妇三岁不孕"之述，指出妇女三年不孕之象，可见古人对本病认识之早。《素问·骨空论》云："督脉者，起于少腹以下骨中央，女子入系廷孔，其孔，溺孔之端也……此生病……其女子不孕，癃痔遗溺嗌干。"将督脉循行及病理证候加以阐述，明确指出"女子不孕"之症。《神农本草经》进一步记载"绝子""绝孕""无子"之称谓，描述不孕症之病证特点。东汉张仲景《金匮要略》中有"温经汤……亦主妇人少腹寒，久不受胎"之述，将本病称为"久不受胎"，并加以辨证论治，用温经汤治疗。晋代王叔和《脉经》曰："女子月水不利，少腹痛，引命门、阴中痛，子脏闭。"提出"子脏闭"之命名，又曰："女子月水不利，阴中寒，子户壅绝内，少腹急。"提出"子户壅绝内"之称谓，以上均指出女子月经不调、少腹痛及宫寒与不孕症密切相关。唐代孙思邈《备急千金要方》将"妇人立身已来全不产育"称为"全不产"，即从未有妊娠史的原发性不孕；将"断绪久不产三十年者"称为"断绪"，指有过妊娠史后出现的继发性不孕。由此可知，唐代以前医家多以病症特点分类命名不孕症，后世医家沿袭其说，如宋金元时期将"全不产""断绪"的概念广泛应用，至明清时期古人对不孕的认识逐渐完善。

2. 以患病年龄分类命名

根据妇人年龄的不同，命名也有差别，年龄较小称"无子"，年龄偏大称"绝产"。如明代李中梓在《诊家正眼》中描述："妇人尺脉微弱而涩，少腹冷，恶寒，年少得之为无子，年大得之为绝产。"清代张璐《诊宗三昧》亦曰："妇人年少得之为无子。"

（二）病因病机

不孕症主要的病因病机为肾气不足，冲任气血失调。《黄帝内经》提出："女子二七天癸至，任脉通，太冲脉盛，月事以时下，故有子。"因此，只有女子二七肾气盛，天癸至，冲脉充盛、任脉通畅，月经规律如期而至，方能受孕有子。一旦生理状况被破坏，出现病理的肾气不足，天癸乏源，冲任失调，月经不规律，均可导致不孕。清代吴谦等编纂之《医宗金鉴》言："女子不孕之故，由伤其任、冲也……或因素血积于胞中，断血不能成孕。"指出女子不孕之根本是冲任损伤，瘀血积于胞宫。纵观历代医家对本病发病机理之论述，可知本病主要与脏腑功能失常、经络损伤等相关，现归纳如下。

1. 脏腑功能失常

总结分析历代古籍对脏腑功能失常导致不孕症的病因病机，可知肾虚、肝郁及脾胃虚寒为不孕症主要发病机制。

（1）肾虚：肾阴、肾阳、肾气不足均可以导致不孕，特殊的先天畸形也会影响受孕。

1）肾气虚：肾虚冲任不足，可致不孕。由于女子先天不足、房劳多产、久病等致肾气亏虚、精不化血，冲任虚衰，故不能受孕。如唐代孙思邈《备急千金要方·妇人方上·求子》提出："凡人无子，当为夫妻俱有五劳七伤，虚羸百病所致，故有绝嗣之殃。"夫妻双方五劳七伤，虚羸百病，日久可伤及肾精，肾精不足，不能化血，冲任失荣养，可导致不孕，这同时为不孕的治疗提供了夫妻同治的思路。宋代官修《圣济总录》曰："妇人所以无子者，冲任不足，肾气虚寒也。"由于肾气不足终致女子不孕。清代傅青主在《傅青主女科·女科上卷·种子·胸满不思食》中载："妇人有饮食少思，胸膈满闷，终日倦怠思睡，一经房事，呻吟不已。人以为脾胃之气虚也，谁知是肾气不足乎？"

2）肾阳虚：因素体阳虚、寒湿伤肾致肾阳不足，导致冲任虚寒，亦可导致不孕。东汉《神农本草经》言："女子风寒在子宫，绝孕十年无子。"清代傅青主《傅青主女科》言："寒冰之地，不生草木；重阴之渊，不长鱼龙。"均认为肾阳不足，风寒之邪侵袭，致胞宫冲任虚寒，可导致女子不孕。

3）肾阴虚：由于久病耗损真阴、天癸乏源致胞宫血海空虚，阴虚内热，热扰冲任，亦不能受孕。清代萧壎《女科经纶》中引朱丹溪语："妇人久无子者，冲任脉中伏热也……其原必起于真阴不足，真阴不足则阳胜而内热，内热则荣血枯。"又指出妇人不孕属阴虚火旺不能摄精血，文曰："缪仲淳曰：女子血海虚寒而不孕者，诚用暖药。但妇人不孕，亦有阴虚火旺，不能摄受精血，又不可纯用辛温药矣。"多种原因致真阴不足，阳气相对亢盛，热扰及冲任，可致不孕。

肾阴虚之重证可发展为骨蒸夜热，骨热且煎熬肾精，不能受孕。傅青主在《傅青主女科》一书中，首次提出肾阴虚骨蒸夜热可出现不孕，其中描述："妇人有骨蒸夜热，遍体火焦，口干舌燥，咳嗽吐沫，难于生子者。人以为阴虚火动也，谁知是骨髓内热乎。"傅青主认为"胞胎"为五脏之外的一脏，是"不阴不阳"的，由于胞胎上系于心包，下系于命门。又"系心包者通于心，心者阳也；系命门者通于肾，肾者阴也。是阴之中有阳，阳之中有阴，所以通于变化"。阴阳协和，不偏不枯，方能变化生人。因胞胎通于肾，骨髓亦是肾之所化，肾之热致骨髓内热，肾热而胞胎亦热。"且胞胎非骨髓之养，则婴儿无以生骨"，故骨髓过热，骨中空虚，不能成胎。

4）先天畸形：明代万全在《广嗣纪要》中提及"五不女"，文曰："五不女：螺、纹、鼓、角、脉也（螺者，牝窍内旋，有物如螺也……）"认识到女子先天生理缺陷和生殖器官畸形可致不孕。因先天生理缺陷、生殖畸形均可归于先天不足，故在肾虚致不孕中作出描述。

王孟英评注清代沈尧封《女科辑要》按："古人五种不女，曰螺、纹、鼓、角、脉，而人多误解。"文言："余谓螺乃骡字之讹。骡形之人，交骨如环，不能开坼，如受孕必以产厄亡。"认为"螺"是"骡"的错传，骡形之人，交骨如环，不能开裂，类似现代医学所说的阴道闭锁。又"纹则阴窍屈曲，如螺纹之盘旋，碍于交合，俗谓之实女是也"，因"纹"碍于交合，难以受孕，类似现代医学的处女膜闭锁或先天性无阴道。"鼓者，阴户有皮鞔如鼓，仅有小窍通溺而已"，"鼓"仅有尿道口，类似现代医学的处女膜闭锁。又"角则阴中有物，兴至亦有能举者，名曰二阴人，俗云雌雄人是也"，所谓"雌雄人"即类似现代医学遗传学上的两性畸形。又"脉则终身不行经者，理难孕育，然暗经亦可受胎"，即现代医学所言原发性闭经，特殊的暗经者，仍可受孕。

（2）肝郁：肝郁致冲任气血失调，亦可以导致不孕。女子因各种缘由致情志不畅，肝郁气滞，疏泄失常，致冲任气血失调，导致不孕。如明代张景岳在《景岳全书》中写道："产育由于血气，血气由于情怀，情怀不畅则冲任不充，冲任不充则胎孕不受。"情志不畅导致血气不能充盈冲任，故不能摄精成孕。

清代傅青主《傅青主女科·女科下卷·嫉妒不孕》亦描述了肝郁致不孕，言："妇人有怀抱素恶，不能生子者，人以为天心厌之也，谁知是肝气郁结乎？夫妇人之有子也……未有三部脉郁而能生子者也。若三部脉郁，肝气必因之而更郁。肝气郁，则心肾之脉，必致郁之极而莫解。"又载："其郁而不能成胎者，以肝木不舒，必下克脾土而致塞，脾土之气塞，则腰脐之气必不利。腰脐之气不利，必不能通任脉而达带脉，则带脉之气亦塞矣。带脉之气既塞，则胞胎之门必闭，精即到门，亦不得其门而入矣。"故而肝气不舒致脾土阻塞，带脉不通，胞门闭塞，不能摄精成孕。

（3）脾胃虚寒：清代傅青主《傅青主女科·女科下卷·胸满少食不孕》描述脾胃虚寒致不孕，曰："妇人有素性恬淡，饮食少则平和，多则难受，或作呕泄，胸膈胀满，久不受孕。人以为禀禀之薄也，谁知是脾胃虚寒乎。"夫脾胃之虚寒，原因心肾之虚寒耳。心肾之火虚衰，脾胃失生化之权，不能消水谷化精微，故无津液灌溉孕育胞胎。纵然受胎，胎亦必堕落。

2. 经络损伤

另外，从经络角度上讲，冲任督带四脉与胞宫的关系密不可分。因此，损伤经络的生理功能，也会导致不孕的发生。如《素问》言："此生病，从少腹上冲心而痛，不得前后，为冲疝。女子为不孕、癃痔、遗溺、嗌干……治在骨上，甚者在脐下营。"又"谓之任脉者，女子得之以任养也"且"冲为血海"，又因带脉通于任、督二脉，约束冲任督三脉，维持胞宫的生理活动，因此冲任督带脉受损可导致不孕。

（1）带脉拘急：清代傅青主《傅青主女科·女科下卷·少腹急迫不孕》描述："妇人有少腹之间，自觉有紧迫之状，急而不舒，不能生育。此人人之所不识也，谁知是带脉之拘急乎？"认为少腹拘急紧迫之不孕是因为带脉拘急。带脉属人体奇经八脉之一，起于胁下，环腰一周，状如束带，主要承担约束纵行躯干的诸条经脉。又言："带脉系于腰脐之间，宜弛而不宜急。今带脉之急者，由于腰脐之气不利也。而腰脐之气不利者，由于脾胃之气不足也。脾胃气虚，则腰脐之气闭，腰脐之气闭，则带脉拘急。遂致牵动胞胎，精即直射于胞胎，胞胎亦暂能茹纳，而力难负载……此带脉之急，所以不能生子也。"陈士铎《石室秘录》亦言："带脉宜弛不宜急，带脉急者，由于腰脐之不利也，腰脐不利，则胞胎无力，又安能载物乎。"带脉拘急的根本原因是脾胃之气不足，脾胃气虚，致腰脐气闭，带脉拘急，腰脐不利致胞胎难载，不易受孕。

（2）任督两虚：清代傅青主《傅青主女科·女科上卷·种子·腰酸腹胀不孕》言："妇人有腰酸背楚，胸满腹胀，倦怠欲卧，百计求嗣不能如愿。人以为腰肾之虚也，谁知是任督之困乎。"认为妇人腰酸、胸满腹胀症状同时出现时，为任督二脉受损，致不孕。又言："故任脉虚则带脉坠于前，督脉虚则带脉坠于后，虽胞胎受精亦必小产。况任督之脉既虚，而疝瘕之症必起。疝瘕碍胞胎而外障，则胞胎缩于疝瘕之内，往往精施而不能受。"由于任督二脉虚，致疝瘕阻碍胞胎，不能摄精成孕。督脉为阳脉之海，总督六阳经，调节全身阳经经气。因此，可以看出阳气对女子妊娠的重要性。

（3）冲任受损：清代吴谦等《医宗金鉴》言："不子之故伤任冲，不调带下经漏崩，或因积血胞寒热，痰饮脂膜病子宫。"认为女子不孕乃冲任受损，冲任伏热或冲任虚寒所致。

1）冲任伏热：清代沈尧封《女科辑要·求子》提到："若本体不虚而不受胎者，必有他病。缪仲淳主风冷乘袭子宫；朱丹溪主冲任伏热……诸贤所论不同，要皆理之所有，宜察脉辨证施治。"同时代萧壎《女科经纶》中亦提及妇人不孕属冲任伏热真阴不足，言："朱丹溪曰：妇人久无子者，冲任脉中伏热也。夫不孕由于血少，血少则热，其原必起于真阴不足。真阴不足，则阳胜而内热，内热则荣血枯，故不孕。益阴除热，则血旺易孕矣。《脉诀》曰：血旺易胎，气旺难孕是也。"故冲任伏热亦可致不孕。

2）冲任虚寒：明代武之望在《济阴纲目》中描述："调生丸治妇人冲任虚寒，胎孕不成，成多损坠。"又有"秦桂丸治妇人血海久冷，不能孕育""南岳魏夫人济阴丹治妇人血海虚冷"之论。清代萧壎《女科经纶》提及妇人不孕属风寒袭于子宫，其云："缪仲淳曰：女子系胞于肾及心胞络，皆阴脏也。虚则风寒乘袭子宫，则绝孕无子，非得温暖药，则无以去风寒而资化育之妙。唯用辛温剂，加引经，至下焦，走肾及心胞，散风寒，暖子宫为要也。"因此，冲任虚寒可致不孕。

3. 其他

古籍中对不孕症的病因病机描述繁多，如血虚、血瘀、痰饮等病理因素致女子气血失调；或脉中之血，为寒、热邪气所阻，或气虚、气滞不能推动血行，出现血瘀，产生瘀血；或胞宫受损出现胞寒和胞热均可导致女子不孕。

《素问》言："女子二七而天癸至，任脉通，太冲脉盛，月事以时下，故有子……七七而任脉虚，太冲脉衰少，天癸竭，地道不通，故形坏而无子。"《女科辑要》："沈按：此求子全赖气血充足，虚衰即无子。"因此，气血充足则有子，气血失调致病理产物阻滞，或气血虚衰均可影响受孕。以下将分述论之。

（1）痰湿：壅滞冲任，可致不孕。女子平素劳倦思虑过多，或肝气犯脾、素体脾阳不足致脾失健运，水湿内停，湿聚成痰，痰涎壅滞于冲任致不孕；妇人素体肥胖，躯脂满溢，痰湿内盛，胞络受阻，不能摄精成孕。清代萧壎《女科经纶》言："朱丹溪曰：妇人肥盛者，多不能孕育，以身中有脂膜闭塞子宫，致经事不行。"又言："肥盛妇人，禀受甚厚，恣于酒食，经水不调，不能成孕，以躯脂满溢，湿痰闭塞子宫故也。"同时代傅青主《傅青主女科·女科上卷·种子·肥胖不孕》描述不孕言："妇人有身体肥胖，痰涎甚多，不能受孕者。人以为气虚之故，谁知是湿盛之故乎。"其从痰湿方面论述不孕。又文言："肥胖之湿，实非外邪，乃脾土之内病也。"认为肥胖不孕为脾病所致。脾病，不能分化水谷养四肢，因肥胖者多气虚、痰涎，外壮而内虚气衰，不能行水，湿停于肠胃之间，化为痰涎。另外，肥胖之妇，肉满遮隔子宫，不能受精。即便男子体健，阳精直达子宫，但女子水湿内盛，亦不易受孕。

（2）癥痞：饮食失节，脾胃亏损，邪正相搏，生为癥痞，亦可致不孕。明代武之望《济阴纲目》言："《大全》云'妇人癥痞，由饮食失节，脾胃亏损，邪正相搏，积于腹中，牢固不动，有可征验……气道壅塞，故名曰痞。得冷则发，冷入子脏则不孕，入胞络则月水不通'。"陈自明《妇人大全良方》云："夫妇人癥痞者，由冷热不调，饮食不节，积在腹内或肠胃之间，与脏气结搏，其牢强推之不移者名曰癥，言其病形征可验也。气壅塞为痞，言其气痞涩、不宣畅也。皆得冷则发动刺痛。癥痞之病，其形冷结。若冷气入于子脏，则使无子。若冷气入于胞络，搏于血，血得冷则涩，亦令月水不通也。"

（3）血瘀：血瘀内停，冲任受阻，可以导致不孕。女子经期或产后余血未净之际，不禁房事；或涉水感寒，邪气与血互结，瘀血内阻；或怒气伤肝，气滞血瘀，瘀血内停，冲任受阻，瘀滞胞脉，新血不能速生，故不能摄精成孕。正如隋代巢元方《诸病源候论》所言"结积无子候"及其引养生方"月水未绝，以合阴阳，精气入内，令月水不节，内生积聚，令绝子"，皆指出月经未净，不禁房事，致瘀血内阻，不能摄精成孕。又如清代吴谦等所撰《医宗金鉴》提出："女子不孕之故，由伤其冲任……或因宿血积于胞中，新血不能成孕……皆当细审其因，按证调治，自能有子也。"故冲任受损可导致不孕。细审其因，宿血积于胞宫，致新血不生是损伤冲任导致不孕的原因之一。

（4）阴血虚：清代萧壎《女科经纶》提及妇人不孕属阴虚血少不能摄精，言："朱丹溪曰：人之育胎，阳精之施也，阴血能摄之。精成其子，血成其胞，胎孕乃成。今妇人无子，率由血少不足以摄精也。血少固非一端，然欲得子者，必须补其精血，使无亏欠，乃可成胎孕。"又傅青主《傅青主女科·身瘦不孕》言："妇人有瘦怯身躯，久不孕育，一交男子，即卧病终朝。人以为气虚之故，谁知是血虚之故乎。"女子身瘦不孕，血虚为故。又"或谓血藏于肝，精涵于肾，交感乃泄肾之精，与血虚何与？殊不知肝气不开，则精不能泄，肾精既泄，则肝气亦不能舒"，因肾为肝之母，母既泄精，不能分润以养其子，肝木本血虚，不能受养则火暗动铄精，肾精亏虚加重。又因瘦人多火，泄其精，肾水益少而火炽，而肾精空乏，肾水无力制火，故偏易动火，"然此火因贪欲而出于肝木之中，又是偏燥之火，绝非真火也"，此种不孕，因交合偏易走泄，阴血虚火旺，不能摄精成孕。

（5）胞寒：古籍中关于胞宫虚寒致不孕之描述颇多，清代傅青主《傅青主女科·女科上卷·种子·下部冰冷不孕》言："妇人有下身冰冷，非火不暖，交感之际，阴中绝无温热之气。人以为天分之薄也，谁知是胞胎寒之极乎！夫寒冰之地，不生草木；重阴之渊，不长鱼龙。今胞胎既寒，何能受孕。"故寒邪直接损伤胞宫亦可致冲任受损，胞宫虚寒，难以受孕。又言："盖胞胎居于心肾之间，上系于心而下系于肾。胞胎之寒凉，乃心肾二火之衰微也。"胞胎与心、肾二脉相通，心肾之火衰微，则胞胎不温，难以受孕。

（6）胞热：清代吴谦等所撰之《医宗金鉴》，其按语提及"女子不孕之故，由伤其任、冲也……或因胞寒胞热，不能摄精成孕……皆当细审其因，按证调治，能有子也"。因此，胞热也可出现不孕。

（7）年龄及生活起居：南齐褚澄对阴阳精血极其重视，在《褚氏遗书》中指出"合男女必当其年，男虽十六而精通，必三十而娶；女虽十四而天癸至，必二十而嫁，皆欲阴阳完实而后交合，则交而孕，孕而育，育而子，坚壮强寿。今未笄之女，天癸始至，已近男色，阴气早泄，未完而伤，未实而动，是以交而不孕，孕而不育，育而子脆不寿。此王之所以无子也。"又明代虞抟《医学正传》言："七七天癸绝，无子常理也。"清代《竹林女科证治》言童稚不孕"方苞方萼生气未舒，甫童甫笄天癸未裕，曾见有未实之粒可为种，未足之蚕可为茧乎？强费心力即日姑俟异日，而年衰者其能待乎，是坐失其时而已矣"，委婉表述优生优育的思想。

清代凌德《女科折衷纂要》剖析堕胎与不孕之关系，文言："今之无子者，大半一月内堕胎而致，非尽不孕也。"这一点叶其蓁《女科指掌》中也有类似论述。

值得一提的是，亦有医家指出本病与非人为因素相关，如风水、命相等，这与时代背景及医家不同科学文化背景相关。如宋代陈自明《妇人大全良方》指出："夫妇人无子者，其事有三也。一者，坟墓不嗣；二者，夫妇年命相克；三者，夫病妇疹，皆令无子。"将发病原因归为三类，并加以详细阐述，其曰："若是坟墓不嗣，年命相克，此二者非药能益。若夫病妇疹，须将药饵，故得有效也。然妇人挟疾无子，皆由劳伤血气生病；或月经闭涩，或崩漏带下，致阴阳之气不和，经血之行乖候，故无子也。"清代叶其蓁《女科指掌》指出："无子者虽有年命相冲、风水所招二说，其实疾病使然耳，还宜服药为是，譬如田中芟去草蔓，饶沃其土，及使下种，天雨既降，五谷勃然而生矣。而其大要尤在行仁积德，即如伤胎破卵之细，亦勿为之。"由于不孕之病因与历史文化之联系难以求证，古人有所提及，可供参考。

（三）证候分类

不孕症病情复杂多变，各代医家对其证候分类大致可表述为：①肝郁；②痰湿；③血瘀；④肾虚（肾气虚、肾阳虚、肾阴虚）；⑤脾胃虚寒；⑥冲任伏热；⑦冲任虚寒；⑧任督两虚；⑨带脉拘急；⑩阴血虚；⑪胞寒；⑫胞热。

（四）治疗

不孕症之治疗治法，纵观历代，重点在于通过温肾养气，填精益血，调理冲任及胞宫气血等方法使经调病除，终能摄精成孕。

1. 辨证论治

（1）活血化瘀：因瘀血内停者，予以活血化瘀法治疗。

1）活血化瘀，理气行滞：妇人因瘀血内停，冲任受阻，胞脉不通所致不孕，予以活血化瘀，理气行滞法。唐代孙思邈《备急·千金要方》提出"朴硝荡胞汤"，"治妇人立身以来全不产，及断绪久不产三十年者方"。清代吴谦等《医宗金鉴》云："因宿血积于胞中，新血不能成孕。"临证可见婚久不孕，或宿有癥瘕，月经经行腹痛拒按，经色暗挟有血块，块出痛减，或胸胁乳房胀痛，治宜活血祛瘀，理气行滞，方用逐瘀汤类方，少腹逐瘀汤治疗病位主在少腹，又有小茴香等药温中理气散寒。

2）温经散寒，养血祛瘀：妇人寒凝胞宫，瘀血未尽者，予以温经散寒，养血祛瘀法。清代吴谦等《医宗金鉴》中描述温经汤有按语："妇人年已五十，冲任皆虚，天癸当竭，地道不通矣……此皆曾经半产崩中，新血难生，瘀血未尽，风寒客于胞中，为带下，为崩中，为经水愆期，为胞寒不孕。均用温经汤主之者，以此方生新去瘀，暖子宫，补冲任也。"温经汤方予补养气血之温补药，则瘀血得温则行，温经散寒，养血祛瘀，调补冲任，方能摄精成孕。

（2）理气化痰：妇人痰涎过盛，阻滞胞脉，不能摄精成孕者，予以理气化痰法。

1）理气和中，燥湿化痰：妇人形体肥胖，痰涎过盛，壅阻气机，闭阻冲任胞脉者，予以燥湿化痰法。《济阴纲目》曰："治妇人肥盛无子，以身中有脂膜，闭塞子宫也，宜先服此调理。"方剂选用丹溪植芝汤。清代陈修园《女科要旨》曰："妇人无子，皆由经水不调。经水所以不调者，皆由内有七情之伤、外有六淫之感，或气血偏盛、阴阳相乘所致。"又言："种子之法，即在于调经之中，前论已详矣。若经水既调，身无他病，而亦不孕者，一则身体过于肥盛，脂满子宫而不纳精也，前人有启宫丸一方颇超然……究竟是二陈汤加苍术、川芎、六神曲、香附之类，不如直说出来更妙。"妇人身体肥盛，脂满壅塞胞宫，不能摄精成孕，选用方剂启宫丸。启宫丸与丹溪植芝汤乃二陈汤化裁，妇人身体肥盛，子宫脂满壅塞，不能受胎，予二陈汤类方剂燥湿化痰，理气调经，祛湿消积，痰湿得化，胞脉通畅，方能受孕。

2）理气健脾，泄水化痰：因脾失健运，湿聚成痰，日久不孕者，予理气健脾，泄水化痰法。清代傅青主《傅青主女科·女科上卷·种子·肥胖不孕》言："妇人有身体肥胖，痰涎甚多，不能受孕者。人以为气虚之故，谁知是湿盛之故乎？夫湿从下受，乃言外邪之湿也。而肥胖之湿，实非外邪，乃脾土之内病也……内虚则气必衰，气衰则不能行水，而湿停于肠胃之间，不能化精而化涎矣。夫脾本湿土，又因痰多，愈加其湿。脾不能受，必浸润于胞胎，日积月累，则胞胎竟变为汪洋之水窟矣。且肥胖之妇，内肉必满，遮隔子宫，不能受精，此必然之势也……治法必须以泄水化痰为主。"治疗痰湿型不孕，以泄水化痰为主，通过补脾胃之气，鼓动阳气，祛痰湿。痰涎尽消后，利水湿，易于受精而成孕矣。方剂选用加味补中益气汤，提脾气升于上，水湿反利于下，此法有提壶揭盖之妙意，又助胃气消于下，为津为液，痰涎易上化。阳气充足，湿邪散除，自能摄精成孕。

（3）疏肝解郁：妇人素性抑郁，因情志不调，致血气失和，冲任不能相资，所致不孕，予以疏肝解郁法。清代傅青主《傅青主女科·女科上卷·种子》写道："妇人有怀抱素恶……其郁而不能成胎者，以肝木不舒，必下克脾土而致塞，脾土之气塞，则腰脐之气必不利。腰脐之气不利，必不能通任脉而达带脉，则带脉之气亦塞矣。带脉之气即塞，则胞胎之门必闭，精即到门，亦不得其门而入矣。方用开郁种玉汤。"妇人肝木不疏，肝郁克脾，任脉不通，带脉阻塞，可用开郁种玉汤。方中当归、白芍柔肝养血，白术、茯苓健脾，香附为"气中之血药"，其性宣畅，能主一切气，通行十二经。情志不畅，肝郁日久化火，出现烦躁易怒、舌红的症状，伤及津液，用天花粉可有清热养阴之效。方剂开郁种玉汤解四经之郁，解肝气之郁，宣脾气之困，而心肾之气亦因之俱舒，腰脐利而任带通达，胞胎之门启自能怀孕。又《济阴纲目·求子门·治婢外家不孕》中描述煮附丸："治婢外家多郁，情不宣畅，经多不调，故难孕。"描述的即是肝郁而情志不畅造成月经失调、不孕。文中描述："香附子不拘多少……用上好米醋，砂锅内煮之，旋添醋旋煮（妙在多醋意），以极烂为度，取出焙干为末，仍用醋糊为丸。"醋香附可酌情大量使用，香附为"气中之血药"，醋制香附理气解郁，可达疏肝解郁之功。

（4）补肾填精：肾虚之不孕，可细分为肾气虚、肾阴虚和肾阳虚。肾虚多表现为肾精不足，气血亏虚，应用补肾填精法。

1）补肾益气，温养冲任：肾气虚者，补肾益气，温养冲任。明代医家张景岳在《景岳全书》中言："妇人血气俱虚，经脉不调，不受孕者，惟毓麟珠随宜加减用之为最妙；其次，则八珍益母丸亦佳。若脏寒气滞之甚者，用续嗣降生丹亦妙。"清代医家陈修园在《女科要旨·种子》中写道："经水既调，身无他病，然亦不孕者……一则身体过于羸瘦，子宫无血而精不聚也，景岳有育麟珠极效。"清代江涵暾《笔花医镜》言："毓麟珠治妇人气血虚而经不调，不孕者。"由此，无论月经是否调畅，毓麟珠均可治疗肾气不足，气血两虚的不孕。毓麟珠为八珍汤加上菟丝子、鹿角霜、川椒、杜仲化裁，其中，八珍汤气血双补，菟丝子、鹿角霜、杜仲补肾强腰膝益精髓。全方补肾填精为主，辅以补益脾气化气血，冲任得养，胎孕乃成。

另外，傅青主《傅青主女科·女科上卷·种子·胸满不思食》认为妇人饮食少思，胸膈满闷，终日倦怠思睡，乃因其肾气不足，其对治疗肾气不足之不孕有其独到的见解，言："治法必以补肾气为主，但补肾而不兼补脾胃之品，则肾之水火二气不能提于至阳之上也。方用并提汤。"此方补气之药多于补精，通过用补气之药，补肾气、健脾胃，脾胃气血充盛，方可生肾精。又用补精之味，阴气足，阳气易升，越于上焦，胸膈满闷的症状自除，整体用药不用桂附等药，避免了峻补肾火，专补肾气，使脾胃之气不复下陷，带脉气充，胞胎气暖，最终自然受孕。

2）温肾暖宫，调补冲任：肾阳虚者，予温肾暖宫、调补冲任法。东汉张仲景《金匮要略》温经汤条文言："主妇人少腹寒，久不受胎。"其通过温补肾阳之法治疗因寒所致的不孕。《神农本草经》对紫石英的描述为："主心腹咳逆邪气，补不足，女子风寒在子宫，绝孕，十年无子。"后至唐代《千金翼方》及《新修本草》等书亦有类似的描述。宋代官修之《太平圣惠方》曰："治妇人久无子，由子脏久积风冷，肝阳不能施化，宜服紫石英丸方。"清代傅青主《傅青主女科》对治疗下部不温导致的不孕，说道："故治胞胎者，必须补心肾二火而后可。方用温胞饮。"又言："补心而即补肾，温肾而即温心。"通过温肾助阳法，旺心肾之气，生心肾之火，则可散胞胎之寒。若方药改汤为丸，朝夕吞服，尤能摄精。

3）滋肾养血，调补冲任：肾阴虚者，滋肾养血，调补冲任。明代武之望《济阴纲目·求子门·治血虚不孕》描述用增损三才丸、神效墨附丸、大乌鸡丸及大五补丸等方剂治疗羸瘦之人无孕，因瘦弱之人无血摄精，用补益之药，以温润之法治疗。清代傅青主《傅青主女科》对于身瘦，血虚不足之人这样描述："因瘦弱之人，性躁多火，精血不，阴虚火旺，冲任胞宫失于濡润，精不得养，而致不孕。治宜滋阴补肾，养血调经。方用养精种玉汤。"治妇人身瘦，血虚不孕。全方滋肾养血填精，精满则易于摄精，血足则子宫易于容物，皆有子之道也。

骨蒸夜热，致肾精亏虚而不孕，予滋肾养血，佐以清热治疗。清代傅青主《傅青主女科》提出："治法必须清骨中之热。然骨热由于水亏，必补肾之阴，则骨热除，珠露有滴濡之喜矣。壮水之主，以制阳光，此之谓也。方用清骨滋肾汤。"又曰："不清胞胎，而胞胎自无太热之患。然阴虚内热之人，原易受妊，今因骨髓过热，所以受精而变燥，以致难于育子，本非胞胎之不能受精，所以稍补其肾，以杀其火之有余，而益其水之不足，便易种子耳。"阴虚内热之人，体质本热，今骨髓过热，肾精煎熬，难以受孕，通过清骨滋肾汤之类方剂可清骨热、滋肾水，祛除有余之火，方能摄精成孕。地骨皮、牡丹皮之类药清骨热，沙参、石斛、麦冬之类滋阴，全方达解骨热、补肾精、凉骨热之功效。

（5）益气养血：对于气血亏虚之证，益气养血法在古籍中应用颇多。明代武之望《济阴纲目》对血虚不孕的描述很多，如用加味四物汤"治妇人不孕，久服有子"，又有"加味四物汤治血气两虚不孕"。因此，对于血气两虚，且血虚偏重之不孕治疗当补气养血。《济阴纲目》治疗血虚不孕提出补气养血兼加他法辅助治疗。如妇人因七情所伤，致使血衰气盛，经水不调无子，用调经种玉汤养血调经；用金莲种子仙方温经补气，养血调经；十全济阴丸温脾养血，理气调经。以上方剂皆通过补气行血养血之药使气血通畅，摄精成孕。

古籍对补脾益气养血之法也有提及。清代傅青主《傅青主女科》对带脉拘急所致不孕的治疗如是描述："治法宜宽其带脉之急。而带脉之急，不能遽宽也，宜利其腰脐之气。而腰脐之气，不能遽利也，必须大补其脾胃之气与血，而腰脐可利，带脉可宽，自不难于孕育矣。方用宽带汤。"通过补脾胃之气血而利腰脐之气。又有"脾胃两补，而又利其腰脐之气，自然带脉宽舒，可以载物而胜任矣……用芍药之酸以平肝木，则肝不克脾。用五味之酸以生肾水，则肾能益带"之论，以宽带汤补益脾胃气血，用芍药平肝，防其克脾，五味子酸甘化阴养肾水，益带脉。

（6）温补心肾：古籍中也有提及温补心肾之法治疗不孕。如清代傅青主《傅青主女科·女科上卷·种子·胸满少食不孕》言："妇人有素性恬淡，饮食少则平和，多则难受，或作呕泄……治法可不急温补其脾胃乎？然脾之母，原在肾之命门；胃之母原在心之包络。欲温脾胃，必须补二经之火。"通过补母旺子，用温土毓麟汤，温补脾胃又兼补命门与心包络之火。命门心包之火旺，则脾与胃不寒，最终达到四经并治之效。自然饮食多而善化，气血旺而能任。带脉有力，不虞落胎。

（7）温阳散结：清代傅青主《傅青主女科》描述了温阳散结之法，治疗任、督二脉俱虚致不孕，言："治法必须先去其疝瘕之病，而补其任督之脉……外无所障，内有所容，安有不能生育之理！方用升带汤。"用方剂升带汤使任、督之气旺，疝瘕之症除。通过利腰脐之气，升补任督之气。任督之气升，疝瘕可散。方中肉桂温阳散寒，莪术以祛积，鳖甲之攻坚理气，茯苓之利湿，达到"形自化于无形，满腹皆升腾之气矣"。

2. 其他疗法

（1）针灸疗法：古籍中有大量文献记载了以中医理论为指导，通过研究经络、腧穴、针刺、灸法等方法来治疗不孕。因妊娠期的特殊性，针灸之法治疗不孕较为局限直至唐宋时期才出现，且描述较少。

1）针法：宋代王执中的《针灸资生经》写道："血闭无子。涌泉、主女子无子。气冲、主无子。并无子。妇人无子。（千翼甄权）涌泉、治妇人无子。针关元治妇人无子。"因此，治疗血闭无子，可针刺涌泉、气冲、关元等穴位。明代官修《普济方》有描述"无子，穴华宾"，又有"治女子无子，穴涌泉"。明代杨继洲《针灸大成》中还有通过针刺子宫、中极治疗不孕的描述。

2）灸法：唐代孙思邈《备急千金要方》中描述灸法"月水不利，贲豚上下，并无子，灸四满三十壮。穴在丹田两边，相去各开寸半"。明代张介宾在《类经图翼》一书中指出："命门、肾俞、气海、中极、关元（七壮至百壮，或三百壮）、胞门子户（二穴详奇俞类）、阴廉然谷、照海（子宫冷），一法灸神阙穴，先以净干盐填脐中，灸七壮，后去盐，换川椒二十一粒，上以姜片盖定，又灸十四壮，灸毕即用膏贴之，艾炷须如指大，长五六分许。"明代高武《针灸聚英》曰："无子搜阴交石关之乡。"

3）针灸并用：宋代官修之《圣济总录》中有描述："妇人断绪，四度针，针即有子，因产恶露不止，月事不调，血结成块，针入八分，留十呼，得气即泻，可灸百壮，至三百壮止。"故针灸并用可以治疗恶露不止，血瘀胞宫，致冲任受损，不能摄精成孕的不孕症。清代李守先在《针灸易学》中提及："针二寸，灸二七壮，治妇人久无子嗣。"

（2）外治法：坐导药在古籍中有大量的应用，体现了中医妇科外治法，具体可分为阴道纳药法和外阴熏洗法。纵观古籍，应用坐导药，以阴道纳药法治疗不孕多有描述。宋代陈自明《妇人大全良方》云："治妇人全不产，及断续服荡胞汤恶物不尽，用此方。"具体为各种病因致胞宫血瘀，新血不生，冲任受损，服用荡胞汤恶露未除尽，用坐导药。因此，在用荡胞汤治疗不孕疗效欠佳时，可以联合使用坐导药治疗。其书中详细描述坐导药："上为细末，以绢袋盛，大如指，长三寸余，盛药满，系袋口，内妇人阴中。坐卧任意，勿行走，小便时去之，了后更安，一日一度。易新者必下清黄冷汁，汁尽止。若未见病出，亦可至十日安之。"通过阴道纳药法，药物得以直达病所。又《济阴纲目》有描述"内药续生丸……上为末，糊为软丸。绵裹纳阴中"来治疗不孕。王焘《外台秘要》也有描述："茱萸丸，疗妇人阴寒，十年无子方……蜜丸如弹子丸，绵裹导子肠中，日再易。无所下，但开子脏，令阴温，即有子也。"所谓"子肠"即阴道，故此法也属于阴道纳药治疗不孕症。

另外，外阴熏洗法在古籍中也有论述。宋代陈自明《妇人大全良方》言："本为子宫有冷恶物，故令无子。但天阴冷则发疼痛，须候病出尽方已，不可中辍。每日早晚用苦菜煎汤熏洗。"天冷胞宫受寒，冲任虚寒，疼痛不已，应用苦菜煎汤，用外阴熏洗法治疗。"苦菜"即败酱草，可清热解毒、祛瘀止痛。

（3）手术治疗：纵观古籍，也有手术治疗不孕症的记载。《女科辑要》谈及"五不女"的"鼓"时言："设幼时以铅作铤，逐日纴之，久则自开，尚可以人力为也。"因此，通过外力可治疗"鼓"。钱国宾云："兰溪孙篾匠之妻，自来无经，而生四子一女。故五种之中，惟三者非人力所能治，而纹、角二种并不可交也。"即"五不女"中只有"纹""角"不可治，其他三种均可治。

对于不孕症的认知，历代医家认识繁多，辨证思路多种多样，整理如上，考镜源流，以飨同道。

（孟　云　孙许涛）

癥瘕源流考

纵览历代医籍，有关"癥瘕"之病，最早见于《黄帝内经》，直至隋代巢元方《诸病源候论》进一步阐述癥瘕之病因病机及临床症候特点，并依据病因、病症特点分别命名为"七癥八瘕"。唐宋元时期多沿此观点，及至明清，逐渐形成比较完备的辨证论治方法。经过整理大量医籍资料，现从病名、病因病机、证候分类及治疗四方面入手，对历代相关医籍进行研究，整理如下。

（一）病名

关于"癥瘕"之病，其论"瘕"者早于"癥"。早在春秋时代《黄帝内经》中就有关于妇女"瘕聚"的论述。《素问》载有："任脉为病，男子内结七疝，女子带下瘕聚。"此为妇科"瘕聚"之最早记载，并指出"瘕聚"乃奇经任脉为病。《素问》中载有"疝瘕"一名，因其"寸口脉沉而弱"，有"少腹痛"之症，故名之。此从脉象的角度分析疝瘕的病位，更加完善瘕病的四诊内容。其书中，亦载有"肠覃""石瘕"之名，并认为二者属癥积之类。《灵枢》进一步将二者病症特点加以阐述，指出"肠覃"属"瘜肉"，病初"大如鸡卵"，待到长成之时"如怀子之状，月事以时下"；又指出"石瘕"乃"寒气客于子门"导致恶血留于体内"日以益大，状如怀子，月事不以时下"。二者均属有形实邪，故而《黄帝内经》将其归为癥瘕之类，并指出二者与妇女月事相关。

"癥瘕"之名首见于《神农本草经》，其中禹余粮条下载有"癥瘕"一名，但并非作为一个独立的疾病名称出现，而是指出禹余粮可以治疗癥瘕等诸多疾病。后至汉代医家张仲景《金匮要略》总结前人之语，将"癥瘕"作为一个疾病加以论述，其言："病疟……设不瘥，当月尽解，如其不瘥，当云何？师曰：此结为癥瘕。"指出疟病一月未解，乃结为癥瘕。

此外《金匮要略》中首提"癥"之名，其言："妇人宿有癥病，经断未及三月，而得漏下不止，胎动在脐上者，为癥痼害。""癥"本义指腹中结块之病，然癥胎互见，经断三月而漏下，若脐上似有胎动者，必为癥痼所致。唐宋时期医家多宗其说。

隋代巢元方《诸病源候论》立"八瘕"病候。然明代张介宾《景岳全书》对癥瘕有新的认识，其言："癥瘕之病，即积聚之别名。"由此可见，历代医家对"癥瘕"之名所述不一，故现将历代医家对"癥瘕"的名称加以分类，归纳如下。

1. 以病因病机分类命名

西汉司马迁《史记》载有"蛲瘕"一名，指出蛲瘕是蛲虫寄生在人体中所致腹中结块的一种疾病，其言："蛲瘕为病，腹大，上肤黄麤，循之戚戚然。"隋代巢元方《诸病源候论》提出"谷瘕"，认为是饮食积滞于内而成，其言："人有能食而不大便，初有不觉为患，久乃腹内成块结，推之可动，故名为谷瘕也。"另外书中所论"八瘕"之"青瘕""燥瘕""脂瘕"是由于血瘀、热邪、痰饮为患。宋代张杲《医说》根据"食结在腹"之证与"饮食不能"之因提出"食瘕"一名。

由此可见，上述称谓均以其致病因素命名。然以气血层次来区分癥、瘕，即癥为血病，瘕为气病，似更符合现在对于妇女癥瘕的认识，现列举如下：宋代陈无择《三因极一病证方论》最早认识到"癥瘕积聚，随气血以分门"；明代张介宾《景岳全书》认为有形之癥属血分，"由血结，谓之血癥""由食结，谓之食癥"，无形之瘕属气分，"气滞则聚而见形，气行则散而无迹，此癥瘕之辨也"；清代董西园《医级》亦言："癥与积同，病在血而有形可据；瘕与聚等，病在气而聚散无常。"

2. 以病症特点分类命名

早在《素问》就载有"疝瘕"，以"少腹冤热而痛"为主症。又如隋代巢元方之《诸病源候论》提出的"鱼瘕""蛇瘕"，根据其病症特点，即"胃气虚弱"，食生鱼、蛇，"不能消之"，因形"状如鱼""摸揣亦有蛇状"名为"鱼瘕""蛇瘕"。由此可见，"蛇瘕""鱼瘕"之病因为脾胃运化不足，食物停聚于体内，触之形似蛇、鱼而得名。然《诸病源候论》书中所言"暴癥"之名，亦因腑脏虚弱，食生冷之物，结聚成块，猝然发病得之，即"本由脏弱，其癥暴生"。后至明代张介宾《类经》对巢氏之论加以完善补充，形象生动地阐述其病症特点，因"或肚腹肿起而结聚于内，或往来上下而行无定处，或虫动则痛、静则不痛，而有时休止，或腹热喜渴而口涎出者"，命名为"虫瘕"。

值得一提的是，巢元方《诸病源候论·妇人杂病诸候》提出"八瘕"之"黄瘕""血瘕""狐瘕""蛇瘕""鳖瘕"皆由女子"胞胎生产，月水往来，血脉精气不调之所生也"。如"黄瘕者"因"下赤黄汁"，伴腹部挛急，故名之；"血瘕病"因"妇人月水新下，未满日数而中止"复感寒热得之；"狐瘕者"因"悲哀忧恐"加之"远行逢暴风疾雨，雷电惊恐"导致"邪气入于阴里不去，生狐瘕之聚"；"蛇瘕者"因"吞蛇鼠之精，留络不去，因生蛇瘕之聚"；"鳖瘕者"因沐浴后失于调摄，导致"水精与邪气俱入……留络不去，因生鳖瘕之聚"。后世如清代林珮琴《类证治裁》也有八种瘕病的记载，现在看来，不过是对巢氏"八瘕"的继承与发挥，故在此不作赘述。

（二）病因病机

历代医家对"癥瘕"之病因病机虽有不同的认识，然隋代巢元方《诸病源候论》可谓承前启后，详细地说明女子癥瘕之病因病机，为后人奠定基础。巢氏倡导以女子与男子体质之异区别，其言："妇人病之有异于丈夫者，或因产后脏虚受寒，或因经水往来，取冷过度，非独关饮食失节，多挟有血气所成也。"南宋陈无择《三因极一病证方论》提出不同观点，女子虽以血为本，然癥瘕的发生是饮食留于腹内与血结而成。及至明代徐春甫《古今医统大全》继续延展，认识到多种病因病机，其中包括"七情不节，所伤饮食，寒温不调，气血劳伤，脏腑虚弱"。清代张岱宗《胎产要诀》在前人基础上进一步完善，又提出妇女"癥瘕"之主要病因病机，即"胎产、行经风寒相搏"，可见清代医家对此病的认识比较完备。因此，众多医家对"癥瘕"之病因病机认识不一，现对此作详细说明。

1. 饮食失节，寒温不调

食饮不节、贪食生冷或食难消化，导致脾胃之气受损，失于运化，饮食停于体内，久则生癥瘕积聚。早在汉代张仲景《金匮要略》载有："薤不可共牛肉作羹食之，成瘕病。韭亦然。"明确指出薤、韭同牛肉食，皆难克化，积而不消，则成癥瘕。隋代巢元方《诸病源候论》亦强调"癥瘕"是由"虚劳之人，脾胃气弱，不能克消水谷，复为寒冷所乘故结成此病也"，认为脾气素虚，不能运化水谷，同时复感寒邪，内外合邪而发病，即"寒温不调，饮食不化，与脏气相搏结所生也"。宋代官修《太平圣惠方》亦宗此说："夫人饮食不节，生冷过度……与脏气相搏，结聚成块，日渐生长，盘牢不移""夫妇人积年血癥块者，由寒温失节，脏腑气虚，风冷在内，饮食不消，与血气相结，渐生块瘕，盘牢不移动者是也。"可见"癥瘕"之证与寒温失节、食滞不运密切相关。南宋陈无择《三因极一病证方论》云："若妇人七癥八瘕，则由内、外、不内外因，动伤五脏气血而成，古人将妇人病为痼疾，以蛟龙等为生瘕，然亦不必如此执泥，妇人癥瘕，并属血病，龙蛇鱼鳖等，事皆出偶然。但饮食间，误中之留聚腹脏，假血而成，自有活性。"

2. 月水不利，经产不慎

隋代巢元方《诸病源候论》中对此论述较为全面，指出女子癥瘕之病因病机，因女性特殊的生理特点而异，其云："妇人病之有异于丈夫者，或因产后脏虚受寒，或因经水往来，取冷过度，非独关饮食失节，多挟有血气所成也。"书中亦有关于妇女产后恶露不下导致经水不通之论述，其言："凡产，余血不尽，得冷则结，与气相搏则痛……变成血瘕，亦令月水瘀涩不通""因产恶露下少，血不宣消……故令胁腹俱满……亦令月水不利，亦令成血瘕也""凡产后气血内极，其人羸疲萎黄，冷则心腹绞痛，热则肢体烦疼，经血瘀涩，变为积聚癥瘕也"。此外，书中亦言："八瘕者，皆胞胎生产，月水往来，血脉精气不调之所生也""青瘕者，妇人新产，未满十日起行，以浣洗太早……又当风卧，不自隐蔽，若居湿席……便化生青瘕""燥瘕者，妇人月水下，恶血未尽，其人虚惫，而已夏月热行疾走……月水横流，衍入他脏不去，有热，因生燥瘕之聚"。皆从发病对象上来论男女病因病机之异，即女子多以血水不利为病因，巢氏有关"癥瘕"论述如此之多，为后人打下了坚实的基础，后世医家多在此基础上继承和发展。唐代孙思邈《备急千金要方》中生动地描述了月经不调所致"癥瘕"坚硬如石。宋代陈自明《妇人大全良方》和同时期的严用和《严氏济生方》亦宗巢氏之说，指出男女体质因素不同对"癥瘕"发病的影响，分别云："夫妇人腹中瘀血者，由月经否涩不通，或产后余秽未尽……瘀久不消则变成积聚癥瘕也""惟妇人血瘕为病异于丈夫，其所以异者，非独关于饮食不节而已，多因产后劳动太早，喜怒不调，脏虚受寒，或月水往来，取冷过度……皆能成血瘕也"。此后，元明清时期医家多遵此论述，元代程杏轩《医述》中提到新产妇之"气血弱者，阻碍小腹为病。上攻则为血晕，蓄瘀则为儿枕心腹痛"，久则发为癥瘕积聚，并伴有四肢肿满。明代王肯堂《女科证治准绳》言因"妇人月经痞涩不通"或"产后余秽未尽"，失于调摄，风寒趁虚外袭，导致瘀血阻滞，结为癥瘕。万全《万氏妇人科》指出产妇生产过后，败血不去，停于体内，久结成块，会直接影响月水之通利，文云："盖由新妇恶露不来，或来不尽……以致败血停留，久而不散，结聚成块，依附子宫，妨碍月水。"龚廷贤《万病回春》和《云林神彀》皆提到女子月水不通，血结于内所致小腹疼痛之"癥瘕"。清代沈金鳌《妇科玉尺》在巢氏基础上发挥，其言："积聚癥瘕者，本男女皆有之病。而妇人患此，大约皆胞胎生产，月水往来，血脉精气不调。"另外又提出"饮食不节"这一病因，导致"脾胃亏损，邪正相侵"，停积于小腹内变生癥瘕。单南山《胎产指南》亦宗其说："产后癥瘕，由恶露不尽，脾气虚弱，失其健运之职，故积而成形。"胡增彬《经验选秘》强调产后失调，败血与新血互结而成"癥瘕"，其云："产后恶露不止，产后冲任损伤，气血虚惫，旧血未尽，新血不敛，相并而下，日久不止，渐成虚劳者……不可轻用固涩之剂，使败血凝聚，变为癥瘕。"张锡纯《医学衷中参西录》中指出女子产后恶露难去，缠绵不愈的特点，其云："女子癥瘕，多因产后恶露未净凝结于冲任之中，而流走之新血又日凝滞其上以附益之，遂渐积而为癥瘕矣。"

3. 寒客胞门，气血停滞

寒主收引、凝滞，外感风寒之邪使体内恶血、饮食停滞体内，经久不去，结为癥瘕。《黄帝内经》中论述石瘕的形成，为"寒气客于子门"所致，血结凝滞，气滞不同，"子门闭塞，气不得通"，日久成"石瘕"，其若怀子之状。宋代官修《圣济总录》亦指出风寒之邪是"癥瘕癖结"的原因之一。清代李延昰《脉诀汇辨》指出寒邪停滞于小腹所致之"癥瘕"多与寒邪相关。周学海《脉简补义》亦认为有形痞块之"癥瘕积聚"与久受寒湿之邪，侵入筋骨，导致气血停滞，结而不行相关。

此外，唐代孙思邈编撰的《华佗神方》认为，寒邪侵袭机体的前提是其人"五脏六腑真气失"，正气不足，邪气趁虚而入，导致"内外相感，真邪相犯，气血熏搏"，发为癥瘕。清代沈金鳌《杂病源流犀烛》亦宗此说，分别指出"癥""瘕"皆因"脏腑之气先虚，又复多所劳伤"，邪正相搏而成。

4. 气聚血凝，升降失常

明代张介宾《景岳全书》较全面地分析其病机和症状特点，主张临床癥积以血瘀为主，瘕病以气滞为主的辨证大法，其云："诸有形者……其病多在血分，血有形而静也；诸无形者……其病多在气分，气无形而动也。"亦云："或恚怒伤肝，气逆而血留，或忧思伤脾，气虚而血滞……则留滞日积而渐以成癥矣。"同时期武之望《济阴纲目》言："癥瘕积聚并起于气，故有气积、气聚之说。然谓瘕属血病者，气聚而后血凝也。"进一步说明"癥瘕"先气分后血分的病因病机。清代黄元御《四圣心源》在前人基础上总结，提出癥瘕之病"气聚者，多下寒，血积者，多上热"，气聚血积导致气机升降失常，因"气统于肺，血藏于肝"，气聚则金水失其敛藏之功，阳气不能下达于里，故下焦生寒；血积则木火升发生长失常，阴气不能上行，故上焦热作。对后世有关"癥瘕"之气血辨证提供了创新的思路。

5. 交合失当，瘀血阻滞

女子交媾不当，致败血留于体内，久成癥瘕。晋代王叔和《脉经》中提到妇女梦交，实则与邪气相通，邪气趁虚入里产生癥瘕，其云："设令宫中人，若寡妇无夫，曾夜梦寐交通，邪气或怀久作癥瘕。"隋代巢元方《诸病源候论》载有："若经血未尽，而合阴阳，即令妇人血脉挛急，小腹重急、支满……结牢。恶血不除，月水不时，或月前月后，因生积聚，如怀胎状。"若女子经血未尽而行房事会导致血脉瘀阻，结于小腹，变生癥瘕，影响经水运行。明代方谷《医林绳墨》亦宗此说，认为男女房事是形成癥病之病因，其言："又或当经之时，经行未尽，交媾阻塞……是则为瘕。"孙志宏《简明医彀》曰："或妇人有犯房室，血去不净，皆致后期小腹作痛……累月经年不能发越，稍不治理，致气滞血凝，为癥瘕癖块，血枯经闭。"认为女子房事后，处理不当，恶血停于体内，久成癥瘕。

6. 痰湿结聚，癥瘕内生

素有痰湿或饮食所化生之痰湿留于体内，易生癥瘕。金代刘完素《黄帝素问宣明论方》提出痰饮为患之病因病机，其云："疟疾不已，癥瘕积聚，坚满痞闷，酒积、食积，一切痰饮呕逆。"南宋陈沂撰，明代陈文昭补解《陈素庵妇科补解》言："妊娠已久，其人素患积聚或湿痰……中下二焦而生癥瘕、疝癖诸症。"陈氏认为若其人素体有痰湿等实邪，则会变生癥瘕。清代萧壎《女科经纶》引武叔卿之语亦说明癥瘕之形成与痰湿密切相关，其曰："盖痞气之中未尝无饮，而血癥食癥之内，未尝无痰。则痰食血，未有不因气病而后形病。"

7. 湿热搏结，结聚于内

有关此论述前人颇少，唯清代《资生集》（佚名）指出湿热结聚亦是癥瘕形成病因之一，其云："湿热相搏为崩带，凝结于内变癥瘕。"

8. 五脏亏虚，真气不藏

五脏元真通畅，正气充足，人即安和；若五脏亏虚，真气不藏，则百病生焉。东汉华佗《中藏经》指出脏腑虚弱在癥瘕形成中的重要作用，其云："积聚、癥瘕、杂虫者，皆五脏六腑真气失而邪气并，遂乃生焉。"隋代巢元方《诸病源候论》亦认为妇人癥瘕之"疝瘕"与脏腑虚弱有密切的联系。明代龚廷贤《寿世保元》载有："结由阴阳不和，脏腑虚弱，四气七情失常，所以为积聚也，久则为癥瘕成块。"说明脏腑虚弱为发病的主要病因。

（三）证候分类

历代医家对癥瘕证候分类的表述有：①气滞血瘀；②寒凝血瘀；③痰瘀互结；④寒湿凝滞；⑤痰湿内阻；⑥湿热互结；⑦毒热内蕴；⑧食滞痰阻；⑨肝气郁结；⑩肾虚血瘀；⑪正虚瘀结；⑫脾失健运。

（四）治疗

纵览诸多医家对"癥瘕"之论述，对本病的治疗日臻完善。《黄帝内经》时代医家依据"癥瘕"之特征，采用攻逐之法。及至元代，医家们发现"癥瘕"之病多伴有气滞痰凝血瘀，故在攻下的同时佐以行气化痰之法。明清时期受"脾胃学说"的影响，在治疗方向上有所调整，如明代张介宾《景岳全书》、清代吴谦等《医宗金鉴》皆指出治疗癥瘕要根据体质强弱攻补兼施。清代朱时进和程国彭又在前人基础上深入研究，依据疾病的进展阶段而采取不同的治法：邪气初聚，用消法除去未坚之积；积聚发展到一定时日，用消法配合祛湿清热法；积聚日久不除，正气多虚，故采用攻补兼施的治法，如朱时进《一见能医》言："夫积聚癥瘕之症，有初、中、末之三法也。当其邪气初客，所积未坚，则先消之，而后和之；及其所积日久，气郁渐深，湿热相生，块因渐大，法从中治，当祛湿热之邪，削之软之，以底于平。但邪气久客，正气必虚，须以补泻叠相为用。"经过对古代医籍文献的整理研究，将癥瘕之治疗概括如下。

1. 辨证论治

（1）消导攻下：根据癥瘕结聚于女子小腹的病位特点，因势利导，采用下法消之。《灵枢》针对"石瘕"提出"可导而下"之治法，其曰："石瘕生于胞中，寒气客于子门，子门闭塞，气不得通，恶血当泻不泻，衃以留止，日以益大，状如怀子，月事不以时下，皆生于女子，可导而下。"汉代张仲景《金匮要略》对"癥瘕"一病最先提出治疗，其言："此结为癥瘕，名曰疟母，急治之，宜鳖甲煎丸。"方中重用鳖甲软坚散结，且用灶灰之温、清酒之热以制鳖甲，此外二物有活血化积的功效，三者共奏软坚消癥、活血化瘀之效；蜣虫、鼠妇、蜂窠、蛴螬、桃仁、紫葳破血逐瘀；半夏、乌扇燥湿化痰，祛痰消癥；瞿麦、石韦、葶苈子利水渗湿，导湿浊从小便而去，以除痰凝；桂枝温经通脉，干姜温化痰湿，使痰瘀得温而容易祛之；柴胡、厚朴疏肝理气，清热散寒，调理气机；黄芩清泻胆热；丹皮清热凉血，活血化瘀；人参、阿胶、白芍补气养血；诸药合用，通瘀血，消痰湿，畅气机。书中亦提出妇人癥病之治法，其云："妇人宿有癥病……所以血不止者，其癥不去故也，当下其癥，桂枝茯苓丸主之。"方中桂枝、茯苓镇气冲而疗心悸，桃仁、丹皮、芍药祛瘀血而治腹满痛。《金匮要略》两篇皆提出用下法消癥瘕，为后世对"癥瘕"之治疗奠定方向。

（2）行气消积：在癥瘕的发展过程中，病理因素已不再是起初单一的有形实邪结聚，多伴有痰饮、瘀血、食积多种病理产物合而为病，故治疗时应配合消积化痰行瘀等治法。宋代陈自明《妇人大全良方》中"妇人疝瘕""妇人八瘕""妇人癥痞""妇人积年血癥块"等方论中大量采用活血化瘀法，可见其重要程度。元代朱震亨《丹溪心法》云："凡积病不可用下药，徒损真气，病亦不去，当用消积药使之融化，则根除矣。"朱丹溪认为积块乃有形之物，所以治疗时应加入消积之药，若过用下法，则元气大伤，为后世薛己等治疗本病时提供顾护正气的治疗思路。明代张介宾《景岳全书》因瘕病属无形气聚，属气分，用下法只会徒伤正气，即景岳所言"惟散之之法，最有因通因塞之妙用"。书中亦载有："破气行气之剂，凡气实气壅之甚而为胀为痛者，宜排气饮、木香顺气散、木香调气散、四磨汤、诸七气汤之类主之……以上诸法，惟气实瘕聚者宜之，凡元气不足者，皆不可用。"明确表示气实瘕聚可以采用疏散行气的方法，虚人不可用之。武之望在《济阴纲目》中云："癥瘕积聚并起于气，故有气积、气聚之说……此百病所以皆生于气，而破血、消痰、消食之剂，必用气药者是也。"亦提到："故消积之中，当兼行气、消痰、消瘀之药为是。"癥瘕致病并非单一的气滞痰凝血瘀，而多数是相兼为病，故行气消痰祛瘀合用共除癥瘕之病因。龚廷贤《寿世保元》亦宗此说，提出行气消积之治法，即"咸以软之，坚以削之，行气开痰为要"。

（3）因势利导：根据癥瘕发病特点，元代罗天益《卫生宝鉴》言："或以所恶者攻之，或以所喜者诱之，则易愈。"此从病性、病位分析，采取不同治法，如此书中载："硇砂、阿魏治肉积；神曲、麦芽治酒积；水蛭、虻虫治血积；木香、槟榔治气积；牵牛、甘遂治水积；雄黄、腻粉治涎积；礞石、巴豆治食积；各从其类也。"分别列举不同积聚所适合的不同药物。清代叶天士《临证指南医案》主张治疗要明确病因，因势利导地治疗不同证型之癥瘕，即"气虚则补中以行气，气滞则开郁以宣通，血衰则养营以通络，血瘀则入络以攻痹，此治癥瘕之大略"，并提到葱白丸、乌鸡煎丸疗效甚佳。

（4）顾护正气：在癥瘕进展的后期，多伴有患者的正气虚弱，此时过用攻伐之法徒伤元气，故医家们注意顾护胃气，采用建立中气之法达到寓攻于补的目的。明代薛己在《校注妇人良方》引李东垣之语，其言："人以胃气为本，治法宜固元气为主，而佐以攻伐之剂。当以岁月求之，若欲速效，投以峻剂，反致有误。"薛己总结前人经验，明确提出在治疗疾病过程中应顾护人体正气，慎投峻剂祛邪。李梴《医学入门》亦宗此说："善治癥瘕者……衰其大半而止，不可猛攻峻施，以伤元气。宁扶脾正气，待其自化……凡攻击之药，病重病受，病轻胃气受之而伤矣。"认为不宜使用峻猛药，以防伤正，应当顾护脾胃之气，脾气健病则自除。李中梓《医宗必读》主张当积聚之势衰其大半时，通过健运脾气，达到寓攻于补之目的，即"故去积及半，纯与甘温调养，使脾气健运，则破残之余积，不攻自走；必欲攻之无余，其不遗人夭殃者鲜矣"。清代吴谦等《医宗金鉴》指出治疗"癥积"之法，即"凡治诸癥积，宜先审身形之壮弱，病势之缓急而治之"。如果其人气血素虚，难以耐受攻伐之力，也应先扶正后祛邪。同时期张岱宗《胎产要诀》亦宗前人之说，其曰："治法当专扶脾胃，佐以消导，则元不损而病可去。古云：养正积自除也。倘求速效，妄投峻剂，鲜不失矣。"认为治疗血瘕应以顾护中焦脾胃为主，佐以消积导滞之法，达到扶正祛邪的目的。张锡纯治疗癥瘕善于灵活运用三棱、莪术、生水蛭等开破力峻之品，对于正虚或病久的癥瘕病患，认为"原非数剂所能愈，必以补药佐之，方能久服无弊"。其中"参、芪能补气，得三棱、莪术以流通之，则补而不滞，而元气愈旺。元气既旺，愈能鼓舞三棱、莪术之力以消癥瘕，此其所以效也"，攻补兼施，其效更佳。

（5）攻补兼施：根据癥瘕发展阶段和患者素体体质的不同，采用攻补兼施之法。明代张介宾《景岳全书》提出："治积之要，在知攻补之宜，而攻补之宜，当于孰缓孰急中辨之。"此外，还指出当患者正气仍盛之时，应速攻邪害；若患病日久，患者正气已虚，攻邪只会伤害脾胃，愈攻愈虚，危害性命，即"凡积聚未久而元气未损者……此其所急在积，速攻可也。若积聚渐久，元气日虚，此而攻之，则积气本远，攻不易及，胃气切近，先受其伤，愈攻愈虚，则不死于积而死于攻矣"。清代沈金鳌《杂病源流犀烛》亦载有："病深者伐其大半即止，然后俟脾土健运，积聚自消。"依照"衰其大半而止"的方法，不必尽攻无遗，通过扶固脾胃后天生化之源，令正气充实，余邪不攻自消。

2. 其他疗法

（1）针灸治疗：《素问》曰："病在少腹有积，刺皮骺以下至少腹而止。"首次提及用针灸治疗癥瘕，然未记载具体穴位，而是刺肚脐以下皮肉坚厚处之穴位，至少腹而止。西晋皇甫谧《针灸甲乙经》中提到用水道穴散"胞中瘕"。王叔和《脉经》治疗"癥瘕"记载针药同用之法，即"宜服大平胃丸、桔梗圆，针关元，补之"。唐代孙思邈《千金翼方》云："治瘕癖，患左灸左，患上灸上，第一屈肋头近第二肋下即是灸处，第二肋头近第三肋下向肉翅前亦是灸处。"记载治疗"瘕癖"用奇穴"新肋头"穴，其位于胸骨两侧，第一肋下、第二肋下两处。明代张介宾《类经图翼》指出治疗"女人癥瘕，血结成块"，取天枢穴。高武《针灸聚英》云："带下癥瘕……灸关元百壮。"杨继洲《针灸大成》治疗癥瘕，则取海底、归来、关元、三阴交，或关门、关元、水道、三阴交。武之望《济阴纲目》中多次提到"以长针按疗之，行以毒药"的针药配合方法去治疗"八瘕"。徐春甫《古今医统大全》亦有针灸同用治疗癥瘕的记载，其言："长桑君针积块瘕癥，先于块上针之甚者又于块首一针，块尾一针，立应针讫灸之。"治疗时针直接刺于肿块上及齐刺，颇为独特。清代雷丰《灸法秘传》根据不同的病因，选用不同的穴位，其曰："癥瘕……倘因气滞而成者，灸气海；因血凝而致者，灸天枢可耳。"同时期朝鲜医家许浚《东医宝鉴》指出灸三里可治癥瘕积块，遵循《黄帝内经》所指"邪之所至，其气必虚"的指导思想，灸三里有扶正祛邪之意。

（2）贴敷法：明代张介宾《景岳全书》曰："妇人久癥宿痞，脾肾必亏，邪正相搏，牢固不动，气联子脏则不孕，气联冲任则月水不通。内治之法宜如前，外以阿魏膏贴之，仍用熨痞方，或用琥珀膏亦可。"认为治疗癥瘕所致之不孕、月水不通应以内服及外贴法综合治疗。阿魏膏用羌活、独活、白芷辛温行散，伍以乳香、没药、赤芍、穿山甲活血祛瘀，木鳖子、阿魏消痞散结。

（3）热熨法：晋代葛洪《肘后备急方》中载"熨癥法"，其言："茱萸三升，碎之，以酒和煮，令熟布帛物裹，以熨癥上，冷更均番用之，癥当移去，复逐熨，须臾消止。"又有"铜器受二升许，贮鱼膏令深二三寸，作大火炷六七枚，燃之令膏暖，重纸覆癥上，以器熨之，昼夜勿息，膏尽更益也"。熨剂本身属于温热疗法，可利用本身热量使毛细血管扩张，使药物受热穿透表里，直达病所。吴茱萸为辛热之品，借白酒引药上行，使熨剂增强活血祛瘀之功效。全方共奏活血驱寒、散瘀消癥之功。

（4）阴道纳药法：唐代王焘《外台秘要》中记载关于黄瘕、青瘕、燥瘕、血瘕等八瘕的外治方剂，如"黄瘕皂荚散导之方：皂荚（一两炙去皮子）、蜀椒（一两汗）、细辛（六分）上三味捣散，以三角囊大如指长二寸贮之取纳阴中。闷则出之，已则复纳之，恶血毕出，乃洗以温汤，三日勿近男子，忌生菜等"，采用阴道纳药法治疗八瘕。皂荚散结，蜀椒、细辛二者大辛大热，温中散结，上三味为末置于阴道中，持续发挥药效，使"恶血毕出"。

纵观先贤论述，春秋时代"癥瘕"之疾已然出现，直至巢氏《诸病源候论》对本病作详细论述，后世医家也大多在此基础上继承和发展，明清以后对本病认识日臻完善。遂整理如上，略陈固陋，望不失其本。

（于　琨　韩洁茹）

脏躁源流考

"脏躁"作为病名始见于张仲景《金匮要略·妇人杂病脉证并治》，其曰："妇人脏躁，悲伤欲哭，象如神灵所作，数欠伸，甘麦大枣汤主之。"然古代医家对脏躁之认识可推至《黄帝内经》时期，"心藏脉，脉舍神，心气虚则悲，实则笑不休"，已提出心气的虚实与情志变化的关系。亦有学者通过分析《黄帝内经》中有关"邪哭"的论述，认为"脏躁"与"邪哭"病出一源，二者只是病情轻重不同。但由于《金匮要略》原著中对脏躁论述甚少，只有病名、症状与处方，未详述病机，后世医家多有发挥，观点各异。对于脏躁之病位，即所病之"脏"，病机，即所因之"燥/躁"，认识不一，故本书以历代医家重要典籍为主，旁参诸家发挥，整理研究，考镜源流。

（一）病名

自仲景在《金匮要略》中提出"脏躁"至今，其病名得到历代医家普遍认可，但对于"脏躁"与"脏燥"的记载却见于诸多论述，认识上也多有分歧，如何正确认识仍需结合仲景原意、古汉语含义及病因、病机与病症特点。以下例举医家对二者的论述，考辨其含义。

1. "脏燥"说

因燥与肺的关系较大，故历代医家多有把脏躁的"躁"议为"燥"。《中华大字典》曰："燥，干也，焦也。""燥"的含义常有：①干涸，水分少；②焦急；③中医病因"六淫"之一；④（药性）干热，燥烈。言"脏燥"之医家，乃取"燥"为干涸之意，即指脏腑阴液枯涸，心失所养的病机。如晋代王叔和在《脉经·平咽中如有炙脔喜悲热入血室腹满证》中载"脏燥"，曰："妇人脏燥，喜悲伤，欲哭，象如神灵所作，数欠，甘草小麦汤主之。"金代刘完素《素问玄机原病式》中曰："所谓诸涩枯涸……切忌用风药。又妇人脏燥，肺脏也，悲伤欲泣，仲景甘麦大枣汤以生肺津。凡诸燥症，多火灼真阴，血液衰少。"从干涸、火热之病因病机出发论述本病。清代赵濂《医门补要·医案》中载有一案，有一妇人小产失血过多而发本病，分析道"血虚液涸，火灼脏燥，扰动心神，悲喜不知自主，似神鬼所凭，数伸欠"，在用甘麦大枣汤治疗同时，加入当归、阿胶、柏子仁、白芍、枸杞子等滋润之品以润其燥。清代张璐《张氏医通·神志门·悲》中亦有曰："脏燥者，火盛烁津，肺失其润，心系了戾"，治疗上用甘草缓心系之急而润肺燥，大枣行脾胃之津，小麦降肝火之逆，火降则肺不燥而悲自止。此外，清代徐忠可《金匮要略论注》、清代程林《金匮要略直解》、清代尤在泾《金匮要略心典》、清代陈修园《金匮要略浅注》、清代朱光被《金匮要略正义》等书中皆有"脏燥"记载，把燥解释为病因，因燥为阳邪，易耗精血，又将病机衍生为"脏阴不足""精血内亏"。徐忠可明确指出：脏燥，"谓妇人血室先受积冷，而郁久为热，则为之燥"，故持"脏燥"说者认为，其病邪当属阳性，有耗液伤阴的特性。

2. "脏躁"说

"躁"，《说文解字》作趮，疾也，从走，喿声。《释名》云，躁，燥也，物燥乃动而飞扬也。"躁"在古汉语中常用含义有六：①性情急，不冷静；②浮躁，不专一；③动；④疾，中医指脉盛急速；⑤骄狂；⑥狡猾，狡诈。对于脏躁之"躁"，后世医家多释为症状，作烦躁、躁扰不宁解。如清代吴谦等所撰《医宗金鉴》中云："脏，心脏也，心静则神藏。若为七情所伤，则心不得静，而神躁扰不宁也。故喜悲伤欲哭，是神不能主情也。象如神灵所凭，是心不能神明也，即今之失志、癫狂病也。"心绪躁扰不宁可出现喜悲伤欲哭等脏躁表现；又如清代魏荔彤《金匮要略方论本义》指出："妇人脏躁者，必喜悲伤，无所感触，悲哭无常，象如神灵所作，不知非神灵也。"亦认为与情志不宁有关。通过对历代脏躁医案的分析发现，除了悲伤、哭泣外，尚有烦躁、哭笑无常、失眠、抑郁、胸闷、心悸、精神恍惚等表现。由此可知，脏躁是以情绪抑郁为主的一系列症候群。宋代官修《太平圣惠方》、宋代陈自明《妇人大全良方》、明代张时彻《急救良方》、明代《普济方》等均载"脏躁"，《金匮》注家高学山、丹波元简等亦云"脏躁"。

综上分析，"燥"指病机言者多，"躁"指病症言者著，然究其本意，《金匮要略》言"脏躁"，不但未提及阴虚不足的症状，且其主方中三味药皆甘润、平和之品，并未使用滋阴增液之药。历代医家取其"燥"者，均认为从"干燥"之意，以脏阴不足解释其病因病机，但典型阴虚症状并未描述，故"躁"更加符合病症本意，作变动、躁动不安解，更能体现其"心神失养，躁扰不宁"的临床特点。亦有医家从病机解释"躁"，认为也可反映脏空不能自主的临床病机特点，将其理解为本病病机的形容词，即是由于气血衰少，使脏之真气躁急不安之意。同时参考仲景"脏厥""脏寒""肝着"命名的方法，均是以病位加病机命名，进一步印证"脏躁"二字更符合《金匮要略》之意。

（二）病因病机

脏躁之为病，与"脏"密切相关，因而病因病机总不离脏腑失和。通过整理历代医家古籍，将其概括为以下数端，分述如下。

1. 心肝火盛

脏躁之病机不可以一脏而尽言，故有医家认为当从多"脏"论说，清代缪宜亭《松心医案笔记》中主张以心肝为最。生理上心主舌，在声为笑，在变动为忧；肝主疏泄，调畅一身之气机，故二者与人之情志息息相关。又心位于膻中之左，而膻中为气海，故二者与膻中密切相关，膻中为臣使之官，主出喜乐，故少阴之心、厥阴之肝，皆应喜出。病理上悲愁既久，心肝所司亦失其职，火性上炎，则变症百出，发为脏躁，其曰："故其哭者，积忧之所发也……且夫笑者，心之本体；哭者，心之变象；泪者，肝之见端……至于泪随笑出，是心、肝二部之火所致，盖心忧则肝气必郁，以类相感……且心与肝，实子母也，子病则母亦病，相因之理，势所必至。"该书从五行生克及心肝二脏之生理病理多方面论述脏躁病机与心、肝二脏之关系，继承发扬前人之理论，突破一脏之说，为后世医家深入理解脏躁奠定了基础。

2. 寒水凌心

明代楼英从运气角度分析本病，但认为脏躁之悲"皆属寒水攻心"，其所著《医学纲目·肺大肠部·善悲》中载："经云：火不及曰伏明，伏明之纪，其病昏惑悲忘，从水化也。又云：太阳司天，寒气下临，心气上从，喜悲数欠。又云：太阳司天，寒淫所胜，喜悲时眩仆。又云：太阳之复，甚则入心，善忘善悲，治以诸热是也。"在治疗上强调药以温热。清代周学海也继承这个观点，其《脉义简摩·脏躁脉证》中云："寒水凌心，其证亦同而尤急……李东垣曰：悲愁不乐，情常惨惨，健忘，或善嚏，此风热大损，寒水燥金之复也。六脉中之下得弦细而涩，按之空虚无力，此大寒证，亦精气伤……心火之衰，阴气乘之，则多惨戚……此亦火衰金亢之义也，与李案同。盖寒水凌心，其证如此。"同时提出脏躁之表现与《黄帝内经》太阳司天之胜有密切关系，所以有"喜悲数欠"之证。清代沈金鳌《妇科玉尺·胎前》中也记载："妊娠脏躁，即仲景云，妇人脏躁……或由肺有风邪，或由寒水攻心。"同样认为寒水上攻可致本病发生。

3. 心肺躁急

《张氏医通·神志门·悲》中曰："精气并于肺则悲，在脏为肺，在志为悲。悲，肺之志也。金本燥，能令燥者，火也。心火主于热，善痛，故悲痛苦恼者，心神烦热躁乱而非清净也，所以悲哭而五液俱出者。"初步将心肺与脏躁相联系。清代高学山《高注金匮要略·妇人杂病脉证并治》中进一步提出"脏"指心肺，其曰："脏指心肺而言，脏躁言脏中阳液枯干，而脏真之气，尝不能自立，而有躁急之义，故其心神肺魄，如失援失根据，不可自支。"并对其治法方药加以分析，进一步印证心肺之说，其曰："小麦为心之谷，大枣为肺之果，又皆甘寒甘温，而偏滋津液者，得甘草以浮之在上，则正行心肺之间，而神魄优裕。"

4. 津亏肺燥

清代冯楚瞻《冯氏锦囊秘录·女科精要·妇人脏躁悲伤》中曰："故妊娠无故悲伤，属肺病脏躁者，肺之脏燥也，胎前气血壅养胎元，则津液不能充润，而肺为之燥。"以其为代表的医家认为津亏肺燥是脏躁发病病机，盖因肺藏魄、主气，且为娇脏，若肺之功能失调，或肺虚伤魄，或为燥邪所伤，或气机失主，然津亏肺燥为其根本。清代李彣《金匮要略广注·妇人杂病脉证治》中亦曰："妇人脏躁，指肺脏而言，肺藏魄，主忧，在声为哭。喜悲伤欲哭，象如神灵所作，此肺虚伤魄也。数欠伸者，肺主气，气乏则欠（呵欠也），体疲则伸也。"李氏从肺的生理功能和特点认识脏躁，并从男女在阴阳五行属性角度解释唯病妇人的原因，强调不病他脏而独病肺，"男子生于寅，秉阳气也，女子生于申，秉阴气也，故悲伤欲哭，皆阴气愁惨之状，且申属金，肺亦属金，同气相求，故不病男子而病妇人，并不病他脏而独病肺脏也。"但此认识有一定时代局限。清代陈士铎《辨证录·自笑门（附自哭三则）》中载："夫脏燥者，肺燥也。《内经》曰：悲属肺，肺之志为悲。"主张脏躁为肺燥说，提出"肺经虚则肺气干燥，无所滋润，衰伤欲哭之象生"的观点。清代何梦瑶《医碥·杂症·悲》中从气之升降角度讨论脏躁与肺的关系，并记载张子和治一妇人脏躁，认为该妇人为火灼肺金，肺津亏虚，金受屈制，功能失常，故而发病，但清代黄元御《素灵微蕴·悲恐解》中从五行角度论述，却认为肺属金，"金旺则欲哭"，发为"悲涕流连"之症。清代张璐《张氏医通·神志门·悲》中亦论述"脏燥者，火盛烁津，肺失其润。"清代林珮琴《类证治裁·燥症论治》中以方测证，分析脏躁与肺之关系，其曰："又妇人脏躁，肺脏也。悲伤欲泣，仲景甘麦大枣汤以生肺津。凡诸燥症，多火灼真阴，血液衰少，故其脉皆细微而涩也。"并用通治滋燥饮与生血润肤饮治疗。

5. 大肠虚燥

因肺与大肠相表里，故亦有医家认为"脏"指"大肠"，认为本病可由大肠虚燥引起。如清代喻嘉言《寓意草》中有其论述，曰："乃知脏躁者多泣，大肠方废而不用也。今大肠之脉累累指下，可虞者，其枣叶生时乎，此虚躁也。"指出本病因大肠虚躁导致，并从脉象上予以证实。《医碥·杂症·悲》中引喻嘉言诊姜宜人大肠血枯燥案，其曰："病中多哭泣否？曰：然。盖大肠与肺为表里，大肠燥则火热干肺也。"指出肠血枯燥，燥邪上传于肺，为发作哭泣之机。清代竹林寺僧《妇科秘方·论胎前诸症》中亦曰："一交大肠、肺月养之，脏躁多哭者有之。"虽然历代医家对大肠与脏躁之关系有所论述，但究其根本，所论述脏躁之种，仍是从肺而言，因肺为脏，大肠为腑，二者互为表里，经络相互络属。

6. 子脏热燥

以清代尤在泾等为代表的医家,认为"脏"指子脏,即子宫,认为本病由子脏热燥导致。如尤氏所著《金匮要略心典》中云:"脏躁,沈氏所谓子宫血虚,受风化热者是也。"指出子脏血虚,受风化热的病机。清代周岩《本草思辨录·大枣》中宗前人之说,在阐述"脏燥"时从脏"主五脏",脏"主心脏",脏"主肺脏",脏"主子脏"等数说中权衡分析,认为"脏"为子脏,即子宫。其曰:"悲伤欲哭诸端,虽见于心肺肾三经,而总由于子宫燥气乘之而致。"指出子宫之燥是由胃之阴液不足以滋养引起。清代吴仪洛《成方切用·甘麦大枣汤》中亦曰:"妇人血室受积而郁久为热,则脏为之燥。"但值得一提的是,该病古籍屡载,非独妇人得之,亦可见于男子,且子宫并非脏之所属,故后世医家多对此说存疑,正如近代医家陆渊雷所说:"然患此疾者,虽妇人为多,男人也往往而有之,不尽是子宫病明矣。"

7. 心神失养

《灵枢·卫气》言:"神生于五脏,舍于五脏,主导于心。"故很多医家认为像脏躁这种情志疾病与心关系密切,或占主导地位,以清代叶其蓁等为代表的医家,认为脏躁由心神失养引起,因心主神明,在变动为忧,若心之功能失常,如心气虚、心血不足等,则心神失养,引起神志异常,即神有余则笑不休,神不足则悲,发为脏躁。叶其蓁所撰《女科指掌·脏躁悲伤》曰:"妇人脏躁悲伤欲哭……盖心虚则悲伤,悲伤则心动,心动则宗脉感而液道开,令人欲哭,过甚则宗气消而荣卫不利,阴阳相引而作欠伸也。"认为心神失养生悲伤而发病。清代沈源《奇症汇·心神》中亦云:"盖喜属阳,心主之……神有余则笑,神不足则悲,所以人之幼时,神魂未足,善于啼哭也。"以小儿心神不足,神魂未定常啼哭而推演到成人,认为出现脏躁悲伤欲哭表现也是由心神失养,神气不足引起。日本医家丹波元简秉承《医宗金鉴》之说,所著《金匮玉函要略辑义·妇人杂病脉证并治》中曰:"脏,心脏也。心静则神藏,若为七情所伤,则心不得静,而神躁扰不宁也。故喜悲伤欲哭,是神不能主情也,象如神灵所凭,是心不能神明也。即今之失志癫狂病也,数欠伸,喝欠也。"指出情志异常均能导致心神失养,出现躁扰不宁的表现,并指出"案沈尤以脏为子宫",认为从子脏认识本病病因病机是错误的,并从方药角度进一步分析脏躁发病与心神失养的关系,其曰:"内经曰:悲则心系急,甘草大枣者,甘以缓诸急也。小麦者,谷之苦者也。灵枢经曰:心病者,宜食麦,是谷先入心矣。"可见《黄帝内经》即认为小麦是心之谷,服小麦可调养心神。

8. 肝虚肺并

明代赵以德认为:"此证乃因肝虚肺并,伤其魂而言也。"从阴阳五行特性角度出发,论述此证为肝虚肺并,盖因肝木发生之气,不胜肺金肃杀之邪,肝之相火被抑,扰乱于下,发为脏躁,变为悲哭。清代张秉成继承其说,认为肝所藏之魂受扰,不得与心神并行出入,遂致妄乱,象如神灵所作。又肝木被抑,其筋骨亦拘束而不舒,故病患欲数作欠伸以舒展筋骨。故张氏认为,治疗此"肝肺相并"之病,必宗仲圣"安之和之"之法,方用小麦养肝止躁,甘草、大枣甘缓苦急,共奏止躁缓急、安脏止悲愈哭之效,故又曰:"亦补脾气者,乃肝病先实脾,不惟畏其传,且脾实而肺得母气以安,庶不离位过中而复下并矣。"

9. 心肾两伤

然亦有医家从心肾两伤立论,如清代沈尧封《女科辑要·脏躁》中对"脏"为"心、肾"

之说进行了论述，其曰："血虚脏躁……盖五志生火，动必关心脏；阴既伤，穷必及肾也。"沈氏从疾病转归进展角度，认为久病及肾，且肾藏元阴，故血虚脏躁当为心肾两伤或心肾不交，然后世医家持此观点者较少，其中血虚脏躁伤及肾阴，后续发展为肝肾不足之说，多用甘麦大枣汤合百合地黄汤治疗。

10. 肺脾两虚

清代吴亦鼎从"脾、肺"母子关系论说本病病机，其《神灸经纶·中身证略》中曰："善悲者由脾郁不能顾子，肺为脾子，肺主悲，其在天为燥，在地为金，在志为忧，在声为哭，妇人脏燥喜悲善哭，此其验也。"但其根本仍源于肺虚脏躁说。清代蔡贻绩主张脏躁为"心、脾（胃）、肺、肾"失调，其《医会元要·脏腑所主》中曰："心气虚则悲，实则笑不休。脾在声为歌，胃病则欲登高而歌。肺在声为哭，妇人脏躁，悲伤欲哭。肾在声为呻，肾病好呻吟，痛声也。肾为欠，又肾病善伸数欠。又心病善噫，善欠。"蔡氏从脏躁症状表现与脏腑对应关系出发，发展肺脾两虚致病理论，考究疾病相关脏腑，其后逐渐演化为五脏说。

11. 五脏失衡

清代顾靖远《顾松园医镜·附《金匮》治妇人杂病五方》中曰："甘麦大枣汤治妇人脏燥，概治五脏阴血为言。"其中悲伤欲哭，象如神灵所作，与肺相关，盖因肺在声为哭，且悲为肺志；邪狂不正与肝相关，盖因悲哀动中，则肝乱魂伤，若魂魄不宁，则属心神失养；数欠伸者与肺、肾相关，盖因呵欠即张口伸腰，经言："肺病肾病皆为欠伸。"治方分析，方中甘草缓泻心包之火，而救肺和胃；陈小麦和肝阴，养心液；大枣补脾益胃润肺，顾氏曰："此方以甘润之剂，调补脾胃为主，以脾胃为生化气血之源也。血充则燥止，而病自除矣。"由此可见，顾氏从病机、方药入手，认为脏躁与五脏均有密切关系。黄元御在《金匮悬解·妇人·杂病·杂病十二（脏燥悲伤二十八）》中从运气角度分析五脏情志关系，其曰："盖五行之气，升于九天之上，则畅遂而为喜，喜者心之志也，陷于九地之下，则幽沦而为恐，恐者，肾之志也，方升未升，喜之未遂，则郁勃而为怒，怒者，肝之志也，方陷未陷，恐之将作，则凄凉而为悲，悲者，肺之志也。"其认为五脏间情志变化联系密切，不能单从肺悲而论，同时论述本病病机，着重分析肺、肝、肾三脏功能失调发病机理，其曰："以厥阴风木之气，善耗津血，风动而耗肺津，肺金枯燥，故悲伤欲哭……金主降，燥金欲降而肾阴又引之，故数作欠伸。"认为"甘草培土，大枣滋乙木而息风，小麦润辛金而除燥"，提示治疗上又与脾胃有一定关系。五脏失衡致病影响极为深远，因为五脏不仅在生理、病理上相互联系、相互影响，而且在各自所主情志上也相互影响。由于情志刺激，导致阴阳失调，破坏了五脏之神等脏腑间协调，故而发病。亦有医家总结认为脏躁始于肝，伤及心脾，累及肺肾，故与五脏密切相关。

12. 气血亏虚

清代程杏轩《医述·女科原旨·杂病》中从气血亏虚角度论述病机，其曰："妇人脏燥者，无所感触，悲哭无常，象如神灵所作，乃血虚而津亡，脏空而发燥之证也。"提出血虚津亡发病的理论，后世医家继承发挥为阴虚火旺或血虚化热学说。同时又强调："其为证，又数欠伸，师早知其血虚之津亡，由于气虚之胃阳亡矣。欠伸者，倦怠之象，非阳气不足、精神不振，无此证也。主之以甘麦大枣汤补中益胃之外，无他法也。"提出脏躁除血虚津亡外，还与阳气不足有密切关系，故用甘麦大枣汤以补中气，并批判当时之医只知道滋阴养血，不知道"阴盛而津愈枯，阳衰而阴愈燥"之理。

13. 阴虚火旺

清代陈念祖《女科要旨·杂病》中曰："妇人脏燥，脏属阴，阴虚而火乘之则为燥，不必拘于何脏，而既已成燥，则病症皆同。"提出脏躁由阴虚火旺而来，并且针对于本病病机认识明确提出不必拘泥于到底是何脏腑，既已成燥，就应用滋润之法，评价甘麦大枣汤"妙能联上、下、水、火之气，而交会于中土也"。

（三）证候分类

历代医家对脏躁的证候分类表述有：①肝郁气滞；②肝郁化火；③肝火炽盛；④心火炽盛；⑤气滞血瘀；⑥心气不足；⑦心阴不足；⑧心神失养；⑨心肝失养；⑩肝肾不足；⑪肝郁血虚；⑫心肾不交；⑬心脾两虚；⑭心虚胆怯；⑮脾胃虚弱；⑯肺气不足；⑰阴虚火旺；⑱气阴两虚。

（四）治疗

自仲景提出脏躁病名并处方药以来，医家多崇其法，以甘麦大枣汤治疗，虽对方义认识不同、各有发挥，但仍不离其旨，沿用至今。同时随着历代医家对其病因病机认识的深入和发展，本病治疗方法也逐渐丰富，现梳理如下。

1. 辨证论治

（1）宁心安神：日本片仓元周《产科发蒙·脏燥》中记载："若心中虚悸，烦闷气逆者，宜用淡竹茹汤，兼用震灵散尤妙……若心虚惊悸甚者，加人参以安定精神。"强调了宁心安神的重要性。并于其后记载："震灵散：茯苓十钱、辰砂五钱，上极细末。每服七八分，白汤调下。"以朱砂为安神之代表。清代张秉成《本草便读·淮小麦》中亦说淮小麦"甘凉养胃气，润泽益心神……故无壅滞生热之虑，却有凉心润燥之功"，分析了甘麦大枣汤中小麦养心宁心之作用。

（2）润肺清心：《张氏医通·神志门·悲》中用生脉散、二冬膏治疗脏躁，以润肺气、降心火，故有润肺清心之法。其曰："凡肺燥悲愁欲哭，宜润肺气降心火为主。余尝用生脉散、二冬膏，并加姜、枣治之，未尝不随手而效。若作颠疾，用金石药则误矣。"并指出对于癫狂等神志疾病，不可轻易使用重镇金石药物。

（3）补土生金：《金匮要略》创制甘麦大枣汤，后世医家多崇其法。以清代医家论述最多，多从脾、肺五行母子关系认识本方。如《脉义简摩·脏躁脉证》中曰："妇人脏躁……甘草小麦汤主之……治宜温润肝脾，以存养肺气，则病愈。"温润肝脾同时，滋养肺气，并用此方治男、女无端癫狂。清代周扬俊《金匮玉函经二注·妇人杂病脉证并治》中记载："用小麦养肝气止躁。甘草、大枣之甘，以缓气之苦急，躁止急缓，则脏安而悲哭愈。然又曰亦补脾气者，乃肝病先实脾，不惟畏其传，且脾实而肺得母气以安，庶不离位过中而复下并矣。"虽然论述与肝之关系，主要还是强调脾肺母子关系。清代鲍相璈在此基础上多有发挥，在《验方新编·孕妇无故心虚惊恐悲泣状若遇邪》中记载，除了用甘麦大枣汤外，再服竹茹汤数服，"竹茹汤：台党、麦冬、茯苓、炙草各一钱，小麦一合，青竹茹鸡子大一团，姜三片，枣五枚，水煎，食后服。"可见，其思想亦不离此法。

清末民初何廉臣又载新加甘麦大枣汤，其《增订通俗伤寒论·发狂伤寒》中记载了组成：生白芍、山萸肉各钱半，淮小麦、红枣肉、白石英各三钱，清炙草一钱。并提出此方为叶天士之验方，非己自创。《辨证录·自笑门》中亦曰："自悲出涕者，明是肺气之匮乏也。肺虚补肺，又何疑乎？然而肺乃娇脏，补肺而肺不能遽受益也，必须补其肺金之母，土旺而金自旺矣。虚则补母，正善于补肺耳。"详细论述了单纯补肺恐难奏效，故以母子相生之法，土旺金自旺。同时载有转愉汤，治疗脏躁："人参三钱，甘草二钱，小麦五钱，大枣十枚，白术五钱，茯神三钱，水煎服。十剂全愈。"并分析其方义，"用参、术、茯、甘补脾土，土旺而肺金安有再弱之理。惟肺燥善悲，不润肺解燥，反助土生火，不益增其燥乎？不知助土生火，正助金以生气也，气旺而肺之燥自解。大麦成于麦秋，有秋金之气焉。入于参、术、苓、甘之内，全无真火之气，所以相济而成功也"。认为大麦有秋金之气，入药中可制约真火之气，而不助火，以达到生金制燥目的。

（4）辛甘温热：《医学纲目·肺大肠部·善悲》就提出针对寒水攻心者，应"治以诸热是也"。《脉义简摩·脏躁脉证》中亦云："《金匮·中风门》防己地黄汤，治病如狂状，独语不休，无寒热，其脉浮，此亦脏躁之类也……宜辛甘温热滑润之剂，泻西方北方，姜附汤主之，与理中丸间服。叶天士案曰：悲惊不乐，神志伤也……主大建中汤。"提出运用防己地黄汤、姜附汤、理中丸、大建中汤等含有辛甘温热的药物治疗本病。

（5）滋阴清热：明代武之望《济阴纲目·胎前门下·脏躁悲伤》中就提出："脏躁者，肺金燥也，肺之志为悲，胎热则火炎，肺不能自持，故无故悲哭，兹治以甘缓，佐以凉泻，无不愈矣。"提出在继承甘缓基础上要佐以凉泻之法，后逐渐发展为滋阴清热治法。明代薛立斋《校注妇人良方·附治验》中继承其观点，并列处方："淡竹茹汤，治妊妇心虚惊悸，脏躁悲伤，或作虚烦。麦门冬（去心）、小麦、半夏（汤泡）各一钱半，人参、白茯苓各一钱，甘草五分，上姜枣并竹茹少许，水煎。"而《医碥·杂症·悲》中更是记载了用苦寒直折之黄连解毒汤治疗肺悲脏躁。《竹林女科证治·三月胎证》中亦载有："清燥汤：栝蒌仁（炒研）、白芍（酒炒）、当归身各一钱半，生地黄（酒洗）、麦冬（去心）、麻仁（炒）各二钱，枳壳（麸炒）、条芩各一钱，甘草四分，松子仁三钱，河水煎，入蜂蜜十匙，温服。"言其可治疗"大便燥厥，腹满努力难解，无故悲泣"之脏躁，采用滋阴润燥，清热通便之法。

（6）补益气血：明代王肯堂《女科证治准绳·胎前门·脏躁悲伤》中记载一病案："一妊妇无故自悲，用大枣汤二剂而愈。后复患，又用前汤佐以四君子加山栀而安。"在病情复发后，又在大枣汤基础上合补气四君子汤及清热栀子。书中另有一案："一妊妇悲哀烦躁，其夫询之，云：我无故但自欲悲耳。用淡竹茹汤为主，佐以八珍汤而安。"认为淡竹茹汤治妊娠妇女心虚惊悸，脏躁悲伤不止，又可治虚烦。可以看出王氏在继承仲景之法的基础上，又常常在治疗妊娠期妇女时加入补气之四君子汤或气血双补之八珍汤，同时配合清热宁心安胎之品。清代《资生集·脏躁悲伤》中亦载一病案，治疗一妊娠妇女悲哀烦躁，继承王氏思想，"用仲景方，又用淡竹茹汤，佐八珍汤"，并评价"言前人之未尽"。清代黄朝坊《金匮启钥·眼目论》中针对本法作了详细论述："脏躁……治法宜先投以大枣汤，后佐以四君子加山栀。一法淡竹茹汤，佐以八珍汤。两两推勘，随宜用之，无不效者。总之人之病，皆由血气不充，脏腑不调耳。使脏腑调和，则血气充实，凡风邪不得而入之。"认为气血充足，脏腑调和是避免本病的根本，并且十分推崇益气补血之法。《顾松园医镜·附《金匮》治妇人杂病五方》中从补脾胃以化生气血角度分析甘麦大枣汤，认为此方本就是"以甘润之剂，调补脾胃为主，以脾胃为生化气血之源也。血充则燥止，而病自除矣"。

2. 其他疗法

（1）针灸疗法：《医学纲目·肺大肠部·善悲》云："针灸悲有二：其一取心。经云：邪在心，则病心痛善悲，时眩仆，视有余不足而调其输也。其二取厥阴。经云：厥阴根于大敦，结于玉英，络于膻中。厥阴为阖，阖折即气绝而喜悲，悲者取之厥阴，视有余不足、虚实寒热、陷下而取之也。"指出可以从手少阴心经、足厥阴肝经腧穴入手治疗本病，并列举大敦、膻中等穴位，为后世针灸治疗本病及从心、肝认识本病病机提供了思路。

（2）养生调护：关于本病调养以清代医家发挥最多。如清代王贤《脉贯·脉旨论》中曰："天有阴阳风雨晦明；人喜怒忧思悲恐惊……晦疾惑疾，明淫心疾是也。淫者，淫佚偏盛，久而不复之谓……晦淫则过于昏暗，阳光内郁而成惑疾，如百合、狐惑、热中、脏躁之类。明淫则过于彰露，阳光外散而成心疾，如恍惚动悸、错妄失神之类。"指出环境可以导致人体疾病，环境太过昏暗或明亮，久而久之就会导致脏躁、百合、恍惚、错妄等各种神志疾病。清代王士雄《随息居饮食谱·调和类》中亦提到："麻酱，脂麻炒如法，磨为稀糊，入盐少许，以冷清茶搅之则渐稠，名对茶麻酱。香能醒胃，润可泽枯。羸老、孕妇、乳媪、婴儿，脏躁、疮家及茹素者，借以滋濡化毒，不仅为肴中美味也。"不仅将麻酱作为饮食调味，对于脏躁亦有保健治疗作用。

脏躁为临床常见的妇科疾病，历代医家对其各有论述。本书通过对相关古籍梳理，力图明确其定义，发挥其病机，整理其证候，丰富其治法，以便更好地指导临床诊治。

（任鹏鹏　韩洁茹）

儿科篇

胎黄源流考

胎黄又称胎疸，东汉许慎《说文解字》曰："疸，黄病也。"胎疸之名首见于隋代巢元方《诸病源候论》，巢氏对其病因病机，病症亦加以论述。宋元明清历代医家对本病的认知不断完善，并提出不同辨治方法。胎黄作为儿科临床常见疾病，其历史源流已久，现将历代重要医籍中胎黄病的相关病证论述进行整理研究。

（一）病名

胎疸首见于隋代巢元方《诸病源候论·小儿杂病诸候·胎疸候》，其文曰："小儿在胎，其母脏气有热，熏蒸于胎，至生下小儿，体皆黄，谓之胎疸也。"明确定义胎疸，即小儿生下之时，通体皮肤发黄之症。后至明代皇甫中《明医指掌》加以归纳总结，曰："母受湿而传于胎，则子生下发黄如金，名曰胎黄。"指出胎黄乃胎儿初生之际，通体皮色如金。明代王肯堂《幼科证治准绳·初生门·生下胎疾》记载："小儿生下遍体面目皆黄，状如金色，身上壮热，大便不通，小便如栀汁，乳食不思，啼哭不止，此胎黄之候。"更为详细地描述了胎黄之症状，指出本病除全身皮肤发黄外，亦伴有身大热、小溲色深、大便不下等湿热症候。清代陈复正《幼幼集成》文曰："胎黄者，儿生下面目浑身皆黄如金色，或目闭，身上壮热，大便不通，小便如栀子汁，皮肤生疮，不思乳食，啼哭不止，此胎中受湿热也。"说明胎黄不仅有身黄之症，而且伴有一身热证等表现。同样，清末医家马氏所撰《大医马氏小儿脉珍科·胎热论治》中描述胎黄："又有生下遍身皆黄，身上壮热，二便不通，乳食不进，啼叫不止，名曰胎黄。"与王氏所言相近。

纵观历代医家所述，发现本病亦有轻重之分，部分医家指出胎黄病轻，而胎疸病重。正如宋代儿科著作《小儿卫生总微论方》记载："黄病者稍轻，疸病者极重。又有自生下，面身深黄者，此胎疸也。"将二者加以区分，认为胎疸重于胎黄，颜色深黄。此外，清代冯楚瞻《冯氏锦囊秘录·杂症大小合参卷三·胎黄》记载："更有小儿身皮面目皆黄者，此黄病也。"亦记载："如身痛膊背强，大小便涩，一身面目指甲皆黄，小便如屋尘色，着物皆黄者，此黄疸也。"由此可知，冯氏认为二者差异明显，黄病为全身皮肤黄染，疸病除全身皮肤黄染外，另有身痛，大小便不利，小溲发黄，身发黄汗等严重症状，此说虽然与多数医家所述"胎黄即胎疸说"不尽相同，但仍有助于后世医家对本病的认识和理解，遂总结于此。本文所述之胎黄即作胎疸。

（二）病因病机

纵观历代医家所述，胎黄的病变脏腑主要为肝胆，亦与脾胃密切相关。多数医家认为先天禀赋、感染、体质等因素均与本病密切相关，但主要以湿热为因，通过前人之阐述，现将本病之病因病机总结归纳为肝郁血瘀、寒湿困脾、胎孕湿热。

1. 肝郁血瘀

小儿禀赋不足，脉络阻滞，寒湿或湿热蕴结肝经，肝郁日久，失其条达，肝气郁滞，蕴郁厥阴之经，甚则血失流畅，脉络瘀阻，可致胆汁外溢而发黄。清代张璐《张氏医通》认为："诸黄虽多湿热，然经脉久病，不无瘀血阻滞也。"若孕母经脉久病，失其顺畅，迁延日久，络脉瘀积，气机不畅，亦可传及胎儿，加之胎儿"肝常有余"，若肝郁而失其疏泄，胆汁即外溢肌肤。此类瘀积发黄，黄色不鲜明而偏晦滞。

2. 寒湿困脾

宋代郑端友《保婴全方》曰："夫发黄皆由寒温之气，蕴结在于脾胃，蒸发而成也。"除湿热外，寒湿亦可致黄。明代薛立斋在《薛氏医案》中引用《黄帝内经》之表述："中央黄色，入通于脾，故黄疸者，脾之色也。"因此胎黄之病因病机与脾脏联系紧密。又云："夫人身之神，贵于藏而默用，见于外则内虚矣。"胎黄发生之际，为通体脾色外现，脾脏内虚也。脾土亏损，则运化失司，湿邪留于肌肤。初生婴儿"稚阴稚阳"，脏腑娇嫩，脾胃尤为柔弱，形气未充，脾常不足。脾为湿土，喜燥而恶湿，过湿则脾困。故元代朱丹溪《丹溪心法》言："乳下小儿……大概肝与脾病为多。"明代万全云："儿之初生，脾薄而弱，乳食易伤。"脾主运化水湿，胎儿脾不足，易失健运，湿为阴邪，阻遏气机，易伤阳气，水液不行，则湿邪无所出，若患儿先天禀赋不足，脾阳虚弱，则湿邪阳虚互为因果，寒湿困脾，胆液为湿所遏，溢于皮肤。

纵观历代医家所述，若小儿先天禀赋不足，脾阳虚弱，则湿浊内生；或有生后为湿邪所侵，湿从寒化，则寒湿阻滞，均发为胎黄。正如清代叶天士《临证指南医案·疸》所言："阴黄之作，湿从寒水，脾阳不能化热，胆液为湿所阻，渍于脾，浸淫肌肉，溢于皮肤，色如熏黄。"因此，阴黄由脾阳虚弱，湿浊内生，胆液外溢所致，寒湿为阴邪，其致黄色晦暗。

3. 胎孕湿热

汉代张仲景《金匮要略·黄疸病脉证并治》曰："然黄家所得，从湿得之。"可知湿邪是黄疸发病的主要原因。隋代巢元方在《诸病源候论·小儿杂病诸候·胎疸候》中首次提及胎黄之病因病机，其曰："小儿在胎，其母脏气有热，熏蒸于胎，至生下小儿，体皆黄，谓之胎疸也。"言乳儿患胎疸乃因其母素体脏热，此热熏蒸胎儿，至胎儿生下发为胎疸。北宋官修《太平圣惠方·乳母忌慎法》曰："凡为乳母，皆有节度。如不禁忌，即令孩子百病并生。如是自晓摄调，可致孩子无疾长寿。"明确指出乳母对乳儿体质的影响，作为乳母，其饮食情志等均需有所节制，若饥饱失宜，思虑、劳役过度，则乳儿百病催生；若保养得当，则乳儿体健无疾。又曰："乳母有娠，不得哺孩子，必患胎黄及脊疳。"强调孕妇不可哺乳，盖因妊娠妇女多阳明冲脉旺盛而其脏蕴热，此热若移于乳儿，则发为胎黄。宋代官修《圣济总录·乳母忌慎法》亦有相同论述，认为胎儿受乳汁于乳母，小儿初生，如水上之泡，草头之露，若乳母有恙，则胎儿极易受损，且强调乳母有孕在身不得哺乳，否则乳儿易患胎黄，孕妇体质偏热之故。

明代皇甫中《明医指掌》曰："儿生下遍体黄如金，此胎中受湿热也。其证壮热，大便不通，小便如栀汁，乳母可服生地黄汤加茵陈，忌食热毒之物。"进一步指出"胎中受湿热"之致病机理，盖因黄病，乃热入脾胃，热气与谷气相搏，湿热内蕴，蒸发于外，现乳母食热毒之物，可热毒传于乳儿，脾胃有热内积蒸发，令肌肤发黄，同时出现身壮热、小便深、大便不通等湿热之象。故皇甫氏强调乳母当禁食"热毒之物"，以免传热于乳儿，加重病情。王肯堂亦宗其说，《幼科证治准绳·初生门·生下胎疾》记载："胎黄之候，皆因乳母受湿热而敷于胎也。"指出本病由胎孕湿热所致，即乳母之湿热传于乳儿，故有此病。明代程云鹏《慈幼新书》亦表述胎黄由孕母传之，曰："或坐卧饥饱相役，饮酒食肉，冷热相制……血脉相乱，蕴毒于内，损伤胎气……胎黄诸症所由作也。"指出孕母失于饮食寒热调摄，精神不济，酒肉湿热之毒侵犯胎儿，发为胎黄。

清代张璐《张氏医通·婴儿门上·胎症》曰："胎黄者体目俱黄……此在胎时，母过食炙煿辛辣，致生湿热。"认为妊妇过食辛辣，内生湿热，湿热之毒传至胎儿，发为胎黄。陈复正《幼幼集成》进一步指出："胎毒者，即父母命门相火之毒也……凡思虑火起于心，恚怒火生于肝，悲哀火郁于肺，甘肥火积于脾，淫纵火发于肾，五欲之火隐于母胞，遂结为胎毒。"由此可知，胎中湿热之毒由其父母所遗，孕母五脏之热来源大抵为心之思虑之火，肝之恚怒郁火，肺之忧愁抑火，脾之甘肥积火，肾之纵欲蓄火，五脏之火，均可结为胎毒，发为胎黄。

清末医家马氏所撰《大医马氏小儿脉珍科·胎热论治》记："又有生下遍身皆黄……名曰胎黄，亦因母受热而传于胎也。"认为胎儿初生体弱，其"肾常虚，脾常不足，肺常不足，肝常有余"，若乳母夹湿带热，则胎儿极易感受其邪气，发为胎黄。且小儿纯阳之体，最易化热，故胎黄小儿，大都热多寒少。由此可见，胎孕湿热为胎黄的主要病因病机之一。

此外，尚有因先天缺陷者，胎元化生孕育之始，父母淫欲之火，隐于父精母血，传于胎中，致使胎儿脏器异常，发育不全，胆道不通，或有梗塞，胆液不循经疏泄，横溢肌肤而发黄。甚则气滞血瘀，腹部膨胀，腹壁脉络怒张，或有胁肋下积聚痞肿者，临证时当仔细辨别，审机论治。

（三）证候分类

历代医家对胎黄证候分类的表述有：①气滞血瘀；②肝气郁滞；③肝郁血瘀；④寒湿困脾；⑤胎孕湿热；⑥胎黄动风；⑦胎黄虚脱。

（四）治疗

纵观历代医家所述，胎黄多从阴阳论治，即根据阳黄、阴黄之不同，分别治以清热利湿退黄和温中化湿退黄之法，其中病程短，肤黄色泽鲜明，舌苔黄腻者，属阳黄；若日久不退，色泽晦暗，便溏色白，舌淡苔腻者，属阴黄。此外，若属于气滞瘀积型胎黄，则以化瘀消积法治之，此类患儿肝脾明显肿大，腹壁青筋显露，且黄色晦滞，亦属阴黄一类。因此，历代医家在辨证施治时，以利湿退黄为基本法则，灵活运用各种治法。值得一提的是，小儿脏腑娇嫩，血气懦弱，肌体不密，精神未充，诊断及用药较难，治疗时需考量初生儿脾胃薄弱之特点，时时顾护后天脾胃之气，不可过用苦寒之品，以防苦寒败胃，克伐正气。

1. 辨证论治

（1）化瘀消积：由于小儿稚阴稚阳之体，其所发胎黄之证多以湿热毒邪蕴结为主，而少见寒湿阻滞者，因此历代医家对阴黄之治法的论述不多。近现代医家通过总结前人经验，认为凡脏气流通者，必不郁滞，若成郁滞，或受于妊前，或感邪于诞后。若属肝郁发黄，瘀积逐渐加重者，其病程较长，治疗当宗《黄帝内经》"木郁达之"之旨，以化瘀消积为主，治用逍遥散合血府逐瘀汤加减，方中柴胡、郁金、枳壳疏肝理气；桃仁、当归、赤芍、丹参行气活血化瘀；大便干结加大黄通腑；皮肤瘀斑、便血加丹皮、仙鹤草活血止血；腹胀加木香、香橼皮理气；胁下痞块质硬加穿山甲、水蛭活血化瘀。需要注意的是，由于初生儿脾胃薄弱，故治疗过程中尚须顾护后天脾胃之气，不可过用攻伐之剂，以防苦寒败胃。现代医家认为，此证属日久发病，因此临床少见，亦当审查，不可昧昧用之。

（2）温中化湿：胎黄者多为有热，亦有因寒者，临证当仔细辨之。若小儿先天禀赋不足，脾阳虚弱，或生后感受湿邪，湿从内生，阳虚从寒化，则寒湿阻滞，胆液不循常道而外泄肌肤，发为胎黄，其黄色晦暗，治疗当以温中化湿退黄为要。如明代秦昌遇《幼科折衷》曰："若淡黄者，脾虚也，用异功散。"若湿盛阳微或中阳不振，胆液不循常道而外泄肌肤，则发为胎黄，其黄色淡黄晦暗，当施异功散以治疗。异功散为四君子加陈皮，可补脾胃之弱，温化寒湿，通利胆汁，则患儿一身之淡黄即消也。王肯堂《幼科证治准绳·初生门·生下胎疾》记载"白术散"方治疗胎黄，其曰："若淡黄兼白者，胃怯也，白术散主之。"以白术为君，温中健脾燥湿，干姜为臣温中散寒除湿，白芍为佐防术、姜辛燥伤阴，甘草为使调和诸药，以散为剂型，宗"散者，散也"之义，可使身黄散去。清代沈金鳌《幼科释谜》亦载用此方。吴谦等人《医宗金鉴·黄疸门》曰："阴黄者，乃脾湿、肾寒，两虚而成，此最为危候。温脾去黄，以理中汤加茵陈主之；温肾去黄，以茵陈四逆汤主之。"此说虽未明确指出理中汤加茵陈为治小儿胎黄之方，但寒湿困阻中焦可用理中汤温中散寒化湿，寒湿蕴结发黄可用茵陈利湿退黄，如此方证相应，可知小儿胎黄属阴黄者亦可用之。此处茵陈得理中汤而去性存用，加薏苡仁、茯苓健脾渗湿；若肾阳不足则运用四逆，配合茵陈蒿标本兼治。

（3）清热利湿：元代危亦林《世医得效方》记载生地黄汤治疗胎黄，其曰："凡有此证，乳母宜服，并略与儿服之。"应用生地黄汤清热凉血，以达退黄之效，适用于阳黄之证。后世医家多沿袭此法，如明代皇甫中《明医指掌》记载："儿生下遍体黄如金……乳母可服生地黄汤加茵陈，忌食热毒之物。"在前人基础上提出饮食禁忌，即禁食热毒之物，以免增加热势。明代宫修《普济方》、董宿《奇效良方》等方书亦载有本方，治疗胎黄。其方药组成为生干（熟）地黄、赤芍、川芎、当归和天花粉。方中生干地黄气寒味苦以清血热，或用熟地黄，以防生地过寒伤及阳气；赤芍既清血热，又散瘀除邪；芎归散调气血，胎之初生，肌肉未成，尚犹是血，故须调血；天花粉清热泻火养阴；佛手行气活血，且可制约余药之寒凉，全方配伍，共达清热活血、退疸祛黄之功。乳母宜服，乳儿亦可酌服，如程云鹏《慈幼新书》记载："胎黄者……母子同服地黄汤。"然此处地黄汤乃生地黄汤之加减方，即原方加赤茯苓、猪苓、泽泻渗湿利水之品，再加茵陈以利胆退黄，全方滋阴清热同施，祛邪不伤正。由此可知，明代医家广泛应用本方治疗湿热型胎疸，如秦昌遇《幼科折衷》曰："发黄暑湿蒸脾得，内外因分治最良。更有胎元生便见，切宜多服地黄汤。"龚廷贤《寿世保元》亦言本方可治疗胎黄。

除地黄汤外，亦有医家应用泻黄散，从脾论治，清热利湿退黄，如明代薛铠《保婴撮要·卷四》曰："脾主黄，黄甚者脾热也，用泻黄散。"方中藿香叶、山栀仁、石膏、甘草和防风，藿香叶辛温，可芳香化浊、和中止呕，兼发表，辅以山栀仁清热以泻胃中之火，同时用石膏清足阳明经中热，以防风辛散通络祛风以胜湿，应用炙甘草调和脾胃，诸药合用，共达清热泻黄之效。清代张璐《张氏医通·婴儿门上·胎症》亦曰："胎黄者体目俱黄……此在胎时，母过食炙煿辛辣，致生湿热。宜用泻黄散之类。"亦用泻黄散治疗湿热胎黄。

明代楼英《医学纲目》记载犀角散治疗小儿黄疸，方药组成为犀角、茵陈、干葛、升麻、龙胆草、生地、寒水石，其曰："治小儿黄疸，一身尽黄。"该方以犀角配地黄寒凉泻火；以茵陈配寒水石、龙胆草，清泻肝胆湿热，利胆退黄；以升麻配葛根外透郁热，诸药合用退黄力强，因此适用于湿热蕴结所致之胎黄色深者，如明代秦昌遇《幼科折衷》曰："诸疸皆热，色深黄者是也，犀角散主之。"彭用光《原幼心法》亦宗前述。王肯堂《幼科证治准绳·初生门·生下胎疾·胎黄》亦记载犀角散方，其曰："凡有此证，母子皆宜服地黄汤及地黄饮子。有生下百日及半周，不因病后身微黄者，胃热也。若自生而身黄者，胎疸也。《经》云：诸疸皆热，色深黄者是也。犀角散主之。"

值得一提的是，明代王銮《幼科类萃·初生门·胎疾诸方·治胎黄之剂》中记载地黄饮子方，言其可治"小儿生下满身面目皆黄，状如金色，或面赤身热，眼闭不开，大便不通，小便如栀子汁，满身生疮"之证。查王氏所录"地黄饮子"与宋代官修《圣济总录》之"地黄饮子"全然不同。王氏所述之方由生地黄、赤芍药、羌活、当归和甘草组成，力在清热活血退黄，用于治疗湿热蕴结，气血不畅所致之小儿胎黄，因此临证处方之时当详细辨之。明代王肯堂《幼科证治准绳》总结前人所述，载有生地黄汤、地黄汤、地黄饮子、犀角散，均可用于治疗湿热蕴结之胎黄。清代沈金鳌《幼科释谜》亦如此记载胎黄及其治法。

此外，明代万全《广嗣纪要》载："保婴解丸，治胎热，胎惊，胎黄……一切胎毒。"方中黄连解毒泻火，黄柏泻阴火，辰砂养精神、安魂魄、清心火，甘草以调和诸药，适用于胎黄在内的各型胎毒，但因此方苦寒之品较多，容易戕伐正气，后世医家少有效法。

清代夏鼎《幼科铁镜》治胎黄列地黄茵陈汤，该方由地黄汤去川芎，加茵陈等清热利湿退黄之品化裁而来，方用生地、当归、天花粉、赤芍、猪苓、赤茯苓、泽泻、茵陈、甘草。陈复正《幼幼集成》曰："胎黄者……此胎中受湿热也。宜茵陈地黄汤，母子同服，以黄退为度。"采用母子同服的服药方法，指出黄退则停药。异曲同工，鲍相璈《验方新编·小儿科杂治》治"胎中湿热"之"初生遍身发黄"时记载："用生地、花粉、茵陈各一钱，煎服。"乃生地黄汤之简化用法，加入茵陈清热利湿退黄。

清代吴谦等编撰之《医宗金鉴·儿科心法要诀》总结治胎黄心法，歌曰："儿生遍体色如金，湿热熏蒸胎受深，法当渗湿兼清热，地黄犀角二方神。"指出胎黄属于湿热并重，熏蒸胎儿者，其黄色鲜明如橘皮且迅速加深，治以渗湿清热之法，方用地黄汤及犀角散治之。前者生地清热凉血，可用于胎黄轻者，后者犀角解毒之功显著，黄色深者，用之效佳。二方之及时应用可以防止黄疸动风证和黄疸虚脱证等变证的发生，若邪陷厥阴，则会出现神昏、抽搐之黄疸动风危象；若正气不支，气阳虚衰，可成黄疸虚脱危证。同样，周震《幼科指南·初生门》总结胎黄之治，其曰："法当渗湿而兼清热，须分轻重治之。色微黄者，用生地黄汤；深黄者，犀角散，二方如神。"可见地黄汤、犀角散二方被众医家所共用。

清代孟文瑞《春脚集·幼科选方》载"沆瀣丹"一方，其曰："专治小儿一切胎毒，胎热，胎黄，面赤目闭……浑身壮热，小便黄赤，大便闭结。"方中大黄、牵牛、槟榔均为泻下之品；连翘解热除烦，黄芩清上焦之热，黄柏清下焦之热，大黄清中焦之热，有推陈致新之功，活血除烦之力，能导三焦郁火，从魄门而出；滑石清润，抑阳火而扶阴，又能引邪热从小便而出；川芎、薄荷叶，引头面风热，从高而下趋，配合行气之药，为制约药力。此方制为蜜丸，如芡实大，月内之儿，每服一粒，稍大者可服两粒，俱用茶汤化服，实不峻厉，不必疑畏。盖因攻伐最须慎重，此方配伍得当，药力稳妥，功效莫能殚述，真济世之良方也，值得一提的是，服药时乳母须忌油腻，若微微泄泻，乃为湿热下行之象，病情即将好转，当维持药力，直至黄色褪去。

2. 其他疗法

（1）降温疗法：清代黄凯钧《证治摘要·疳癖》曰："胎黄之症……医通用茵陈剂。医林云，或衣被太暖所致也，宜渐渐减绵厚衣被。予夏时尝诊赤子衣被太暖而发黄色，予叱之令减衣被，黄色渐渐去。"盖因胎黄之证除湿热熏蒸所致外，亦有因患儿衣被太暖，热郁于内，熏蒸发黄者，此时当缓缓将衣被减去，使炎热之外因退去，则儿可觉适，一身之黄渐去。切记不可骤减，以免骤冷骤热伤及患儿。值得一提的是，胎黄不可均以此治之，以免延误病机，当细细察之，辨证施治。

（2）外治法：民国吴克潜《儿科要略》记载："又有遍体红赤者，用生地、天花粉、甘草、连翘等分煎服，外用浮萍、蓝叶、水苔捣烂，绞汁，调朴硝土砂涂之，其赤亦退。"载有外用方一首，方中浮萍发表泻湿，蓝叶泻热降火解毒，能使败血分归经络。同时配合朴硝、土砂调涂体表，前者可清火，后者为丹砂从淘土石中所得，又名阴砂，李时珍《本草纲目》载其可"解胎毒，痘毒"。配合内服地黄汤加减，如此内外合用，共达除湿退黄之功。

综上所述，古代医家对胎黄之认识自隋代起不断丰富完善，其辨治方药于明清时期得以蓬勃发展，为现代医家理解认识本病奠定深厚的理论基础。本篇循其源流，理其脉络，供今之医者参考，若有助益，是为至盼。

（段芳芳　王　瑶）

脐部疾病源流考

脐部疾病包含脐湿、脐疮、脐血、脐突，主要由小儿出生后脐部护理不当，或先天脐部发育缺陷所致。其中脐部湿润不干者称为脐湿；脐部红肿热痛、流出脓水者称为脐疮；血从脐中溢出者称为脐血；脐部突起者称为脐突。因其病位相近，临床表现类似，故从病名、病因病机、证候分类及治疗入手，对历代重要医籍中脐部疾病的相关论述进行合篇整理，比较鉴别，考查其学术脉络和规律，颇有意义。

（一）病名

历代医家对脐部疾病的记载中，属脐疮、脐湿最早。隋代巢元方将"脐部生疮"首次命名为脐疮，同时指出脐疮重症可发展为脐风，此为现存文献中关于脐风的最早记载。后至唐宋时期，脐疮出现"脐肿""脐赤肿""脐疮肿"等异名。脐湿作为病名最早出自唐代《颅囟经》，宋代朱佐在《类编朱氏集验医方》中将"脐中出血"命名为脐血。元代曾世荣《活幼口议》一书最早提出脐突一证，并将脐突作为一种独立疾病与脐风区别开来。迨至明代，王肯堂《幼科证治准绳》综括整理前人有关脐部疾患的理论，将脐部疾患分为脐湿、脐疮、脐突，并简述脐部出血之证。而现代医学中的脐疝（小儿脐部未完全闭合，肠管自脐环疝出至皮下）、脐膨出（部分腹腔脏器通过前腹壁正中的先天性缺损，突入脐带基部，上覆薄而透明的囊膜，是较少见的先天畸形）均包括在脐突一证之中。需注意的是，上述病证中，脐湿与脐疮发病关系密切，古籍记载两病症状高度类似，且治疗又均以外治法为主，因此，脐湿与脐疮的治疗并不能截然分开。经整理文献，综合分析脐部疾病的发展历程及其称谓，可将其命名特点归纳如下。

1. 脐湿与脐疮

（1）以病因病机分类命名：隋代巢元方在《诸病源候论·小儿杂病诸候》中首次提出脐疮之病，将其病机责之为"风湿相搏"，对其命名有重要意义。南宋刘昉习承北宋官修《太平圣惠方》中小儿脐部疾病的相关论述，在《幼幼新书·卷第五·初生中脐风》中阐述到："古方小儿有脐风候，有脐湿候，有脐疮候……其中湿，令脐肿湿，经久不干，谓之脐湿。其风湿相搏，令脐生疮，久而不瘥，谓之脐疮。"刘昉认为脐湿、脐疮皆可由新生儿断脐后脐部护理不当，局部感受风湿邪气所致，故以名之。明代万密斋《育婴家秘·脐风证治》言："脐疮者，其带因有所犯而落，故根未敛，溃肿而成疮也。"指出邪气外犯脐带，致其根部不能收敛，久则溃烂生疮的发病机制，故名"脐疮"。至清代，周震亦从前人之说，以"脐湿"命名本病，突出小儿洗护不当，"尿湿侵脐"之机制，于《幼科指南·初生门》中言："浴儿任意洗濯，或包裹不周，以致尿湿侵脐……名曰脐湿。甚则焮赤，作成疮痍，名曰脐疮。"

（2）以病症特点分类命名：脐湿亦称作脐湿肿，脐疮亦名为脐湿疮、脐中生疮、儿脐疮、脐疮肿、脐赤肿等，脐疮又可具体分为鱼脐疮、燎浆疮、落脐疮、漏脐疮等。《颅囟经》中载有小儿"脐汁不干"，此为现存文献中关于脐湿的最早描述。唐代王焘在《外台秘要·卷第三十六》中提出"儿脐赤肿"一证，丰富脐疮的命名。至宋代，《小儿卫生总微论方·断脐论》提出"脐疮肿""脐赤肿"之称，文中描述脐部生疮红肿，或外溢脓血清水之病，亦以局部症状表现进行命名。官修《太平圣惠方·卷第八十二》载曰："夫小儿脐湿者，亦由……致令肿湿，经久不干也。"指出小儿脐湿，往往中湿致肿，经久不干。综上所述，在唐宋时期，脐湿亦称为"脐汁不干""脐肿湿"；脐疮亦有"脐肿""脐赤肿""脐疮肿"等称谓。

宋代及宋以后医家习承前人之说，对脐疮病症特点进一步丰富，具体提出了"燎浆疮""鱼脐疮"等病名。《小儿卫生总微论方·燎浆疮论》言："小儿生燎浆疮者……始生如火烧汤烫，作泡而起，寻即皮破，燎浆出以成疮，亦甚疼痛，渐引相续而生。有至遍身溃烂，皮肉不可救者，故又名烂疮。"燎浆疮初起生疱，不久即破皮成疮，若相续而生，常致周身溃烂不已，故又以"烂疮"命名本病。又宗唐代孙思邈《备急千金要方·痈肿毒方》中"鱼脐疔疮"之记载，进一步指出"鱼脐疮"之病症特点，其言："又一证，生疮狭长，如鱼脐，黄水出，四面亦燎浆泡起。此虽与燎浆相似，而有少异。燎浆疮者，先起浆泡，破而成疮；此疮乃生疮后即四面续生浆泡，其状狭长，浑似鱼脐，故名曰鱼脐疮。燎浆疮即不似鱼脐也。"需鉴别的是，燎浆疮先起浆泡，破而成疮，不似鱼脐。鱼脐疮则先生疮后四面续生浆泡，其状狭长，浑似鱼脐。至明代，滕硕等沿用前人"鱼脐疮"之名，于《普济方》一书中对本病症状特点进一步丰富，指出鱼脐疮"初生如覆盆相似，内有红筋头破，只出赤水，涓涓不住，不疼不痛"（卷二百七十六病篇）及"疮头黑，深破之，黄水出，四畔浮浆起，狭长似鱼脐"（卷四百八十七病篇）之特点。清代沈金鳌《杂病源流犀烛》言："脐中血水汁出，或赤肿痛，乃脐疮也。"沈氏认为脐部赤肿、甚或脐中出血水，均可名作脐疮。周震《幼科指南·初生门》将"浴儿任意洗濯，或包裹不周，以致尿湿侵脐，遂致肚脐淋漓不干"之证命名曰脐湿，将"甚则焮赤，作成疮痍"者命名曰脐疮，可见脐湿病势轻，脐疮病势重。民国时期，陈守真《儿科萃精》亦宗此说。

2. 脐突

（1）以病因病机分类命名：清代沈金鳌《幼科释谜·初生诸病》引李仲南之言，曰："脐突者，芽儿有热在胸堂，则频频伸引，呃呃作声，努胀其气，抑入根本之中……无识之人，将谓断脐不利而使然者，非也。此由胎中母多惊悸，或恣食热毒之物所致。"将脐突的病机责之为"胎蕴内热"，使脐突病名之内涵得到丰富。民国吴克潜《儿科要略·儿科特征·杂证》曰："又有脐突一证，通常因小儿过于啼哭，努张其气，而脐眼不加紧封，以致愈啼而脐眼愈突，因衣服之摩擦，遂致受伤……亦可通用。"新生儿过度啼哭，努张其气，则脐眼愈突。

（2）以病症特点分类命名：元代曾世荣将脐突作为一个单独的疾病与脐风区别开来，对于脐突之症有所认识，于《活幼心书·明本论·脐风撮口》言："有脐突一症，又非脐风比……外脐忽光浮如吹，捻动微响，间或惊悸作啼。"指出脐突肿大浮动，捻动作响的特点，以局部症状特点命名。至清代，周震《幼科指南·初生门》载曰："婴儿蕴热在于腹中，无所发泄，故伸引频频，睡卧不宁，努张其气，冲入脐本，所以脐忽肿赤，虚大光浮，乃脐突之名。"胎蕴内热时，可发为脐突，伴见时时伸引、睡卧难安之症，鲍相璈亦宗此说。龚自璋《家用良方·治小儿各症》云："脐突，凡小儿脐眼红肿突出，名曰脐突。"以"小儿脐眼红肿突出"之病症特点命名本病。

除此之外，脐突作为症状广泛见于各类疾病中。①痘疹：明代万表《万氏家抄济世良方·痘疹》载曰："初见苗时，用手揣摩其疮势，宜坚而尖，不宜软而塌。三次出者轻，一齐出者重。脐突去处不宜有，头面心窍不宜多。"痘疹病情之轻重可以通过脐突之症有无、痘疹发作部位之不同进行辨别。②疳证：清代冯兆张《冯氏锦囊秘录·杂症大小合参卷五》曰："二十以上其症为痨，二十以下其症为疳，总皆气血虚损，同出而异名也。"类别有五疳（心疳、脾疳、肝疳、肺疳、肾疳）、疳积、杂疳等，小儿疳证之重要者为五疳、疳积，然有因疳病之后，发为其他合并之病者，以病状之互异，或部位之不同，遂有种种名称，属杂疳范畴，如丁奚疳、哺露疳等。三类疳证均可出现脐突之症，于下文逐一论述。清代张璐《张氏医通·婴儿门上·疳》有言："凡小儿疳在内，目肿腹胀，脐突溺稠，泻利青白，体渐瘦弱。"又言："脾疳，则体黄而瘦皮肤干涩，头不生发。或生疮痂；或人中口吻赤烂，吐逆乳食，嗜土腹大脐突，泻下酸臭，小便浊白；或合目昏睡，恶闻水音。"脾疳可见脐突，伴见脾虚之症。《冯氏锦囊秘录·杂症大小合参卷五·小儿疳症总要》有言："又疳痨者，肚胀脐突，肉削骨露，潮热往来，五心烦热，盗汗喘嗽，骨蒸枯悴，而生疮疥是也。"疳痨之证肚胀脐突，生疮疥，并见阴虚之症。又载丁奚疳一证，曰："其丁奚者，手足极细，项小骨高，尻削体瘦，腹大脐突，号哭胸陷，乃生谷，其哺露者，虚热往来，头骨分开，翻食吐虫，烦渴呕哕，柴骨枯露，总因脾胃虚弱，不能传水谷以资精血，是以精血枯涸，肌肤枯黯而成也。"《冯氏锦囊秘录·外科大小合参卷十九》论及丹毒亦可出现脐突，面颊紫浮，两手握固，二便不通等症，为不治之症，曰："及一切丹毒入脏，脐突出浆，面颊紫浮，噎气不乳，手足拳禁，大小便绝，胸背血点，舌生黑疮，心胸紫肿者，皆为不治。"除此之外，《冯氏锦囊秘录·杂症大小合参卷三》论述了胎儿脐风同样可出现脐突症状。③麻疹：《张氏医通·婴儿门下》云："没早，麻出未经三日，或为风寒外郁，或热邪内陷……若腹胀喘促，溺涩脐突者，凉膈散加葶苈，庶或可救一二。"麻疹伴见尿涩、脐突等症时预后较差。④肠痈：现代张宗祥《本草简要方·卷之四》有言："治肠痈脐突腹痛烦躁，或胀满不食，小便涩滞，或淋刺痛，及妇人孕痈。"由此可见，肠痈亦可伴见脐突、腹痛之症。

另外，脐突作为一种危候可出现在各类疾病病程中，对预后有着重要意义。宋代医家杨士瀛《仁斋直指方·五脏病证虚实论》云："脾病而脐突、唇反，此则五脏之气绝也。绝者无复生之理，脱遇岐、扁亦未如之何。"认为唇反、脐突乃脾绝之症，为恶候之兆，此说为后世医家以"脐突"作为疾病预后判断提供依据。该书又言："大凡虚肿先起于腹而后散于四肢者可活；先起于四肢而后归于腹者不治。至若蛊胀而肚上有筋，腹满而大便滑泄，久虚而转作虚浮，与夫唇黑伤肝，缺盆平伤心，脐突伤脾，足平伤肾，背平伤肺，皆为不治之证，当明辨之。"至明代，医家李盛春等《医学研悦·附小儿形症研阅卷之八》云："大抵腹胀急症，背平脐突多凶。"万表《万氏家抄济世良方·卷五》有歌曰："阴囊无缝掌无纹，脐突如李面如墨；唇焦口燥脉不来，有药莫救徒用力。"均论述了腹胀、虚肿之病出现脐突肿大等症时，往往预后不良。万全《幼科发挥·脐风》言："锁肚证。脐突青肿，肚腹胀大，青筋浮露，大便涩不通者，不治。"脐风见脐突、肚腹膨大、便溺不得通等症时，预后不良。生命活动以气的升降出入为根本，若二便不通，出入停止，则升降止息，即意味生命终止，亦为不治。《脉诀阐微·洞垣全书脉诀阐微》言："脐突唇裂，结代应殁。"认为脐突唇裂、结代脉象为重症之候，为后世医家判断预后提供依据。

（二）病因病机

脐部疾患是小儿出生后，断脐结扎护理不善或先天性异常而发生的脐部病证。脐湿、脐疮、脐血的发病与接生断脐、护脐不当密切相关，脐突的发生与先天因素有关。脐湿、脐疮、脐血一般发生于断脐后至脐带脱落这段时间，脐突虽然可发生在新生儿期，但病程可延续到婴幼儿时期甚至更大的年龄。脐部疾患发生在新生儿期，一般预后良好。但是，脐湿迁延不愈，渍湿已久，焮赤成疮可发展为脐疮，而脐疮失治、误治则可酿成败血症等重症；若脐血与全身血液疾病有关，则病情较重；脐突患儿大多数预后良好，可治愈，当脐突作为症状出现在腹胀、虚肿等疾病病程中时，往往提示预后不良。下文从脐湿与脐疮、脐血和脐突分别论述病因病机。

1. 脐湿与脐疮

脐湿、脐疮的病因病机为断脐后护理不当、感受外邪，致水湿浸渍、湿热浸淫。隋代巢元方《诸病源候论·小儿杂病诸候》曰："脐疮，由初生断脐，洗浴不即拭燥，湿气在脐中，因解脱遇风，风湿相搏，故脐疮久不瘥也。"详细说明脐疮"风湿相搏"之病因病机。宋代刘昉《幼幼新书·卷第五·初生中脐风》道："古方小儿有脐风候，有脐湿候，有脐疮候，三者皆因断脐之后，为风湿所伤而成疾也。"认为脐湿、脐疮、脐风皆因小儿断脐后伤于风湿而成，但有病情轻重及病程先后之别，此说对后世影响颇为深远。官修《太平圣惠方·卷第八十二》及《圣济总录》等方书细述"由断脐之后，洗浴伤于湿气，水入脐口"发为脐湿、脐疮之理，且《圣济总录·卷第一百六十七》进一步提出"先洗浴，后断脐，再以熟艾封裹之，或灸数壮"之法，以"勿令犯湿"。《小儿卫生总微论方·㿀浆疮论》言："小儿生㿀浆疮者，由风热毒气客于皮肤，搏于血气而所生也。"强调风热毒气与血气相搏于肌肤致㿀浆疮之理。

值得一提的是，脐疮中又有鱼脐疮、落脐疮、漏脐疮，三者之病因病机有别。明代缪希雍《本草单方·卷十七·外科·恶疮》将鱼脐疮之病因病机归纳为三点，即"风毒蕴结，气血凝滞，误食人汗"。申斗垣《外科启玄·卷之八·落脐疮》言："初生小儿自落脐带之后，脐汁不干，疮口不合。盖因乳母不勤，或因儿尿湿脐，或因洗浴拭揩不干，多成此疮。"强调落脐疮多为断脐之后护理不当，感受水湿所致。至清代，名医高秉钧《疡科心得集·卷中·辨腹痈脐痈脐漏论》指出漏脐疮多为阴虚火旺或肝郁恼怒引发，其曰："漏脐疮，或因肾虚火亢而发；或因恼怒气郁而发……又小儿脐中撒尿，因肝肾亏乏，气不宣化，是童痨败证，不治。"清代邹岳《外科真诠》指出若脐痈治疗不当，久不收口，或落脐带之后，脐汁不干，疮口不合，形成瘘管，发为脐漏，即落脐疮、漏脐疮。

2. 脐血

脐血的病因病机为断脐结扎失宜致血络受伤，或胎热内盛致热迫血行，或中气不足，气不摄血。宋代朱佐《类编朱氏集验医方·卷之十一·小儿门·脐病》云："小儿初生未满月多啼叫，致脐中出血。"认为小儿出生尚未满月，禀赋不足，伤口未愈，频发啼哭易致脐部出血。明代万全《万氏家传幼科指南心法·胎疾》又言："生下忽然肿胀，脐间血水淋漓，断脐将息大失宜，客水邪风侵入。"指出初生儿断脐结扎（或结扎过紧，或结扎过松）护理不当，感受外邪可致脐血。清代林珮琴《类证治裁·衄血论治》云："血出脐中，胃受火逼，不得运输。"认为脐血之发生与火热之邪密切相关。

3. 脐突

整理历代医家所述，脐突之病因病机分为以下四种。

（1）风湿外侵：清代冯兆张及鲍相璈宗前人之旨，认为小儿月内脐突"由断脐在前，洗浴在后"，或"束缚不紧，风湿入内"所致。如《冯氏锦囊秘录·杂症大小合参卷三·脐风》曰："脐风者，由断脐之后，水洗失宜，以致水湿之气，流入心包络间，或当风解脱，为风邪所袭，以致贯脏伤肠，脐突肿烂。"清代鲍相璈《验方新编·卷十·小儿科杂治·肚脐肿出》亦有相似论述。

（2）先天发育不全，脐孔未闭合或腹壁缺损、肌肉松弛：此类脐突多指现代西医学脐疝、脐膨出等病，即脐部呈半球状或半囊状凸出，虚大光亮，大小不一，以手按之，肿块可回纳，多预后良好。若不能回纳，并见哭闹不安，或年龄已逾2岁未愈者，应考虑手术治疗。

（3）努挣啼哭，气旺不收：清代陈复正《幼幼集成》道："脐突者，小儿多啼所致也。脐之下为气海，啼哭不止，则触动气海，气动于中，则脐突于外。"指出脐突乃小儿多啼，扰动气海所致。傅青主《傅氏杂方·附录·儿科》亦曰："小儿肚脐突出半寸许，此气旺不收也，若不急安之，往往变为角弓反张。"强调气旺不收致脐突之机理。

（4）胎蕴内热：明代杨继洲《针灸大成·卷十·初生调护》云："怀娠之后，必须饮食有常，起居自若……最忌食热毒等物，庶生儿免有脐突疮痈。"明确妊妇饮食不节，嗜食热物，或误食毒物，内热蕴胎，至胎生后，而致其子脐突疮痈。清代冯兆张《冯氏锦囊秘录·杂症大小合参卷三·脐风》进一步指出脐突与妊妇惊悸，过食热毒之物，郁热予胎有关。冯氏认为患儿出生之后，因胸中有热，而"频频伸引，呃呃作声，弩胀其气，抑入于中"，发为脐突。

值得一提的是，脐突亦可作为一种症状出现于一些疾病病程中，如脾疳、丁奚疳等。《冯氏锦囊秘录·杂症大小合参卷五·小儿疳症总要》曰："总因脾胃虚弱，不能传水谷以资精血，是以精血枯涸，肌肤枯黯而成也。"

（三）证候分类

历代医家对脐部疾病证候分类的表述有：①脐湿（常证、变证）；②脐疮（常证、变证）；③脐血（血络受伤、热迫血行、气不摄血）；④脐突（风湿外侵，努挣啼哭、气旺不收，胎蕴内热）。

（四）治疗

脐部疾病包含脐湿、脐疮、脐血、脐突。脐湿与脐疮症状相似，轻症以脐疗法外治为主，具体可分为灸脐法、填脐法、敷脐法、涂脐法、滴脐法等；重证需内外合治。文献记载脐血相关治疗较少，注重辨证论治，多施以清热凉血止血、健脾益气摄血之法。脐突宜根据不同证候施以泻火通便、行气消肿、清热解毒、清热利湿、温阳利湿、健脾利湿等法；外治常用金黄散、封脐膏一类方。

1. 脐湿、脐疮

由于患儿新生，不便服药，故脐湿、脐疮多以外治法为主，如脐疗法，治以祛湿生肌、清热解毒。若热毒炽盛，邪陷心肝则多用凉血清营，息风镇惊之品。轻症单用外治法便有效，重症则需内外合治。

（1）灸法：晋代皇甫谧以"神阙"为治疗要穴，并强调此穴"禁不可刺"，于《针灸甲乙经》中言："脐中，神阙穴也，一名气舍，灸三壮，禁不可刺，刺之令人恶疡溃矢出者，死不治。"宋代官修《太平圣惠方》言："小儿脐肿，灸腰后对脐骨节间三壮，炷如小麦大。"以"腰后对脐骨节间"前后并治之法治疗本病。

（2）填脐法

1）清热解毒，祛湿消肿：宋代官修《太平圣惠方》载有三灰散方，曰："治小儿脐湿，逾月不止。干虾蟆（烧）、白矾（烧）、皂荚子（烧各一分），上三味细研，少少著脐中。"该方将干虾蟆、白矾、皂荚子烧灰，其中虾蟆清热解毒，白矾燥湿，皂荚子消肿治疮。该书亦载一小方治疗小儿脐中赤肿、汁出不止，曰："将牡蛎、虾蟆烧灰细研敷于脐，两三日即瘥。"以牡蛎收敛固涩、虾蟆清热解毒治疗脐湿。

2）清热解毒，排脓生肌：宋代官修《圣济总录》载国老散方，言："治小儿脐中汁出。甘草（炙锉一分）、当归（焙）、铅丹（研各半分），上三味，捣罗二味为散，入铅丹同研匀细，扑脐中、日三。"该方以甘草清热解毒，焙当归排脓生肌，铅丹拔毒生肌治疗脐湿。本书又载当归散方，曰："治小儿脐久不干出脓，赤肿及清水出。上用当归焙干为末，研细，着脐中，频用自瘥。"方中当归排脓止痛，养血生肌，将当归烘干研末敷于脐外，频用自愈。

3）解毒燥湿，祛风止痒：明代王肯堂《幼科证治准绳·初生门》载有异功散，曰："治脐中疮。龙骨（煅二钱）、薄荷叶、蛇床子（各二钱）、轻粉（半钱），上为极细末。少许，干掺脐。"本方龙骨煅用，收湿生肌敛疮，为君。蛇床子辛苦温，祛风燥湿，杀虫止痒，轻粉杀虫敛疮，薄荷疏风清热，辟秽解毒。四药合用，共奏解毒燥湿、杀虫止痒之功。

4）祛湿生肌，收敛固涩：唐代《颅囟经》载有渗脐散方，曰："治孩子脐中不干……每使拭脐干，掺之，用帕裹避风。"方中白矾燥湿、龙骨收敛固涩，麝香辛散祛邪，活血止痛，共奏祛湿生肌、收敛固涩之功，治疗小儿脐中不干。明代申斗垣《外科启玄·卷之八·落脐疮》亦遵收敛固涩之法，其言："初生小儿自落脐带之后，脐汁不干，疮口不合……宜用草纸烧灰，少加枯矾共末入在脐内，用纸包裹，不令湿了即愈。"以草纸灰收敛、枯矾燥湿，填于脐部，治疗脐汁不干。

5）温阳逐水：清代沈金鳌《杂病源流犀烛》载有沈氏填脐散论治脐湿一案。对于久病脐湿，脐流黄水，且伴有腹痛连及少腹，尺脉皆虚，右关濡且沉之证，沈氏认为脐痛乃肾经之病，脐乃一身所系，与肾相关，因此治脐必须以治肾为主。填脐散一方以附子、蛇床子温阳燥湿止痒，甘遂逐水，麝香助药达病所，用以治疗脐流黄水。沈氏温脐丸温肾阳，宜内服，内外合治，数月即愈。

（3）敷脐法

1）清热燥湿，活血消肿：《圣济总录·卷第一百三十八·诸丹毒》载有当归粉方，曰："治小儿脐中水湿肿，赤汁出，时时啼呼……相和研匀，敷脐中，仍炙絮熨之，以啼呼止为候。"方中以当归、胡粉研粉敷脐，共奏清热活血消疮之功。《小儿卫生总微论方·燎浆疮论》有言："治缘身生火燎疮，如麻豆，有脓汁，作痒痛，一身尽遍。"以黄芩、黄连、黄柏、苦参清热燥湿，白蔹、赤小豆、桃仁活血消肿，诸药研末合蜜调敷。另附治法治疗小儿烂疮，烧艾灰热敷于脐，功在燥湿消肿；或以桃仁和面脂敷脐，功在清热活血；或以赤小豆煮汁水洗，功在清热祛湿。

2）解毒敛疮，镇静安神：隋代巢元方曾云："脐疮者……或解脱为风所袭，入于经络，则成风痫。若脐肿不干，久则发搐，宜金黄散。"应用金黄散治疗婴儿脐疮不瘥，风气传于经络，变为痫疾者。巢氏指出将川黄连、胡粉、煅龙骨研为细末，每用少许，时时用。方中黄连清热燥湿，泻火解毒，为君药。煅龙骨收敛固涩，外用吸湿生肌敛疮之力强，并有镇静安神之功，用以治标；胡粉杀虫疗疮，共为臣药。三药合用清热燥湿、收湿敛疮、镇静安神，外用敷脐中，痫疾愈。宋代官修《太平圣惠方·第八十二·治小儿脐疮诸方》载有无名方甚多，如治疗小儿脐疮，久不瘥，以干虾蟆一两烧灰，白矾一分烧灰，合研成细粉，敷于脐中；又有方以半两黄连为末，半两胡粉，合研成细粉，敷脐中，亦治疗脐疮。明代王肯堂《幼科证治准绳》载有龙骨散一方，用治脐中疮。方中黄连大苦大寒，燥湿清热解毒，重用为君。煅龙骨甘涩平，收湿敛疮生肌；轻粉攻毒杀虫敛疮，二者为臣。三药合用，共奏燥湿解毒、收湿敛疮之功，使湿去疮愈。

3）清热解毒，收敛固涩：宋代刘昉于《幼幼新书·卷第五·初生脐肿湿》一书中引《太平圣惠方》无名方治疗小儿脐中赤肿，汁出不止。将虾蟆、牡蛎各一枚，烧为灰，细研成粉。每取少许敷脐中，日三两上即可。方中虾蟆清热解毒，牡蛎味咸，性微寒，收敛固涩。又载黄柏散方（亦名柏墨散），曰："治小儿脐疮，汁出不干。黄柏（去粗皮一两半为末）、釜下墨（研三分）、乱发（灰研一分），上三味，同研匀细，少少敷之。"黄柏清热燥湿，釜下墨敷疮败毒，合乱发共奏收敛止血之功。清代鲍相璈《验方新编·卷二十四·外科敷贴汇方》载有朴硝散一方，曰："治小儿脐疮。煅牡蛎、大黄各三钱，朴硝一钱，共研极细，用活螺蛳五个，洗净，以清水一碗养一夜，将螺放出，取水调敷数次。"煅牡蛎主收敛固涩之功，大黄、芒硝清热解毒消肿，将诸药研细末，将活螺蛳合入调敷于脐治疗脐疮。

4）收湿敛疮，固护阳气：《太平圣惠方》载有封脐散方治小儿脐肿湿，久不瘥。该方将雄鼠粪、干姜、甑带、绵帛烧灰增强温中收涩之功，胡粉消肿毒，白石脂收湿敛疮，诸药合用，共奏收湿敛疮、固护阳气之功。文后提及"如未患敷之，即终不患。烧药时，不得令有别灰也"，指出封脐散可预防脐湿，并强调诸药烧灰时不可掺入别灰。《小儿卫生总微方论·卷一·断脐论》载有胡粉散，曰："治小儿脐疮湿不瘥，若至百日即危及。"将胡粉、干姜、白石脂研末，每用一字或半钱敷上，治疗脐疮。因湿性黏滞，脐湿、脐疮迁延日久不愈，湿为阴邪，易阻碍气机，损伤阳气，治疗上以胡粉为君，解毒消疮，干姜辛热，烧灰加强温中散寒，燥湿收敛之功，为臣药，白石脂收湿敛疮。三药合用，收湿敛疮、兼护阳气。

（4）涂脐法

1）收湿敛疮，活血消肿：唐代王焘《外台秘要·卷第三十六》载有白石脂散，主治"小儿脐汁出不止兼赤肿"，方中白石脂甘酸平，无毒，酸能收湿敛疮。研成粉涂于脐疮，收效甚好。明代董宿《奇效良方·卷之六十四·小儿门·脐疮·封脐散》载一方治小儿脐疮，湿肿烂。方中甑带灰、乱发灰、白姜灰、红帛灰四灰同研，同龙骨、赤石脂、海螵蛸等收湿敛疮，南星、白鼗祛风除湿，当归、赤小豆、血竭等活血消肿。文中提及在用药时应"如湿干掺，干用清油调涂脐上"。

2）清热解毒，消疮止痛：宋代《小儿卫生总微论方·瘭浆疮论》言："治小儿瘭浆如鱼胞，赤烂成疮，热痛不可忍。以磨家驴粪，或块结而不散者，不以多少晒干，地上堆定，用手垒作屋状……研为末，每用一钱，和腻粉二钱，残灯油调涂如冰。除热痛，甚妙。治小儿瘭浆疮，起如丁盖。发头上，一两日后，面上胸背缘身皆生，其疮热痛。"瘭浆疮发作，热痛难忍，宜清热消疮止痛，可用驴粪和腻粉、残灯之油调涂治疗。又言："治小儿瘭浆疮，起如丁盖，发头上，一两日后，面上胸背缘身皆生，其疮热痛……上一处研，入水二三滴，研至水银无星，用腊月猪脂三两，于铫内慢火熬熔去滓，入药末搅匀成膏，瓷盒盛，放冷，即用少许涂之。"方中朱砂、胡粉共奏清热解毒、消疮止痛之功，将上药研末，入水银、猪油慢熬为膏，放冷调涂患处治疗瘭浆疮。

3）清热醒神，祛湿疗疮：清代太医院《太医院秘藏膏丹丸散方剂·卷四·御制平安丹》曰："御制平安丹：脐疮浸水，用此丹调涂患处。大人三五分，小儿二三分，灯心汤调服。"此方功用甚广，以麝香、冰片、牛黄、朱砂等清热醒神、疗疮解毒，灯草灰、明雄黄等燥湿疗疮，苍术、藿香、陈皮、厚朴等辟秽化浊，祛湿健脾，将该丹研末涂于患处治疗脐疮。

4）消疮疡疖肿：南宋刘昉《幼幼新书·卷第五·初生脐肿湿》引无名方，先将杏仁研末如膏，入猪牙颊骨中髓半两调和均匀，涂于脐中。用以治疗小儿脐肿汁出，久不瘥。杏仁可消肿，治诸疮疥，猪牙颊骨中髓亦治脐肿恶疮。

（5）滴脐法：唐代孙思邈《备急千金要方·痈肿毒方·疔肿》曰："治鱼脐疮，头白肿痛不可忍者方：先以针刺疮四畔，捣白苣汁，滴着疮孔内。"以白苣汁滴入疮口可治疗鱼脐疮头痛难忍。

（6）贴脐法

1）清热解毒，祛湿消肿：唐代孙思邈《备急千金要方·痈肿毒方·疔肿》有言："又方，以寒食饧敷之良。若硬者，烧灰涂贴即瘥。"寒食饧敷脐可治疗鱼脐疔疮，痛不可忍。宋代官修《圣济总录·卷第一百三十八·诸丹毒》载有硇砂丸治丹毒游走，及鱼脐疮。方中硇砂、雄雀屎、白蜡化腐生肌，消肿止痛，桂、獭胆、砒黄、丹砂、麝香清热解毒，活血止痛，天南星、鹈鹕嘴祛湿消肿，共奏清热解毒、祛湿消肿之功。其曰："上一十味，除蜡外，捣研为末，先将蜡于瓷器内，慢火上熔，下药调为丸，如梧桐子大，先用针拨破疮口，入一丸，醋调面涂故帛，贴两宿，痛止即揭去，收药丸可再用。"详细记述硇砂丸制作方法，先将蜡熔化，再将其余九味药研末兑入，调为丸剂即可。治疗时以针挑破脐部疮口，送入丸剂，并用醋调面涂于旧帛贴于患处。明代官修《普济方·卷二百七十四·诸疮肿门·诸疔疮》载有芫花根膏治鱼脐疔疮久疗不瘥。方中芫花根消痈疖疮癣，猪牙、皂荚祛湿消痈肿，白矾燥湿，黑豆清热解毒。其曰："用醋一斗，先洗芫花及皂荚、黑豆三日，于釜中以火煎至二升，去滓后，却于日当中煎至一升，入白矾末搅令匀，去火成膏……摊于帛上贴，日二易之。"先用醋洗芫花及皂荚、黑豆，后以火煎并加入白矾熬成膏剂，治疗时将药摊于细帛贴于患处，两日更换一次即可。又言："治鱼脐疔疮。丝瓜叶（即虞刺叶）、连须葱、韭菜，上入石钵内，捣烂如泥，以酒和服，以滓贴腋下。如病在左手，贴左腋下，右手贴右腋下，在左脚贴左胯，右脚贴右胯，如在中则贴心脐，并用布帛缚住。候肉下红线处皆白，则可为安。"方中丝瓜叶、连须葱、韭菜共奏清热散血，解毒消疔之功。将诸药放入石钵，捣作烂泥状，将药滓贴于腋下可治疗鱼脐疔疮，并指出可根据患处选择外治部位。

2）祛风清热，解表疗疮：明代缪希雍在《本草单方·卷十四·幼科·生下胎疾》中引《海上方》治疗小儿脐肿："荆芥煎汤洗净，以煨葱刮薄，出火毒，贴之，即消。"荆芥味辛，微苦，性温，祛风清热、解表疗疮治疗痈肿疮疥。

（7）熨脐法：唐代王焘《外台秘要·卷第三十六·小儿脐汁出并疮肿方一十一首》载有《古今录验》盐豉熨方，曰："又疗小儿脐着湿……安新瓦上，炙令热，用熨脐上瘥止，亦用黄柏末以粉之妙。"以盐、豉熨脐，治疗脐湿脐疮。宋代刘昉《幼幼新书·卷第五·初生脐肿湿》载有姚和众治小儿脐肿方，曰："上用桂心，炙令热熨之，日可四、五度。"将桂心炙热熨脐治疗小儿脐肿。

（8）裹脐法：清代竹林寺僧《竹林女科证治·卷四·求嗣下·裹脐法》有言："脐须将脐带盘作一团，用枯矾末掺于带上，用新棉花约厚半寸封盖，外用软绢裹束，缓急得中，急则令儿吐。日日须要照看，勿令儿尿浸湿，又不可轻意频解，解时须闭户下帐，勿令见风，仍以枯矾末敷之。"详细记述软绢裹脐治疗脐湿之法。

除此之外，古籍记载的治疗脐湿、脐疮的单方、验方繁多。治疗脐湿多用收敛固涩之品，如龙骨、白矾、脐带灰、白石脂等；治疗脐疮或用桑汁，或用苍耳子粉，或饮用杀羊乳及血，或用干蛴螬虫，或用瓶带烧灰，或用马齿苋、黄柏末、黄连、胡粉、海螵蛸、伏龙肝等，大抵是清热解毒、收湿止痒之品。

新生儿由于断脐后护理不当，脐为水湿所侵，脐孔湿润不干，甚或有水溢出，或脐孔周围稍现红肿，常先发为脐湿，若失治迁延不愈，久则焮赤成疮，重者脐部周围蔓延糜烂，脓水外溢，兼有发热，烦躁，唇红口干之症。因此，脐湿与脐疮的外治法并不能截然分开。脐湿初起往往以龙骨、枯矾类收敛固涩之品外用，代表方剂如渗脐散。若逐渐发展可有脐赤肿流汁，日久不瘥之症，当据证加以干姜、白石脂、虾蟆等药收湿敛疮，在此基础上再进一步发展可出现脐肿糜烂，脓水流漓，当重在清热解毒，收湿止痒，代表方剂如金黄散。若变生痫证，神昏抽搐，则选用安宫牛黄丸、紫金锭等。

2. 脐血

新生儿断脐结扎失宜（或结扎过紧，或结扎过松）、护理不当致血络受伤，或胎热内盛致热迫血行，或中气不足，气不摄血均可导致脐血。若结扎失宜当重新结扎脐带，注重辨证论治。

（1）辨证论治

1）清热凉血止血：清代赵学敏《本草纲目拾遗》曰："治脐血、脐湿……用红毡。烧灰油和敷，或用裁衣店中百家碎五色布，烧灰掺之。"烧衣布为灰敷于脐可治疗脐血。清代林珮琴《类证治裁》云："血出脐中，胃受火逼，不得运输。宜熟地、当归、白芍、丹皮、甘草、白芷、侧柏叶、茅根汁、藕汁之属。"方中四物去芎补血和血，丹皮、侧柏叶、白茅根等清热凉血止血。

2）健脾益气摄血：历代医家用于治疗脐血的专药有白术、茯苓、白石脂等。明代缪希雍《神农本草经疏》言白术能"利腰脐间血"，又言："利腰脐血者，血属阴，湿为阴邪，下流客之，使腰脐血滞而不得通利，湿去则诸证无不愈矣。"白术乃治疗脐血专药，利腰脐间血。明代李时珍《本草纲目》认为茯苓"利腰脐血"，白石脂可治"儿脐血出，多啼"。清代汪昂《本草备要》曰："白术补脾，亦除胃热，利腰脐间血。盖胎气系于脾，脾虚则蒂无所附，故易落。利腰脐血者，湿除则血气流行也。"指出胎气系于脾，脾虚则脐蒂易落，故以白术补脾气并利腰脐间血。

（2）外治法：元代朱震亨《丹溪治法心要》指出："儿初生多啼哭，脐中忽出血，白石脂细末贴之，未愈，炒过再贴，不得揭剥冷贴。"提出脐血的症状和治疗用药。明代万全《万氏家传幼科指南心法》云："生下忽然肿胀，脐间血水淋漓……外用枯矾粘贴，速令干燥为奇。"以枯矾燥湿干脐治疗脐血淋漓。

3. 脐突

（1）辨证论治

1）清热解毒：明代薛铠撰、薛己增补《保婴撮要·卷一·噤风撮口脐风》言："若爪甲黑，伸引努力脐突者，用大连翘饮子之类。"指出爪甲色黑，伸引努挣之脐突可用大连翘引子之类清热解毒。至清代，张璐《张氏医通·婴儿门下·例治（四十则）》论述麻疹没早时提到："若腹胀喘促，溺涩脐突者，凉膈散加葶苈，庶或可救一二。"凉膈散加葶苈具有清热解毒、泻火通便之功，治疗脐突。清代顾世澄《疡医大全·卷三十·幼科诸疮部·赤游丹门主论》引《锦囊》一书言："然小儿脏腑娇嫩，凡一切丹毒，必先内服解毒，方可外敷。盖毒易入难出，肌肉受伤其害轻，脏腑受伤其害速耳。"丹毒病程中可见脐突之症，往往提示预后不佳，其治疗当先清解内毒，方可外治。清代医家程文囿《程杏轩医案·初集·莱佣某单腹胀》有云："令取干鸡矢一升，炒研为末，分作数次，每次加大黄一钱，五更清酒煎服，有效再商。"阐述湿热内蕴的腹胀误治转为坏病，见症"腹如抱瓮，脐突口干，溲滴如墨"时的治法。清代医家时世瑞《疡科捷径·卷下·小儿杂症·脐突》云："脐突胎中积热生，总由孕母失调停。膏粱醇酒多无忌，宜服珠黄散有灵。"珠黄散一方以珍珠、犀黄为君，重在清热解毒。易凤翥《外科备要·卷二·证治·婴儿部·脐突》言："脐突由胎热所致，内服犀角消毒饮。"以犀角消毒饮治疗由胎热引起的脐突，方中以犀角、牛蒡子、生甘草、银花等清热解毒，荆芥、防风祛风解表。

2）清热利湿：明代万全《片玉心书·胎毒门》记载："亦有热在胸膛，伸缩无时，呃呃作声，弩胀其气，以致脐突浮肿。此非断脐使之然也，但散其血愈，加减龙胆汤主之。"该方以龙胆草、黄芩、大黄、茯苓清热利湿，前胡散风清热，方中含桔梗麦冬汤用以治疗痘疮毒气上塞，共奏清小儿内热之功。

3）泻火通便：明代官修《普济方·卷三百五十九·婴孩门》云："胎病结热。儿在胎中，母失调理，恣纵饮食，不加将护，蕴热颇久……大便不通利，冲心腹胀，脐突撮口，弩力停郁，急以三黄丸或四顺七宝。以通为度，不必过剂。"脐突与撮口并见，病见秘结，急以三黄丸或四顺散之类泻火通便。

4）行气消肿：清代周士祢《婴儿论·辨初生脉证并治》云："脐突……脐尖如旋螺，脉数实者，枳芍加芒硝汤主之。"枳芍加芒硝汤具有行气消肿之功，方中枳实行气消痞，与芍药、芒硝配伍消肿疗疮。

5）温阳化湿：清代许克昌、毕法合撰之《外科证治全书·卷三·腹部证治》有云："初生旬日外，儿脐忽肿如吹，不红，捻动微响，或惊悸作啼者，此受寒湿也。用白芍药汤加苡仁，煎汁频灌婴儿，敷药如前……如脐下痛加钩藤一钱，姜一片，食盐五厘同煎。"新生儿护理不当，感受寒湿，而作脐突啼哭之症，当用白芍药汤温阳化湿。方以酒白芍、生甘草、肉桂共奏温阳活血、消肿止痛之功，泽泻利水化湿。

6）健脾利湿：明代徐春甫《古今医统大全·幼幼汇集·脐突候·药方》云："山栀五苓散，治小儿脐突……上为极细末，每服一钱或五分，用蜜汤、灯心汤调下。"方中以栀子清热，白术、茯苓健脾，猪苓、泽泻清热利湿，桂枝通阳化气以利水，共奏健脾利湿之功，治疗脐突。张宗祥所著《本草简要方·卷之四》载曰："治肠痈脐突腹痛烦躁，或胀满不食，小便涩滞，或淋刺痛，及妇人孕痈。"以薏苡仁、苍术除湿消肿，健脾止泻，合当归、芍药、甘草排脓解毒止痛，水煎服治疗肠痈脐突。又有清代傅青主《傅氏杂方·小儿肚脐突出方》言："小儿肚脐突出半寸许，此气旺不收也，若不急按之，往往变为弓角反张……煎汤饮之，一剂即愈，神方也。"方中茯苓、车前子、陈皮、通草等皆为利湿之品。

7）健脾消积：脐突可作为症状出现在脾疳病程中，治疗以健脾消积为主，方见肥儿丸、五味异功散、益黄散等。明代万表《万氏家抄济世良方·卷五·疳》载有加减肥儿丸一方，曰："治小儿面黄肌瘦、肚大筋青、蛔腹肝泻、脾胃虚弱等症（脾疳）。"至清代，张璐《张氏医通·婴儿门上·疳》载曰："脾疳，则体黄而瘦皮肤干涩，头不生发。或生疮痂；或人中口吻赤烂，吐逆乳食，嗜土腹大脐突，泻下酸臭，小便浊白；或合目昏睡，恶闻水音。用肥儿丸以治疳，五味异功散或益黄散以生土。"又言："丁奚哺露，用六味丸、蟾蜍丸。"丁奚、哺露二证可见腹大脐突，柴骨枯露之症，以六味丸、蟾蜍丸治疗丁奚疳见症脐突者。清代周士祢《婴儿论·辨初生脉证并治》云："儿初生，元阳未实。若乳饵失节，若努力啼号，必脐尖，名曰脐突，宜消疳汤。"小儿先天禀赋不足，加之乳食失节，可致疳证，出现脐突之症，宜健脾消疳。

8）杀虫祛积，消补兼施：古籍记载丁奚疳之治疗用方繁多，如大芦荟丸、布袋丸、十全丹等。明代张介宾《景岳全书·谟集·小儿则·五疳证》言："丁奚者，手足极细，项小骨高，尻削体瘘，腹大脐突，号哭胸陷，宜用肥儿丸、大芦荟丸。"方中用芦荟、使君子、神曲、麦芽等消疳杀虫祛积，黄连、木香等和胃止泻，用于治疗脾疳重症丁奚疳。清代沈金鳌于《幼科释谜·疳积》一书中引李梴之言："脐突胸满……宜十全丹、布袋丸。"布袋丸中四君补脾运土治其本；芜荑、使君子驱虫消疳，芦荟泻热通便，夜明砂清肝明目，炙甘草调和诸药，以治其标。十全丹与布袋丸具有杀虫祛积、消补兼施之功，用于治疗疳病坏证。

（2）其他疗法

1）针灸疗法：神阙穴又名气舍，属足太阴脾经，故脾绝者，可见脐突唇反。又因其兼属足太阳膀胱经、足厥阴肝经，故朱丹溪曰："足太阳膀胱经见症，脐反出。"因此治疗上亦可采取针灸之法。清代吴谦等《医宗金鉴·刺灸心法要诀·膀胱经表里原络穴主治歌》载道："膀胱原络应刺病，目脱泪出头项疼，脐突大小腹胀痛，按之尿难溲血脓。"膀胱表之原穴京骨，肾经里之络穴大钟，均可治疗脐突。又云："水分胀满脐突硬，水道不利灸之良，神阙百病老虚泻，产胀溲难儿脱肛。"灸水分穴，主治鼓胀坚硬，肚脐突出，小便不利。

2）外治法：明代王绍隆《医灯续焰·卷十六·小儿脉证》载外消散治"儿初生脐突，或痛或不痛。痛则啼不已。及小儿因感湿热，阴囊浮肿。"方中大黄、牡蛎、朴硝共奏清热解毒、消肿止痛之功，将三味药入钵杵匀，并加入田螺水调制，治疗时均匀涂于患处即可消肿止痛。并言："治阴囊肿，用车前子煎汤，候冷调敷。"外消散既可治疗新生儿脐突，又可以治疗阴囊肿。清末医家马氏《大医马氏小儿脉珍科·脐风撮口症论》曰："又有脐突一症……治法用封脐膏入麝少许，调匀干放脐中封固，如湿烂者用金黄散掺之，仍用五福化毒丹，煎五苓散，加苡米仁煎汤服之。"介绍了脐突宜内外合治。外用可选封脐膏、金黄散一类，强调若脐部湿烂，当选金黄散清热解毒，消肿止痛，并可内服清热解毒之剂，如五福化毒丹。煎五苓散、薏苡仁汤送服，功可化湿。

综上所述，以上历代医家的论述，极大地丰富了中医药脐病的治疗方法，至今仍指导着临床实践，为祖国医药卫生事业的繁荣做出了巨大贡献。

（王　硕　韩洁茹）

胎怯源流考

历代医家对于胎怯之论述较少，隋唐以前，多与五迟、五软等疾病相提并论，直至宋代，钱乙《小儿药证直诀》首次提出"胎怯"之名，陈自明《妇人大全良方》、陈文中《小儿病源方论》等进一步完善，对本病之发病机理加以阐述，多认为与其母之饮食习惯有关并提出相应治疗方药。金元时期，诸医家认为本病之发作与父母体质有关，后至明清时期，诸医家在前人基础上继承发展，形成较为系统的辨治体系。总览历代医籍中关于胎怯之论述，可知其与时代背景、生活水平、饮食习惯等息息相关，现从病名、病因病机、证候分类及治疗等方面进行整理概括，考察其学术脉络和规律，以飨读者。

（一）病名

胎怯是以新生儿禀赋怯弱，身材矮小，脏腑形气均未充实为特点的一种病证。宋代钱乙《小儿药证直诀》首载"胎怯"，陈文中《小儿病源方论》载有"胎禀怯弱"之述，金元时期医家称其为"胎弱"，形象生动地描述出小儿禀赋不足，生长发育异常之病症特点，后世医家多沿袭此二说。现撷述如下。

1. 胎怯

宋代钱乙《小儿药证直诀·脉证治法·胎怯》有云："生下面色无精光，肌肉薄，大便白水，身无血色，时时哽气多哕，目无精彩。"认为小儿初生，面色黯然，消瘦虚弱，目光无神者即为胎怯。陈文中《小儿病源方论》载有"胎禀怯弱"之述，指出因先天禀赋怯弱而致小儿出生后看似形盛却身体虚弱，面无血色，肠鸣呕吐，大便色青等症者即为胎怯，其曰："小儿因胎禀怯弱，外肥里虚，面㿠白色，腹中虚响，呕吐乳奶，或便青粪，或头大囟开。"至明代，官修《普济方》亦有相同论述，沿用其说。万密斋《片玉心书》曰："又有生下，面无晶光，身无血色，目无精彩，肌肉消削，此名胎怯。"与钱乙所云"胎怯"相近。其后徐春甫《古今医统大全》指出："五软证，名曰胎怯……筋骨痿弱，肌肉虚瘦，神色昏慢，致使头、项、手、足、身体软弱，名为五软。"将精气不充而致筋软骨弱，思维迟钝，身体消瘦，头、项、手、足、身体皆软之五软证归入胎怯范畴。

2. 胎弱

金元时期，朱震亨《丹溪治法心要》载有"胎弱"之称谓，其曰："血少则胎弱，而不能自举。"指因气血不足导致胎元虚损失固之证，虽未明确指出小儿出生后身心怯弱之证，但朱氏所称之"胎弱"强调本病禀赋不足之特点。至明代，万密斋《幼科发挥》云："有因父母禀受所生者，胎弱、胎毒是也……头破颅解，神慢气少，项软头倾，手足痿弱，齿生不齐，发生不黑，行走坐立，要人扶掖"，在前人基础上加以完善，明确指出"胎弱"发病与父母体质密切相关，并将其病症特点归纳为生下面色无光，目无精彩，形瘦肉薄，大便溏泄，身无血色，常常呕吐嗳气。薛铠撰、薛己增补《保婴撮要》亦沿用其说，重视"胎弱"虚损之症状，其曰：

"胎弱者面无精光，肌体瘦薄，身无血色，大便白水，时时哽气，目无精神。"亦有医家认为"胎弱"指由于妊妇嗜食肥甘厚味而少动导致胎儿柔弱难以顺利从产道产出之证，如清代阎纯玺《胎产心法》曰："若胎弱则转慢迟生，有致困乏浆干，瘀塞不下，横逆、子死、难产等类。"载有胎弱难产之述。虽然上二者含义不同，但均与小儿生长发育不良有关，且纵观历代医家对"胎弱"之述，可知其属"胎怯"范畴。

（二）病因病机

宋代医家将胎怯之病因病机归为气血亏虚或脾胃虚弱。如陈自明《妇人大全良方》曰："脏腑衰损，气力虚羸，令胎不长。"气者，熏肤充身泽毛也，血者，荣五脏而濡空窍也，气血亏虚，则毛悴色夭，五脏失荣，令胎不长。同时期，陈文中《小儿病源方论》认为本病之发作与其母饮食失常有关。金元时期，朱震亨亦有"血少则胎弱"之论。元代曾世荣《活幼口议》主张"父精不足，母气衰羸"之论，明代万密斋《幼科发挥》强调脏腑失调之机，并对其详加阐述。综合历代医家关于胎怯病因病机的诸多论述，现择要记述如下。

1. 元气未充，禀赋怯弱

小儿后天身体的强弱，与先天禀赋是否充足密切相关，胎儿者，以母为基，以父为楯，父母身体虚弱，可致胎儿元气未充，胎禀怯弱，胎怯而成。元代曾世荣将"鬼胎"归于"胎怯"范畴，并在《活幼口议》中指出"父精不足，母气衰羸"之发病机理，其曰："鬼胎者，乃父精不足，母气衰羸，滋育涵沫之不及，护爱安存之失调……所言鬼者，即胎气怯弱，荣卫不充，致子萎削。"将胎怯之儿称为"鬼胎"，并以果实为喻，生动形象地描述了胎禀怯弱，气血亏虚，胎失濡养，而致胎怯的机理，其曰："犹如果子结实之时，有所荫藉不到灌溉，为物褊小，其形猥衰，无有可爱，如此之谓。"后至明代，万密斋《幼科发挥》曰："胎弱者，禀受于气之不足也……皆胎禀不足也"，强调禀气不足之因。徐春甫《古今医统大全》宗前人之言，并追溯父母虚损之源，其曰："有因母血气弱而孕者，有受胎而母多疾者，或其父母贪色，体气虚弱，或年纪已迈而复见子，有日月不足而生者，或服坠胎之剂不去而竟成胎者，耗伤真气"，以上所列多种原因均可导致胎儿降生之后，精气不充，筋骨萎弱，肌肉消瘦，神色昏暗等生长发育不良之症。王肯堂《幼科证治准绳》引初虞世言，以父母精气为纲，分别阐述母气不足与父精不足之相应症状，其曰："胎怯者……初虞世曰：母气不足则羸瘦而肉薄，父精不足则解颅眼白多。"清代冯兆张《冯氏锦囊秘录》曰："此即胎怯也。非育于父母之暮年，即生于产多之孕妇，成胎之际，元气即已浇漓。受胎之后，气血复难长养，以致生下怯弱。"指出高龄或多产者，成胎之时肾精亏虚，元气本已不足，受胎之后，妊妇羸弱，气虚血少更难养胎，易致胎怯。

2. 脾胃虚弱，气血亏虚

小儿的生长发育有赖于气血的滋养，气以载胎，血以养胎，饮食无节，损伤脾胃或宿疴夹疾，损伤气血均可导致气血亏虚，易使胎儿发育不良而致胎怯。宋代陈自明《妇人大全良方》曰："夫妊娠之人，有宿疴挟疾而后有娠，或有娠时，节适乖理，致生疾病，并令脏腑衰损，气力虚羸，令胎不长。"指出妊妇有宿疾或妊娠后因天时乖戾而生他病损伤脏腑气血，致胎弱不长。陈文中《小儿病源方论》曰："豪贵之家居于奥室，怀孕妇人饥则辛、酸、咸、辣无所不食，饱则恣意坐卧，不劳力，不运动，所以腹中之日，胎受软弱。"指出妇人怀妊，饮食无节，久卧少动，可致脾胃虚损，而成胎弱。金元以后，医家多有发挥，朱震亨在《丹溪治法心要》中记叙一妇人转胞时提到："血少则胎弱，而不能自举。"明代鲁伯嗣《婴童百问》曰："凡胎气禀赋，有壮有弱，其母饮食恣令饥饱，起止无忌，令儿得疾，不寒则热，不虚即怯。"亦指出妊妇暴饮暴食，损伤脾胃，可致胎怯之机。薛立斋《校注妇人良方》曰："夫妊娠胎不长者，因有宿疾，或因失调，以致脏实腑虚损，气血衰弱，而胎不长也。"亦提到"脏腑衰损，气血虚弱"可致"胎不长"。张景岳《景岳全书》曰："妊娠胎气本乎血气，胎不长者，亦惟血气之不足耳。"指出妊娠期间胎儿发育以血气为本，血气不足则发育异常。赵贞观《绛雪丹书》进一步指出："凡孕妇患虚损骨蒸潮热少力，或崩漏少食，皆致气血不充胎弱。"即孕妇虚热内蕴，或失血过多，或纳少等诸多损伤气血之因，皆可导致胎弱。程云鹏《慈幼新书》曾载："小儿胎病凡二端，在胎时母失爱护，或劳动气血相干，坐卧饥饱相役，饮酒食肉，冷热相制，恐怖惊悸，血脉相乱，蕴毒于内，损伤胎气……胎怯"，指出妊妇劳累过度，或饮食不节，损伤气血而致胎怯。至清代，陈士铎《辨证录》载："气旺则胎牢，气衰则胎弱。"强调气之重要性，其认为妊妇气旺则足以载胎，故胎牢不失，而妊妇气虚者，胎失所养，故为胎弱。高学山《高注金匮要略》有云："盖母身之气血自虚，则以不能荫胎，而胎弱者，将为子病。"由此可见，历代医家对气血亏虚而致胎弱之病因病机认识颇多。

3. 五脏虚损，胎生软弱

五脏者，所以藏精神血气魂魄者也，五脏亏虚，则精、神、血、气、魂、魄失司，筋、脉、肉、皮、骨均失濡养，如《幼科发挥》云："胎弱者，禀受于气之不足也，子于父母，一体而分，如受肺之气为皮毛，肺气不足，则皮脆薄怯寒，毛发不生；受心之气为血脉，心气不足，则血不华色，面无光彩。受脾之气为肉，脾气不足，则肌肉不生，手足如削。受肝之气为筋，肝气不足，则筋不束骨，机关不利。受肾之气为骨，肾气不足，则骨软。"认为五脏之气不足，故生"皮脆薄怯寒、毛发不生、面无光彩、手足如削、筋不束骨、骨软"之症而为"胎弱"一病。

（三）证候分类

历代医家对胎怯证候分类的表述有：①肾虚；②脾虚；③气血亏虚；④五脏亏虚。

（四）治疗

随着历代医家对胎怯病因病机认识日臻完善，其治法亦渐成体系。宋至金元以前，医家多从气血亏虚论治胎怯，如陈自明以"益气补血"法祛病养胎；元代以降，再添"益肾填精"之法；明代万密斋在《幼科发挥》中以"补脾益气"法治疗胎弱，后世医家在前人基础上继承发展，使胎怯之治法方药日以益善。现将其治法加以总结归纳，陈述如下。

1. 辨证论治

（1）补肾益精，滋补元气：肾为先天之本，主骨生髓，若禀赋不足，元气未充，则肾精亏虚，骨酸痿厥，发为小儿五软及胎弱等证，治宜补益肾精，滋补元气。元代曾世荣《活幼心书》曰："戴氏论五软证，名曰胎怯……治法用调元散补肾，地黄丸渐次调养，日久乃安。"指出以调元散补肾，地黄丸益肾填精，勤加调养，治疗胎怯。明代万密斋进一步强调应用地黄补肾填精，治疗胎怯五软之证，如《片玉心书》载："胎怯五软用地黄。"同时在《幼科发挥》中提出"五脏不足而专补肾"之法，其云："胎弱者……皆胎禀不足也，并宜六味地黄丸主之。"方中地黄入肾经而滋肾益肾，山茱萸滋补肝肾，山药性平，并补先天与后天之本，茯苓健脾利湿，泽泻以泄肾之浊，牡丹皮以清虚热，诸药合用，共奏补肾益精之效。张景岳《景岳全书》云："生儿怯弱，必须以药扶助之……凡怯弱者，宜专培脾肾为主。"进一步完善，主张脾肾同治，同时强调胎怯之证属先天不足，必须借助药力调治。清代张璐《张氏医通》曰："胎弱者面无精光……因父气不足者，六味地黄丸。"认为胎弱属父气不足者，治用六味地黄丸滋补肾气，虽然此说较为偏颇，然其治法方药值得借鉴参考。

（2）健脾益胃，补益气血：妊妇气血之盛衰是胎儿生长发育正常与否之关键，及时健脾益胃以滋气血生化之源或直接补益气血尤为重要。宋代陈自明《妇人大全良方》载"益气补血法"，引《集验》"治妇人怀胎不长方"，药用鲤鱼（长一尺者，去肠、肚、鳞），加盐、枣煎汤取服，祛其疾病，益其气血，扶养胎元。金元时期，朱震亨沿用上法，在《丹溪心法》中以参术饮治疗妇人转胞胎弱，其曰："四物汤加人参、白术、半夏、陈皮、甘草。"四物汤疗其血虚，加参、术以益其气，伍夏、陈使补而不滞，配甘草调药和中，且其于煎煮时入生姜，助药和胃，诸药合用，共奏益气补血之功。金元以降，诸医家进一步完善此法，且重理气，使补而不滞，更添新方。明代万密斋《幼科发挥》载"补脾益气法"治疗胎弱，其曰："胎弱者……脾肺不足者，宜参苓白术丸主之。"李梴《医学入门》曰："瘦胎枳甘散，枳壳五两，粉草一两半，为末……胎弱多惊，当佐以归、地、木香为丸用之。"益血舒气，调和阴阳，有益胎嗣。亦曰："胎怯者，参术益气救生……治胎气本怯。"方用人参大补元气，配白术、神曲以健脾，阿胶补血滋阴，佐陈皮使补而不滞，诸药合用，共奏补益脾气、养血安胎之功。赵贞观《绛雪丹书》载"滋补气血法"，调其病本，其曰："气血不充胎弱……必滋补气血。"清代张璐《张氏医通》云："胎弱者，面无精光……因母气不足者，八珍汤，母子并服。"认为胎弱属母气不足者，治用八珍汤滋补气血，且强调母子并服。阎纯玺《胎产心法》曰："若胎弱则转慢迟生，有致困乏浆干，瘀塞不下，横逆、子死、难产等类。治者滋其荣，益其气。"提到难产致妊妇力乏血亏气衰，益气滋血，使"子母精神接续，运行得力。" 徐大椿《女科指要》曰："胎弱者养之。"亦为补养之意。郑玉坛《彤园医书》载"调元散"疗育于父母暮年或妊妇多产致小儿生下胎禀怯弱之证，其曰："胎怯者……但当调理后天，常服调元散，人参、炙草、茯苓、陈皮、土炒白术、焙拟枸杞、当归（各三钱）、炒黄陈米（三合）共研极细。每用龙眼汤调一二钱，日二服。"

（3）温助脾阳，以助运化：楼英《医学纲目》注重温脾阳的重要作用，其曰："补脾益真汤，治胎弱吐乳便清"，脾虚不运故吐乳，阳虚不温则便清，方中人参、黄芪、白术、茯苓补脾益气，伍桂枝、草果、肉蔻温脾之阳，当归养血和血，厚朴、木香、丁香调理气机，佐陈皮、半夏利湿，加少量附子温肾阳以助脾阳，诃子味苦酸涩，涩肠止泻治便清，全蝎通络促血行，甘草调药和中，姜、枣调和脾胃，楼英强调，服讫，令揉心腹以助药力，则吐乳止而能食也。

（4）五脏分治，益其虚损：此法适用于五脏亏损，筋、脉、肉、皮、骨皆柔弱者。万密斋《幼科发挥》提到五脏之气虚弱导致胎怯，要"此胎禀之病，当随其脏气求之"，五脏分治，其曰："胎弱者……当随其脏气求之。肝肾心气不足，宜六味地黄丸主之。脾肺不足者，宜参苓白术丸主之。"

2. 其他疗法

（1）针灸疗法：清代傅青主《傅青主女科歌括》曰："胎弱无力，欲转头向下而不能，此胎之所以有脚手先下者也。当是之时，急用针刺儿之手足，则儿必痛而缩入。"指出临产时若胎弱而不能转头向下，使手足先出而致难产时，急刺其手足，则胎儿可缩回宫内以正胎位。

（2）浴体法：通过洗浴亦可达到治疗胎怯的目的，《小儿药证直诀·脉证治法·胎怯》即提出用"浴体法"治疗胎怯，其曰："胎怯，生下面色无精光……当浴体法主之。"其在"浴体法"中亦云："治胎肥、胎热、胎怯……温热浴之，勿浴背。"药用天麻、全蝎、乌蛇肉、麝香祛风活血通络，伍青黛、朱砂清热镇惊，佐白矾燥湿止泻。《小儿卫生总微论方》（佚名）载"天麻浴汤"，沿用上方此法，其曰："胎怯也，宜天麻浴汤治之。"并进一步补充了"汤须适温热用"。至明代，薛铠亦沿用此说，其在《保婴撮要》曰："胎弱者面无精光……目无精神，亦宜用浴体法。"

（3）内外同治：小儿胎禀怯弱，病情传变迅速，运用内外同治法或可事半功倍。《片玉心书》提到"内服八物汤，外用沐浴法"内外同治治疗胎怯，其曰："又有生下，面无晶光，身无血色，目无精彩，肌肉消削，此名胎怯。并内服八物汤，外用沐浴法。"内服八物汤以补血益气，外用天麻浴汤疏通经络，调畅气血以催产。李盛春《医学研悦》亦沿用此说。

以上整理了历代重要医籍中关于胎怯病名、病因病机的论述及诸位医家论治该病之治法方药，其为后世医家治疗胎怯提供了重要思路。

（王佳柔　孙许涛）

脐风源流考

"脐风"之名首见于晋代皇甫谧《针灸甲乙经》，并且该书记载针刺"丝竹空""然谷"可治疗本病，其后《备急千金要方》《太平圣惠方》等书对本病的防治、病因病机、症状、预后等方面内容均有所论述，后世医家论述更加丰富。本文将从古代文献入手，溯源澄流，整理研究历代医籍中对脐风的相关论述，考证其病名、病因病机、证候分类及治疗，从而梳理其学术脉络和规律，兹述如下。

（一）病名

脐风一词最早见于晋代皇甫谧《针灸甲乙经》，其曰："小儿脐风目上插，刺丝竹空""小儿脐风，口不开，善惊，然谷主之"。此后巢元方、孙思邈等历代医家多遵此称谓，历经数千年而沿用至今。脐风俗称"胎风""脐带风""腹里惊""马牙风"，如清代陈念祖《医医偶录》曰："弥月间，声直发搐，撮口脐风，是胎风也，俗名腹里惊。"由于本病多在小儿出生后4～7天内发病，故又有"四六风""七日风"之称。

此外，本病以唇青口撮，牙关紧闭，苦笑面容，甚至抽搐，角弓反张等症状为特征表现，故有医家以本病病症特点分类命名，如明代万全《幼科发挥》曰："一曰撮口，二曰噤风，三曰锁肚，虽曰不同，皆脐风也。"万氏称本病为"撮口""噤风""锁肚"，均为脐风的主要表现。清代文晟《慈幼便览》云："脐风症候有三，一曰脐风；一曰噤口；一曰锁肚。"其中"噤口""锁肚"为本病症候。陈复正《幼幼集成》中亦有此记载，其曰："小儿初生，惟脐风为恶候。其证有三：曰脐风，曰噤口，曰锁肚。"均丰富了本病的命名。

（二）病因病机

历代医家对本病病因病机的认识可概括为两类，其一，断脐时处理不当或脐部护理不周，感受风冷水湿之邪，侵入脐中发为脐风；其二，胎毒内传，孕母嗜食辛酸厚味之品，或七情所伤，起居不时，或父母禀赋不足，均可导致胎儿脐风之发病。总结历代医家所论，兹述如下。

1. 感受外邪，侵入脐中

由于断脐时处理不当，脐部护理不周，使风冷水湿之邪侵入脐中，邪阻经络而营血壅滞，气血不运，此为脐风痉证病机。严重者邪毒入脏，如不及时救治，则病情迅速恶化而死亡。唐代孙思邈《备急千金要方》曰："断儿脐者，当令长六寸，长则伤肌，短则伤脏。不以时断，若揍汁不尽，则令暖气渐微，自生寒，令儿脐风。"孙氏认为新生儿脐带应留六寸为宜，长则伤及肌肉，短则伤及脏腑。后至宋代，诸医家对本病认识逐渐完善，如北宋官修《太平圣惠方》曰："夫小儿脐风者，由断脐后，为水湿所伤，或尿在襁褓之内，乳母不觉，湿气伤于脐中，亦因其解脱，风冷所乘。"认为新生儿断脐后，为水湿乘虚内侵，或于襁褓之中遗尿，乳母未及时发现，湿气侵伤脐中，亦有突然解脱襁褓，风冷乘虚内侵，发为脐风。官修《圣济总录》曰："论曰：新生小儿，既断脐之后，脐疮未愈，不可外犯风邪，及浴水入疮，湿冷抱，皆致脐风。"认为新生儿于断脐后，脐疮尚未愈和，此时风、水、湿、冷之邪外侵，皆可导致脐风。特别指出的是，宋代《小儿卫生总微论方》（佚名）云："脐风撮口，亦如大人因破伤而感风。"由此可知，宋代医家已经认识到小儿脐风与成人破伤风为同一病源。元代曾世荣《活幼心书》中言："脐风证乃因剪脐带短，或结缚不紧，致外风侵入脐中，或用铁器断脐，为冷所侵。"曾氏认为脐风是由剪断脐带过短，或脐带结扎不紧，导致风邪侵袭脐中，或使用铁器断脐之时，感受冷邪，导致脐风。

明清医家多沿用前人之说，如明代王纶《明医杂著》云："脐风或因剪脐带少短，或因束缚不紧牵动，风入脐中，或因铁器断脐，冷气入内，传于脾络。"认为脐风是由剪脐带过短或扎束不紧，风邪趁虚而入，或使用铁器断脐，冷气内侵，内传入于脾络，导致脐风。鲁伯嗣《婴童百问》中记载："脐风者，断脐之后，为水湿风冷所乘。"鲁氏指出断脐之时，感受水湿风冷之邪，侵入脐中，引发脐风。张璐《张氏医通》亦宗其说，云："脐风者，因断脐之后，为水湿风邪入于心脾。"王清源则主张脐风多发生于小儿出生七日之内，感受水湿或风邪而诱发，其在《医方简义》曰："小儿脐风……若不慎水湿，因浴而受之，或因儿尿绷未换，湿气所侵，或当风解视，皆能患之。七日内遂有此症。"王梦兰《秘方集验》云："此症为风湿所伤，断脐后，脐或方退而尚未干燥，频浴之，则风湿浸入脐中；或换衣服时，脐内受风，遂成脐风。"王氏认为断脐后，脐部尚未干燥，频繁洗浴，易感受风湿之邪，或更换衣物之时，不慎受风，遂发为脐风。冯兆张《冯氏锦囊秘录》曰："脐风者，由断脐之后，水洗失宜，以致水湿之气，流入心包络间，或当风解脱，为风邪所袭。"冯氏亦认为小儿出生时脐部护理不周，感受水湿或风邪乘虚入侵心包络，故而发为脐风。郑彤园认为断脐之时不知慎重，感受风冷、水湿之邪，侵入脐中，出现脐部肿胀，昼夜啼哭，为脐风将发之征兆，其在《彤园医书》中云："脐风何自而起？惟不知慎重，以致风冷、水湿之气入于脐中，儿必腹胀脐肿，日夜啼叫，此脐风之将作也。"骆如龙《幼科推拿秘书》曰："盖因脐带剪短，或结缚不紧，致水湿侵脐，客风乘虚而入，传之于心，蕴蓄其邪，复传脾络。"若小儿脐带过短，或扎束不紧，风邪乘虚而入，内传脏腑，犯心传脾，发为脐风。其后，程云鹏《慈幼新书》、王绍隆《医灯续焰》、林之翰《四诊抉微》等亦有相似论述，在此不作赘述。

此外，历代在继承前人学术观点的基础上，有了更深刻的认识，对本病论述更为详细而具体。如明代官修《普济方》曰："脐风者，断脐之后，为水湿风冷所乘。风湿之气，入于脐而流于心脾。"其详细论述本病发生之机理，风冷水湿之邪，侵入脐中，克于心脾，发为脐风。又如清代《幼幼集成》曰："故小儿初生……或剪脐带太短，或结束不紧，致外风侵入脐中，或浴儿时牵动脐带，水入生疮，客风乘虚而入，内伤于肾，肾传肝，肝传心，心传脾，脾传肺，蕴蓄其毒，发为脐风。"断脐处理不当，脐部护理不周，则易感受风邪，水湿入侵，内传五脏，蓄积成毒而发为本病。

2. 胎毒内传

孕母嗜食辛酸厚味之品，或七情所伤，起居不时，或父母禀赋不足，均可令小儿易发脐风。明代龚廷贤《万病回春》云："脐风……或者胎元禀有热毒。"龚氏认为妊娠期间，孕母蕴热，胎儿禀受热毒，则易发为本病。孙一奎亦有相似记载，其在《赤水玄珠》中认为脐风"多因胎中受热"而成。清代《医医偶录》曰："是胎风也……因其母肝气素郁，儿禀受之。"因其母肝气怫郁，内传胎儿导致此病。汪启贤《济世全书》曰："夫小儿脐风，因母好食辛酸厚味，或七情偏胜，起居不时，故有胎毒。"汪氏指出孕母妊娠期间，嗜食辛酸厚味之品，或七情所伤，起居不时，均可传于胎儿，出生后易发脐风。亦有医家认为父亲禀赋不足，可传于胎儿，遂发脐风，如文晟《慈幼便览》曰："脐风……内因者，禀受父母所致。"又周学海《脉义简摩》中认为："内因乃禀父之真阳不足也。"可见先天禀赋不足是脐风发病不可忽略的因素。

（三）证候分类

历代医家对脐风证候分类的描述有：①风邪阻络；②邪毒入脏；③气阴两虚；④经络闭阻。

（四）治疗

早在晋代皇甫谧《针灸甲乙经》中就对脐风的治疗有所记述，其曰："小儿脐风目上插，刺丝竹空""小儿脐风，口不开，善惊，然谷主之"。是治疗本病的最早记载。后代发展更是丰富多彩，治疗方法多种多样。清代陈复正言："脐为百风总窍，五脏寒门，道家谓之下丹田，为人身之命蒂""为真息往来之路，坎离交会之乡。"小儿出生，惟脐之干系最重，断脐之时，不可不慎。且脐风为小儿难治之病，为历代医家所困扰之难题，现总结历代医家对脐风的治疗如下。

1. 辨证论治

祛邪止痉，化痰息风：脐风往往发病急骤，且小儿服药困难，故历代医家对内治法记载较少，至明清时期，对本病内治法的论述渐多。明代董宿《奇效良方》载有白龙散，方中天浆子、僵蚕、腻粉重在化痰息风止痉，并用薄荷汤送服，不拘时服用。至清代，汪启贤《济世全书》云："小儿撮口脐风，用完全葱二根捣汁，用僵蚕二个研末，调涂其母乳头上，令儿吮之，或用乳调，灌之。"汪氏仍以僵蚕化痰息风治疗本病。《幼幼集成》载"龙胆汤""治撮口方""保生汤"治疗脐风。龙胆汤方中龙胆草清肝泻热，钩藤息风止痉，佐柴胡、黄芩、赤芍、大黄清泻肝热，桔梗配大黄升降同施，茯苓健脾，炙甘草调中，并以大枣水煎温服，通过以药测证，本方多为清肝泻热、息风止痉之药，当治疗脐风属热盛动风者。治撮口方中主要用牛黄清热开窍醒神，竹沥水调上药，滴入口中，重在清热豁痰、开窍醒神、镇痉止搐。保生汤中防风、荆芥穗祛风散邪止痉，枳壳、橘红、制南星、桔梗理气化痰，茯神、远志安神，炙甘草调和诸药，纵观全方多为祛风散邪、化痰止痉之药，当治疗脐风属风邪外侵、痰湿阻络者。《医宗金鉴》对本病辨证论治比较详细，对于本病将发作，治以驱风祛邪止痉，若已经发作，则要观其脉证，"当视其所兼之形证治之"，如肚腹胀硬，大便不通者，为"风兼实也"，可用黑白散祛风泻实；面青肢冷，二便不实者，为"风兼虚也"，可用理中汤补其虚也；痰涎壅盛，气高喘急者，为"风兼痰也"，方用辰砂僵蚕散祛风化痰；身体壮热，面赤口干者，为"风兼热也"，方用龙胆汤祛风清热；面青呕吐，曲腰多啼者，为"风兼寒也"，可用益脾散祛风散寒；撮口唇青，抽搐不止者，为"风兼惊也"，方用撮风散祛风镇惊。

2. 其他疗法

（1）外敷法：小儿脏腑娇嫩，形气未充，多服药困难，因此历代医家尤其重视外敷法，运用药物外敷脐中以防治脐风。北宋《太平圣惠方》中最早记载了"烙脐圆"防治脐风。烙脐圆方用豆豉、黄蜡、麝香三药为末，捻作饼子，待断脐后，外敷脐上，可开窍醒神，清热止痉，配合艾灸防治脐风。唐慎微《证类本草》载有："治小儿脐疮久不瘥，用当归末敷之。"治风先治血，血行风自灭，故用当归末外敷养血祛风治疗脐风。又南宋张锐《鸡峰普济方》中载有"柏墨散"，由黄柏末，釜下黑煤，乱发组成，研为细末外敷之，发挥清热息风、活血止血功效，治疗小儿脐风。

明代官修《普济方》曰："以清油调发灰敷脐。"即用清油调发灰外敷脐中预防脐风。王绍隆亦有相似记载，其在《医灯续焰》中载有："小儿浴，勿先断脐带，恐水湿侵脐，有脐风、脐疮等证，用清油调发灰敷脐佳。"发灰即为血余炭，同清油发挥活血止血、防治脐风之功。《奇效良方》记载"锦灰散""一字金"两方外敷防治小儿脐风。锦灰散中锦帛、雄鼠粪、大枣、麝香共用，可清热开窍、息风止痉。上药共研为末，捣枣肉为膏，封裹脐上，防治脐风。一字金方中僵蚕化痰息风，威灵仙、细辛祛风散邪，明矾解毒，甘草调和诸药。以上药物共研为末，煎荆芥汤调涂两牙关内，发挥其祛邪止痉、化痰息风之效，以防治脐风。张洁《仁术便览》中记载一方，即用雄黄、飞矾、百草霜为末，三药可解毒止血，使用之时凉水调匀，摊绢贴脐上可防治脐风。后至清代，《济世全书》载有："治小儿脐风撮口方，用田螺捣烂，入麝香一分再捣，涂脐上。"即用田螺捣烂与麝香外涂肚脐，可奏清热开窍、息风止痉之效。又可以蜂房烧末外敷之，重在祛风除湿，其曰："治小儿脐风湿重，久不瘥，蜂房烧末敷之。"《幼幼集成》曰："小儿脐风撮口，以艾叶烧灰填脐上，以帛缚之；若脐带已落，用蒜切薄片，贴脐上，以艾火灸之，候口中有艾气，立愈。"陈氏亦认为防治脐风可用艾叶烧灰填脐上，可温经止血，若脐带已落者，宜用蒜片贴肚脐，并以艾火灸之。邹存淦在《外治寿世方》中则是用枯矾、硼砂、朱砂、冰片、麝香五药共为末，小儿洗浴之后外敷肚脐，可清热解毒、祛湿止痉，防治脐风，其曰："凡小儿下地洗过后，用此末掺脐上，每日换尿布时，仍掺此末。掺完一料，永无脐风等症。"《太医院秘藏膏丹丸散方剂》载有"蒸脐祛病法"，方中两头尖、人参、白茯苓、莲须健脾祛湿，附子、川椒、沉香、丁香温中散寒，夜明砂、麝香、秋石、槐钱清热解毒，本方药物寒温同用，外敷贴肚脐，可防治脐风等诸多疾患。姚俊《经验良方全集》曰："治脐风，用艾叶烧，存性，填满脐中，以绸绢包定。"即以艾叶烧炭存性，可温经止血，使用之时填敷肚脐，用绢布包裹，防治脐风。

（2）挑破法：宋代陈言认为小儿初生七日之内，易患脐风之病，病情凶险，百无一活。其在《三因极一病证方论》中载有"挑破法"治疗此病，其曰："凡患此，儿齿龈上有小泡子，如粟米状，以温水蘸熟帛裹手指轻轻擦破，即口开便安，不用服药，神效。"即脐风发病之时，通过挑破小儿牙龈之粟米状小泡治疗本病，方法颇为新颖。后至明代，张洁《仁术便览》、杨继洲《针灸大成》亦沿用陈氏之法，均有记载，在此不作赘述。

（3）针灸疗法：晋代《针灸甲乙经》曰："小儿脐风目上插，刺丝竹空""小儿脐风，口不开，善惊，然谷主之"。明确指出"丝竹空""然谷"为治疗脐风的有效穴位。此后，历代医家均沿用此经验，如唐代王焘《外台秘要》、元代王国瑞《扁鹊神应针灸玉龙经》、明代杨继洲《针灸大成》、清代廖润鸿《针灸集成》等均有记载。

明代万表《万氏家抄济世良方》中记载以小艾炷隔蒜灸肚脐，待口中闻及艾气即为取效，其曰："以小艾炷隔蒜灸脐中，候口中有艾气即可得生。"清代陈杰认为如果脐风发作，必看到小儿脐上有青筋一条，自脐而上指心口，若此筋已至心口，十难救一二矣，若未到心口时，可用艾灸治疗，其在《回生集》曰："看此筋未至心口时，用艾庄在此青筋头上灸之，此筋即时缩下寸许，再从缩下筋头上灸之，此筋即消，病愈，屡试屡验。"姚俊亦有相似记载，视其青筋长短而灸之，其在《经验良方全集》曰："大凡脐风，肚腹必生出青筋一道，行至肚，却生两岔，行至心不治，必详视其青筋，两岔尽头处各灸灯火三五壮即愈。"值得一提的是，夏禹铸《幼科铁镜》创立灯火十三燋以防治脐风，即囟门、眉心、人中、承浆、少商、脐轮六燋、脐带口一燋，总共十三燋。陈复正《幼幼集成》又在夏禹铸经验的基础上，进一步扩大了灯火的施灸穴位，增加为"全身灯火"六十四燋，名为集成灯火，夏、陈二氏创立的灯火疗法，丰富了脐风的外治法。民国时期，诸医家对于艾灸疗法治疗本病的经验日臻成熟，记载也更为系统完善。如吴克潜《儿科要略》记载："脐风危急，可捣蒜安脐上，以熟艾灸蒜上，至口中有蒜气方止，仍以蒜汁滴鼻中。"吴氏认为外治法中灸法最为安全可靠，将蒜贴肚脐，以艾火灸之，直至口中有蒜气停止施灸。详细记载了本病之艾灸疗法及其操作过程。此外，吴氏亦沿用夏禹铸的灯火灸法，其曰："用灯火灸之，初起灸之，可免危急，危急灸之，可以回生。"

（4）推拿疗法：运用推拿疗法治疗脐风见于清代张筱衫《厘正按摩要术》："分阴阳（七十遍）；推三关（五十遍）；退六腑（七十遍）；运八卦（五十遍）；推肺经（五十遍）；揉外劳宫（二百遍）。"张氏详细记载了推拿治疗脐风的部位、频率，值得后世医家借鉴。

（5）断脐法：脐者小儿之根蒂也，正确断脐对于脐风的防治尤为重要，历代医家多有记载。明代龚廷贤认为新生儿出生后，清洗干净方可断脐，不可直接用刀具割之，更不可隔衣物咬断。并且断脐尺寸应长短适度，不可太长，亦不可太短，如脐带过长易引动外风侵袭，发为脐风，其在《寿世保元》中云："小儿初生，洗讫断脐，不可用刀割，以软绢裹脐，或隔单衣咬断，盖脐不可太长，又不可太短，只取儿足掌长，如长引外风，则成脐风之患。"因此正确断脐可防患于未然，预防脐风。金梦石《产家要诀》曰："儿出胎，洗后方断脐带，则不伤水生病……否则寒湿入腹，或作脐风。"认为小儿出生，洗浴后方可断脐，则不受湿邪侵袭而发病，又指出断脐之操作要点，必须于接近肚脐四五寸之处扎紧，用棉包裹，才可正确断脐，其曰："又须于近脐四、五寸处以线扎紧，以棉包裹，以口咬断。"清代王士雄则主张以蕲艾为燃，麻油浸湿，熏洗脐带预防脐风，其在《四科简效方》中云："欲断脐带，必以艾绒为燃，麻油浸湿，熏洗脐带至焦方断。束脐用厚绵软帛束紧，勿令沾湿，可免脐风。"自新中国成立，普及新法接生以来，均改用快速断脐法，故以上方法现今已不用。

综上所述，脐风文献较为丰富，笔者通过搜集古籍文献，纵观各代医家对该病的分析阐述，梳理其条文论述，总结其理论基础，以供医家同仁参考鉴阅。

（杨圣英　韩洁茹）

鹅口疮源流考

"鹅口疮"作为病名首见于隋代巢元方《诸病源候论·小儿杂病诸候·鹅口候》，其书亦提出其病因病机。鹅口疮是临床中小儿常见的疾病，故从病名、病因病机、证候分类及治疗入手，对历代重要医籍中鹅口疮的相关病证论述进行整理研究，颇有意义。

（一）病名

"鹅口疮"这一病名，历经千年而沿用至今。"鹅口疮"这一病证形态特殊，故历代医家均以病状命名，兹述如下。东晋陈延之《小品方·治少小百病诸汤方》提出"鹅口"一词，并进一步表述了其症候特点，文曰："凡初生儿，其口中舌上有白物如米屑，名为鹅口，及鼻外亦有。""鹅口疮"之名，首见于隋代巢元方《诸病源候论·小儿杂病诸候·鹅口候》，其曰："小儿初生，口里白屑起，乃至舌上生疮，如鹅口里，世谓之鹅口。"口里白屑起，如鹅口色白之形，故称鹅口疮，后世医家亦多用此名，并沿用至今。此外，鹅口疮亦被称作"雪口""口生白屑""雪口疳""白口疮"。宋代《圣济总录·卷第一百六十七·小儿门·小儿鹅口》曰："论曰小儿初生，口中有白屑，如米粟状，鼻外亦有，乃至舌上生疮，谓之鹅口。"提出鹅口疮的病变部位不仅仅局限于口腔，还可以蔓延至鼻腔，甚至鼻腔以外。明代薛铠《保婴撮要·卷十一·热毒口疮》将鹅口疮称之为"口生白屑"，其曰："暴病口生白屑。"屑即碎末，白色粉状或片状物附于口腔内。明代王肯堂《幼科证治准绳·鹅口》云："婴儿初生七日内胎毒者，其舌上有白屑如米连舌下，有膜如石榴子大，令儿语不发，名曰鹅口病。"除了描述鹅口疮的症状外，同时指出鹅口疮可以导致小儿发声困难。孙文胤《丹台玉案》指出鹅口疮的俗称为"雪口"，文言："何以名之曰鹅口。鹅口者，满口皆白，有似鹅之口中，俗谓之雪口是也。"清代冯兆张《冯氏锦囊秘录》指出"白口疮"为鹅口疮，并说明其病机为热积心肺，文曰："……白者，名曰白口疮，又名鹅口疮，热在心肺二经也。"清代高秉钧《疡科心得集》将鹅口疮称为"雪口疳"，文曰："雪口疳，乃胎热蕴蓄心脾，上蒸于口，舌上遍生白屑，如鹅之口，故又名鹅口。甚则咽间叠叠肿起，致难乳哺，哺时必多啼叫。"鲍相璈《验方新编》曰："初生百日中，口中白点不计其数，拭之则去，少刻复有，满口缠遍，内窜入喉，日夜啼哭不乳，俗名雪口，又名鹅口疳。"其书将鹅口疮称为"鹅口疳"。

（二）病因病机

鹅口疮的发病可由多种因素导致，如胎毒遗患、先天禀赋不足、秽毒内侵、阴虚阳浮等，均是鹅口疮发生的重要因素。火热内生是鹅口疮发生的基本病理变化。鹅口疮的病变部位主要在心、脾、胃，尤以心、脾为重。古代医家对于本病的病因病机论述较少，大多认为心脾积热而致此病。经整理古代医籍文献，大致概括为以下 2 种。

1. 热积心脾

脾开窍于口，脾络布于舌下，口有赖于脾气煦养；心开窍于舌，心脉布于舌上，故心脾积热而易生鹅口疮。因妊妇平素喜食辛辣炙煿之品，热毒内蕴，遗于胎儿；或素有秽毒内盛，生产之时染及小儿；或小儿素体热盛，心脾有热，而后口腔不洁，为秽毒热邪所侵。隋代巢元方《诸病源候论·小儿杂病诸候·鹅口候》提出鹅口疮是因胎儿时期受食火熏蒸，致心脾积热，发于口腔所致，其云："此由在胎时，受谷气盛，心脾热气熏发于口故也。"宋代《圣济总录·卷第一百六十七·小儿门·小儿鹅口》云："……谓之鹅口。此由胎中禀受谷气偏多，既生之后，心脾气热，上熏于口，致成斯疾，盖心主舌，脾之络脉散舌下故也。"指出鹅口疮的病因主要是小儿在胎之时禀受谷气太重，同时指出病机为出生后心脾气热上熏口腔。此后，大多医家均认为鹅口疮的病因病机为心脾积热。如明代王銮《幼科类萃·耳目口鼻门》曰："鹅口者，小儿初生，口内白屑满舌上，如鹅之口，故曰鹅口也。此乃胎热而心脾最盛重，发于口也。"明代陈实功《外科正宗》亦宗其旨，其曰："鹅口疮，皆心、脾二经胎热上攻，致满口皆生白斑雪片；甚则咽间叠叠肿起，致难乳哺，多生啼叫。"清代吴谦等所撰的《医宗金鉴·外科心法要诀》言："鹅口满口白斑点，小儿心脾热所生，初生多是胎中热，甚则咽喉叠肿疼。"以上论述皆表明，心脾积热为鹅口疮的主要病因病机。

2. 脾胃郁热

小儿易脾胃有热，脾胃郁热而上蒸口舌，致鹅口疮。清代赵濂《医门补要·鹅口疮》提出此观点，文曰："脾胃郁热上蒸，口舌白腐，叠如雪片，在小儿名鹅口疮。"

（三）证候分类

历代医家对鹅口疮证候分类的表述有：①心脾积热；②脾胃郁热；③虚火上炎。

（四）治疗

对于鹅口疮的治疗，历代医家大多应用外治法，又有内外兼治之法，沿用至今。纵览古代医书文献，经整理研究，本书将鹅口疮的治疗方法概括为以下几类。

1. 辨证论治

（1）清心泻脾：对于心脾积热型鹅口疮，可治以清心泻脾。明代王肯堂所撰《医镜》指出治疗鹅口疮，应泻心兼以泻脾，文曰："鹅口，以泻心而兼泻脾。以黄连为君，生地、生甘草、山栀、煅过石膏、木通、灯心为佐。腊雪水煎，如前服法。"清代张筱衫《厘正按摩要术》曰："鹅口……皆由心脾胎热上攻所致也。药以清热泻脾主之。"其认为鹅口疮是由心脾胎热上攻而致，用药之法应以清热泻脾为主。清代坐啸山人《诊验医方歌括》曰："清热泻脾散，治鹅口。白屑生满口舌如鹅之口，由在胎中受母饮食热毒之气蕴于心脾二经，故生后遂发于口舌之间，此汤主之。"提出用清热泻脾散治疗鹅口疮。

（2）升发热邪：清代赵濂《医门补要·鹅口疮》曰："先以牛桔汤，升发其火。若苦寒药用早，则冰伏火势。有喉烂气喘声嘎之危。"主张以升散的方法治疗，使用牛枯汤升发其火，正如《素问·阴阳应象大论》所言"其高者因而越之"，病所在上部，可用升散之法。

2. 其他疗法

（1）外治法：对于鹅口疮的治疗，历代医家大多用外治法。宋代《圣济总录·小儿鹅口》亦记载许多外用之法，如："上取栗房，以井华水，浓煮汁，以绵缠箸头沾拭之，如无栗房，以栗木皮代""上取柘木根，净洗细锉五升无根，只以弓材亦佳。水一升。煮取五合，去滓更煎二合，频频拭齿口，即瘥"。宋代官修《太平惠民和剂局方》曰："朱矾散，治小儿初生鹅口，其舌上有白屑如米屑者，鼻外亦有，并不能乳。朱砂（细研），白矾（枯，各等分），上件药研极细。每用少许，敷儿舌上，每日三次用之，先使乱发频揩舌上垢，令净即瘥。"指出朱砂、白矾磨细，少许敷儿舌上，每日三次，净而瘥。明代王銮《幼科类萃·耳目口鼻门》说："小儿初生，口内白屑满舌上，如鹅之口，故曰鹅口也。此乃胎热，而心脾最盛重，发于口也。用发缠指头、蘸薄荷自然汁水，拭口内，如不脱，浓煮粟米汁拭之，即用黄丹煅过出火毒，掺于患处。"提出用头发缠指蘸薄荷汁，以及使用煮粟米汁涂拭口腔，进而用煅黄丹外用，治疗鹅口疮。明代李时珍《本草纲目》总结许多治疗鹅口疮的外治之法，如"小儿鹅口：马牙硝，擦舌上，日五度（《简要济众》）""小儿鹅口，满口白烂。枯矾一钱，朱砂二分，为末。每以少许傅之。日三次，神验（《普济方》）""小儿鹅口，满口白烂。贝母（去心为末）半钱，水五分，蜜少许，煎三沸，缴净抹之，日四五度（《圣惠方》）"。清代鲍相璈《验方新编·小儿口疮鹅口》记载了拭法、涂法、贴足心法等，如"先煎生甘草汤，用新软青布蘸擦口内。另用薄荷三钱，黄柏二钱，硼砂五分，水飞青黛四分，朱砂二分，冰片二分，枯矾一钱，元明粉一钱，共研极细末，每用少许，搽口舌上自愈""外用麝香一分，吴茱萸二分，巴豆一粒（去壳），蓖麻子二粒（去壳），鲜生地三钱，共捣如泥，贴两足底涌泉穴（即足心），用帛扎一周时即愈""用甘草、黄连等分煎汤，以绸裹指拭去，取桑皮中白汁涂之立愈。或用陈墨点之亦可"。近代古吴医家陆锦燧《鲟溪秘传简验方》言："小儿鹅口。朴硝、儿茶各二分，硼砂一分。研细，蜡捣自然汁调搽。"指出朴硝、儿茶、硼砂三味药捣汁搽患处，治疗鹅口疮。

（2）推拿疗法：小儿脏腑娇嫩，脾胃薄弱，可用推拿之法治疗此病，以防药石伤小儿之脾胃。如清代张筱衫《厘正按摩要术》曰："鹅口……推食指三关（一百遍），退六腑（一百遍），分阴阳（三十六遍），捞明月（三十六遍），打马过天河（三十六遍）。"

（3）内外兼顾：鹅口疮的治疗，可用内服兼外治之法，如明代陈实功《外科正宗·鹅口疮》言："鹅口疮，皆心脾二经胎热上攻，致满口皆生白斑雪片；甚则咽间叠叠肿起，致难乳哺，多生啼叫……随以冰硼散搽之，内服凉膈之药。"指出了病重者尚可见咽间肿起，导致呼吸及吮乳困难，并进一步提出用冰硼散外搽患处、内服凉膈之药的治疗方法，此疗法一直沿用至今。清代周震《幼科指南》曰："鹅口者，白屑生满口舌，如鹅之口也。乃心脾二经，热蕴于中，本由胎里受母饮食热毒之原，故生后即发于口舌之间。治清热泻脾散，外用发蘸井水拭口，搽以保生散。"指出治疗鹅口疮宜内服清热泻脾散，外用发蘸井水拭口，再搽以保生散。

亦有医家提出可对鹅口疮进行预防。明代王大纶《婴童类萃·胎毒论》曰："凡妇怀孕，宜清心远欲，饮食宜淡，忌煎炒辛辣浓味，并飞禽走兽之肉俱不可食……或暑月耽胎，冬月拥炉，胎中内蕴热毒，所以生下而生重舌、木舌、鹅口、疳疮、茧唇、并诸风疮、疥癣、赤游丹毒种种胎毒，皆母不洁故也。"指出胎毒之因责之于母，预防鹅口疮应使妊妇注重饮食、心情及生活调护。明代孙文胤《丹台玉案》指出小儿冷暖得宜则不会有鹅口之患，文言："古人云：

若要小儿安，常令饥与寒。饥则不致于伤脾，寒则不致于生热，此保婴之道乎。所谓寒者，亦非使之冻也，惟令常温，不至甚暖耳，冷暖得宜，岂复有鹅口重舌之患耶。"

综上所述，历代医家关于鹅口疮的病因病机和治法的见解与认识较为一致。本书将鹅口疮的病名、病因病机、治法及预防的发展源流进行浅析，对认识鹅口疮有所借鉴和启迪。

（周　岚　王　海）

厌食源流考

关于厌食的最早记载见于宋代钱乙《小儿药证直诀·脉证治法·胃气不和》，称名为"不思食"，此后诸医家对本病病因病机、辨证论治的探索初有发展，至明清时期得以完善。现从病名、病因病机、证候分类、治疗等方面入手研究整理历代经典著作中关于本病的论述，兹述如下。

（一）病名

厌食始见于宋代钱乙《小儿药证直诀·脉证治法·胃气不和》，曰："面㿠白无精光，口中气冷，不思食，吐水。"思即想念之意，不思食即不想进食，由此可知，厌食可表现为面色少华，口中气寒，不思饮食之症。唐代孙思邈《千金翼方》曰："小儿生满三十日，乃当哺之，若早哺之，儿不胜谷气，令儿病，则多肉耗。三十日后，虽哺勿多。若不嗜食，勿强与，强与不消，复成疾病。"孙氏强调小儿新生不胜谷气，可出现疾病，若有不欲食之症，不可勉强喂养，若强行喂养则会变生他病。明代孙一奎《赤水玄珠全集·伤饮伤食门》进一步指出："不能食者，由脾胃馁弱，或病后而脾胃之气未复，或痰客中焦，以故不思食。"孙氏提出"不思食"为平素脾胃虚弱，或病后未复，或痰邪阻于中焦所致，即厌食证。明代龚廷贤《寿世保元》亦载："夫小儿伤食……不思饮食，或恶食。"清代李用粹《证治汇补·卷之五》认为见到食物便恶心欲吐，不欲饮食者可谓恶食，其云："一见饮食，便发畏恶，谓之恶心。"形象生动地指出恶食之症。由此可知，明清医家补充"伤食""不思饮食""恶食"之称谓，此后，本病之病名逐步统一。

（二）病因病机

小儿厌食多由饮食不节、喂养不当而致，亦可因先天不足或后天失养而致脾胃受损，或因暑湿熏蒸、脾阳失展，或因情志不畅、思虑伤脾。病变脏腑主要为脾、胃，发病机理主要为脾运胃纳失常。正如《灵枢·脉度》所谓："脾气通于口，脾和，则口能知五味矣。"由此可知，厌食的发病机理与脾胃失和密切相关。现将历代医家阐述之病因病机整理归纳如下。

1. 饮食所伤

因小儿乳食不知自节，或因父母不知育儿之法，滥服滋补之品，使脾胃运化失常，可致厌食，正如《素问·痹论》所云："饮食自倍，肠胃乃伤。"元代朱丹溪《丹溪心法》曰："伤食之证，右手气口必紧盛，胸膈痞塞，噫气如败卵臭，亦有头痛发热，但身不痛为异耳。"朱氏强调伤食可有"气口脉紧盛""胸膈闭塞""头痛发热"等兼证。明代龚廷贤详述饮食不节致伤食者，可有厌食、嗳气泛酸、右关紧盛等表现，如其在《万病回春》道："伤食者，只因多餐饮食，脾虚运化不及，停于胸腹，饱闷恶心、恶食不食、嗳气作酸……重则发热头疼，左手关脉平和、右手关脉紧盛皆是伤食也。"龚氏另一部著作《寿世保元》进一步指出"乳哺不节，过食生冷坚硬之物"使"脾胃不能克化，积滞中脘"发为"小儿伤食"之机，并对伤食之症候加以总结阐述，其曰："不思饮食，或恶食，或恶心，或呕或哕，或口嗳酸气……或胃口作痛，或心下痞满，按之则痛。"后世医家多宗其说，如民国时期陈守真《儿科萃精》云："小儿恣意肥甘生冷，不能运化，则肠胃皆有积滞。其证头温腹热，大便酸臭，嗳气恶食，烦不安眠。"由此可知，小儿饮食不节、肠胃积滞，可致嗳气、恶食，甚者伴发头腹发热、大便酸臭、心烦不得眠等症。

2. 脾胃虚弱

水谷受纳和腐熟有赖于脾胃功能正常、协调，若小儿脾胃虚弱，则发为不思乳食的病证，如宋代钱乙《小儿药证直诀·脉证治法·虚羸》言："脾胃不和，不能食乳。"南宋刘昉《幼幼新书·卷第二十一·乳食不下》载："《圣惠》论：夫脾者，脏也；胃者，腑也。脾胃二气合为表里，胃受谷而脾磨之，二气平调则谷化而能食。"其指出，脾胃一脏一腑互为表里，胃受纳水谷，脾消磨食糜，若二者协调则饮食出入平衡，饥饱有时，反之，则饮食出入失衡，饮食停滞中焦，可致不欲食。金代李东垣《脾胃论》亦宗其说，其曰："胃中元气盛，则能食而不伤，过时而不饥。脾胃俱旺，能食而肥；脾胃俱虚，则不能食而瘦。"明代万全《幼科发挥·脾经兼证》对脾之功能异常导致厌食之理进行阐述，其云："诸困睡，不嗜食，吐泻，皆脾脏之本病也。"可见，脾虚之厌食多伴有困倦、嗜卧、吐泻之症。万氏总结曰："儿有少食而易饱者，此胃之不受、脾之不能消也。"由此可知，厌食之病因病机在于"胃不受、脾不消"，胃失受纳、脾失健运，后世医家多宗其说。明代吴昆《医方考》指出脾气不足无以消食，则致厌食，其云："脾气不足以胜谷气，故恶食。"孙一奎《赤水玄珠》亦曰："不能食者，由脾胃馁弱，或病后而脾胃之气未复，或痰客中焦，以故不思食，非心下痞满而恶食也。"孙氏对脾虚所致厌食之机理进一步阐述，或因素体脾气虚弱，或病后脾胃之气未复，或痰阻中焦而脾胃失和，可见厌食之病理基础为脾虚，导致脾虚之机理复杂，当详辨审之。清代林珮琴《类证治裁·脾胃论治》在前人基础上提出"胃阴虚"致"不饥不纳"之说，认为胃阴不足亦可致小儿不饥不食，并列举方药以治之。

3. 脾肾虚衰

小儿胎禀不足，肾阳虚衰，火不暖土，消食纳差，亦可致厌食。如清代罗美《古今名医汇粹》引许学士之语，曰："不能食者，不可全作脾治。肾气虚弱，不能消化饮食，譬之釜中水谷，不有火力，其何能熟？"罗氏生动形象地阐述先天之元阳衰弱，不能上蒸脾土，中焦无以运化，水谷不得腐熟，停滞脾胃，饮食不进，发为厌食，为后世医家辨治厌食提供思路。

4. 阳气受损

清代叶天士《临证指南医案》云："脉濡无力，唇赤、舌干、微眩，不饥不饱，此天暖气泄,而烦劳再伤阳气,夫卫外之阳,内应乎胃,胃既逆则不纳不饥矣。"叶氏指出气温回升之时,人身在表之阳气随汗而泄,若调养失常,烦劳过度则阳气更虚,卫阳源于胃气,卫阳受损则胃气亦虚,进而导致厌食,并可出现诸如"脉濡""唇赤""舌干""不饥不饱"之气阴两伤征象。

除此之外,唐代王焘《外台秘要》载:"千金疗少小五六日不食,气逆。"其认为气机失调亦可致厌食。明代龚廷贤《万病回春》提出"胃寒"致"饮食不思、痞闷"之说,其在《寿世保元》中进一步丰富完善,强调风寒外袭或睡时着凉之外感因素,提出外邪袭表,体内正气外出抗邪于表,则里虚失顾,中焦脾胃运化失常之机理,发为头痛身热、不思饮食之表里俱病之证,其曰:"夫小儿伤食……外为风寒所搏或因夜卧失盖,以致头痛身热……腹痛胁胀……不思饮食,或恶食,或恶心,或呕或哕……或胃口作痛,或心下痞满,按之则痛。"清代张璐进一步提出湿邪内盛可致厌食之症,如其在《张氏医通》中载:"病人脉缓,怠惰,四肢重着,或大便泄泻不食,此湿胜也,胃苓汤。"

(三)证候分类

历代医家对厌食证候分类的描述有:①痰阻中焦;②胃气上逆;③寒气阻胃;④脾胃湿热;⑤脾虚肝旺;⑥脾失健运;⑦脾胃不和;⑧脾胃气虚;⑨脾胃阴虚;⑩命门火衰;⑪肾水不足。

(四)治疗

治疗小儿厌食,应从脾论治,如明代万全《幼科发挥》所谓:"诸困睡,不嗜食,吐泻,皆脾脏之本病也。"须遵"脾健不在补,贵在运"之原则。宜以轻清之剂解脾气之困,拨清灵脏气以恢复转运之机,而使脾胃调和,脾运复健,则胃纳自开。另有消食化积、化痰理气等法,兹述如下。

1. 辨证治疗

(1)疏散风寒:明代龚廷贤《寿世保元》言:"夫小儿伤食,皆因乳哺不节,过食生冷坚硬之物……若内停于食,或外又感寒邪者则人迎、气口俱紧盛,头痛、恶寒、拘急兼前等症,宜以太和散佐之。"他指出若内伤饮食复外感寒邪者,则可见人迎、气口均紧盛并兼见头痛、恶寒、拘急等症,组方太合散佐前方即万亿丸治之。龚氏亦提及太合散之功效,曰:"一论小儿时常伤食,皮黄肌瘦,肚大腹胀,用此焦饼,令常食之。"方由紫苏、陈皮、香附、羌活、苍术、川芎、枳壳、山楂、炒神曲、炒麦芽、炙甘草、生姜组成,若有小儿时常纳差、体虚萎弱、肚大腹胀,亦可将此做成焦饼令子常服,可使诸症得解。明代秦昌遇《幼科折衷》曰:"外症头痛、恶寒、拘急,中脘痞满,或吐或呕或痛者,以藿香正气散或人参养胃汤,或木香、砂仁之类。"秦氏明确指出若有外感表证如头痛、恶寒、拘急并兼中脘痞满者,可以藿香正气散解表化湿、理气和中,人参养胃汤补气健脾、理气化湿,或添木香行气止痛、健脾消食,砂仁化湿开胃、温脾理气之品治之。

(2)消食化积:明代李时珍《本草纲目》引朱丹溪之语,曰:"山楂大能克化饮食。若胃中无食积,脾虚不能运化,不思食者,多服之,则反克伐脾胃生发之气也"。时珍认为山楂可消食化积,可用以治疗厌食证,又补充用法曰:"凡脾弱食物不克化,胸腹酸刺胀闷者,于每食后嚼二、三枚,绝佳。但不可多用,恐反克伐也。"指出山楂为治疗厌食之要药,但说山楂不可过服，否则有损伤脾胃之风险。明代吴昆《医方考》说："伤于饮食，故令恶食，诸方以厉药攻之，是伤而复伤也。是方药味平良，补剂之例也。故曰保和。"他指出若有苦恶食者，不应用攻法，更使体虚不适，而应用补剂来平调脾胃，并解释方理，曰："山楂甘而酸……能去肥甘之积；神曲甘而腐……能化炮炙之腻；卜子辛而苦……能化面物之滞；陈皮辛而香……能消陈腐之气；连翘辛而苦……能去积滞之热；半夏辛而燥……能消水谷之气；茯苓甘而淡……故能利湿伤之滞。"其又云枳实消痞丸"心下虚痞，恶食懒倦，右关脉弦者，此方主之"。说明亦可遣消痞除满、健脾和胃之枳实消痞丸疗心下虚痞、恶食懒倦之厌食，此二方为后世所推崇，正如清代张璐《张氏医通》云："病人脉滑，气口盛于人迎，或涩滞不调，其人痞满，呕逆不食，此有宿食，保和丸、枳术丸消导之。"他指出脉象或滑或涩且痞满、不食，为宿食不化者，宜用保和丸、枳术丸治之。明代龚廷贤《寿世保元》说："夫小儿伤食，皆因乳哺不节，过食生冷坚硬之物，脾胃不能克化，积滞中脘……此皆为陈积所伤也，宜以万亿丸利之。"并载曰："葛氏曰，乳者奶也，哺者食也。乳后不可与食，食后不可与乳。缘小儿脾胃怯弱，乳食易伤，难于消化，初则成积，久则成癖成疳，变为百病，可不慎乎。"龚氏提出伤食宜以宽胸消滞，通利大便之万亿丸治之，并补充说明小儿应乳食分离，若过乳过食则会使小儿脾胃失和，运化失常，而成癖成疳，发为百病，应当慎重哺育。民国时期陈守真《儿科萃精》云："小儿恣意肥甘生冷，不能运化，则肠胃皆有积滞……嗳气恶食……积轻者，古法主木香大安丸以消导之……积重便秘者，古法主小承气汤以攻下之。"陈氏提出若有因饮食而致厌食者，可服木香大安丸，方中木香行气止痛、健脾消食，黄连清热燥湿，陈皮理气健脾、炒白术健脾益气、燥湿利水，炒枳实破气消积，山楂消食健胃、行气散瘀、化浊降脂，连翘疏散风热，炒麦芽、炒神曲健脾和胃、消食化积，砂仁化湿开胃，莱菔子消食除胀、降气化痰，诸药合参，共奏消食化积、健脾开胃之效，使诸症得解。陈礼庭在此基础上补充按语曰："小儿食积，轻者但用麸炒枳实一钱，制野术一钱，引用缩砂仁三分。食积重者，本方加炒神曲八分，炒麦芽八分，山楂肉钱半，焙莱菔子五分，引用香连丸十粒。便秘者，再加更衣丸五粒。"对食积轻重亦有辨证分治。

（3）化痰理气：唐代王焘《外台秘要》载："千金疗少小五六日不食，气逆。桂心橘皮方（桂心半两，橘皮三两，薤白五合，黍米五合，人参半两）。"他认为桂心益精明目、消瘀，橘皮理气调中、燥湿化痰，薤白行气导滞，黍米益气补中，人参益气生津，诸药合参，攻补兼施，可使气机得畅、开胃消食。元代朱震亨在《丹溪心法》中云："治气抑痰，倦不思食。"并组方白术、苍术、陈皮、黄连、黄柏、半夏、扁柏、香附、白芍为末，姜汁面糊丸，发挥其化痰理气之效治疗小儿厌食证，朱氏又云："伤食、恶食者，胸中有物，宜导痰补脾，用二陈汤加白术、山楂、川芎、苍术服之。忧抑伤脾，不思饮食，炒黄连、酒芍药、香附，同清六丸末，用姜汁浸蒸饼丸服。"他指出胸中若有物之恶食者，可用导痰补脾之二陈汤，佐以消食化积、理气补气之品治疗厌食。明代徐春甫提出若有闻食而欲吐之厌食者，可在二陈汤的基础上加砂仁化湿开胃，青皮清热燥湿，诸药合参，可使诸症得解，如其在《古今医统大全》中补充朱丹溪之方，曰："恶食者……宜导痰补胃……闻食气则呕吐，二陈加砂仁、青皮。"明代孙一奎《赤水玄珠》总结曰："生生子曰：不能食者，由脾胃馁弱，或病后而脾胃之气未复，或痰客中焦……治当补益以开豁之，丹溪导痰运脾之法皆是也。下元虚亦令人不思食。"可见朱丹溪导痰补脾之法影响深远。

（4）温里化湿：清代吴仪洛《成方切用》曰："治少阴伤寒……胸满恶食，呕吐腹痛……用白芷、陈皮、厚朴、当归、川芎、芍药、茯苓、桔梗、苍术、枳壳、半夏、麻黄四分，干姜、肉桂（重表者用桂枝）、甘草（三分），加姜葱煎。又法，除桂芷枳壳陈皮，余药慢火炒，摊冷，桂芷同煎，名熟料五积散（用炒者，助其温散也）。"其指出有因少阴伤寒引起恶食者，可遣方熟料五积散以温里行气、化湿治疗。清代张璐《张氏医通》载有："病人脉缓，怠惰，四肢重着，或大便泄泻不食，此湿胜也，胃苓汤。"其指出可用利水止泻、祛湿和胃之胃苓汤治疗湿盛所致厌食之症。

（5）调脾养胃：宋代官修《太平圣惠方》云："治脾胃气弱，久冷不思食饮，硫黄粥方。"诸医家指出治疗体虚寒冷之不思饮食者，可以硫黄、白粱米组成的硫黄粥方治疗。明代万全《幼科发挥》云："钱氏异功散温中和气，治吐泻不思食及脾胃虚冷痛。"万氏指出钱氏异功散可达益气补中、理气健脾的目的，用治小儿厌食，方取四君子汤加陈皮，诸药合参，共奏健脾益气、行气化滞之效，以治不欲饮食之证。明代吴昆《医方考》道："脾胃虚弱，不思饮食者，此方主之。"（"此方"指参苓白术散），并解释其方理云："是方也，人参、扁豆、甘草，味之甘者也。白术、茯苓、山药、莲肉、薏苡仁，甘而微燥也。砂仁辛香而燥，可以开胃醒脾，桔梗甘而微苦，甘则性缓，故为诸药之舟楫，苦则喜降，则能通天气于地道矣。"吴氏指出可用补脾胃、益肺气之参苓白术散，诸药合参而共治脾胃虚弱之厌食。龚廷贤《万病回春》说："饮食不思、痞闷者，胃寒也。"并组方香砂养胃汤，以"治脾胃不和、不思饮食、口不知味、痞闷不舒"。其中，元代王好古《汤液本草》解释香附药理曰："《图经》云：膀胱、两胁气妨，常日忧愁不乐，饮食不多……以是知益气，血中之气药也。"又解释砂仁曰："《本草》云：治虚劳冷泻，宿食不消……下气。"二者加以健脾养胃之四君子汤，木香行气止痛、健脾消食，白豆蔻化湿行气、开胃消食，共治脾胃虚弱之厌食。清代张志聪强调应因病施治，据主脾运、主补脾之不同，遣药用量亦当不同，如其《本草崇原·苍术》说："凡欲补脾，则用白术，凡欲运脾，则用苍术，欲补运相兼，则相兼而用。若补多运少，则白术多而苍术少。运多补少，则苍术多而白术少。品虽有二，实则一也。"清代张璐《张氏医通》说："病人脉虚气弱，脾胃不和，或兼恶心不食，六君子、枳实理中选用。"当出现"脉虚""气弱"之症时，可用健脾补气之六君子汤抑或理中消痞之枳实理中丸。清代林珮琴《类证治裁》说："治食伤，伤食恶食，腹痛作饱，当分消胃土……病后调理脾元，参苓白术散，或六君子汤。其分治合治，于病情尤为允惬者矣。白术炒用则守，生用则和；甘草炒用则补，生用则泻火。上方分列脾胃，大抵脾脏以守为补，胃腑以通为补，脾宜升运，胃宜通降也。其方治与饮食症参观，则备矣。"林氏指出治疗饮食积滞而致恶食者，用消食化积之品后应调理脾胃，阐述白术、甘草生用炒用效用之别，且表明脾应升运为补，胃应通降为补，此治疗法则为后世医家所尊崇。

（6）调补脾肾：宋代许叔微《普济本事方》记载二神丸（补骨脂四两，肉豆蔻二两，大枣四十九个，生姜四两切片同煮……盐汤送下），并曰："脾肾虚弱，全不进食。"方以补骨脂补肾壮阳、补脾健胃，肉豆蔻温中涩肠、行气消食，二者合用，可奏补肾温脾之效，同补脾肾之法为后世所推崇，正如明代王绍隆《医灯续焰》补充云："二神丸治脾肾虚弱，清晨五更作泻，全不思食，或食而不化，大便不实神效。"清代张璐《张氏医通》进一步解释说："许学士云，有人全不进食，服补脾药皆不效。授以二神丸服之，顿能进食，五更肾泻尤宜，此病不可全作脾气治。盖肾气怯弱，真元衰削，是以不能消化饮食，譬之釜底无薪，水谷不能腐化也。"张氏认为不可仅以治脾之法治疗厌食，又因小儿肾气未充，可拓展思路以脾肾兼顾之二神丸为治疗此病。

（7）养阴生津：清代叶天士《临证指南医案》曰："脉濡无力，唇赤舌干微眩，不饥不饱，此天暖气泄，而烦劳再伤阳气，夫卫外之阳，内应乎胃，胃既逆则不纳不饥矣。"清代沈金鳌《杂病源流犀烛》说："心营热入，胃汁全亏，不饥不食，假寐惊跳者，调摄之。"沈氏指出胃热之厌食者，遣方鲜生地、竹叶心、金银花、火麻仁、麦门冬、生知母，可以养阴之品以滋养开胃之效。清代吴贞《伤寒指掌》云："伤寒过经不解，发表攻里不当，以致真阴耗竭……不纳不饥，宜一味养正滋阴，使胃阴充足，自能纳谷知饥，宿垢自下，左归合生脉，或甘露加人参。"他认为因治疗他病而致真阴耗竭、不纳不饥者，宜养胃阴，即自知饮食、宿便即排，服用左归丸合生脉散或甘露加人参汤调理。清代林珮琴《类证治裁·脾胃论治》说："治胃阴虚不饥不纳，用清补，如麦冬、沙参、玉竹、杏仁、白芍、石斛、茯神、粳米、麻仁、扁豆。"林氏认为胃阴不足之厌食，宜清补而不腻补，方中麦冬、沙参、玉竹、石斛以养阴生津、清热润燥，白芍养血，茯神安神利水，粳米补中益气、健脾和胃，麻仁润肠，扁豆子和中下气，共奏养阴生津、健脾益气之效，使诸症解。

2. 针灸疗法

晋代皇甫谧《针灸甲乙经》云："小儿咳而泄，不欲食者，商丘主之。"主张以足太阴脾经之要穴商丘，治疗小儿咳嗽且泄泻之厌食者，行散发脾热之效。宋代王执中《针灸资生经》在皇甫谧基础上丰富完善，对厌食加以辨证施穴，如其曰："隐白、然谷、脾俞、内庭，主不嗜食；天枢、厉兑、内庭，主食不化、不嗜食；夹脐急、中封，主身黄有微热，不嗜食；章门主……不嗜食，苦吞而闻食臭伤饱，身黄酸疼羸瘦；肺俞治上气呕吐，支满不嗜食；胃俞、脾俞，治腹痛不嗜食；地机、阴陵泉、水分、幽门、小肠俞，治不嗜食；下脘，治六腑气，寒不嗜食；下廉、悬钟，治胃热不嗜食；阴跷，疗病，饥不欲食；悬钟疗腹满，中焦客热不嗜食……阳纲疗不嗜食；水分治胃虚胀不嗜食。"亦指出然谷刺血法治疗厌食症，其曰："凡不嗜食，刺然谷多见血，使人立饥。"并提出"不嗜食"之因有数端，即"三焦客热不嗜食""胃热不嗜食""六腑气寒不嗜食"，固当随证用药治之，且"针灸者亦当知补泻之法"。

综上所述，历代医家对厌食的认识颇深，以"不思食""不嗜食""不能食"

"伤食""不思饮食""恶食"称名，其病因病机多与脾胃失和密切相关，治疗亦应以调理脾胃为主，加以辨证施治，可使厌食症得解。遂大略整理如上，考镜源流，以飨同道。

（李爱东　张永政）

积滞源流考

古代医家对小儿积滞的认识已有千年，早在《黄帝内经》中即有"积"之论述。认为"积"为本病的一种常见症状。"小儿积滞"之名，最早见于明代鲁伯嗣《婴童百问》，至清代吴谦等所撰《医宗金鉴》又提出"乳滞""食滞"之名。由于历代医家对本病各有其独到见解，故本书从病名、病因病机、证候分类、治疗入手，对历代医籍加以梳理研究，探察其学术脉络规律，以冀为后人辨治本病提供依据和线索。

（一）病名

小儿积滞之名最早记载于明代鲁伯嗣《婴童百问》，《黄帝内经》亦有"积"之相关论述，后世医家在此基础上，进一步丰富发展，后至清代吴谦等《医宗金鉴》又提出"乳滞""食滞"之别名。本病之病名多种多样，整理历代医家所述，归纳如下。

早在《黄帝内经》中即有"积"之论述。认为"积"为小儿积滞的一种常见症状。汉代张仲景在《黄帝内经》基础上加以完善，《金匮要略·腹满寒疝宿食病脉证治》中载有"宿食"之辨证论治。后世医家多宗其说，至宋代刘昉所著《幼幼新书》，其提及小儿有"奶积候""食积候""气积候""中脘积候""虚中积候""实积候"等，并详细阐述小儿积滞的不同病症特点。明代鲁伯嗣《婴童百问·卷之五·积滞第四十九问》曰："小儿有积滞，面目黄肿，肚热胀痛，复睡多困，酷啼不食，或大肠闭涩，小便如油，或便利无禁，粪白酸臭，此皆积滞也。"指出小儿积滞具有面黄、大小便等异常的特点。同时有"乳积""食积""气积"描述其名称，为后世医家理解和认识小儿积滞奠定基础。以乳与儿，停滞不化得之，是为乳积；肚硬带热，泄泻或呕，此由饮食无度，多餐过饱，后即睡得之，是为食积；腹痛啼叫，利如蟹渤，此因荣卫不和，淹延日久得之，是为气积。后至清代，吴谦等所撰《医宗金鉴·幼科心法要诀》在总结前人的基础上认为积滞多因母乳停滞及食物停所致。因此将其称为"乳滞""食滞"，陈复正《幼幼集成·卷三·伤食证治》等亦宗其说。

（二）病因病机

历代医家对小儿积滞的病因病机的认识可概括为三类，分别为调护不当、乳食内积、脾胃虚寒。现将历代医家观点加以整理总结，论述如下。

1. 调护不周

日常起居照顾护理不当，亦可导致积滞。唐代孙思邈《备急千金要方·少小婴孺方》曰："小儿衣甚薄，则腹中乳食不消。"强调小儿护理不当，穿衣较少而导致乳食不消。宋代钱乙《小儿药证直诀·脉证治法·食不消》云："脾胃冷，故不能消化。"强调小儿为少阳之体。由此可知，小儿体弱，对寒热变化敏感，若衣物添加不合时宜，或热天贪凉裸睡，湿地玩耍，脐腹受寒风湿冷之气侵袭，均会影响脾胃运化而伐伤阳气，影响乳食的腐熟，停积不化而形成食积。明代万密斋《育婴家秘》云："育婴家秘无多术，要受三分饥与寒……过于热也，热生风；过于饱也，饱成积。"提出小儿正确护理的重要性。

2. 乳食内积

乳食内积为小儿积滞的主要因素，历代医家多有论述。《素问·痹论》中云："饮食自倍，脾胃乃伤。"指出饮食适量，不可过饥或过饱，否则易损伤脾胃功能。由此可推测饮食不节可损伤脾胃导致食积。隋代巢元方《诸病源候论·小儿杂病诸候·伤饱候》云："小儿食不可过饱，饱则伤脾，脾伤才能不消于食，令小儿四肢沉重，身体若热，面黄腹大也。"元代曾世荣《活幼口议·积证》认为："小儿食肉太早，无不有积，因积不化，无不成疳。"强调小儿不可过早食用肉类，肉类难以消化，加重小儿脾胃负担。该书亦云："凡婴孩所患积症，皆因乳哺不节，过餐生冷，坚硬之物，脾胃不能克伐，积停中脘，外在风寒所袭，或因夜卧失盖，致头疼面黄，身热，眼胞微肿，腹痛膨胀，足冷肚热，不安神昏，饮食不思，或呕或哕，口噫酸腐，大便馊臭，此为陈积所伤。"小儿脾常不足，乳食不知自节，饥饱不均，或喂养不当，损伤脾胃，受纳运化失职，升降失调，积而不消，乃成积滞。明代薛铠《保婴撮要·卷五·积滞》指出："凡小儿积滞或作痛，皆由乳哺不节，过餐生冷，脾胃不能克化，停滞中脘，久而成积。

或因饱食即卧，脾失运化，儿成积。"指出小儿积滞皆由饮食不节而致。明代王銮《幼科类萃·伤积门》云："小儿诸疾，皆由乳食无度，过于饱伤，以致不能克化，留而成积。"认为小儿乳食无度，积而成滞，遂伤脾胃。王肯堂《幼科证治准绳·脾脏部·吐泻·宿食》云："小儿宿食不消者，胃纳水谷而脾化之，儿幼不知撙节，胃之所纳，脾气不足以胜之，故不消也。"强调宿食停滞导致脾胃损伤。由于小儿乳食不知自节，或喂养不当，或过食母乳或暴饮暴食可导致脾胃负担过重，食物不易消化，停于体内。后至清代，沈金鳌《幼科释谜·食积》云："小儿之病，多由乳食未化，即或六淫相干成疾，亦必兼宿食。"在前人基础上加以发展完善，指出宿食易招致外邪，体现小儿积滞之病，不仅有食积之证，亦可以与外感相兼。

饮食不节多可导致小儿积滞。清代沈金鳌在《幼科释谜》中又引曾氏之语："婴孩积症，皆乳补不节，过餐生冷坚硬之物。脾胃不能克化。"叶其蓁《幼科指掌》亦云："食积之因，食后即乳，乳后即食，以致凝滞不化，或恣食生冷、面食、肥腻、硬物停聚而成。"民国时期陈守真《儿科萃精·卷七·积滞门》继前人经验加以总结认为："乳贵有时，食贵有节，若父母过爱，乳食无度，虽曰爱之，其实害之。脾虚不运，气不流行，而积滞成矣。"强调了饮食不节为小儿积滞的主要成因。吴谦等《医宗金鉴·幼科杂病心法要诀》云："夫乳与食，小儿资生以养生者也……若父母过爱，乳食无度，则宿食不消而成疾矣。"皆提到了小儿饮食不节导致食积的病因。民国时期陈守真认为乳积过久可化热证，《儿科萃精·卷七·积滞门》言："乳积之儿，其候睡卧不宁，不时啼叫，口中气热，频吐乳片，肚胀腹热，大便酸臭，古法主消乳丸。"小儿脾常不足，胃气虚弱，或病后体虚，脾气虚损，令乳食内积不消，每多形成虚中夹实的积滞。

3. 脾胃虚寒

诸多医家总结脾胃虚寒亦可导致小儿积滞，早在《灵枢·百病始生》中就有因寒致积之记载，其言："黄帝曰：积之始生，至其已成，奈何？岐伯曰：积之始生，得寒乃生，厥乃成积也。"《灵枢·逆顺肥瘦》亦云："婴儿者，其肉脆，血少气弱。"皆强调了小儿脾胃虚弱，受寒之后易导致脾胃虚寒之积滞。后至隋代巢元方《诸病源候论·小儿杂病诸候》较为详细地论述了小儿积滞之病因："小儿宿食不消者，脾胃冷故也。小儿乳哺饮食，取冷过度，冷气积于脾胃，脾胃则冷。胃为水谷之海，脾气磨而消之，胃气和调，则乳哺消化，若伤于冷，则宿食不消。诊其三部脉，乳不消也。"论述由于脏气虚弱，寒气在于脾胃之间，所以引起食积不化。宿谷未消，新谷又入，脾气更虚，不能磨之，则引起小儿食积之证。清代沈金鳌《幼科释谜·食积》中曰："小儿食积者，因脾胃虚冷，乳食不化，久而成积。"亦云："有寒积腹痛者，由日渐受寒，兼吃冷物凉饮，寒邪结于脾经，遂致作痛。"由此可知，医家即已认识到寒积可因脾胃虚寒停积体内导致小儿虚寒之证。宋代钱乙《小儿药证直诀》曰："脏腑柔弱……骨气未成……成而未全……全而未壮。"指出小儿脏腑娇嫩，形气未充，脾胃尚虚，食谷不化，易引起小儿积滞等症。明代王肯堂《幼科证治准绳·脾脏部·宿食·食积寒热》云："小儿食积者，因脾胃虚寒，乳食不化，久而成积，其证至夜发热，天明复凉，腹痛膨胀，呕吐吞酸，足冷肚热，喜睡神昏，大便酸臭是也。"强调了脾胃虚寒对小儿的影响。薛铠《保婴撮要·卷九·食积寒热》曰："小儿食积者，因脾胃虚寒，乳食不化，久而成积。"小儿素体脾阳不足，或病后失调，脾气虚损，或过用寒凉攻伐之品，寒冷过度，脾胃虚寒，运化力弱，乳食易于停蓄不消，形成积滞。清代吴鞠通在《温病条辨·解儿难》中提出"稚阳未充""稚阴未长"的儿童生理特点，即指小儿的形体和功能都是幼稚和不完善的，运化功能尚未健全。清代陈复正《幼幼集成·伤食证治》云："如小儿之怯弱者，脾胃素虚，所食原少，或因略加，即停滞不化，此乃脾虚不能消谷，转运迟耳。"亦强调小儿脾胃素虚，易引起食积不化之证。清代张锡纯《医学衷中参西录》指出："盖小儿虽为少阳之体，而少阳实为稚阳也。"强调小儿脏腑娇嫩，为稚阴稚阳之体，由此可知，其易受寒邪进而引起积滞。临床上亦发现患儿除了纳差、恶心、脘腹胀满、嗳气酸腐之外，有的还可见双目下，或鼻周，或唇周泛青、胆小、脾气急、睡眠不实、脉弦滑、苔腻等表现。本病的基本病机是脾胃虚寒引起饮食积滞。故治疗上应采用"温补脾胃"的方法。

（三）证候分类

历代医家对小儿积滞证候分类的表述有：①乳食不节；②虫积；③食滞脾胃；④食积不化，湿热中阻；⑤脾胃虚寒；⑥脾虚夹积。

（四）治疗

关于小儿积滞治疗的论述历代不一，治法颇多，明代王肯堂《幼科证治准绳·脾脏部·宿食》云："凡有积滞，须辨虚实。"因此对小儿积滞治疗，用药应明确小儿积滞的虚实寒热类型，灵活地遣方用药，切忌滥用偏寒偏热峻下之药损害小儿正气。经过对古代医籍文献的整理，现执简驭繁，将本病治法概括为两大类，具体论述如下。

1. 辨证论治

（1）消积导滞：明代周之干《慎斋遗书·伤食》指出食积停痰之具体治法及加减方药，以二陈汤健脾化痰为基，随证加减消积导滞之品，其曰："食积停痰，气实之人二陈汤，随所伤之物加以消导，如伤肉食加山楂、神曲、草果；伤米食加山楂、麦芽；伤面食加神曲、莱菔子；大便坚硬加大黄，性热者少加黄连。"明代王銮《幼科类萃·伤积门》曰："初得之时，不问乳积，食积，气积，并以木香丸、消乳丸之类，其惊积，或辰砂膏或青龙丸。"强调了积滞之初，皆以木香丸，消乳丸治之，若为惊积则以辰砂膏或青龙丸治之。清代陈复正《幼幼集成·卷三·伤食证治》载曰："经谓伤之轻者，损谷则愈矣。损之不减，则用胃苓丸以调之；调之不减，则用保和丸以导之；导之不去，则攻下之。轻则木香槟榔丸，重则消积丸。"指出积滞证应根据病情的轻重辨证治疗，并提出了轻证及重证应采用不同治疗方法，针对轻者损谷自愈，或损之不减者再用方药治之，重证则应直接用消积丸治疗。

虽消积导滞为食积阻滞型小儿积滞的治疗总则，但由于病因病机之不同，故亦需兼顾配合其他方法。现将历代医家所述消积法及其加减应用归纳如下。

1）消除食积：宋代杨士瀛《仁斋小儿方论·积》中记载："小儿消积，多用青皮，然青皮最能发汗，有汗者勿与之。"说明青皮多用于消除小儿积滞，但青皮有发汗之效，故本有汗之人当勿服之。明代薛铠《保婴撮要·卷五·积滞》曰："初患元气未损之时，或腹胀作痛，大小便不利者，先用白饼子或木香槟榔丸下之；下后，以白术散或五味异功散和之，渴加干葛，吐加半夏。下而热不退，或作呕作泻、饮食不思，此脾胃俱伤也，用六君子汤。"强调了若元气未虚则用白饼子或木香槟榔丸治之，而后以白术散或五味异功散和之，并提出相关的加减变化及用药法则。明代鲁伯嗣在《婴童百问·卷之二·惊风第二十问》中指出了几种积滞的通用方："乳积、食积、气积可合用木香丸主之，槟榔丸亦可用，大小便闭者，神芎丸妙甚，更用推气丸佳，冷证下积丸，五珍丸亦可用。"提出了治疗小儿积滞需辨证施药，可根据其不同病因，如乳积、食积、气积则可用木香丸或槟榔丸治之，若有便秘则应用神芎丸或推气丸，冷证则需考虑推气丸治疗。陈复正《幼幼集成·卷三·食积证治》中记载："故用药宜分寒热，冷积应用消积丸，热积木香槟榔丸，仍用原伤之物作汤送之，谓之溯源汤。"指出积滞分寒热，分别以消积丸与木香槟榔丸治之。又《幼幼集成·食积证治》所言："夫饮食之积必用消导，消者散其积也，导者行其气也。"强调了消导法为治疗积滞的主要治法，并分别具体论述了消积与导气的相关性。

2）下利消积：明代王銮《幼科类萃·伤积门》曰："大凡小儿肚腹或热，或胀，或硬，皆由内实，法当疏利下之。"表明了小儿肚腹的热、胀、硬等症状皆为内实导致，法当疏利，从下而引邪外出。文中亦指出："食者有形之物，伤之则宜损其谷，其次莫若消导，稍重则攻化，尤重则或吐或下，以平为期。"强调了损谷、消导、攻化、吐下诸法对小儿积滞的治疗作用较为显著。李东垣亦云"食者有形之物，伤之则宜损其谷；其次莫若消导，丁香烂饭丸、枳术丸之类主之；稍重则攻化，三棱消积丸、木香丸主之；尤重则或吐、或下，瓜蒂散、备急丸之类主之，以平为期。"也充分介绍下法与消法对积滞的重要作用，并列举了丁香烂饭丸、枳术丸、三棱消积丸、木香丸等方药对积滞的有效作用。

（2）清热祛湿：食积不化，湿热中阻是小儿积滞的主要病机，清热祛湿也成为其主要疗法，并且效果显著，得到历代医家的广泛认同。金代李杲《内外伤辨惑论》云："积滞内阻，生湿蕴热，脘腹痞满，闷乱不安，食欲不振，大便秘结，或泻痢后重，舌红苔黄腻，脉沉实者，治以消积导滞，清热利湿，如枳实导滞丸。"强调了湿热为积滞内阻，日久生湿化热，湿热蕴内则产生脘腹痞满、不欲饮食、便秘等相关症状。提出了枳实导滞丸为治疗湿热食积的有效方剂，枳实导滞丸由大黄、枳实、神曲、茯苓、黄连、白术、泽泻、黄芩为主组成，全方取清热祛湿之目的，疗效显著。清代吴谦等《医宗金鉴·幼科心法要诀·积滞门》云："婴儿乳滞睡不安，多啼口热，吐惊烦。肚胀腹热便酸臭，慎攻宜用消乳丸。小儿食之滞，任意餐，头温腹热便脓酸，嗳气误恶食烦作渴，大安审气审宜先。"（"大安审气"分别指木香大安丸与小承气汤）。强调了小儿乳食不节，湿热停于肠胃，而导致的肚胀、腹热、大便酸臭、嗳气、口渴等因湿热引起的症状，并用大安丸清热祛湿治疗。

（3）健脾消食：宋代钱乙《小儿药证直诀·脉证治法·食不消》曰："脾胃冷，故不能消化，当补脾，益黄散主之。"亦提到应用益黄散治疗脾胃虚弱之小儿积滞。益黄散组成为陈皮一两，丁香二钱，诃子五钱，青皮五钱，甘草五钱。明代王肯堂《幼科证治准绳·肝脏部·惊·腹痛》曰："按之痛者为积滞，不痛者为里虚。"如肚腹胀痛，拒按，按之疼痛，食入即吐，吐物酸腐，大便秘结或臭秽，便后胀减，舌红苔黄厚腻，脉数有力，或指纹滞者为积滞实证。腹胀而不痛，喜按，面色㿠白或萎黄，神疲乏力，不思乳食，朝食暮吐，或暮食朝吐，呕吐物酸腥，大便溏薄或完谷不化，且气味腥酸，小便清长，舌淡胖，苔薄白，脉细弱，或指纹淡，为积滞脾虚重而积轻证。故治疗过程中应明辨虚实，加以用药。

（4）温阳补虚：宋代钱乙《小儿药证直诀·脉证治法·食不消》曰："脾胃冷，故不能消化，当补脾，益黄散主之。"强调了脾胃虚寒之人，应以补脾温阳为主，应用益黄散治之。益黄散为陈皮一两，丁香二钱，诃子五钱，青皮五钱，甘草五钱。明代薛铠撰《保婴撮要·卷五·积滞》曰："手足指冷、喜饮热汤，此脾胃虚寒也，前方加炮姜、木香。"强调了脾胃虚寒型积滞的临床症状特征及相关加减用药。

2. 其他疗法

（1）饥寒护养：东汉王符《潜夫论》："婴儿之病，伤于饱也。今人养稚子，不查肠胃所容几何，但闻一哭声，将谓饥号，急以潼乳纳子儿口，岂变知量，不吐不已……此乃百病之源。"明确地指出护养小儿时仅将哭声作为饥饿之征兆，不适宜喂养小儿，最后形成积滞。曾世荣曾言："四时欲得小儿安，常要三分饥与寒，但愿人皆依此法，自然诸疾不相干。"亦强调饥寒护养对小儿的重要性。唐代孙思邈《备急千金要方》中言："凡乳儿不欲太饱，饱则呕吐。"亦强调过饱会导致小儿呕吐，影响消化功能。宋代陈文中《小儿病源方论》亦载："忍三分寒，吃七分饱。"指出了小儿护养的正确方法。元代曾世荣《活幼心书·明本论·伤积》云："凡婴孩所患积证，皆因乳哺不节。过餐生冷坚硬之物，脾胃不能克化，积停中脘，外为风寒所袭，或因吃卧失盖，致头疼面黄，身热眼胞微肿，腹痛膨胀，足冷肚热不安，神昏，饮食不思，或呕或哕，口噫酸气，大便酸臭，此为陈积所伤。"强调了小儿护养不当会导致陈积，出现头面疼痛、腹痛腹胀、不思饮食或大便酸臭等症状。元代张从正《儒门事亲》的"过爱小儿则害小儿说"强调了父母不能过爱小儿，过爱小儿等于过害小儿。清代吴谦等《医宗金鉴·幼科心法要诀·乳滞》云："夫乳与食，小儿资以养生者也，胃主受纳，脾主运化，乳贵有时，食贵有节，可免积滞之患。"认为脾胃对小儿的重要性，日常护理应注重健脾消食。明代万全《片玉新书》与清代陈复正《幼幼集成》等书中，也谆谆告诫人们护养小儿要知"三分饥与寒"，并提出"乳贵有时，食贵有节"，强调了饮食节制的重要性。总结诸多医家对饥寒护养的规律，皆强调饥寒护养对小儿的重要性。

总之，古人对小儿，特别是对婴幼儿的保育，强调必须要合理喂养，体现了中医学对小儿的保育方法有较为丰富的经验，至今对小儿的保健工作有一定的指导意义。从古代文献对积滞的记载可以看出古人治疗积滞，经验颇丰，不仅遣方用药灵活，方药种类多样，而且随证加减，辨证论治。

（2）推拿疗法：清代吴宁澜《保婴易知录·卷之上·眠儿法》中记载摩腹法治疗积滞："凡儿小儿有停滞，于卧后用手顺摩其腹自胸至脐下，轻轻摩至百数，能顺气消食。"指出小儿推拿腹部可消食顺气，恢复脾胃功能。清代骆如龙《幼科推拿秘书·推拿病症分类·积滞门》中描述了治疗积滞的多种推拿部位及手法，可综合应用，其曰："小儿乳食不节，或过食生冷坚硬之物，致令脾胃不能克化，积滞中脘。壮热足冷腹胀，昏睡不思饮食者，宜攻其积。法宜分阴阳。运八卦，运五经，掐小横纹，揉板门，推大肠，推三关，退六腑，天门虎口斗肘。重补脾上，揉中脘。发热，加捞明月，揉其及鱼尾。腹痛，掐一窝风，揉中脘。膨胀，加按弦走搓摩。不化饮食，揉外劳宫。"强调了小儿各种不同原因导致的食积应采取不同推拿方法治疗。

（3）针灸疗法：针灸疗法亦可治疗积滞，如晋朝皇普谧《针灸甲乙经·小儿杂病》云："小儿腹满，不能食饮，悬钟主之。"强调了悬钟穴对小儿腹满积滞的治疗作用，小儿积滞不能饮食，针灸为特色治疗手段。

（4）热敷疗法：清代陈复正《幼幼集成·食积证治》云："治饮食积滞，饱闷不消，以糯米一升炒热，用布包之分作两包，于脐腹上转换熨之，助其脾气转运也，立消。"指出积滞之病，以消化不良为主要症状，用布包炒热之糯米，熨于肚腹，会起到消除食积的作用。此外，本书中还有中药煎汤坐浴及配合外揉胸腹的方法治疗食积，其曰："治伤冷食及难化之物，用生姜、紫苏煎浓汤，置浴盆内，令患者乘热坐汤内，以手揉其腹胸，以热汤淋之，气通即化矣。"

指出中药汤剂坐浴结合外揉胸腹之配合，对冷食积滞难消之物，有很好治疗作用，生姜、紫苏具有温阳的作用，用热汤淋之，则使气通积化。

综上所述，积滞病为儿科的常见病、多发病，历代医家对本病病因病机的论述颇丰，但对治法的阐释较少，总结历代医家的论述，梳理归纳如上文，以冀医家同仁参考鉴阅。

（王托资　李文昊）

疳证源流考

疳证作为儿科四大要证（麻、痘、惊、疳）之一，备受古代医家重视，亦被视为恶候。秦汉至隋唐，诸医家对疳证或有认识而无记载，或有所述但言语不详。直至宋代，人们对疳证的认识进一步深入，尤其重视小儿疳证，并将其作为儿科独立疾病，如钱乙《小儿药证直诀》创立小儿疳证专论篇，其内容较前有了更为显著的丰富与提高。明清时期，诸家在前人基础上对疳证分条缕析、论述详尽，使其理论和治法进一步充实完善。在此，通过考究相关古籍文献，对疳证的源流从病名、病因病机、证候分类及治疗四个方面进行探析整理，兹述如下。

（一）病名

北周姚僧垣《集验方》提出"小儿疳气"之名，但并未描述其症状表现。唐宋医家根据《小儿颅囟方》遗本再补入当时的经验方撰成的《颅囟经》为现存最早的儿科专著，书中载有以五脏辨证论疳疾的内容。隋代巢元方著《诸病源候论》首次提出"疳"之病名，将其认为是成人特有的一类慢性消耗性疾病，如"蒸盛过伤，内则变为疳，食人五脏"及"久蒸不除，多变成疳"之述，值得一提的是在专论"小儿杂病诸候"中，并无疳之病名，可见巢氏未将其作为儿科疾病论述。宋代官修《太平圣惠方》首次将"疳证"作为儿科疾病加以论述，后世医家多宗其说。疳证之命名较为庞杂，但归纳起来不外乎以下几类。

1. 以病因病机分类命名

宋代官修《太平圣惠方》将乳食不调引起的不同疳证分别命名为"奶疳""干疳""食疳""气疳""急疳""内疳""疳痢"，其曰："夫乳下孩儿，有于疳气者，由乳母恣食生冷油腻甘酸之物，传气乳中，或食交奶，伤儿脏腑毛发。"将乳儿因乳母饮食无所忌引起的疳证称之为"奶疳"；其后又有"夫小儿干疳者，由乳食不调，心脾积热之所致也""夫小儿食疳者，由脾胃不调，乳食过度，伤于脏腑之所致也""夫小儿气疳者，由乳食不调，内有壅热，伤于肺也""夫小儿急疳者，由乳食不调，甘肥过度之所致也""夫小儿内疳者，由乳哺无恒，伤于脏腑之所致也""夫小儿疳痢者，由因乳哺不节，生冷过度，伤于脾胃，致脏腑不调，冷热相搏，大肠虚弱，水谷不聚，变为下痢也"的论述。除此以外，又将"风疳""惊疳""疳渴""蛔疳"的病因病机加以阐释，其曰："夫小儿风疳者，由肝脏壅热，乳食不调之所致也""夫小儿惊疳者，由心脏实热之所致也""夫小儿疳渴者，由脏腑夙有疳气，心肺壅热之所致也""夫蛔疳者，由小儿多食甜物油腻生冷，在其肠胃不消，因此化成虫也"。

清代叶天士《幼科要略》曰："盖小儿乳食杂进，运化不及……腹大肢细，名曰丁奚。"将哺乳期的小儿进食无常而致疳证称为"丁奚"。清代周震《幼科指南》将不同原因导致的脾胃功能失司而产生的诸症，分别命名为"疳泻""疳疾""疳痢""蛔疳""无辜疳""哺露"，周氏在书中言："疳泻之疾，多因积热伤脾，因致水谷不分而作泻也""疳疾肿胀……多因传化失宜，以致脾肺两伤……肚腹肿胀也""疳痢……多缘肠胃热结凝滞所致……腹中窘痛""疳渴者，多因肥甘积热……心神烦热""蛔疳者，因过食油腻生冷……肛门湿痒也""无辜疳者，其病原有二焉，或因浣衣夜露……致成此证，或缘乳母有病，传染小儿，以有此疾，其证颈项生疮……致疳病生也""哺露者，因乳食有不节……日晡热蒸也"。小儿脾胃虚弱，气血生化乏源，气虚不摄，亦可导致疳证，陈复正《幼幼集成》言："疳热，由于胃脾虚弱，阳浮于外，气不归元……疳渴，由胃气下陷，津液不生故也……魃病……日渐尪羸，竟成疳证。"《医宗金鉴》"疳泻"篇指出疳泻之证多由积热伤脾，以致水谷不分，频频作泻，其曰："疳疾伤脾因作泻。"或因热结肠胃所致疳痢，其曰："疳疾日久频下痢，多缘肠胃热凝滞，或赤或白腹窘急。"或因肥甘，津液亏损而致疳渴，其曰："肥甘积热伤津液，大渴引饮心烦热。"或因过食生冷油腻肥甘之物，湿热生蛔，腹中扰动而致蛔疳，其曰："过食腻冷并肥甘，湿热生蛔腹内缠，时烦多啼时腹痛，口唇色变溢清涎，腹胀青筋肛湿痒。"又曰："无辜疳传有二因，鸟羽污服着儿身，或缘乳母病传染，颈项疮核便利脓，虫蚀脏腑身羸瘦，面黄发热致疳生。"文中指出无辜疳的两个致病因素。

2. 以五脏分类命名

《颅囟经》在其"病症"篇中将疳疾分为七类，其中四类直接以脏腑所主的病症特点命名，如"眼青揉痒是肝疳""肉色鼻中干是肺疳""舌上生疮是心疳""爱吃泥土是脾疳"。

《太平圣惠方》将疳证作为儿科专有疾病，按五脏分类称之为五疳，即心疳（惊疳）、肝疳（风疳）、脾疳（食疳）、肺疳（气疳）、肾疳（急疳），并对其病症表现加以详细阐述，后世医家多宗其"五疳"之说。其云："一曰肝疳，其候摇头揉目，白膜遮睛，流汗遍身，合面而卧，目中涩痒，肉色青黄，发竖头焦，筋青脑热，腹中积聚，下痢频多，久而不瘥，转甚羸瘦，此是肝疳，亦名风疳也；二曰心疳，浑身壮热，吐利无恒，颊赤面黄，胸膈烦满，鼻干心躁，口舌生疮，痢久不愈，多下脓血，有时盗汗，或乃虚惊，此是心疳，亦名惊疳也；三曰脾疳，腹多筋脉，喘促气粗，乳食不多，心腹胀满，多啼咳逆，面色痿黄，骨立毛焦，形枯力劣，胸膈壅闷，水谷不消，口鼻常干，好吃泥土，情意不悦，爱暗憎明，肠胃不和，痢多酸臭，此是脾疳，亦名食疳也；四曰肺疳，咳嗽气逆，皮毛干焦，饶涕多啼，咽喉不利，揉鼻咬甲，壮热憎寒，口鼻生疮，唇边赤痒，腹内气胀，乳食渐稀，大肠不调，频频泄痢，粪中米出，皮上粟生，此是肺疳，亦名气疳也；五曰肾疳，肌骨消瘦，齿龈生疮，寒热作时，口鼻干燥，脑热如火，脚冷如冰，吐逆既增，乳食减少，泻痢频并，下部开张，肛门不收，疳疮痒痛，此是肾疳，亦名急疳也。"

北宋著名儿科医家钱乙所著《小儿药证直诀》在对五疳证型论述的基础上又将"脾疳"命名为"肥疳"，言："又有肥疳，即脾疳也，身瘦黄，皮干，而有疮疥。"南宋《小儿卫生总微论方》在《太平圣惠方》基础上进一步阐述了"五疳之说"，并对五疳的临床症状进行了翔实的论述。其又云："小儿疳疾，乃与大人痨瘵相似，故亦名疳痨。"提出疳证又有"疳痨"之称。并再次强调五疳辨证法，文载曰："小儿疳病，诸论丛杂，唯五疳之说为当。其证候外则传变不同，内则悉属五脏。"元代曾世荣《活幼心书》对五疳亦作详析，并将"走马疳"归为肾疳范畴，其曰："两耳内外生疮，脚如鹤膝，头缝不合，或未能行，牙齿生迟，其缝臭烂，传作走马疳之类，名曰肾疳。"

清代吴谦等所撰《医宗金鉴》中记载五疳歌诀，其曰："脾疳面黄肌消瘦，身热困倦喜睡眠，心下痞硬满肿胀，卧冷食泥腹痛坚，头大颈细食懒进，吐泻烦渴便腥黏，攻积消疳肥儿治，补脾参苓白术先""肝疳面目爪甲青，眼生眵泪涩难睁，摇头揉目合面卧，耳流浓水湿疮生，腹大青筋身羸瘦，燥渴烦急粪带青，清热柴胡同芦荟，调养逍遥抑肝灵""心疳面赤脉络赤，壮热有汗时烦惊，咬牙弄舌口燥渴，口舌生疮小便红，胸膈满闷喜伏卧，懒食干瘦吐利频，泻心导赤珍珠治，茯神调理可收功""面白气逆时咳嗽，毛发焦枯皮粟干，发热憎寒流清涕，鼻颊生疮号肺疳，疏散生地清肺效，清热甘露饮为先，肺虚补肺散最妙，随证加减莫迟延""解颅鹤膝齿行迟，骨瘦如柴面黑黧，齿龈出血口臭气，足冷腹痛泻哭啼，肾疳先用金蟾治，九味地黄继进宜，若逢禀赋气虚弱，调元散进莫迟疑"。

清代周震著《幼科指南》将其五疳辨证理论依据及临床表现进一步逐一论述，曰："脾属土，色黄，主肌肉。故脾疳，则见面黄，肌肉消瘦，身体发热，困倦，常喜睡眠，心下痞硬，懒进乳食，腹满肿胀，睡卧喜冷，好食泥土，腹痛坚硬，头大颈粗，有时吐泻，口干烦渴，大便腥黏之证也……肝属木，色青主筋，故肝疳则见面目爪甲皆青，眼生眵泪，隐涩难睁，摇头揉目，合面睡卧，耳流脓水，而湿疮生，腹大青筋，身体羸瘦，燥渴烦急，粪如苔青也……心属火，色赤，主血脉。故心疳，则见面红，脉络赤，壮热有汗，时时烦惊，咬牙弄舌，口舌干燥，渴饮，口舌生疮，小便红赤，胸膈满闷，睡喜伏卧，懒食干瘦，吐利频频也……肺属金，色白，主皮毛。故肺疳，则见面白气逆，有时咳嗽，毛发焦枯，皮上生粟，肌肤干燥，发热憎寒，常流清涕，鼻颊生疮，号曰肺疳也……肾属水，色黑，主骨。患此疳者，初必有解颅鹤膝，齿迟行迟，乃肾气不足之证。更因肥甘失节，久则渐成肾疳。故骨瘦如柴，面色黑黧，齿龈出血，口中臭气，足冷如冰，腹痛泄泻，哭啼不已，乃肾疳也。"在此期间及以后诸家对五疳证的论述大都以《太平圣惠方》及钱氏《小儿药证直诀》为蓝本，文重义迭，故不再一一赘述。

3. 以病位分类命名

宋代官修《太平圣惠方》按其患病部位将疳证命名为"眼疳""脑疳""口齿疳""鼻疳""脊疳"。如对素有疳气又因风夹热上攻于目者称之为"眼疳"，其曰："夫肝开窍于目，目者肝之候，若小儿内有疳气，肌体瘦羸，而脏腑挟于风热壅滞，不得宣通，因其乳食过多，胸膈疼结，邪热之气，上攻于目，则令脑热目痒，或赤烂生疮，或生障翳，渐渐遮睛，久而不瘥，损于眼目，故号眼疳也。"将先天胎热致津液耗竭引起的头面部异常症状称之为"脑疳"，其曰："小儿脑疳，是胎热所为，其疾在头皮光急，头发作穗，或鬓有疮痍，或时腮虚肿。"将壅热蕴腹，饮食无常，虫生蚀于口齿者称为"口齿疳"，其曰："夫小儿口齿疳者，由脏腑壅热，乳食不调，内有疳虫，上蚀于口齿故也。其候，唇口痒痛，牙齿峭黑，舌上生疮，脑中干热，龈肉赤烂，颊肿赤疼，热毒熏蒸，口多臭气，故曰口齿疳也。"又将其虫上攻于鼻者称之为"鼻疳"，其曰："夫肺气通于鼻，鼻者肺之候，若小儿乳食不调，上焦壅滞，令疳虫上蚀于鼻也。其候，鼻中赤痒，壮热多啼，皮毛干焦，肌肤消瘦，咳嗽上气，下痢无恒，鼻下连唇，生疮赤烂，故名鼻疳也。"将甘盛生虫攻于脊骨者称之为"脊疳"，其曰："夫小儿脊疳者，由乳哺不调，甘肥过度，肉生于虫，攻于脊膂，渐渐黄瘦，时时下痢，覆地而卧，毛发干焦，身体壮热，烦渴不止，脊骨如锯，谓之脊疳也。"《小儿卫生总微论方》明确指出"疳疮""下疳"的具体部位。书载："小儿有诸疳疮者……有至鼻口蚀烂，牙齿脱落者，若发于缘身四肢者，只名疳疮。若发于阴物者，名曰下疳。"

金元时期著名医家张子和之《儒门事亲》不仅论述了身瘦疳热一类疾病的辨证和治疗，还按其部位对眼疳、牙疳、下疳作了阐述，如"夫小儿牙疳，牙疳者，齿龋也。龋者，是牙龈腐烂也。上下牙者，是手足阳明二经也"，认为牙疳即牙龈腐烂。如"夫小儿疳涩眼，数日不开者，乃肝木风热之致然也"，书中将眼疳以"疳眼"命名，顾名思义，此为因疳而致眼疾。如"夫下疳久不愈者，俗呼曰臊疳是也"，书中将下疳又命名为"臊疳"，强调其病久，后世认为臊疳是梅毒的别称。

清代叶天士《幼科要略》中将湿盛日久，郁而化热引起的口腔病变称为"疳蚀"，其曰："夏季秋热，小儿泄泻，或初愈未愈，满口皆生疳蚀，尝有阻塞咽喉致危者，此皆在里湿盛生热。"因疳热波及部位不同，临床病证亦有差异，故有"眼疳""鼻疳""齿疳""脑疳"之称，如吴谦等所撰之《医宗金鉴》记载："脑疳多缘受风热……困倦睛暗身汗热""疳热上攻眼疳成……流泪羞明目不睁""疳热攻肺成鼻疳……咳嗽气促发毛干""疳成毒热内攻胃……穿腮蚀唇命多倾"。朱世扬在《诚求集》中有"脊疳""脑疳"之论述，其曰："有脊疳者，虫食脊膂……拍背如鼓鸣，脊骨如锯齿……频啮爪甲""有脑疳，头皮光急……腮肿囟高"。周震《幼科指南》中亦有其病名及患病部位的阐述。

4. 以病症特点分类命名

《颅囟经》在"病证"篇中亦阐述了"骨疳""筋疳""血疳"的突出病症特点，其言："二齿焦是骨疳……四皮干肉裂是筋疳……五发焦黄是血疳。"隋代巢元方在《诸病源候论》中提出的"五疳"有别于《颅囟经》中脏腑之疳，按其症候表现，分为"白疳""赤疳""蛲疳""疳虫""黑疳"，其曰："五疳，一是白疳，令人皮肤枯燥，面失颜色。二是赤疳，内食人五脏，令人头发焦枯。三是蛲疳，食人脊膂，游行五脏，体重浮肿。四是疳虫，食人下部疼痒，腰脊挛急。五是黑疳，食人五脏，多下黑血，数日即死。"

《太平圣惠方》曰："夫小儿疳疮，生于面鼻上，不痒不痛，恒有汁出，汁所流处，随即成疮，亦生身上。"书中指出"小儿疳疮"的临床症状及易发部位。而宋代官修《圣济总录》中记载："论曰，疳有五种。"其五种疳与《诸病源候论》所述最为相似，故认为其秉承巢氏之理论。此外，《圣济总录》并无《太平圣惠方》中"奶疳""内疳""眼疳""鼻疳""蛔虫出疳"的论述而增述了"漏疳""疳蠶"，其曰："论曰：漏疳之病，由风毒邪气，客于手阳明之脉，攻冲齿间，龈肉虚肿，脓汁燎痛，绵绵不断，久而不瘥，时发时愈，故名漏疳。"又曰："论曰：小儿宿有疳气，加以肠胃虚弱，寒邪乘之，则变下痢。痢久不止，肠胃益虚，寒湿相乘，虫因虚动，侵蚀腑脏，或口齿生疮，或肛门伤烂，故名疳蠶。"钱乙《小儿药证直诀》中记载"筋疳""骨疳"的临床突出特点，其曰："筋疳，泻血而瘦""骨疳，喜卧冷地"。刘昉《幼幼新书》引用《庄氏家传》之说，记载小儿疳疾二十四候，其曰："第一候，泻脓血，日渐瘦，是冷热疳……第二十四候，齿龈黑，唇颐开，开则赤，是心疳积热。"书中亦提出 24 种病名。

金代张从正《儒门事亲》记载："夫病疳利，米谷不化，日夜无度，腹中雷鸣，下利完谷出。"清代朱世扬在《诚求集》按其临床症候不同，分列为"热疳""冷疳""蛔疳""疳渴""疳泻""疳痢""疳症"。其曰："热疳，焦渴……酷嗜瓜果""冷疳，羸瘦肢冷……或沫青白""蛔疳者，眉皱多啼……此为早食肥甘，畜滞生虫""有疳渴者，体热烦躁，多渴少睡""有疳泻者，毛焦唇白……泻下糟粕不聚""有疳痢者……频下恶物""有疳症者……腹中有癖""有疳肿胀者……或下部生疮"。

明代官修《普济方》总结宋金元时期诸书，记载小儿疳证的症状分为二十四种并予以叙述，书中所言的疳证二十四候实际上是包括了全身症状及局部症状。

清代陈复正《幼幼集成》将"疳泻""疳痢""疳疟"三者并列论述以助鉴别，曰："食积久而成疳。其证形瘦腹紧，时发潮热，羞见生人，见之则哭……久泄不止，胃虚成疳，此疳泻也……久痢不止，胃虚成疳，此疳痢也……疟久未已，胃虚成疳，此必有癖，谓之疳疟。"《医宗金鉴》记载"疳疾肿胀""丁奚""哺露"，其曰："疳疾肿胀面浮光，传化失宜脾肺伤，气逆喘咳胸膈满""遍身骨露号丁奚，肌肉干涩昼夜啼，手足枯细面黧黑，项细腹大突出脐，尻削身软精神倦，骨蒸潮热渴烦急""乳食不节伤脾胃，羸瘦如柴哺露成，吐食吐虫多烦渴，头骨开张哺热蒸"。

5. 以病情轻重缓急分类命名

《颅囟经》记载："孩子疟皆难效，或发无时，即口噤切牙作声，此必死矣。呼为历瘥疳疟，亦名为锁肠疳。"锁肠疳是指小儿疟病发作无时，口噤，咬牙作声的病证。隋代巢元方《诸病源候论》除阐述疳证临床表现外还强调其病情轻重之别，其云："凡五疳，白者轻，赤者次，蛲疳又次之，疳䘌又次之，黑者最重。"宋代官修《太平圣惠方》曰："夫小儿无辜疳者，其候，面黄发直，时时壮热，饮食不生肌肤，积经日月，遂致死者。"指出无辜疳日久致死的危候。《小儿卫生总微论方》曰："小儿有诸疳疮者，由内有疳气，因而虫动，外被风毒所干，内外相乘，搏于血气蚀发之所作也。若发于口鼻牙齿者，初则疮小，渐渐蚀大，其蚀有缓急，缓者名曰常疳，急者名曰走马疳。"按其发病缓急命名为"常疳"和"走马疳"，走马疳的严重性，不仅因为发病急，更因其易致恶候。对于走马疳致病之凶恶，滕伯祥《走马急疳真方》中强调曰："治遍口生疮，作秽臭烂，延及咽喉，败坏甚速，故名曰走马疳。"迨至元代，曾世荣注意到走马疳独具的特殊的恶臭气味，在《活幼心书》中云："伤寒热毒上熏蒸……马疳如此是真形。"又曰："凡得此候，多因气虚受寒……间出清血，血聚成脓，脓臭成虫……名走马疳。"突出其为疳疾中的危重证候。曾氏《活幼口议》亦云："发作之初，名曰：疳气。"提出疳气证为疳证初期，病尚轻浅。

清代朱世扬《诚求集》中记载："疳劳者……肌肉消瘦，六脉细数""猴子疳者，因疳痨骨蒸……形如猴子""有无辜疳者……头露骨高，从兹夭折""其若手足极细……或生谷癥，即名丁奚。若虚热往来……即名哺露"。其后言："二症与无辜症略同，总为难治之候。"周震撰《幼科指南》将"脊疳""丁奚"皆列为恶候，其曰："脊疳，小儿积热生虫……此名脊疳，其病甚凶""遍身骨露，其状似丁，故号丁奚也。其证肌肉干涩……燥渴烦急也"。陈复正《幼幼集成》载："丁奚疳……号叫胸陷者是也；哺露疳，虚热往来，头骨分开，翻食吐虫，烦躁呕哕者是也；无辜疳……脑后项边有核如弹丸，按之随动，软而不痛，其中有虫如米粉；走马疳……初起口臭，名曰臭息，次则齿黑，名曰崩砂，甚则龈烂，名曰溃漕，有血迸出，名曰宣露，甚至齿皆脱落，名曰腐根。纵得全活，齿不复生，外证脑热肌瘦……身多疮疥，痘疹之后，多有此证，不可救治，毒归于肾故也。"此四种疳证症状险恶，皆为恶候。《医宗金鉴》指出疳疾之证，身多发热，治者宜分别轻重虚实治之，病初起多实者，日久多虚者。气曰："积热生虫蚀脊膂，手击其背若鼓鸣，羸瘦脊骨锯齿状，身热下利烦渴增，十指皆疮啮爪甲，此名脊疳病热凶。"再次强调"脊疳"之严重性。

（二）病因病机

小儿疳证病变部位主要在脾胃，亦可涉及五脏，胃主受纳，脾主运化，若脾失健运，生化乏源，则气血不足，津液亏耗，肌肤、筋骨、经脉、脏腑失于濡养，日久则形成疳证。隋朝巢元方《诸病源候论》中记载："脾胃润则气缓，气缓则虫动，虫动则侵食成疳也。但虫因甘而动，故名之为疳也。"北宋钱乙《小儿药证直诀》指出："疳皆脾胃病，亡津液之所作也。"又云："大抵疳病，当辨冷热肥瘦。"后至清代，沈金鳌《沈氏尊生书》加以总结为："或幼阙乳，耗伤形气……或两三岁，乳食无制……或喜生冷，甘肥黏腻……或母自养，一切无忌……或因病余，妄行转泄，胃枯液亡，虚热渐炽。"周学霆在《三指禅》中亦提出热、积、虫三种病理因素。为究源求证以施药，故总结前人文献中相关病因病机论述，分列如下。

1. 乳母不自养

宋代官修《太平圣惠方》记载："夫小儿托质胞胎，成形气血，诞生之后，骨肉轻软，肠胃细微，哺乳须是合宜，脏腑自然调适。若乳母寒温失理，动止乖违，饮食无恒，甘肥过度，喜怒气乱，醉饱伤劳，便即乳儿，致成疳也。"哺乳期婴儿的后天来源皆依赖于乳汁，若母体生活饮食杂乱，使婴儿吸吮之母乳缺乏营养，进而形成疳证。清代陈复正《幼幼集成》对疳证病因阐述之一为："有因乳母寒热不调，或喜怒房劳之后，乳哺而成者。"沈金鳌《沈氏尊生书》中认为："或幼阙乳，耗伤形气……或母自养，一切无忌。"以上皆为乳母失于顾护本体，母病及子，影响乳儿生长发育。

2. 断乳过早，辅食无节

幼小乳儿，识智未开，喂养不当，过饥过饱均可导致脾胃受损，从而使气血化源不足，津液干涸，正气耗伤，这与小儿"脾常不足"的生理特点密切相关。宋代官修《太平圣惠方》记载："又小儿百日以后，五岁以前，乳食渐多，不择生冷，好食肥腻，恣食甘酸，脏腑不和，并生疳气。"明代万全在《幼科发挥》中指出："小儿乳少者，父母常以他物饲之，儿之性只求一饱，或食太多，或食太少，所以脾胃受伤，生此疳病也。"清代陈复正《幼幼集成》言："有因幼少乳食，肠胃未坚，食物太早，耗伤真气而成者。"可见幼儿脾胃成而未全，全而未壮，喂食过早，易损伤正气。叶天士《幼科要略》曰："幼儿断乳纳食，值夏月脾胃主气，易于肚膨泄泻，头热，手足心热，形体日瘦，或烦渴善食，渐成五疳积聚。"长夏为太阴脾土主气，此时断乳外加辅食，稍有不适最易引起脾胃疾病。

3. 喂养不当，饮食失调

父母失于照护，小儿饮食过饱，不忌寒凉，使胃受纳腐熟水谷的生理功能失常，脾运化水谷精微的功能失司，进而日久成疳。迨至明代，虞抟《医学正传》引《黄帝内经》之说，在此基础上详述疳证之病因病机，其曰："盖其病因肥甘所致，故命名曰疳。若夫襁褓中之乳子，与四五岁之孩提，乳哺未息，胃气未全，而谷气尚未充也。父母不能调将，惟务姑息，舐犊之爱，遂令恣食肥甘，与夫瓜果生冷，及一切烹饪调和之味，朝餐暮食，渐成积滞胶固，以致身热体瘦，面色痿黄，或肚大青筋，虫痛泻利，而诸疳之证作矣。"

《太平圣惠方》记载："又小儿百日以后，五岁以前，乳食渐多，不择生冷，好食肥腻，恣食甘酸，脏腑不和，并生疳气。"《小儿卫生总微论方》曰："又如小儿食肥甘物多，因伤为积，则蕴利发热，津液内耗，亦能作疳，故甘为疳也。"又载："小儿疳者，因脾脏虚损，津液消亡，病久相传，至五脏皆损也。"沈金鳌《沈氏尊生书》认为小儿体质本虚，易受内外之邪侵害，总结为："惟小儿，脏腑娇脆，饱固易伤，饥亦为害，热则熏蒸，冷则凝滞，故疳之来。"

元代曾世荣《活幼心书》云："大抵疳之为病，皆因过餐饮食，于脾家一脏有积不治，传之余脏而成五疳之疾。"倪维德《原机启微》曰："有愚戆而为父母者，又不审其寒暑饮食也，故寒而不为暖，暑而不能凉，饮而不至渴，食而不及饥，而小儿幽玄衔默，抱疾而不能自言，故外乘内伤，因循积渐，酿而成疳也。"

明代王肯堂《证治准绳》记载："积是疳之母，所以有积不治，乃成疳候。"万密斋在《育婴家秘·咳嗽喘各色证治·诸疳》中曰："营卫皆从水谷生，衰水减便成疳症。只因饥饱失调理，肥瘦空将口诀记。"并提出："疳痨皆血气虚惫，脾胃受病之所致，同出而异名也……疳皆饮食不调，肥甘无节而然，或婴儿厌乳，粥饭太早，或二三岁后，谷肉菜果恣其欲，则脾已伤，得因而太饱，停滞中焦，食久成积，积成疳，或因取积，转下太过，耗散胃气，或转下之后，又伤食，一伤一取，重亡津液，疳之病起于积者也。"

清代陈复正《幼幼集成》中亦有所述："有因甘肥肆进，饮食过餐，积滞日久，面黄肌削而成者……有二三岁后，谷肉果菜，恣其饮啖，因而停滞中焦，食久成积，积久成疳。"此皆为喂养不当，饮食失节，则损伤脾胃，导致脾胃虚弱，无力运化；或强迫幼儿多进食，则易生积滞，如此日久，变成疳证。朱世扬《诚求集》中记载："疳者，干瘦也，多由乳食不节，致伤脾胃。"周震《幼科指南》中记载："十五岁以下，小儿病，则为疳。缘所禀之气血虚弱，脏腑娇嫩，易于受伤，或因乳食过饱，伤其脾胃……肠胃渐伤，则生积热。热盛成疳，则气血消耗，精液被其熬煎……则疳证成矣。"指出其禀赋不足，后天脾胃受损而运化失职，饮食不化，日久热盛而耗伤津液，使之疳成。

4. 饮食不洁，感染诸虫

宋代《幼幼新书》汇总《诸病源候论》《太平圣惠方》《婴童宝鉴》《万全方》《朱氏家传》《玉函关》等有关疳证的所有内容，值得一提的是，其记载《玉函关》中首次提出无辜疳是由细小的毒虫寄生于小儿体内所致，其曰："有毒虫如毫末遗于衣上，入肌肤毛孔中，致寒热不常，作疾状类疳。若襁褓婴儿不慎于衣服或洗或浴，夜张于檐楹，则致虫毒而作是疾。病由无辜而得，故号曰无辜疾。"《太平圣惠方》中曰："夫蛔疳者，由小儿多食甜物油腻生冷，在其肠胃不消，因此化成虫也，"认为饮食不洁，蕴生湿热，久之成虫，气血亏耗而成疳证。延至明代，程云鹏《慈幼新书》亦有积热日久，化蒸生虫而为疳的论述。由此可见，饮食不洁，虫生津竭，则孩体濡养乏源，故致疳证。

5. 疾病日久，转化为疳

脾胃为后天之本，气血化生之源，脾属土而灌四旁，然诸病日久亦可损伤脾胃或因病误治失治，妄用苦寒攻下之法，耗伤脾胃正气而致疳者。

宋代钱乙《小儿药证直诀》曰："因大病或吐泻后，以药吐下，致脾胃虚弱亡津液，且小儿病疳，皆愚医之所坏病，假如潮热……渐令疳瘦。"《小儿卫生总微论方》曰："医见潮热，妄谓其实，便以大黄、牙硝等冷药利之，利既多而不能禁，则津液内亡，渐成疳也。又如癖病发作，寒热饮水，胁下有形而硬痛，法当用药渐消磨之。医见有癖，便以巴豆、硇砂辈快药下之，下既多而津液耗，则渐成疳也。又如伤寒五六日之后，有下证，因以冷药下之太过，致脾胃虚而津液耗，即便引饮不止而热生，如此则热气内耗于津液，肌肉外消而羸瘦，他邪相干，证变百端，亦因成疳也。又如吐泻病久，津液耗亡，亦能成疳也。"此皆为误治失治，病程日久而致疳。

明代万密斋于《育婴家秘》中曰："或因大病之后，吐泻疟痢，乳食减少，脾胃失养，气血益虚，此疳之生于大病之后者也。"清代夏鼎《幼科铁镜》言："疳者……或因吐久、泻久、痢久、疟久、热久、汗久、咳久、疮久，以致脾胃亏损，亡失津液而成也。"《诚求集》中亦有其记载："疳者……或吐久、泻久、痢久、疟久、热久、汗久、嗽久、疮久，以及痘后疹后，耗损气血，相挟成疳。"《陈氏幼科秘诀》中记载："疳者，干也，脾胃津液干涸而成。又甘也，恣食甘甜，成积生虫。积者，疳之母，有而不治乃成疳候。积久不除，脏虚成疳。又久病后不节饮食，或泻后脾虚，积热布五脏，积湿生虫亦成疳。儿为五疳……疳症脾虚，津液枯干，病久相传，五脏皆损。"冯兆张提出"因虚致疳"的著名论断，其《冯氏锦囊秘录》记载："疳之受病，皆虚所致，即热者，亦虚中之热，寒者，亦虚中之寒，积者，亦虚中之积。"以上诸家之言，皆明确指出小儿久病吐泻，或反复外感，罹患时行热病、肺痨诸虫，失于调治或误用攻伐，致脾胃受损，津液耗伤，气血亏损，肌肉消灼，形体羸瘦，而成疳证。

（三）证候分类

历代医家对小儿疳证证候分类的表述有：①常证（疳气、疳积、干疳）；②兼证：心疳（惊疳）、肝疳（风疳）、脾疳（食疳、肥疳）、肺疳（气疳）、肾疳（急疳）、丁奚、疳热、疳渴、冷疳、内疳、奶疳、蛔疳、哺露、外疳、口疳、鼻疳、眼疳、脑疳、脊疳、下疳、疳疮、疳虚、疳极、干疳、走马疳、哺露疳、锁肠疳、冷毒疳痢、疳泻、疳痢、疳渴、疳嗽、疳肿胀、筋疳、骨疳、血疳等。

（四）治疗

宋代及宋代以前对疳证选方用药的记载庞杂，虽无统一法门，但归源皆不外乎"脾胃"二字，《太平圣惠方》中曰："夫小儿疳疾者，其状多端，虽轻重有殊，形证各异，而细穷根本，羊疗皆同。"书中记载了诸多治疗小儿疳证的丸方、散方、吹鼻方。钱乙《小儿药证直诀》的五脏疳辨治理论，对后世医家治疗疳证拓宽思路而不拘泥于脾胃有一定的指导意义。其曰："肝疳……地黄丸主之。心疳……安神丸主之。脾疳……益黄散主之。肾疳……地黄丸主之。筋疳……地黄丸丸之。肺疳……益黄散主之。骨疳……地黄丸主之。诸疳，皆根据本脏补其母，及与治疳药，冷则木香丸，热则胡黄连丸主之。"明清时期诸家总结前人经验，对疳证的治则治法有了更深的认识，清代吴鞠通在《温病条辨》中首次对本病治法作出总结，提出治疳九法，其为：疏补中焦；升降胃气；升陷下之脾阳；甘淡养胃；调和营卫；食后击鼓，以鼓动脾阳；伤其脾胃者，调其饮食；如果生有疳虫，再少用苦寒酸辛；若见疳即与苦寒杀虫便误矣，用丸药缓运脾阳，缓宣胃气。小儿疳证虽有专病专药治之，但亦有特殊辨证论治和其他治疗，故以典型治则治法加以论述，总结如下。

1. 辨证论治

（1）清热解毒：小儿疳证日久不愈，久积郁热，热盛化火，火盛成毒，故易引起危重候。清代傅青主所著《傅氏杂方》中记载"止肝散"治疗疳证脾热，并曰："此方心脾两清之圣药，不专清脾，引火下行，则湿自去。湿热去，则疳病自愈矣。"此为疳积化热之轻症，热盛日久转毒，毒侵肌肤孔窍，为危重之候。时世瑞在《疡科捷径》中指出走马牙疳为郁邪凝而成，服芦荟消疳饮解其毒，用青莲膏贴于患处，换药以米泔水漱净；烂牙疳为风火瘀凝袭胃而成，以清凉散毒汤、柳青散治之。

（2）健脾消积杀虫：元代曾世荣在《活幼心书》"疳证"篇将治疳常用方剂加以总结，其曰："大抵疳之为病，皆因过餐饮食，于脾家一脏有积不治，传之余脏而成五疳之疾，若脾家病去，则余脏皆安。苟失其治，日久必有传变。然脾家病宜芦荟丸、沉香槟榔丸，或水晶丹、乌犀丸，更察虚实疗之。有虫者投使君子丸、化虫饮，如心腹痛，吐清水，虫自下，多投二圣丸，诸疳证皆宜用《局方》五疳保童丸，或万应丸，常服化积治疳，仍各投本脏调理之剂。宁心用茯神汤，调肝用当归汤，调脾用参苓白术散，补肺用补肺散，补肾用调元散。庶各得其宜，则前证不致再作。"倪维德《原机启微》在"深疳为害之病"篇中对疳病治疗提出了"升阳降阴"之法，其曰："当作升阳降阴之剂，茯苓泻湿汤主之，升麻龙胆草饮子主之。此药非专于目，并治以上数证。"认为疳证为养护失调、饮食失节所致，主张升阳降阴之法则。明代李时珍《本草纲目》对疳证用药记载多达 60 余味，其中如黄连、胡黄连、青黛、使君子等，至今仍为治疗疳证的常用药物。根据小儿疳证脾胃失调的特点，薛铠、薛己父子在《保婴撮要》中提出治疗重点在于调补脾胃，灵活运用肥儿丸、四君子汤及补中益气汤三方，同时强调"肝肾同治"以及滋补肾阴的重要性。清代周学霆《三指禅》在治疗因热致疳时，注重黄连的配伍，对黄连的功用解释为："解其煎熬之热毒也。"用方之中皆不离其药，其中记载"四味肥儿丸"治小儿食积五疳，以黄连配伍神曲、麦芽、芜荑，清热消积兼以杀虫。陈复正所撰《幼幼集成》云："虽积为疳之母，而治疳必先于去积，然遇极虚者而迅攻之，则积未去而疳危矣。故壮者先去积，而后扶胃气；衰者先扶胃气，而后消之。"认为虚为积之本，积为虚之标，病初者用集圣丸，久病者用肥儿散，以补为消。书中又提出由于胃脾虚弱，阳浮于外，气不归元引起的疳热，宜补脾为主，以收敛阳气；由胃气下陷，津液不生导致的疳渴，宜补其胃，使清阳上升，津液渐生。叶天士《幼科要略》在治疗小儿疳证中强调曰："当审体之强弱，病之新久，有余者当疏胃清热。食入，粪色白或不化，当健脾佐消导清热。若湿热内郁，虫积腹痛，导滞驱虫，微下之，缓调用肥儿丸之属。"《医宗金鉴》记载小儿疳积，初期用"消疳理脾汤""柴胡清肝散"等，解毒杀虫以消疳；中期用"肥儿丸"等，攻补兼施以除疳；后期用"参苓白术散""调元散"等，健脾胃，补气血。小儿素体稚阴稚阳，脏腑娇嫩，形气未充，发病容易，传变迅速，故常消补兼施，虫积者，加以杀虫。

（3）甘淡清补：小儿脏腑清灵而娇嫩，治疳之法切勿峻猛。清代唐宗海《血证论》对脾土的治疗有"甘寒益胃阴，甘淡实脾阴"的阐释，对小儿疳证治疗有其借鉴意义。叶天士《幼科要略》认为："治法初用清热和中分利，次则疏补佐运。"选方用药轻灵而精简，主张顾护脾胃津液，如治口疳用西瓜翠衣以轻扬渗利等。朱世扬《诚求集》记载用参苓白术散补胃气以治久痢成疳者，其用意如此。

2. 其他疗法

（1）针灸疗法：宋代官修《太平圣惠方》中记载治小儿无辜疳针烙法，配合外敷内服方。滕伯祥所著《走马急疳真方》提出："凡治口疳……如有紫肿处，用三棱针刺其毒血。"并详述口疳日久的内服外敷法及食忌，强调乳母之禁忌，其曰："乳母忌食辛热发毒之物。"患儿禁忌为"忌食诸般发毒、动风、辛热之物"。针刺四缝穴为继承至今的小儿治疳之法，起源于明朝董宿撰、方贤增补的《奇效良方》，书中记载：用三棱针针刺四缝穴治小儿猢狲痨等证，现代医家认为疳证与缪希雍所著《先醒斋医学广笔记》中痨疳的临床表现类似，考虑可能猢狲痨与疳证是同出一病。四缝穴具有疏通经络、调和脾胃的作用，可助运气血，又因小儿脏气清灵，用之可效。明代杨继洲《针灸大成》在杨后山之子疳积案中针膻中、灸章门，运肝脾之气，散消积块，结果积化而形体渐盛，疳疾之症痊愈，并曰："牙疳蚀烂，承浆（针灸皆可）。"并在"小儿针"中指出治小儿疳瘦脱肛者，灸尾闾骨上三寸陷中，并在三伏正午时用杨汤水洗浴；治小儿身赢瘦者，灸章门。

（2）推拿疗法：治疗小儿疳证推拿手法以运脾开胃，清热降火，消食导滞为原则。捏脊为治疗小儿疳证的常用方法，晋代葛洪在其《肘后备急方·治卒腹痛方》中对此手法作了详尽的描述："拈取其脊骨皮深取痛引之，从龟尾至顶乃止。未愈，更为之。"后世医家认为此法治疗疳证效果显著，认为可广为其用，但消瘦甚者不可用之。明代杨继洲《针灸大成》在治口内走马疳中曰："牙上有白泡，退六腑、分阴阳各一百，水底捞月、清天河水各三十，凤凰展翅，先推，后用黄连、五倍子煎水，鸡毛口中洗。"又曰："脾土曲补直为推，饮食不进此为魁。"清代张振鋆《厘证按摩要术》在关于疳疾的内容中记载："分阴阳（二百遍），推三关（一百遍），退六腑（一百遍），推脾土补清（各二百遍），推肾水（一百遍），揉肚（一百遍），摩脐左右旋（各一百遍）。"

（3）敷贴法：宋代滕伯祥所著《走马急疳真方》中阐述治疗口疳针刺后，用二圣散干敷患处，并曰："若疳延于上腭，用绿袍散敷之……或用圣饼子贴于足心，男左女右，以帛扎定。"清代鲍相璈在《验方新编》中记载治小儿诸般疳证用观音救苦膏贴肚脐，口疳贴牙床。

（4）吹鼻法：宋代较为流行，因其病因及症状不尽相同，则选方用药亦有差异，清代《幼幼新书》以专章论述，书中归总《颅囟经》《太平圣惠方》，记载了20余种吹鼻方，大都强调药后若嚏则吉，不嚏为凶，使用方剂如青黛散、益脑散、定命通顶散方、吹鼻散方、吹鼻蝉壳散方、吹鼻散方等。

小儿疳证虽内容庞杂，但临证特点显著；因称恶候，故亦要谨察慎医；索源溯流，总结前人之经验，以资临床借鉴参考研习，弘广其用。

（鞠丽丽　韩洁茹）

夜啼源流考

夜啼，首见于隋代巢元方《诸病源候论》。古往今来，关于夜啼的论述十分繁芜，现从病名、病因病机、证候分类及治疗入手，对历代重要医籍中关于夜啼的内容进行系统梳理。

（一）病名

小儿夜啼是婴儿期常见的睡眠障碍之一，是指小儿白天能安静入睡，但入夜则啼哭不安，或时哭时止，或定时啼哭，甚则通宵达旦，或伴有惊恐状，多见于1岁以内婴幼儿。综合分析夜啼诸多称谓的历史，可归纳为以下两种分类命名方法。

1. 以病因病机分类命名

本病多为其他疾病伴随症状，如发生于惊风、胎风、客忤、积滞、母乳染疾、腹痛、重舌口疮、鹅口疮、痘疮等疾病之后。隋代巢元方在《诸病源候论》中提及"惊啼"，又名胎惊夜啼。由于肝气未充，胆气怯而易惊，引起啼哭惊惕。如包裹衣着不当，感受风寒，或哺乳不当，饮食不节，也会引起啼哭惊惕。另提到"小儿有躽啼"，认为小儿在胎时其母伤于风冷，邪气入于胞宫，伤于脏腑，出生后邪犹在儿腹内，邪动与正气相搏则腹痛，故儿躽张蹙气而啼也。南宋陈言《三因极一病证方论》提及"小儿夜啼……三曰重舌口疮，四曰客忤。"包括重舌口疮啼和客忤啼。元代曾世荣《活幼心书》言："夜啼者，有惊热夜啼，有心热夜啼，有寒疝夜啼，有误触神祇夜啼。"明代王肯堂《幼科证治准绳》云："小儿有惊啼，有夜啼，有躽啼。"明代官修《普济方》谈及十啼："惊啼、夜啼、躽啼、盘肠气吊啼、惊风内吊啼、胎寒胃冷啼、胎热伏心啼、心腹刺痛啼、邪干心痛啼、乳食作痛啼。十者大同而小异。"

2. 以病性分类命名

南宋陈言《三因极一病证方论》载有"小儿夜啼有四证：一曰寒，二曰热"，此处提及寒啼、热啼。清代沈金鳌《幼科释谜》云："钱乙曰：小儿惊啼者，谓睡梦中忽然啼而惊觉，邪热乘心也，安神丸。寒夜啼者，脾脏寒冷，当夜阴盛之时相感，故痛而啼也……热夜啼者，腹热痛，夜啼面赤，唇焦便赤。"提及寒夜啼和热夜啼。

（二）病因病机

夜啼常伴发于多种疾病的发病过程中，其病因病机多而杂，经整理概括为外感寒邪、母乳染疾、触犯禁忌、人物客忤、重舌口疮、惊气传脏、胎寒致啼、胎热致啼、心火热盛、瘀血内停、阴盛脏冷和心气不足 12 类，现分别论述如下。

1. 外感寒邪

《三因极一病证方论》曰："寒则腹痛而啼，面青白，口有冷气，腹亦冷，曲腰而啼，此寒证也。"认为外感寒邪入于体，小儿因腹痛而曲腰夜啼。明代汪机《石山医案》治疗一初生未满一月小儿，往观春戏时，感受风寒以致即啼不乳，时发惊搐。其认为"小儿初生，血气未足，风寒易袭，此必风邪乘虚而入也"。风邪侵袭致惊搐而发夜啼。清代张振鋆《厘正按摩要术》云："惟有水湿风冷之气，入于脐中，儿必腹胀脐肿，日夜啼叫，此脐风之初发也。"认为小儿啼哭乃因水湿风冷之气入体。

2. 乳母染疾

魏晋陈寿《华佗论》云："乳气寒虚冷，令故便青而啼。"小儿夜啼为乳气虚寒所致。元代朱丹溪《格致余论》云："病气到乳，汁必凝滞，儿得此乳，疾病立至……或为夜啼。"认为乳母若乳汁通畅，通过哺乳则小儿安和，若病气到乳，通过哺乳则小儿病至，随证治母，母安儿亦安。明代王肯堂《幼科证治准绳》引《宝鉴》云："凡乳母动气，则为气乳，令儿面黄白，乳哺减少，夜啼，睨乳。"认为气乳可致夜啼。再云："乳母淫佚，情乱乳儿，令吐泻身热，啼叫如鸦，不治。"认为乳母淫乱，通过哺乳会致小儿夜啼。

3. 触犯禁忌

《诸病源候论》载："然亦有犯触禁忌，亦令儿夜啼，则可法术断之。"认为小儿夜啼为触犯禁忌所致。《活幼心书》曰："有误触神祇夜啼……误触神祇者，面色紫黑，气郁如怒，叫时若有恐惧，及睡中惊惕。两手抱母，大哭不休，此误触禁忌神祇而得。或因恶祟所侵，盖婴孩目有所睹，口不能言，但惊哭无时，指纹俱隐，故玉环集云：忽然两手形无见，定知唐突恶神灵。"认为误触神衹或是恶祟侵袭，小儿惊恐不能言，故而夜啼。《神灸经纶》言："一小儿夜啼……或触犯禁忌，状若鬼祟者亦有之。"亦认为夜啼为触犯禁忌所致，不仅啼哭，且症状如鬼祟入体。

4. 人物客忤

《三因极一病证方论》曰："客忤者，见生人气忤犯而啼也。"《明医指掌》云："不禁生人，或异物触忤，便有口噤、客忤、惊啼、厥逆之变。"均认为小儿神气未定，如骤见生人、突闻异声、突见异物，而引起惊吓啼哭，甚或面色变异。

5. 重舌口疮

《三因极一病证方论》言："若重舌口疮，则要乳不得，口到乳上即啼。"认为若小儿重舌口疮，以致不能吮乳，吮乳即痛以致啼哭。

6. 惊气传脏

《幼幼新书》引《小儿形证论》五脏惊传候之三言："脾脏惊风，令儿夜啼，白日多睡。"《幼幼新书》云："四惊邪入肾。赵氏云：令儿忽然面上黑色，恶叫咬人，故惊啼也。"《幼幼新书》引《惠眼观证》言："夜啼至晓，是惊气传心……恶声啼叫，是惊气在肾。"总结可认为惊气入于心、脾、肾，会导致夜啼。

7. 胎寒致啼

《活幼心书》云："有寒疝夜啼……有遇黄昏后至更尽时，哭多睡少，有啼声不已，直到天明，乃胎中受寒，遇夜则阴胜而阳微，故腰曲额汗，眼中无泪，面莹白而夹青，伏卧而啼，入盘肠内吊之证，名为寒疝。"认为小儿因为在母体中即受寒，加上夜晚阴盛，发生腹痛急症，并发夜啼。《幼科证治准绳》引《诸病源候论》言："婴儿初生，百日内，觉口冷腹痛，身起寒栗，时发战栗，曲足握拳，昼夜啼哭不已，或口噤不开，名曰胎寒。"认为初生婴儿夜啼多是在胎时其母因胎寒腹痛而致，或产妇喜啖甘肥生冷时果，或胎前外感风寒暑湿所致，治以凉药，内伤胎气。又引《万全方》云："又有胎寒而啼者，此儿在胎时已受病也，其状肠胃虚冷，不消乳哺，腹胀下痢，颜色青白，而时或啼叫是也。"认为夜啼乃胎中受寒所致。《神灸经纶》载："一小儿夜啼，有脾寒……入夜属阴，阴胜则脾藏之寒愈威，脾为至阴，喜温而恶寒，寒则腹中作痛，故曲腰而啼，其候面青白，手腹俱冷，不思乳食，是为脾寒，亦曰胎寒。"认为小儿夜啼的发生乃脾寒所致，也叫作胎寒。

8. 胎热致啼

明代万密斋《育婴家秘》言："胎热者，母娠时喜食辛热煎炒之物，或患热病，失于清解，使儿受之。生后……或时啼叫。"认为其母若妊娠时喜食热，或患热病未解，小儿出生后或会夜啼。《普济方》曰："夫胎热伏心啼者，由母妊娠之时恣食辛酸，多味炙煿，厚衣焙服，热气熏蒸，触入胎中，致五味毒热，伏于经，令儿恍惚，风邪暴伤，令儿惊啼，面赤唇红，时时啼叫，是胎热伏心故也。"补充了胎热的原因，并认为其热主要在心。《脉义简摩》云："胎热则有牙疳夜啼。"胎热出现疳证以致夜啼。

9. 心火热盛

《圣济总录》言："若心气不和，邪热乘之，则精神不得安定，故暴惊而啼叫也。"认为心藏神，神安则脏和，则小儿夜得稳眠，若心气不和，则神不安定，则夜啼。《三因极一病证方论》载："热则心躁而啼，面赤，小便赤，口中热，腹暖，啼时或有汗，仰身而啼，此热证也。"认为夜啼乃小儿心火燥热所致。《活幼心书》曰："夜啼者，有惊热夜啼……惊热者，为衣衾之厚，或抱于极暖处久坐，致生烦闷，邪热攻心，心主神，神乱则惊，心与小肠为表里，故啼泣而遗溺者是也。"认为居于暖热之处，心生烦闷，邪热攻心，神乱而啼。又云："夜啼者……有心热夜啼……心热者，见灯愈啼，面红多泪，无灯则稍息，盖火者阳物也，心热遇火，两阳相搏，才有灯而啼甚，故经曰，火疾风生，乃能雨。此其义也。"心热夜啼者夜晚上灯则啼，乃是因为心热与灯火两阳相搏，故而见灯啼甚，熄灯稍息。《丹溪心法》言："小儿夜啼，此是邪热乘心。"元代危亦林《世医得效方》载："面红眼赤，惕惕夜啼，则惊邪入心。"均认为夜啼为邪气入心所致。《明医指掌》曰："凡血热之证……日夜啼哭""多啼多怒的系热毒壅遏"。痘疮之后血热，乃至热毒壅盛会致夜啼。《幼科证治准绳》引《万全方》云："夫惊啼者，由风邪乘心，脏腑生热，热则精神不定，睡卧不安，故惊啼。"认为风邪入心，心火旺盛以致惊啼。

10. 瘀血内停

清代王清任《医林改错》载："何得白日不啼，夜啼者？血瘀也。"认为瘀血内停可致小儿夜啼昼不啼。

11. 阴盛脏冷

《诸病源候论》云："小儿夜啼者，脏冷故也。夜阴气盛，与冷相搏则冷动，冷动与脏气相并，或烦或痛，故令小儿夜啼也。"及北宋官修《圣济总录》言："天之阴，阴中之阴也，夜为阴盛之时，凡病在阴者，至夜则邪气亦甚，婴儿气弱，腑脏有寒，每至昏夜，阴寒与正气相击，则神精不得安静，腹中切痛，故令啼呼于夜，名曰夜啼。"元代朱震亨《丹溪心法》载："夜啼，小儿脏冷也。阴盛于夜则冷动，冷动则为阴极发燥，寒盛作疼，所以夜啼而不歇。"均认为小儿夜啼是因为夜晚阴盛冷动入脏而致。明代皇甫中《明医指掌》曰："脏寒不乳，夜间啼""过凉则脏冷，便有夜啼、腹痛、泄利、盘肠内癎之疾"。《幼科证治准绳》引《万全方》云："夜啼者，脏冷也，夜则阴盛，阴盛相感，痛甚于昼，故令夜啼。"又云："其躯啼者，由腹中痛甚，儿身躯张，气蹙而啼也。"均认为夜间啼哭乃脏冷腹痛所致。清代魏之琇《续名医类案》言："夜啼者，小儿筋骨血脉未成而多哭，脾脏冷而痛也。"认为小儿夜啼是因其血脉未成，脾脏冷痛所致。清代吴亦鼎《神灸经纶》载："一小儿夜啼，有脾寒。"认为脾为至阴之脏，再加夜晚阴盛，脾阴更盛，出现腹痛而啼哭之症。清代周学海《脉义简摩》曰："夜啼，有因腹冷痛者。"亦认为夜啼是由腹冷痛所致。

12. 心气不足

明代刘纯《医经小学》云："心气不足，遇人客或物，则怵而惊，脾脏冷而痛，多夜啼。"认为客忤夜啼多为心气不足所致。明代张介宾《景岳全书》言："若阴盛阳衰，心气不足，至夜则神有不安而啼叫者。"心虚神乱则夜啼。《神灸经纶》载："一小儿夜啼……究其所，自多由心气之不足。"认为心气不足会致小儿夜啼。

（三）证候分类

历代医家对夜啼证候分类的表述有：①饮食积滞；②惊恐伤神；③脾寒气滞；④心肝脾热；⑤心经积热。

（四）治疗

夜啼治法十分繁芜，经过对古代医籍文献的整理，现执简驭繁，将治法概括为以下两大类，兹分述如下。

1. 辨证论治

（1）安神开窍：《圣济总录》记载"麝香散"治小儿夜啼不止，面青腹胀，是中客忤。麝香辛温，开窍，辟秽以安神止夜啼；"伏龙肝丸"治小儿夜啼。方中丹砂、麝香开窍安神，伏龙肝温中；"莲心散"治小儿夜啼，其中石莲心、丹砂可安神。《活幼心书》云："有误触神祇夜啼……治法先解其表，宜百解散，次驱邪镇心，用苏合香丸、琥珀抱龙丸，投之自效。"以苏合香丸、琥珀抱龙丸开窍安神。《世医得效方》记载"大安神丸"，又名大惊丸，治心热夜啼，烦躁。本方安神、定志、去惊；"安神丸"，治外客忤犯夜啼。另载治疗触犯禁忌夜啼方，以苏合香丸，或以醋炭熏安神。明代万表《万氏家抄济世良方》言："惊哭夜啼，当以镇心为要。"认为由受惊而致夜啼者当安神镇心。《普济方》载："身热夜啼者。宁眠膏、大青膏、苏香丸、琥珀散。身凉夜啼者。安神补膏、钩藤膏、琥珀散、苏香丸。"《续名医类案》曰："惊啼者，邪气乘心也，当以安神丸主之。"以安神丸安神。清代田间来是庵《灵验良方汇编》用朱砂写"甲寅"二字，贴床头即止。以朱砂安神。

（2）清热

1）清热镇惊：《神农本草经》记载柞（蚱）蝉"主治小儿惊痫，夜啼"。清代陈修园《神农本草经读》解释说"蚱蝉日出有声，日入无声，故止夜啼也"。认为蚱蝉昼叫夜止，故止夜啼。《神农本草经》另记载白僵蚕"主治小儿惊痫，夜啼"。《神农本草经读》解释说："僵蚕气平为秋气，味辛为金味，味咸为水味，禀金水之精也。治夜啼者，金属乾而主天，天运旋转，昼开夜阖也。"认为白僵蚕之气味，顺和天运，故止夜啼。

《小儿药证直诀》记载"蝉花散"治惊风、夜啼、咬牙、咳嗽及疗咽喉壅痛。方中蝉花、白僵蚕清热息风，延胡索行气活血，炙甘草调和诸药；"蝉蜕钩藤散"治肚痛惊啼，方中钩藤、天麻、蝉蜕清热平肝，茯苓、白芍、灯心安神，川芎活血，甘草调和诸药；"钩藤散"治夜啼，方中钩藤钩清热安神，茯神、茯苓安神，川芎、当归补血活血，木香行气，甘草、姜、枣调诸药。

《圣济总录》记载"真珠丸"治小儿惊啼及夜啼不止；"龙齿丸方"治小儿惊啼及夜啼；"牛黄丸"治小儿惊啼；"龙角丸"治小儿惊啼五惊；"蛇黄散"治小儿风热惊啼；"千金汤"治小儿因客忤惊啼；"虎睛丸"治小儿惊热多啼，不吃乳；"清神散"治小儿惊热啼叫，睡卧不安；"青金丸"治小儿体热，忽发吐逆，夜多惊啼，或泄或秘，变成慢惊，或为疳疾，定搐搦，疗疳虫，坠涎痰，安心神；"鸡脑丸"治小儿夜多惊啼，欲成痫候；"雀屎丸"治小儿痫候苔寒，舌下聚唾，夜啼不止；"升麻汤"治小儿惊啼，乳不消化；"代赭丸"治小儿惊啼，鸡鸣即止，手足搐搦；"桃红丸方"治小儿惊啼，眠睡不稳；"猪屎浴方"治小儿夜啼。

《世医得效方》记载"蝉蜕散"治惊风天钓、心热、夜啼、惊痫。方中蝉蜕清热息风，荆芥穗解表清热，黄芩清心热，蝎梢、大黄清热解毒，甘草调和诸药。《普济方》记载"决明子丸"治小儿冷热无辜疳，或时夜啼。马蹄决明子清肝镇惊。明代武之望《济阴纲目》曰："鸡粪涂儿脐中，极佳，男雌女雄。"鸡屎白清热解毒。《济阴纲目》言："儿月内啼者，用真牛黄、飞辰砂极细末各五厘，涂儿舌上，立止。"方中牛黄清热解毒，辰砂安神。明代龚廷贤《鲁府禁方》载"夜安一粒金"，治小儿夜啼，立安。方用牛黄研极细，用乳汁调灌咽下。牛黄清热镇惊。明代秦昌遇《幼科医验》记载一未及周岁小女案，身热夜啼，时多烦躁，多汗神昏，不省人事，兼之痰涎壅塞，惊之兆也。认为该小儿体内有积痰，外感风寒所致。宜清火散风平肝，方用紫金锭清热镇惊。汪机《痘治理辨》记载"蝉蜕散"可用治夜啼，认为"小儿伏所蕴热毒，蝉蜕咸寒可以制之。况有感暴风寒，作热客于表者，蝉蜕亦治风毒充于皮肤，瘙痒不止"。明代王宗显《医方捷径指南全书》中的《小儿诸病对症用药歌》中提到"夜啼猪乳四君和"。其中猪乳膏治小儿上半夜惊啼，此乃胎中受惊所致，急可用此。《万氏家抄济世良方》提到"金箔镇心丸"解热退惊、安神、除烦躁、可退夜啼。另载"小儿安神丸"治小儿夜啼，惊怖。清代王士雄《王孟英医案》载一小儿"患微热音嗄，夜啼搐搦"，孟英用蚱蝉三枚，煎汤饮之，"取其清热熄风，开声音而止夜啼"。

2）清热化痰：东晋陈延之《小品方》言："治小儿夜啼，一物前胡丸方。"前胡疏散风热、降气化痰，做蜜丸如大豆大，渐加以瘥为度。北宋唐慎微《证类本草》载"井口边草""主小儿夜啼，着母卧席下，勿令母知"。井口边草清热利湿。《圣济总录》记载"半夏丸方"治小儿腹中猝痛，啼呼闷绝。《世医得效方》载若夜啼，可以灯心、薄荷、灶心土煎汤送下"小惊丸"，小惊丸清热化痰，开窍定痫。

3）清热凉血：《小品方》记载："马骨烧灰和油，敷小儿耳疮、头疮、阴疮、瘰疬有浆如火灼。敷乳头饮儿，止夜啼"。马骨甘凉，清热凉血解毒，治因疮疡而致夜啼者。北宋《太平圣惠方》云："治小儿夜啼及惊热，犀角散方。"其中犀角具有清热、凉血、定惊、解毒的功效，天麻、钩藤平肝潜阳息风，人参安神，黄芩清热解毒，甘草调和诸药。

4）清心养阴：《小儿药证直诀》记载"花火膏"治热证心躁夜啼。方中灯花一棵以清心热、通小便，涂乳上，令儿吮之。后世亦有记载灯花治夜啼的方剂，如《济阴纲目》"初生夜啼，用灯花烧灰涂乳，或用灯花四五丸捻烂，以灯心汤化下，即安。"《圣济总录》记载"黄芩散"治小儿心热惊啼。方中黄芩、竹叶清心热，人参健脾。《世医得效方》记载"导赤散"，治心燥啼，仰身而啼，至晓方息。《丹溪心法》治疗邪热乘心型小儿夜啼，用黄连、竹叶清心火，人参、甘草补土。又载法治夜啼不止，潜取捕鸡窠草一握，置小儿身下。《活幼心书》曰："夜啼者，有惊热夜啼……治法遏热镇心，则自安矣。"用百解散、牛蒡汤、三解散清热镇心。又云："夜啼者，……有心热夜啼……宜凉心安神。"用百解散，或五苓散加黄芩、甘草，水煎服，次牛蒡汤、三解散及琥珀抱龙丸以凉心安神。《普济方》以"猪苓汤"治邪热在心，炎上焦哭，仰身而啼，烦躁畏灯火。另载"芝灯汤"治小儿热证，心燥夜啼。以乳汁送下研细的芝麻清油、灯花。汪机《医学原理》提及"夜啼汤"治小儿夜啼。认为乳哺小儿，真阴未长，内多火热，邪热乘心，由是躁烦啼哭。法当泻心火热为要，是以用黄连、竹茹、生草泻火清热。

（3）活血化瘀：《小品方》言："治少小夜啼，至明即安寝，夜辄啼，芎䓖散方。"方中川芎活血，白术、防己健脾祛湿。《圣济总录》另载"芎䓖散"，方中用人参易白术增强健脾之功。又载"立效散"治小儿夜啼。方中乳香通经活血，灯花温中。及治小儿夜啼不止方，方中以刘寄奴、地龙活血，甘草调诸药。《普济方》载"斩邪丹"，治小儿惊积内瘀，时发肚疼，夜啼惊叫。方中乳香、没药活血，舶上茴香温中，木香行气，钩藤平肝。清代王清任《医林改错》曰："何得白日不啼，夜啼者，血瘀也。此方一两副痊愈。"以血府逐瘀汤治疗瘀血内阻型夜啼，以活血化瘀。

（4）温脾散寒：《华佗神方》记载："四交道中土、灶下土，上二味各等分为末，敷之。"伏龙肝温中，可治夜啼。《圣济总录》记载"五味子汤"治小儿夜啼不安，此由腹痛，故至夜辄剧，状似鬼祟；"桂心汤"治小儿夜啼腹痛，状如鬼祟；"黄芪丸"治小儿夜啼不止，腹中疗痛。宋代太医局《太平惠民和剂局方》载"助胃膏"健脾益胃、温中理气，主治小儿脾胃虚弱，乳食不进，腹胁胀满，肠鸣泄泻，吮乳便青，或时夜啼，胎寒腹痛。《三因极一病证方论》记载"蒜丸"治冷证腹痛夜啼。大蒜温中健胃，用慢火煨香熟，取出细切，稍研，日中或火上焙半干；乳香通经消肿，两药研匀，丸如芥子大，以乳汁送下。《万氏家抄济世良方》曰："多啼不止，还宜暖胃为先……面黄身冷，日夜啼号腹痛也，宜调其脾暖其胃，其疾自除。"认为治疗夜啼当温胃散寒。另载"乳头散"治小儿寒痛，夜啼。方中黄芪、当归、甘草、赤芍、木香共奏益气健脾、散寒止痛之功。《续名医类案》云："夜啼者，小儿筋骨血脉未成而多哭，脾脏冷而痛也。当与温中药，或花大膏主之。"认为因脾脏冷痛出现的腹痛夜啼，宜服用温中药治之。

（5）温肾散寒：《圣济总录》记载"硫丹丸"治小儿夜啼。方中硫黄补火助阳，归肾经，铅丹镇惊。《活幼心书》言："有寒疝夜啼……治法去宿冷，温下焦。"用白芍药汤、乌梅散及冲和饮加盐炒茱萸，茴香，水姜煎服，及钩藤膏治之亦佳。

（6）培土生气：《小儿药证直诀》中以"六神散"治面青啼哭，口出气冷，或泄泻不乳。方中人参、白术、茯苓益气健脾渗湿，山药健脾益气兼能止泻，白扁豆助白术、茯苓以健脾渗湿，甘草健脾和中，调和诸药。综观全方，补益脾胃，兼以渗湿止泻，则诸症自除。又载"当归汤"治小儿夜啼者，脏寒而腹痛也。方中人参益气健脾，陈皮行气，当归、白芍药养血，桔梗宣肺利气、通调水道，甘草健脾和中、调和诸药，共为佐使。全方补中气，行气滞。明代王宗显《医方捷径指南全书》中的《小儿诸病对症用药歌》中提到"夜啼猪乳四君和"。其中四君子汤治小儿下半夜惊啼不止，及虚寒所致之腰曲内钓，手足抽搐。《石山医案》记载一小儿惊痫夜啼之病案，认为乃"小儿初生，血气未足，风寒易袭，此必风邪乘虚而入也"。因风喜伤脾，故"其治在脾。脾土不虚，则风邪无容留矣"，煎独参汤补脾治之。

2. 其他疗法

（1）针灸疗法：《太平圣惠方》曰："小儿夜啼。上灯啼，鸡鸣止者。灸中指甲后一分中冲穴一壮，炷如小麦大。"灸中冲穴治疗夜啼。南宋王执中《针灸资生经》云："百会，疗小儿惊啼，又疗多哭。水沟，治乍哭。"以百会治疗惊啼。张介宾《类经图翼》记载治心气不足型夜啼，灸中冲（三壮）。明代杨继洲《针灸大成》言："夜啼：灸百会三壮。"灸百会治疗夜啼。又载承浆、两眉二穴治疗夜啼，"承浆青色食时惊，黄多吐逆痢红形，烦躁夜啼青色吉，久病眉红死症真"。

（2）推拿疗法：《针灸大成》言："夜啼惊……一推三关二十，清天河二百，退六腑一百，分阴阳、清肾水、水底捞月各五十。"清代李学川《针灸逢源》云："掐总筋过天河水。清心经治口疮潮热、夜啼。"

综上所述，系统整理历代医家对夜啼的认识、见解与治疗方法，收获颇多，望对临床医家有启迪作用。

（孟　璐　韩洁茹）

惊风源流考

"惊风"是由多种原因及多种疾病引起的以颈项强直、四肢抽搐，甚至角弓反张，或意识不清为特征的疾病。唐代以前，"惊风"一证多与痫证统称为"痫"；宋代官修《太平圣惠方》开始将惊风与痫证区别开，并创急惊风、慢惊风之病名；钱乙《小儿药证直诀》提出急惊、慢惊的病因病机及治则治法。小儿惊风是古代儿科四大证之一，病情危重，发病率高，传变迅速，故从病名、病因病机、证候分类、治疗入手，对历代医籍中惊风的相关病证论述进行整理研究颇有意义。

（一）病名

各医家对于小儿惊风的认识，经历了从"痫"到"惊风"的演变过程。春秋战国至隋唐时期，"小儿惊风"称作"痫""惊痫""阴阳痫"等，按照病因病机不同分为"风痫""惊痫""食痫""热气惊痫"等。唐代《黄帝明堂灸经》中记载了"缓惊风"和"急惊风"，曰："小儿缓惊风，灸尺泽各一壮，在肘中横纹约上动脉中，炷如小麦大""小儿急惊风，灸前顶一穴，三壮。在百会前一寸。若不愈，须灸两眉头及鼻下人中一穴，炷如小麦大"。但该书仅载灸法，未言其他。宋金元时期，"惊风"与"痫"并存，同指小儿惊风。宋代官修《太平圣惠方》开始将惊风与痫证区别开，又将惊风分为急惊风和慢惊风，其书列有"治小儿慢惊风诸方"和"治小儿急惊风诸方"两节，记述了急慢惊风的病因病机、证候特点和治法方药，但其命名的含义与后世有所不同。钱乙《小儿药证直诀》提出了急惊、慢惊病因病机及治则治法，并为后世医家广泛接受和沿用。刘昉《幼幼新书》首次全面收集整理儿科惊风文献，并保存大量古医籍佚文，补充完善了钱乙小儿惊风学说，其载古医籍《玉诀》《石壁经》《惠眼观证》中出现"惊风""急惊风""慢惊""慢脾风"和"急慢惊风"病名。明代楼英《医学纲目》提出小儿"痫"代表小儿"癫痫病"，使小儿惊风与小儿痫病名称明确区分。自明代起，小儿"惊风"之称逐渐取代小儿痫病，取得主导地位。"痫"也逐渐由小儿惊风之义转指癫痫，但是至明清仍有部分书籍沿用隋唐时期的称谓，阐述其因机证治。后世医家亦有称之为"痉"，清代吴瑭《温病条辨·解儿难·湿痉或问》言："且俗名痉为惊风，原有急慢二条。所谓急者，一感即痉，先痉而后病；所谓慢者，病久而致痉者也。"

"惊风"一词，各医家对其有不同的见解。明代万全《片玉心书·惊风门》指出："惊自是惊，风自是风，要分别明白，不可混治。"其认为惊与风为两种证，病因病机、证候及治法均不相同。后至清代，诸多医家对其进行辨析，如清代喻嘉言《尚论后篇》曰："小儿初生，以及童幼，肌肉、筋骨、脏腑、血脉俱未充长，阴则不足，阳实有余。不比七尺之躯，阴阳交盛，惟阴不足，阳有余也。故身内易于生热，热盛则生痰、生风、生惊，亦所时有。彼当日若以四字立名，曰热、痰、风、惊，则后人不炫，乃以四字难呼，节去二字，曰惊风。"其指出"惊风"一词来源于其四大证的简称。叶桂《叶选医衡·惊风论》对惊风的解释与喻嘉言相同，文言"热甚则生痰生风生惊，亦所恒有，设当日直以四字立名，曰热痰风惊。则后人不炫，因四字不便立名，乃节去二字，以惊字领头，风字煞尾，使后人不能解，遂以为奇特之病。"陈复正《幼幼集成·惊风辟妄·辨明致妄之由》曰："在伊当日，或适因婴儿伤寒病痉，乍有反张搐搦之态，故偶立惊风之名，亦犹方脉中之惊悸、惊惕、惊慌等类，初亦未尝即欲以此两字示法来兹，而门人继述不善，遂以惊字为惊吓之惊，风字即惊字之变文，观幼科书中，凡青为风者，皆曰青为惊可知矣。谬为小儿之病，悉由惊而生风。误以伤寒无汗之表证为急惊，以伤风自汗之解肌证为慢惊，以脾败胃伤竭绝之证为慢脾。"其指出"惊风"一词为偶然提出，并无其他之意。

经整理文献，综合分析惊风诸多称谓及其历史，可归纳为以下五种分类命名。

1. 以病因病机分类命名

以病因病机命名的称谓多为唐代以前医家提出，并与痫连用。"惊痫"见于《神农本草经·中品药·柞蝉》，文曰："主治小儿惊痫，夜啼，癫病，寒热。"隋代巢元方《诸病源候论·小儿杂病诸候·惊痫候》言："惊痫者，起于惊怖大啼，精神伤动，气脉不定，因惊而发作成痫也。"此外《神农本草经》提出"热气惊痫"的病名，表示小儿由发热而致的急惊风。《神农本草经·上品药·龙骨》曰："主心腹鬼注，精物老魅，咳逆，泄利脓血，女子漏下，癥瘕坚结，小儿热气惊痫。"明确小儿由于发热而致惊痫的病因。"寒热痫"之名，首见于《神农本草经》，指外感寒热而致的小儿急惊风。《神农本草经·果菜米谷有名无实·有名无实类药物·草木类》言："味甘，平，无毒。主治小儿寒热痫。一名地盖。生垣墙下，聚生赤，旦生暮死。一名朝生，疑是今鬼伞。""风痫"首见于《颅囟经》，用以表示小儿感受风邪所致的急惊风。《颅囟经·卷上·惊痫癫证治》曰："虎睛丸，治孩儿风痫，惊啼，不吃乳。"《诸病源候论·小儿杂病诸候·风痫候》认为风痫由受风引起，为小儿痫证之一，其言："风痫者，由乳养失理，血气不和，风邪所中；或衣厚汗出，腠理开，风因而入。初得之时，先屈指如数，乃发掣缩是也。"明代以后"小儿风痫"主要指"小儿癫痫"。"食痫"首见于《诸病源候论》，指小儿由饮食失宜而致的急惊风。《诸病源候论·小儿杂病诸候·痫候》将小儿痫病分为风痫、惊痫与食痫三种，文曰："诸方说痫，名证不同，大体其发之源，皆因三种。三种者，风痫、惊痫、食痫是也……食痫者，因乳哺不节所成。"《太平圣惠方·治小儿食痫诸方》补充了小儿食痫的定义，其言："小儿乳食不消，心腹结实，壮热烦闷，摇头反目，口吐涎沫，名为食痫。""热风痫"见于《外台秘要》，曰："刘氏疗小儿眠睡不安，惊啼不吃奶，虎睛丸方……小儿热风痫，以乳汁或竹沥研三丸服之，渐增以瘥为度。""风热惊痫"首见于《太平圣惠方》，指风热邪气所致的急惊风。《太平圣惠方·小儿惊痫》曰："治小儿风热惊痫，手足掣缩，日数发者，紫石英散方。""热痫"首见于《太平圣惠方》，指内有积热所致的小儿急惊风。《太平圣惠方·治小儿热痫诸方》曰："夫小儿热痫者，由气血不和，内有积热之所致也。凡小儿骨木轻软，肠胃细微，易为伤动。"

2. 以阴阳属性分类命名

（1）阳痫、阴痫：隋代巢元方《诸病源候论》首次提出"阳痫""阴痫"，阳痫相当于急惊风，阴痫相当于慢惊风。《诸病源候论·小儿杂病诸候·风痫候》云："又病先身热，瘈疭惊啼叫唤，而后发痫，脉浮者，为阳痫，内在六腑，外在肌肤，犹易治。病先身冷，不惊瘈，不啼唤，乃成病，发时脉沉者，为阴痫，内在五脏，外在骨髓，极者难治。"宋代阎孝忠《阎氏小儿方论·治法·治小儿急慢惊》言："小儿急慢惊，古书无之。惟曰阴阳痫。所谓急慢惊者，后世名之耳。"明代王肯堂《幼科证治准绳》曰："小儿急慢惊风，古谓阴、阳痫也，急者属阳，阳盛而阴亏。慢者属阴，阴盛而阳亏。阳动而躁疾，阴静而迟缓，皆因脏腑虚而得之。"

（2）阳搐、阴搐："阳搐""阴搐"首见于宋代《小儿卫生总微论方》，此相当于急、慢惊风，其曰"小儿发搐为急慢惊者，古书无有，惟曰阴痫阳痫。所谓急慢惊者，乃后世名之也。以阳动而速，故阳搐曰急惊；阴静而缓，故阴搐曰慢惊，此阴阳惊痫发搐之别也。"

3. 以疾病急缓分类命名

唐代《黄帝明堂灸经》中记载了"缓惊风"和"急惊风"之名。《幼幼新书》言《玉诀》《石壁经》《惠眼观证》等多书载有"急惊""慢惊"之名，如《惠眼观证》论小儿惊候："急惊者，本内有风热，面色红赤。又因乳母不自调摄，酒食过度，或涌乳饮儿，或涎停膈中，或风感身内，故中此疾。遍身壮热，吊上眼睛，四肢搐搦，牙关不开……慢惊者，荣卫皆受邪气，面无血色，脏腑久冷，或泻或吐，或自惊扑因而成之。"宋代官修《太平圣惠方》将惊风与痫证区别开，并且把惊风分为急惊风和慢惊风，其书中"治小儿慢惊风诸方"和"治小儿急惊风诸方"两节，记述了急慢惊风的病因病机、证候特点和治法方药，但其命名的含义与后世有所不同，其慢惊风仍属于急惊风的范畴，只不过症状不如急惊风急暴凶险，症状上表现偏于虚弱而已。宋代钱乙《小儿药证直诀》中出现的"慢惊"实为当代小儿慢惊风之源头，其言："因病后，或吐泻脾胃虚损，遍身冷，口鼻气出亦冷，手足时瘛疭，昏睡，睡露睛。此无阳也，瓜蒌汤主之。"钱乙指出脾胃虚弱可导致慢惊风。明代张介宾《景岳全书·谟集·小儿则·惊风》言："惊风之要领有二：一曰实证，一曰虚证而尽之矣。盖急惊者，阳证也，实证也。乃肝邪有余而风生热，热生痰，痰热客于心膈间，则风火相搏，故其形证急暴而痰火壮热者，是为急惊。此当先治其标，后治其本。慢惊者，阴证也，虚证也。此脾肺俱虚，肝邪无制，因而侮脾生风，无阳之证也，故其形气病气俱不足者，是为慢惊。此当专顾脾肾，以救元气。虽二者俱名惊风，而虚实之有不同，所以急慢之名亦异。"张介宾根据惊风之虚实分为急惊与慢惊，急惊者病候急暴而痰火壮热，应先治其标，后治其本；慢惊者脾肺俱虚，肝邪无制，应专顾脾肾以救元气。清代程文囿《医述》言："发搐者，幼科之一大证，诸书皆以急惊、慢惊名之。后世因其名，而重视惊字，每用金石镇坠之品以治惊，此非其治之误，乃名之不正也。盖小儿百病，皆可生惊。其名则同，其实则别。徒习其名，而不责其实，何以为治？按急惊、慢惊之称，非指病者而言，实指视者而言也。试详论之：急惊之来，先因于风，而生痰、生热，或热数日而发，或热一、二日而发，或发于仓卒之间，其来也急而惊人，故曰急惊。慢惊多因于吐泻之后，为土败木贼之证，其来也缓而难治，医家见之，无有不惊者，故曰慢惊。"指出急惊之命名，指对于视者而言，视者见本病来势急且使人惊，故称急惊；视者见本病缓而难治使人惊，故称慢惊。纵览各家之言，可见急惊风者起病急暴、属阳属实，慢惊风者病久中虚、属阴属虚。

4. 以病位命名

（1）慢脾风：最早见于宋代刘昉《幼幼新书》所引《玉诀》中。《幼幼新书》曰："《玉诀》小儿慢脾风候：是伤寒疹子，庸医未明表里，使即宣利脏腑，更使冷热药相通，故小儿发搐眼不倒，脾困极不醒，手足不收，此病但回阳醒脾调治方愈。若更吐泻，必定损命也。"明代鲁伯嗣《婴童百问》曰："脾风之候……盖由慢惊之后，吐泻损脾，病传已极，总归虚处，惟脾所受，故曰脾风。"提出脾风为慢惊发后，吐泻损伤脾，并且惟脾所受，故名为脾风。

（2）肝脏惊风、肾脏惊风、脾脏惊风、心脏惊风、肺脏惊风、慢肝风：宋代刘昉《幼幼新书》引《小儿形证论》之言，其曰："五脏惊传候：一肝脏惊风，令小儿非时窜上眼睛，手脚冷。二肾脏惊风，令儿啮齿，面色赤。三脾脏惊风，令儿夜啼，白日多睡。四心脏惊风，令儿发心热，四肢逆冷。五肺脏惊风，令儿口内热喘，出气细微。五脏惊邪，皆因惊风传受。缘初惊有涎，涎在膈上不发，或即涎潮脏腑入惊邪也。日久不医，致传邪气入于心、肺，或传肝、脾、肾等也。"久病不医，病邪传入五脏，故而发生五脏惊风。此外，《幼幼新书》载有慢肝风之病名，其曰："孩儿眼涩羞明目，春不宜兮夏不通，秋被毒风伤肺得，次传肝肾别寻踪。先调五脏患方退，退得肝风便有功。盖为小儿元气壮，此名立号慢肝风。"

5. 以病症特点命名

（1）天钓、天吊：明代薛铠《保婴撮要》曰："天钓者，发时头目仰视，惊悸壮热，两目反张，泪出不流，手足搐掣，不时悲笑，如鬼祟所附，甚者爪甲皆青……内钓者，腹痛多喘，唇黑囊肿，伛偻反张眼尾赤，此胎中受风及外惊所致。"天钓、天吊，均为病证名，属惊风范畴。

（2）响惊、哑惊：清代程杏轩在《医述》中提出"响惊""哑惊"之病名，其曰："更有发热目窜，忽然抽掣啼叫者，俗名响惊，易治""壮热痰涌，抽掣无声者，俗名哑惊，难治"。

此外，清代医家骆如龙《幼科推拿秘书·推拿病症分类·二十四惊辨症秘旨》载有二十四种惊之名，为"胎惊""月家惊""脐风惊""锁心惊""急惊风""慢惊风""夜啼惊""呕吐惊""潮热惊""宿沙惊""担手惊""盘肠惊""撒手惊""水泻惊""天吊惊""内吊惊""弯弓惊""鸟鹊惊""马啼惊""鲫鱼惊""肚胀惊""蛇丝惊""鹰爪惊""急沙惊"。民国时期陈守真《儿科萃精》指出惊有"急惊，口眼歪斜，四肢搐掣，痰壅心迷，人事不省，谓肝经积热风火之证也""慢惊，面青唇白，四肢厥冷，人事昏迷，手足搐掣，眼翻痰壅，谓由大病之后，吐泻之余，脾土虚败，肝木无风而自动也""盘肠惊，气吼肚膨，饮食不进，人瘦体弱，肚起青筋，眼黄手软，大小便不通，肚腹疼痛，谓六腑有寒也""马蹄惊，四肢乱舞，头向上，谓因受风热被吓之症也""鲫鱼惊，口吐白沫，四肢摆动，嘴歪常搭，眼翻白，谓胃经有风，脾经有寒也""摆手惊，两眼向上，四肢反后，或两手垂下，眼黄口口，人事昏沉，谓因水唬，掐之觉痛者治之，不痛不治""宿沙惊，日轻夜重，到晚昏迷，口眼歪斜，四肢掣跳，黑鼻气凝，谓脾肾有寒之证也""内吊惊，两眼迷闭，哭声不止，面青眼黄，手眼望内掣者，谓肺经受寒症也""天吊惊，眼向上，哭声号，四肢掣，口眼㖞斜，鼻流清水或衄血，谓肺经受风，或食后感寒而成也""弯弓惊，头仰后，四肢向后，眼翻或闭，腹胀，哭声不止，谓肺受风积痰所致也""蛇丝惊，口中拉舌，肢冷而掣，哭声不出，谓心经有热，睡中食乳口角入风也""鹰爪惊，两手抓人，捻拳咬牙，手望下，口望上，身寒战，谓被吓伤乳，心有风热也""乌沙惊，四肢掣跳，口唇青黑，肚胀青筋，谓脏腑受寒之证也""乌鸦惊，手足掣跳，口眼俱闭，大叫一声，形状呆滞，谓心有热有痰也""锁心惊，口吐沫，鼻流血，四肢软，好吃冷物，眼白不哭，谓心肝经有热，火盛痰壅之证也""撒手惊，翻眼咬牙，手足一掣一不动，谓心经被风吓，先寒后热，有痰之证也"共十六个病名，其余有胎惊、月家惊、潮家惊、脐风惊、呕逆惊、泄泻惊、膨胀惊、夜啼惊、看地惊、飞大惊、擗地惊、马路惊、瞌睡惊、饕餮惊，但并未详明。又云："惊之命名虽多，究不越急慢惊之范围"，而且惊之病名虽多，但类似雷同，误药误儿。同时期吴克潜所著《儿科要略》指出："尝考惊风之立名，其初不过就其病状，信手拈取，既未探其病源，亦未明定范围，故于惊啼作哭，名之曰惊，手足抽掣，亦名之曰惊，谵语闷乱，名之曰惊，角弓反张，亦名之曰惊，痰涌喘急，名之曰惊，目疼斜视，亦名之曰惊，其证既非尽因惊得，亦非悉由风来，以其形之似惊而状之如动风者，则概加以惊风二字，于是世俗之医，遂妄立七十二种之名，以炫世而欺人，狂药乱治，误人不浅。其实即以所谓手足抽掣，角弓反张之惊风而论，亦只有虚实二种，实证即急惊风，虚证即慢惊风是也。"总结惊风病名虽多，但不要被其繁多之名误导，惊风总分虚实二种，实证为急惊风，虚证为慢惊风。

四证八候为惊风的证候特点，元代曾世荣《活幼心书·明本论·拾遗·明小儿四证八候》曰："四证者，惊、风、痰、热是也。八候者，搐、搦、掣、颤、反引窜视是也。搐者两手伸缩，搦者十指开合，掣者势如相扑，颤者头偏不正，反者身仰向后，引者臂若开弓，窜者目直似怒，视者睛露不活。四证已备，八候生焉。四证既无，八候安有专是业者，可不究心及此。"清代周震《幼科指南》亦言："惊风、八候者，乃搐、搦、掣、颤、反、引、窜、视之名是也。如肘臂伸缩，名之为搐。十指开合，搦状已成。势若肩头相扑，谓之掣。颤则头首四肢动摇如铃，反则身仰头向后，引者两手若开弓，窜候则目直常似怒形，视则睹物不转，睛露。其搐以男子左手，女右手，女大指在内，男大指在外，为顺，反是为逆。须识急惊慢惊之证，所见皆同，此候虚实，无所异焉。"

（二）病因病机

小儿脏腑娇嫩，为稚阴稚阳之体，易被病邪侵袭。急惊风病因以外感六淫、疫毒为主，偶有暴受惊恐所致；病机主要为热盛生痰、痰盛生惊、惊盛动风、风盛发搐。慢惊风病因常为先天不足、大病或久病之后，或急惊风经治不愈转变而成；病机主要为脾胃虚弱、脾肾阳虚、肝肾阴虚。明代万全《育婴家秘·急慢惊风》言："有因外感风寒暑湿之气得者，谓之外因；有因饮食寒热之伤得者，谓之内因；有客忤倾跌汤火得之者，谓之不内外因。"指出惊风病因可分为外因、内因与不内外因。王大纶《婴童类萃·急慢惊风论》曰："其始也，皆由脏腑内虚，失于调理而得之。虚则生热，热则生风。是以风生于肝，痰生于脾，惊出于心，热乘于肺，惊风痰热四证已具，八候生焉。"说明了痰热惊风的病机。徐春甫《古今医统大全》曰："小儿非时钓上眼睛是肝风惊。白日无时喜笑，惊风在心。梦中五指捻动，惊风在筋。畏人恐怖，惊在脾。梦中非时手足抽动，惊风在肝心二脏。面色赤非时作黑，惊在肾。无时咬人，惊风在骨。非时手足掣人，惊在三焦。梦中吐舌，惊在心。睡时喉中响拽，惊在肺并胃脘。面色青白无时发热战，惊在脾。无时面上黑色恶叫，惊在肾。"指出可根据症候表现判别其病位。清代周震《幼科指南》曰："心藏神，心病主惊，肝属木，肝病故主风也。凡小儿心热肝盛，一触惊受风，则风火相搏，必作急惊之证。若素禀既虚，或因急惊用药过峻，暴伤元气，每变成慢惊之症。更有因吐泻既久，中气大虚，脾土衰弱，肝木乘虚，而内生惊风者，名曰慢脾风。三者致病之因不同，而所见之证亦各异。急惊属阳证，必有阳热有余等实象；慢脾属阴证，必有阴冷不足虚形也。至于慢惊初得之时，阴阳尚未过损，或因急惊传变而成，其中尚有夹痰夹热等证，故属半阴半阳之证，不比慢脾纯阴之病也。治者当分寒热虚实，要详明也。"指出急惊风病位主要在心、肝二脏，累及脾胃；慢惊风病位主要在肝、脾、肾。下文从急惊风、慢惊风和慢脾风分别论述其病因病机。

1. 急惊风

急惊风之病因病机诸多，如《医宗金鉴·幼科心法要诀》总结此病之病因病机有三，文曰："急惊风一证，有因目触异物，耳闻异声，神散气乱而生者；有因心肝火盛，外为风寒郁闭，不得宣通而生者；有因痰热盛极而内动风者。"民国时期吴克潜《儿科要略》认为此病之病因有内因、外因，其言："小儿脏腑薄弱，气血未充，内因饮食之所伤，外受时邪之所侵，正气偶衰，邪从虚袭，初由口鼻以潜入，继由经络以传布，病势鸱张，热自内生，热甚侵肝，肝升风动，于是发为惊状，此为惊风之起因。"经整理，总结急惊风之病因病机为以下几点。

（1）外感风邪，风火相搏：小儿肌肤薄弱，腠理不密，卫外不固，当冬春之交，寒暖不一，气候骤变时，或调护失宜，则极易感受风邪，化热化火，火甚生痰，热极生风。宋代官修《太平圣惠方》提出小儿体禀虚弱，气血不和，如内有实热宿疾，外感于风邪，扰动心神，可发为小儿急惊风，其曰："小儿急惊风者，由气血不和，夙有实热，为风邪所乘，干于心络之所致也，心者神之所舍也。"《圣济总录》曰："小儿血气不和，宿有实热，若为风邪所乘则热盛血乱，血气相并则神舍不安，故猝然而惊，古人所谓阳痫者是也。"认为小儿素体气血不和，实热内蕴，被风邪侵袭，故生急惊风。明代《普济方·婴孩惊风门》认为外感风热，热极生风而致急惊，其云："凡惊搐多因感冒风热，及诸热失表，以致热极生风。"皇甫中《明医指掌》曰："或有实热，外挟风邪，心受热而即惊，肝风生而发搐，痰涎壅盛，风火并作，百脉阻滞，关窍不通，风热蓄盛而无所泄，乃暴烈而作急惊。"指出外感风邪，心受热则惊，肝生风则搐，合之而成急惊。

（2）暴受惊恐，心肝气虚：小儿神气怯弱，元气未充，不能耐受外界不良因素的强烈刺激，如大惊卒恐、乍闻异声、乍见异物，或不慎跌倒等。暴受惊恐，惊则气乱，恐则气下，以致气机逆乱，伤神失志。轻者神志不宁，惊惕不安；重者心神失主，痰涎上壅，引动肝风，发为惊风。清代周震《幼科指南·惊风门》曰："急惊一证，因目触异物，耳闻异声，心惊有热，神散气乱而生者。"提出小儿因目触异物、耳闻异声，神气散乱发为急惊。程文囿《医述》分析小儿惊证原因，小儿胆气虚而易为惊动，由胆及肝，致肝风心火相煽而致，其曰："因其神志未坚，胆气未充，故每遇稍异之形声，即陡然而惊矣。惊之所伤，由心猝及乎胆，由胆即及乎肝，遂致心主君火兼肝胆中相火风木骤然而起。"若体内有宿疾，暴受惊恐，也会引动肝风心火而发急惊风。芝屿樵客《儿科醒》云："盖心藏神而肝藏魂，猝被惊触，神魂恐怖，心肝之气亦伤。心虚则邪热得以乘之，肝虚则内风旋绕。以致夜卧不稳，或笑或哭，忽尔闷绝，目直上视，牙关紧急，口噤不开，手足搐掣，身热面赤，脉数引饮，口中气热，二便黄赤，或秘，搐而有力，为邪气实。"指出猝然受惊，心肝之气被伤，心虚故邪热乘之，肝虚故内风旋绕，则急惊乃成。

（3）乳食失宜，痰热动风：小儿脾胃虚弱，运化失司，乳食停积则生湿痰，痰积生热蒙蔽心包，郁极生风，发为急惊；或伤饮食发热，热甚发搐，发为急惊。明代龚信《古今医鉴》从小儿脾胃虚弱的生理特点出发，论述小儿脾虚易于乳食停积，生湿痰，提出痰生火，痰火交作，发为急惊的病机，曰："小儿脾胃，本自娇嫩，易于伤积……乳食停积，则生湿痰，痰则生火，痰火交作，则为急惊。"

（4）心热肝风，风火相煽：元代曾世荣《活幼心书·决证诗赋·急惊》指出急惊之病因病机为心热肝风，文曰："盖心有热而肝有风，二脏乃阳中之阳，心火也，肝风也。风火阳物也，风主乎动，火得风则烟焰起，此五行之造化。二阳相鼓，风火相搏，肝藏魄，心藏神，因热则神魂易动，故发惊也。心主乎神，独不受触，遇有惊则发热，热极生风，故能成搐，名曰急惊。"明代王肯堂《幼科证治准绳》曰："急惊之候，亦曰真搐，牙关紧急，壮热涎潮，窜视反张，搐搦颤动，唇口眉眼眨引频并，口中气冷，脸赤唇红，大小便黄赤，其脉浮数洪紧，此内挟实热，外感风邪，心家受热积惊，肝家生风发搐，肝风心火，二脏交争，血乱气并，痰涎壅盛，百脉凝滞，关窍不通，风气蓄盛，无所发泄，故暴烈也。"其认为急惊病在心、肝，二脏交争，气血均乱，加之痰涎而发惊风。清代沈金鳌《幼科释谜》引曾氏所云："一切所惊，未发之时，夜卧不稳，睡中或哭或笑，咬牙咬乳，鼻额有汗，气喘痰喘，忽尔闷绝，目直上视，牙关紧急，口噤不开，手足搐掣，此热甚而然，况兼面红脉数可辨。盖心有热而肝有风，二脏乃阳中之阳。心火也，肝风也。风火阳物也，风主乎动，火得风则烟焰起。此五行之造化，二阳相鼓，风火相搏。肝藏魂，心藏神，热则神魂易动，故发惊也。"此皆认为心有热、肝有风，且二脏乃阳中之阳，二阳相鼓，风火相搏，故发急惊。

（5）痰火交作，肝风内动：热盛生痰，痰盛生惊，痰火交作，肝风内动，故发为急惊。明代张介宾《景岳全书》曰："盖急惊者，阳证也，实证也。乃肝邪有余而风生热，热生痰，痰热客于心膈间，则风火相搏，故其形证急暴而痰火壮热者，是为急惊。"指出痰火交作而致急惊。清代周震《幼科指南·惊风门》亦认为急惊的病机为痰盛热极动风，其曰："急惊一证……有因痰盛热极，而内动风者。"

2. 慢惊风

慢惊风常因先天禀赋不足，大病或久病之后，或急惊风经治不愈转变而成。明代鲁伯嗣《婴童百问》指出慢惊风有几大成因，文曰："凡慢惊之候……盖由急惊，过用寒凉，或转下太骤，传变成之，又有吐利不止而成者，有气虚暴吐泻而成者，有脏腑虚洞泄而成者，有久利气脱而成者，有取泻下积而成者，有吐血下血而成者，有感风不解，伤寒传变而成者，有久嗽作痫不已者，有虫积冲心者，有疝气腹痛者，或日夜汗出，脾困多睡，烦躁引饮，四肢浮肿，大小便闭，丹瘤肿毒，龙带缠腰，走马急疳，并传慢候。"清代吴谦等《医宗金鉴·幼科心法要诀》指出慢惊风之病是因禀赋虚弱或急惊误治所致，文言："慢惊一证，或缘禀赋虚弱，土虚木盛者有之；或由急惊过用峻利之药，以致转成此证者有之。"民国时期吴克潜《儿科要略》引庄在田所云："慢惊之症，小儿吐泻得之居多，或久疟久痢，痘后疹后，或因寒食积滞，过于攻伐伤脾，或禀赋本虚，误用凉药，或因急惊用药攻降太甚，或失于调理，虚极生风，皆可致此。"经整理，总结急慢惊之病因病机为以下几点。

（1）脾胃虚弱：由于暴吐暴泻，或久吐久泻，或因他病过用峻利之品，误汗误下，伤及脾阳胃阴，以致脾胃虚弱，而成慢惊。明代王纶《明医杂著·急惊变慢惊》曰："急惊屡发屡治，用直泻药既多，则脾损阴消，变为慢惊。"认为急惊过用直泻药，脾受损伤则变慢惊。龚信《古今医鉴·惊风》认为饮食不节可导致慢惊风，文言："慢惊之候，多因饮食不节，损伤脾胃，以致吐泻日久，中气大虚而致发搐，发则无休止时。"龚廷贤《万病回春·慢惊》曰："慢惊症，因病后或吐泻，或药饵伤损脾胃，肢体逆冷，口鼻气微，手足瘈疭，昏睡露睛，此脾虚生风，无阳之症也。"指出慢惊风由脾虚生风引起。清代冯兆张《冯氏锦囊秘录》亦言吐泻等失液后脾胃虚亡阳也可发为慢惊风，其云："有因久吐泻，有因暴洞泻，脾胃虚弱，亡阳而成者。"

（2）脾肾阳虚：由于先天禀赋不足，肾阳素虚，火不暖土，脾阳亦虚；或后天脾胃失调，喂养不当，过食寒凉，损伤脾阳；或者久病，如久泻伤阳；或者因病而过用寒凉药物损伤阳气。脾阳先伤，久则损及肾阳；亦有肾阳先亏，再损伤脾阳。病久脾肾阳虚，甚至纯阴纯阳，呈虚极之象。土败木贼，虚极生风，而致慢惊。明代张介宾《景岳全书·谟集·小儿则·慢惊风》言："小儿慢惊之病，多因病后，或以吐泻，或因误用药饵，损伤脾胃所致。然亦有小儿脾胃素弱，或受风寒，则不必病后及误药者亦有之，总属脾肾虚寒之证。"清代文晟《慈幼便览》

亦载有"慢惊由于脾肾之虚"之论。

（3）阴虚风动：外感热病迁延日久；或急惊风后热邪久羁，阴液亏损；或他病影响，致肝肾精血不足，筋脉失于濡养，而发慢惊风。张介宾《景岳全书》曰："小儿惊风，肝病也，亦脾肾心肺病也。盖小儿之真阴未足，柔不济刚，故肝邪易动，肝邪动则木能生火，火能生风，风热相搏则血虚，血虚则筋急，筋急则为掉眩反张、搐搦强直之类，皆肝木之本病也。"认为小儿真阴不足，即肾阴亏虚，则肝火易盛，肝动火生风而致血虚，血虚筋急发为惊风。

3. 慢脾风

慢惊风病重者脾阳式微，阴寒内盛，不能温煦筋脉，致时时搐动之慢脾风证。宋金元时期认为吐泻失治误治或慢惊传变是其主要原因。明代医家认为慢惊之后吐泻和麻疹失治，也可以导致小儿慢脾风的发生。清代医家发现过用寒凉药会导致小儿慢脾风的发生。元代曾世荣《活幼心书》曰："有慢脾风者，自慢惊传变，始因吐泻，经久不治，故胃弱脾虚，脾虚生风，风入经络，则手足无时摇动，昏沉不省，面带痿色，风势太甚，乃虚之极。"指出慢脾风的病因病机为脾胃虚弱，脾虚生风。清代周震《幼科指南》曰："慢脾一证，多因吐泻既久，以致脾虚不能生金，金必弱，不能制木，肝木强盛，以克脾土，故曰脾风。"吴谦等所撰《医宗金鉴·幼科心法要诀》中记载："慢脾风一证，多缘吐泻即久，脾气大伤，以致土虚不能生金，金弱不能制木，肝木强盛，惟脾是克，故曰脾风。闭口摇头，面唇青黯，额汗昏睡，四肢厥冷，舌短声哑，频呕清水，此乃纯阴无阳之证。"皆说明土虚不能生金，金弱不能制木，肝木强盛，脾土被克，故生慢脾风。

（三）证候分类

历代医家对惊风证候分类的表述有：①急惊风：a. 外感风邪、风火相搏，b. 外感风热，c. 温热疫毒，d. 暑热疫毒，e. 湿热疫毒，f. 暴受惊恐、心肝气虚，g. 乳食失宜、痰热动风，h. 心热肝风、风火相煽，i. 痰火交作、肝风内动，j. 气营两燔，k. 邪陷心肝；②慢惊风：a. 脾胃虚弱，b. 脾肾阳虚，c. 阴虚风动，d. 血虚生风，e. 脾虚生风；③慢脾风：a. 脾胃虚寒，b. 脾肾阳虚。

（四）治疗

在惊风的治疗中，钱乙明确提出"急惊合凉泻""慢惊合温补"的治疗原则。治疗方面提出补肾可用地黄丸、泻肝可用泻青丸、清心可用导赤散。尤其是钱乙创立的泻青丸、益黄散，迄今为止对小儿惊风的治疗仍有重要参考价值。明代王肯堂《幼科证治准绳·肝脏部·惊·急慢惊总论》提出惊风四证发病关系为"热盛生痰，痰盛生惊，惊盛生风，风盛发搐"，治疗上指出"治搐先于截风，治风先于利惊，治惊先于豁痰，治痰先于解热。其若四证俱有，又当兼施并理，一或有遗，必生他证"。王氏对于惊风病机的认识以及提出的解热、豁痰、利惊、截风的治则至今仍指导着惊风的临床治疗。惊风之治疗方法繁多，经整理，兹述如下。

1. 辨证论治

（1）急惊风

1）解表疏风，清热息风：明代《普济方·婴孩惊风门》曰："凡惊搐多因感冒风热……当以先解表通热。"指出急惊因风热者，治以解表通热。民国时期吴克潜《儿科要略》在继承前人理论基础上，将"小儿急惊风"的治则治法归为解表祛邪，清热平肝，但亦指出因病情有轻重缓急之分，故治疗时更应随证治之，其言："急惊风之原因及病理，既如上述，则急惊风、之治法，固可推想而知，要不外解表祛邪，清热平肝而已。"

2）镇惊安神，平肝息风：明代万全《片玉心书·惊风门》曰："如曾因恐怖而成惊者，其症发过即如常，若无他症，先以利痰丸顺气开痰，后用安神丸调之。"指出因恐怖而成惊者，可先顺气开痰，再安神。薛铠《保婴撮要·卷三·急惊》引东垣之说，其曰："若因外物惊者，宜黄连安神丸。"清代周震《幼科指南》言："触异致惊者，用清热镇惊汤、安神镇惊丸主之。"芝屿樵客《儿科醒》提出因惊恐而致急惊治"宜导赤散，更加干地黄防风、竹叶，连进三服。或兼辰砂抱龙丸，少少与之。用以导心经之邪热，息肝脏之虚风，其病即愈"。

3）消食导积，清热平肝：小儿素体脾胃虚弱，乳食失宜，损伤脾胃，脾虚生痰，痰阻气机郁而生热化火，肝火旺盛而发为小儿急惊风，故可消食导积，清热平肝。明代万全《幼科发挥》曰："有内因者，如伤饮食发热者，即宜消导之下之，如保和丸、三黄枳术丸之类，以除其热可苟失而不治，热甚发搐，此内因之病也。"

4）伐木泻肝，清心降火：对于因肝木自旺、心火盛所致的急惊，明代王纶提出"伐木泻肝、降火清心"之法。明代王纶《明医杂著》曰："若肝木自旺，则为急惊，目直视或动摇，手足搐搦，风痰上壅等症，此为有余，宜伐木泻肝、降火清心。"万全《幼科发挥》曰："急惊风者，肝风盛而心火从之，木生火，从前来为实邪，实则泻之，宜用泻青丸以泻肝之风，导赤散以泻心之火。"指出治疗急惊风宜用泻肝风、泻心火之法。

5）清热降痰，镇心安神：明代孙志宏《简明医彀·急惊》曰："急惊之证，因热所生……凡儿欲发惊风，必精神不定，恍惚惧人，顾左复右，观上回下，即宜清热降痰、镇养心神，不令至甚。"提出治疗急惊应清热降痰，镇心安神。明代施光致《幼科概论·非惊论》认为急惊风由痰火闭窍所致，故治疗时应利其窍，清其火，降其痰，其言"盖时俗所谓急惊风者，痰火闭也……但利其窍，清其火，降其痰，则神醒矣"。

（2）慢惊风

1）温补脾胃：明代薛铠《保婴撮要·卷三·慢惊》引钱仲阳所云："慢惊因病后或吐泻或药饵伤损脾胃，肢体逆冷，口鼻气微，手足瘈疭，昏睡露睛，此脾虚生风，无阳之症也，温白丸主之。"认为病后吐泻或用药引起的慢惊风是由脾虚生风导致，用温白丸治之。龚信《古今医鉴·惊风》曰："此慢惊属于脾土，中气虚损，不足之候。治宜和中甘温补气之剂，以补脾汤之类。"其所言"和中甘温补气"，即温补脾胃。清代周震《幼科指南·惊风门》曰："慢惊一证，多缘禀赋虚弱，土虚木盛者有之；或因急惊过用峻利之药，以致损而成此证者有之。发时缓缓搐搦，时作时止……此乃脾胃虚弱，治宜培补元气为主。气虚夹痰者，用醒脾汤最效。脾虚肝旺者，用缓肝理脾汤最灵。"指出脾胃虚弱之慢惊风，应培补元气，即温补脾胃。

2）温补脾肾：明代医家张介宾认为慢惊因脾肺虚弱，肝邪侮脾生风而致，为虚寒证，故治疗时应温补脾肾，以救元气。《景岳全书·谟集·小儿则·惊风》言："慢惊者，阴证也，虚证也。此脾肺俱虚，肝邪无制，因而侮脾生风，无阳之证也。故其形气病气俱不足者，是为慢惊，此当专顾脾肾，以救元气。"清代文晟《慈幼便览》曰："欲治风而无风可治，欲治惊而无惊可治，此实因脾肾虚寒，孤阳外越，无气无根，阴寒至极，风之所由动也。治宜先用辛热，再加温补，盖补土即所以敌木，治本即可以治标也。"指出脾肾虚寒之慢惊风应先用辛药，再加以温补脾肾之剂。

3）育阴补肾：清代鲍相璈《验方新编》曰："大凡因发热不退及吐泻而成者，总属阴虚阳越，必成慢惊，并非感冒风寒发热可比，故不宜发散。治宜培元救本，加姜、桂以引火归元，必先用辛热冲开寒痰，再进温补方为得法。"指出因发热不退及吐泻不止而成慢惊者，应培元救本，滋阴补肾。

（3）慢脾风

元代曾世荣《活幼心书》曰："有慢脾风者……急用青金丹、天麻饮灌服，或六柱散、固真汤，不问有热有痰，皆风入脾经，亦是危证。"明代鲁伯嗣《婴童百问》指出慢脾风之治法大要，其曰："生胃回阳，黑附汤、川乌散、金液丹、白丸子各一半，生附四君子汤可斟酌用之。胃气渐复，则用异功散辈，温平而调理之，如蝎附散、阴痫散等，亦可参用。若其眼半开半合，手足不冷，其慢惊证候尚在，当化痰镇心，或以金箔镇心圆与服，勿用回阳，亦要诀也。或已入慢脾，而阳气未甚脱者，亦不可用硫黄、附子。凡服回阳汤剂，手足渐暖者，仍以醒脾散等继其后以调之，不可轻易用极剂也。"王大纶《婴童类萃·急慢惊风论》指出慢脾风者已元气虚损，须温脾和胃，文言："慢脾风者，或泄泻，或呕吐，或痢久饮食不进，元气虚极乃变此症。须温脾和胃，扶元气为主，驱风豁痰次之。"清代周震《幼科指南》曰："其症摇头闭目，面唇青暗，额汗昏眼，四肢身体如冰，声哑舌短，频呕清水也。此乃纯阴无阳之证，惟宜大补脾土为真，生胃回阳为主。"认为慢脾风治宜大补脾土，生胃回阳。清代吴谦等所撰的《医宗金鉴·幼科心法要诀》亦有相同之观点，其曰："逐风则无风可逐，治惊则无惊可治，惟宜大补脾土，生胃回阳为主。吐泻亡阳者，温中补脾汤主之；大病后成者，固真汤主之；四肢厥冷者，理中汤加附子主之。"

2. 灸法

灸法可治急、慢惊风。如明代《普济方·针灸》指出灸尺泽穴可治小儿缓惊风；灸前顶一穴可治小儿急惊风，若不愈，须灸两肩头及鼻下人中一穴。鲁伯嗣《婴童百问》言："若慢脾风、慢惊逆恶候，诸药不效者，如太冲有脉，则取百会穴灸之，此治慢脾风之大要也。"万全《片玉心书·惊风门》曰："凡慢惊风不醒不退者，灸百会、三里，男左女右乳下。"万表《万氏家抄济世良方·诸病灸法》曰："慢惊风：急于两脚面陷中动处，乃太冲脉也，灸五壮或七壮。又灸百会穴五七壮，亦有得生者。其穴直取，以前后发际折中横取，以两耳尖折中在头之中心端正旋毛处是。如有双旋及旋毛不正者，不可为准，艾炷仅如麦粒大。灸后，仍以醒脾散等药调补收功。"

3. 推拿疗法

推拿之法亦可治急、慢惊风。明代万全《幼科发挥·急惊风有三因》曰："一儿发搐，先取善推法推之止，向后发病益危甚。予曰，推法者，乃针灸摩按之遗意也曰，无刺大虚人。推搐之法，壮实者可用之。如怯弱者其气不行，推则有汗，反伤元气也。"指出小儿发搐，可先取推拿之法，但推拿之法，唯壮实者可用。清代夏鼎《幼科铁镜·辨惊有痰盛风盛热盛》曰："推法：开天门，分阴阳，男在左手退下六腑，女推上三关，男女俱在左掌心运八卦，推坎入艮，掌中水底捞月，引水上天河，再用连翘二钱，黄连五分，木通、防风各一钱，水煎服，如在夏月加香薷。"骆如龙《幼科推拿秘书·推拿病症分类·急慢惊风歌》曰："急惊推拿宜泄。痰火一时相攻。自上而下莫从容，攻去痰火有用。推拿慢惊须补，自外而内相从。"

4. 外治法

清代文晟《慈幼便览·急惊慢惊外治三方》记载外治法可治急惊慢惊，文曰："芙蓉花叶，取嫩的，约五六块，男双女单，将其叶碎，煎鸡蛋角三只，敷小儿肚脐中，冷又换之，三四次愈。又方：僵蚕九条、全蝎九只、梅冰片三分、麝香分半、三仙丹三分，共为细末，用蜜糖捣成饼，贴脐上，另用随便膏药盖之。"

5. 预防

明代万全强调对惊风的预防，如《幼科发挥·急慢惊风》所述："或问曰：上工治未病，急慢惊风，何以预治之？曰：方其热甚之时，腮赤面黑，两目如怒直视不转者，此急惊风之候也，宜服河间当归龙荟丸，以泻肝胆之火，则不成急惊风也。当吐泻不止之时，见其手足冷，睡露睛，口鼻气冷者，此慢惊欲成之候也，急用参苓白术散以补脾，琥珀抱龙丸去枳壳、枳实，加黄芪以平肝，则慢惊风不能成矣。"

历代医家关于惊风的论述繁多，对于惊风的病名、病因病机、证候分类和治则治法有不同见解，遂整理如上，考究源流，望对后世医家治疗惊风有所启迪和借鉴。

（周　岚　韩洁茹）

五迟、五软源流考

五迟、五软在宋代以前多并述。"五软"之名首见于宋代刘昉《幼幼新书》，"五迟"之名首见于清代张璐《张氏医通》，将小儿的各类迟候归纳为五迟。现从病名、病因病机、证候分类、治疗入手，对历代古籍文献中五迟、五软的相关病证论述进行整理研究，考查其学术脉络和规律，颇有意义。

（一）病名

五软在古代不同医籍中所指病位略有不同。宋代刘昉《幼幼新书》曰："小儿五软不治：手软、项软、脚软、腰软、背软。"明代孙志宏《简明医彀》对五软部位的描述与刘氏略有不同，将头软、身体软归为五软，其曰："头、项、手、足、身体软弱，名五软。"张昶在《小儿诸证补遗》中对五软部位的论述亦宗孙氏之说。丁毅《医方集宜》则将肌肉软归纳为五软范畴，其言："五软者，头软、项软、手软、脚软、肌肉软是也。"王绍隆《医灯续焰》曰："五软者，头项软、手软、脚软、肌肉软、口软是也。"不仅提出"五软"病名而且对其症状特点进行了详细介绍，其曰："头软，头不举，项脉软而难收；手软，则手垂，四肢无力，亦懒抬肩；脚软者，五岁不能行，虚羸脚细小；肌肉软，则肉少皮宽，自离饮食，不长肌肉；口软则虚。舌出口，唇青、气喘则难治。"清代周震《幼科指南》曰："小儿头项软，手足软，口软，肌肉软，为之五软。"张璐《张氏医通》、郭诚勋《证治针经》两书中所述五软部位与周氏所述相同。冯兆张《冯氏锦囊秘录》曰："五软者，手脚腰背颈软是也。"亦有"头项软，手足软，身软，口软，肌肉软，名曰五软"之说。吴谦等《医宗金鉴·幼科心法要诀》言："头软者，项软无力也；手足软者，四肢无力也；肉软者，皮宽不长肌肉也；口软者，唇薄无力也。"介绍了五软的病症特点。郑玉坛《彤园医书·小儿科》言："五软者，谓头项软曲无力，两手两足软曲无力，口唇软薄无力，皮宽不长，肌肉软弱无力。"较为详尽地叙述了五软的病症特点。黄朝坊《金匮启钥·幼科》曰："五软者何？头项软、手足软、身体软、口软、肌肉俱软也。"沈金鳌《杂病源流犀烛》曰："小儿久患疳疾，体虚不食，及诸病后，往往患此，俗医谓之五软。"指出久患疳疾及诸病后可致五软，与其他医籍直接指出病症特点不同。

对于小儿五迟的认识，诸家观点大多一致。隋代巢元方《诸病源候论·小儿杂病诸候》中已有"齿不生候""数岁不能行候""头发不生候""四五岁不能语候"等记载。宋代钱乙《小儿药证直诀》曰："长大不行，行则脚细，齿久不生，生则不固，发久不生，生则不黑。"追溯宋代以前之文献，虽有其症状之描述但并未明确提出五迟之病名。清代张璐《张氏医通》首载"五迟"之称，其曰："五迟者，立迟、行迟、齿迟、发迟、语迟是也。"郑玉坛《彤园医书·小儿科》与张氏所述不同，书中并未涉及立迟而是将"坐迟"归纳为五迟范畴，其曰："五迟者，行迟、坐迟、齿迟、发迟、语迟也。"

（二）病因病机

历代医家对五迟、五软病因病机的认识可大致总结为先天禀赋不足、后天失于调养两类。

1. 先天禀赋不足

明代鲁伯嗣《婴童百问》言："如此症若生下便如此，乃胎气不足……名曰五软。"认为小儿胎元不足，可发为五软。张昶《小儿诸证补遗》云："有如阴地浅土，草苗虽见发生，而畅茂结实者少，又如培植树木，摇动其根而成立者鲜矣。"以土地贫瘠为草木生长不佳根系不固之因，喻五软证病因病机多与小儿先天禀赋不足有关，亦详细阐述小儿五软证由"父精不足，母血素少，受胎怯弱而成"，认为父母精血虚乏，胎元怯弱可发为五软，"有因母体血海久冷，服药强补而成孕者"，认为母体阴血虚冷，强补成孕，胎儿多发五软，"有受孕后母多疾者……皆能耗伤真气，纵然得活……大都小儿怯弱"，认为母体妊娠时多生疾病可伤及胎儿真气，发为五软。"胎元虚弱，降生之后，气血不足，筋骨痿怯，肌肤羸瘦，精神短少，一经六淫所浸，便致头项手足身软，是名五软。"小儿先天禀赋不足，致胎元虚弱，肾精亏虚，外感六淫而发五软。清代冯兆张在其所著《冯氏锦囊秘录》中对五软证病因病机的论述亦宗张氏所说，并指出"头软者，肾肝之病也。盖肝主筋，肾主骨。肝肾若虚，项软无力"，通过肝肾生理功能，说明头软、项软之因，肝虚则项筋无力，肾虚则骨软。阎纯玺《胎产心法》言："苟全足月，所生之子，骨少肉多，五迟、五软，势所必然。"其病因为"母无余血以荫胎，必借药力滋补"或"弱男衰翁，以药味填补精血"，此二者皆为父母精血虚乏，强补成孕，先天禀赋不足之故。

明代万密斋《育婴家秘》曰："肾主骨，肾虚者，骨髓不满也，儿必畏寒，多为五软之病。尻骨不成，则不能坐；髋骨不成，则不能行。齿乃骨之余，骨不余，则齿生迟。"通过肾的生理功能，总结五迟五软的病因病机，肾虚骨髓不满则多发五软，骨不成则多发迟证。清代陈复正《幼幼集成》以此为基础，对五迟五软的病因病机进行了总结丰富，其曰："其颅即解，色㿠白，骨髓不满，儿必畏寒，多为五软之证。尻骨不成则坐迟，髁骨不成则行迟，真阳不足则齿迟。"张璐《张氏医通》亦有类似论述，其曰："若齿久不生，生而不固，发久不生，生则不黑，皆胎弱也。良由父母精血不足，肾气虚弱，不能荣养而然。"认为齿为骨之余，发为血之余，齿迟、发迟皆为肝肾虚弱，禀赋不足所致。"若长不可立，立而骨软，大不能行，行则筋软，皆肝肾气血不充，筋骨痿弱之故。"认为骨软、筋软皆可由肝肾气血不足所致。王邦傅《脉诀乳海》曰："五迟者，阴也。指下寻之、重手乃得隐隐曰迟。主肾虚不安。"指出五迟证的脉象属阴，重按乃隐隐得之，盖因肾精亏虚，先天禀赋不足之故。

2. 后天失于调养

脾为后天之本，喂养不当、久病等，均可使脾虚，从而致五迟、五软。明代王绍隆《医灯续焰》引薛氏之论曰："手足软者，脾主四肢，中州不足，不能荣养四肢，故肉少皮宽而饮食不为肌肤也。口软者，口为脾窍，上、下龈属手、足阳明。阳明主胃，脾胃气虚，舌不能藏而常舒出也。"通过脾主四肢、脾开窍于口及脾胃生理功能可知五迟、五软的病因病机，脾气亏虚可致手足软、口软。

除上述两种病因外，古代医籍亦有关于五迟五软其他病因病机的论述。清代陈复正《幼幼集成》曰："心气不足则语迟。"认为心气不足是语迟的发病原因之一。张璐《张氏医通》对语迟之因进行了丰富总结，其曰："语迟之因不一，有因妊母卒然惊动，邪乘儿心不能言者……有乳母五火遗热，闭塞气道者。有病后津液内亡，会厌干涸者。"认为乳母受惊，实邪阻碍令胎儿不言，或因乳母实热之邪阻塞胎儿气道，或因胎儿久病津液过伤，咽喉不利而发为语迟。

（三）证候分类

历代医家对五迟、五软证候分类的表述有：①肝肾亏虚；②脾气亏虚；③邪气乘心。

（四）治疗

关于五迟、五软的治疗，历代医家亦有较详细论述，现将五迟、五软证论治归纳整理为以下几点。

1. 补益肝肾

明代龚廷贤《万病回春》中治疗"肝肾虚弱、骨髓不充、不能行"者，用"钱氏地黄丸加酒炙鹿茸、牛膝、五加皮同服，自然髓生而骨强，即能渐渐行也"。在滋补肝肾基础上加入上三味药以增强生骨髓、强筋骨之效。亦曰："小儿行迟、齿迟、解颅、囟填五软……凡此，皆因禀受肾气不足，当以六味丸加鹿茸补之。"方中加入鹿茸增强其补肾强筋骨之效。"齿迟者，肾不足也。芎归散治小儿齿迟。"方中川芎行气活血，当归补血活血，山药脾肺肾同补，炒白芍养血柔肝，炙甘草调和诸药。诸药共奏益肝肾、活血之效。本方服药方法为"上为细末，每服二钱，白汤调下，食后服。将此干药末擦牙龈即生"。龚廷贤在《寿世保元》中应用九味柴胡汤治疗五迟、五软等症，言："凡属肝肾诸虚不足之症，皆宜用此，以滋化源，其功不能尽述。"方中柴胡升阳疏肝，人参扶元补气，兼通血脉，当归养血荣筋，善利经脉，龙胆草清热泻湿，黄芩清热燥湿，半夏燥湿醒脾，山栀清热利湿，炙草缓中气以调和脾胃也。诸药共奏益肝肾、化湿热之效。万密斋《育婴家秘》曰："活幼补肾地黄丸治禀赋不足，肾气虚弱，骨髓枯竭，囟大头缝不合体瘦语迟，行步多艰，齿生缓者。"活幼补肾地黄丸即钱氏地黄丸加鹿茸、牛膝各四两，增强其补肝肾、强筋骨之效。清代陈复正《幼幼集成》对钱仲阳、薛立斋两位医家应用六味地黄丸（仲景所制《金匮》地黄丸）治疗五迟、五软证进行了总结，其曰："钱仲阳以之治小儿胎怯，禀受先天不足……肾怯语迟，解颅行迟等证。薛立斋又以治……或禀质不足，解颅失音，五迟五软，肾疳肝疳。凡肝肾不足之证，皆宜用此，以滋化源，其功不能尽述。"说明六味地黄丸除治疗肾水亏虚、阴虚发热等证外，亦可益肝肾之阴，治疗禀受先天不足的诸多疾病。又曰："八味地黄丸治禀受先天不足。即前六味地黄丸加青化桂一两、熟川附一两，治禀赋命门火衰。凡齿迟、语迟、行迟，囟门开大，肾疳等证，或火衰不能生土，以致脾土虚寒，不思乳食，夜多漩溺，皆禀先天不足。"原方中加入青化桂、熟川附，以达"益火之源，以消阴翳"之效。张璐《张氏医通》治疗肝肾不足所致五迟之证，以地黄丸主之，并针对不同迟候加入不同药物，以增强其疗效，其曰："齿迟，加骨碎补、补骨脂。发迟，加龟板、鹿茸、何首乌。立迟，加鹿茸、桂、附。行迟，加牛膝、鹿茸、五加皮……肾气不足地黄丸加远志。"齿为骨之余，齿迟加入上二味药以达补肾强筋骨之效助齿生；发为血之余，发迟加入上三味药以达益肾、补血、生发之功；立迟加上三味药达补火助阳、强筋骨之效；行迟加上三味药补肝肾、强筋骨；肾气不足而言迟者加远志以达交通心肾之功。冯兆张《冯氏锦囊秘录》言："小儿禀受肾气不足，而有五迟、五软、解颅、鹤膝诸候，当以六味丸加鹿茸补之。"在六味丸滋补肝肾之阴的基础上，加鹿茸以达补肾阳，益精血之效。郑玉坛《彤园医书·小儿科》治疗肾气不足而致小儿五迟之证时"当先滋阴，用前补肾地黄丸去牛膝，加五加皮，再和麝香五分。间服补中益气汤以调养其气，久服自效……若肾经血气不足，即不能上荣头发，故发迟而焦痿。常服之，当服苣胜丹"。治疗时在补肾的同时强调滋阴益气。

2. 补脾益气

清代张璐《张氏医通》以补中益气汤治疗"脾胃虚弱，清气不升而言迟者"，方中黄芪、人参、白术补气升阳，升麻、柴胡升提中气，炙甘草补脾和中，当归补养营血，陈皮理气和胃，使诸药补而不滞，诸药共达补气升提之效。周士祢《婴儿论》言："儿语迟属口软，行迟属脚软。此为体气虚缺所致，宜健骨汤主之。"其认为口软、脚软由气虚引起，故周氏以健骨汤（人参、当归、白僵蚕、连蕊、野蚕、甘草、生姜）补脾益气。

3. 脾肾同治，先后天并重

清代黄朝坊《金匮启钥·幼科》在治疗上提出用左归丸、右归丸补真阳真阴，固本根。并强调胃为脏腑之化源，用补中益气汤以升举其脾气。张璐《张氏医通》曰："五软者……胎禀脾肾气弱也。若口软不能啮物，肉软不能辅骨。必先用补中益气以补中州；若项软天柱不正，手软持物无力，足软不能立地，皆当六味丸加鹿茸、五味。兼补中益气。二药久服。"并强调"仍令壮年乳母哺乳，为第一义"，体现了脾肾同治，先后天之本并重之法。

综上所述，历代医家对五迟、五软病名、病因病机以及治疗等论述颇多，值得梳纳整理，遂成上文，以供诸家参考。

（庄晓彤　孙许涛）

麻疹源流考

麻疹是以咳嗽发热、鼻塞流涕、泪水汪汪、全身布发红色斑丘疹等为主要临床表现的一类小儿传染性急性出疹性疾病。由于本病死亡率很高，新中国成立前曾被列为"儿科四大证"之一。但新中国成立后，随着麻疹减毒活疫苗预防接种的广泛推行，麻疹发病率逐年下降，目前其流行趋势基本得到控制，但散发病例，时有所见。中医治疗本病有数千年之经验，故现从病名、病因病机、证候分类及治疗四个方面，对历代重要医籍中麻疹的相关论述进行如下整理。

（一）病名

元代滑寿《麻疹全书》首见"麻疹"一名，但关于此书具体出现的时间，学界尚存在争议。有部分医家认为《麻疹全书》非出自一人之手，乃伪托滑氏之名，成书年代实为清朝。但纵观历代医家所述，能够确认的是，诸医家在未正式提出"麻疹"一名之前，便已对麻疹之初期证候有所认识。如明代徐春甫在《古今医统大全》一书中引用晋朝僧人支法存之言，载："疹证之发，多在天行疠气传染之时，沿门比屋相传……或咳嗽喷嚏，鼻流清涕，眼胞浮肿，面肿腮赤；或觉泪汪汪，或恶心呕哕即是疹候。"不仅指出疹证具有传染性，并对疹证之病症特点即"疹候"加以描述，其所言"咳嗽喷嚏""觉泪汪汪"等症状与小儿麻疹初期症候非常相似，为历代医家认识小儿麻疹奠定了基础。此外，汉代张仲景《伤寒论》、隋代巢元方《诸病源候论》、唐代孙思邈《备急千金要方》及王焘《外台秘要》等书中，有"发斑""瘾疹""赤疹""丹疹"等记载，其部分病症表现与麻疹相似，但并未将麻疹作为一种单独疾病分出。延至宋代，钱乙《小儿药证直诀》对各种小儿发疹性疾病加以专题论述，然亦未进行系统鉴别分类，皆统称为"疮疹"。至《麻疹全书》，详细记载了麻疹初起症候表现，其言："麻疹之证，其初发热与伤寒相似。但麻则面颊红，咳嗽喷嚏，鼻流清涕，目中泪出，呵欠喜睡。"由此可见，古代文献中关于麻疹的记载十分丰富，历代医家对麻疹命名方式亦有所不同，综合分析麻疹诸多称谓的历史，可归纳为以下三种命名方式。

1. 以病症特点分类命名

宋代庞安时《伤寒总病论》对麻疹、天花加以区分，其载："此病有两种：一则发斑，俗谓之麻子，其毒稍轻；二则豌豆，其毒最重。"庞氏提出"麻子"一名，毒轻者谓之麻子，毒重者谓之豌豆，即天花，后世医家亦有宗其说者。后至明代，张介宾《景岳全书》载："所谓麻者，以遍身细碎如麻，无有空处故也。"进一步指出"麻疹"一名，乃根据其皮疹特点而命名，麻即遍身细碎如麻，无有空处。又有程云鹏《慈幼新书》记载："麻疹发自六腑，亦曰糠疮，较痘疮似浅，有形无浆。"程氏提出"糠疮"一名，宗南朝梁顾野王《大广益会玉篇》中"糠乃谷皮也"之述，且麻疹亦有形无浆，形似谷皮，由此观之，"糠疮"亦是根据麻疹的皮疹特点而命名。至清代，陈复正《幼幼集成》沿袭北宋庞安时"麻疹俗呼麻子"之说，载道："麻疹俗呼麻子……朱砂红点遍身形，发自胃经一定。"此外，郑玉坛《彤园医书》引用明代聂尚恒《痘疹活幼心法》之记载，生动形象地指出"麻形如麻，痘形如豆"，麻疹命名乃"象其形而名之也"。

2. 以发病时间分类命名

明代王肯堂《幼科证治准绳》云："麻疹……小儿有出一二次者，出轻而日数少者名奶疹子，出稍重而日数稍多者名正疹子，又出于痘前者名奶疹子，出于痘后者名正疹子。"王氏提出小儿麻疹出疹程度重、数量多、在痘后出者，名为"正疹子"；反之，程度轻、数量少、在痘前出者，名为"奶疹子"。又有程云鹏《慈幼新书》言："麻疹发自六腑……初生婴儿，弥月内未生痘疹之先发此曰烂衣疮，百日内外曰瘙疮。盖因在腹中为阴血之气熏蒸，生后忽遇阳风一逼，遂发遍身红点如粟米状。"程氏指出弥月内未生痘疹之先发麻疹者，名"烂衣疮"，百日左右发麻疹者，名"瘙疮"，由此可知，麻疹发病时间不同，命名亦不相同。

3. 以地域分类命名

值得一提的是，我国地大物博，幅员辽阔，拥有悠久的文化历史，故麻疹的命名，按照不同地域习惯，四方各异。《麻疹全书》指出："麻证之名，各方不同，在京师呼为瘟证，河南呼为粰疮，山西、陕西呼为糠疮，山东、福建、两广、云贵、四川俱呼为疹子，江南呼为瘄疹，浙江呼为瘄子，湖广、江西俱呼为麻证，又呼为艄子，闻人氏呼肤证。"虽四方之命名有别，其实皆一麻也。明代王肯堂《证治准绳》亦有"麻疹浮小而有头粒，随出即收，不结脓疮，北人谓之糠疮，南人谓之麸疮，吴人谓之痧，越人谓之暗，古所谓麻，闻人氏所谓肤疹是也"之论述。延至清代，沈金鳌《幼科释谜》记载："方书名麻疹者，北人单谓之疹，吴人谓之痧子，浙人谓之瘄子，名各不同，其实则一也。"同时代，陈耕道《疫痧草》亦云："痧，方书名麻疹，浙人呼为瘄子。其病轻，自古无专书也。"由此可见，麻疹之命名称谓因地域不同、习惯不同，而有所差异，但其实质皆为麻疹。

（二）病因病机

小儿脏腑娇嫩，形气未充，五脏六腑，成而未全，全而未壮，需赖先天元阴元阳之气生发、后天水谷精微之气充养。麻为阳毒，属温热时邪，邪经口鼻侵入，而小儿肺脏未充，主气功能未健，故易被侵袭。邪过肺卫，首先出现肺卫表证，随着疾病发展，麻毒入里，侵入脏腑，变生危证。且麻为阳邪，易伤津液，故麻疹收没期常有肺胃阴伤之表现。现对历代医家之著作进行整理，将麻疹病因病机概括为以下四类。

1. 胎元伏毒，天行时邪

依据麻疹病因之历史发展脉络，可发现在麻疹尚未作为一种独立疾病出现之时，其包含于疮疹等出疹类疾病之中，诸医家对此类疾病多持胎元伏毒之病因学说。之后，随着"麻疹"一名的出现，诸多医家对麻疹的认识不断深入，逐渐认识到时行邪气致病的重要性，并形成胎毒时邪之说。与此同时，又有部分医家开始否定胎毒之说，认为麻疹发病只因天行时邪，现综述如下。

北宋钱乙《小儿药证直诀》中认为小儿疮疹发病乃胎元伏毒所致，言："小儿在胎十月，食五脏血秽，生下则其毒当出，故疮疹之状，皆五脏之液。"之后，南宋陈文中《小儿痘疹方论》曰："夫小儿在胎之时……其母不知禁戒，纵情厚味，好啖辛酸，或食毒物，其气传于胞胎之中，此毒发为疮疹。"指出小儿疮疹为母亲孕时，饮食不知禁戒，将毒邪引入胎元，传于小儿而致。至《麻疹全书》言："然麻虽胎毒，未有不因时气冒感而发者，盖因热蒸遍身。"认为麻疹需感时邪而发。明代鲁伯嗣《婴童百问》言："凡小儿斑疮之候，乃天行时气。"指出病因为天行时气。同时代，王肯堂《杂病证治准绳》承滑寿所言，载麻疹"虽曰胎毒，未有不由天行者"，明确指出麻疹既因胎毒，又因天行时邪而发。清代沈金鳌《幼科释谜》曰："麻疹……乃为肺疾，亦属天行，传染而得。"指出麻疹属天行。王孟英《温热经纬》亦有"麻疹亦有因疫疠之气而发者，故治法亦与温热相埒也"的记载。又谢玉琼《麻科活人全书》言："麻虽胎毒，多带时行，气候暄热……其发也与痘相似，其变也比痘非轻。"认识到麻疹发病，不只因胎毒，亦因时邪诱发。吴谦等《医宗金鉴》曰："惟麻疹则为正疹，亦胎元之毒，伏于六腑，感天地邪阳火旺之气，自肺、脾而出。"进一步指出麻疹发病为胎元之毒，先伏于六腑未发，后感天地火旺之邪而诱发。蔡贻绩《医学指要》亦承《医宗金鉴》所言，曰："麻疹乃胎元之毒伏于六腑，感天地阳邪火旺之气。"

除此之外，明清时期亦有部分医家否定胎毒之说，认为麻疹发病只由外感天行时邪而致，如明代王銮《幼科类萃》云："麻非胎毒，皆属时行，气候暄热，传染而成。"明确提出麻疹并非胎毒所致，而为外感时行邪气所致。

2. 外感寒热，食滞痰积

脾为生痰之源，肺为储痰之器，且小儿脾常不足，肺常不足，故易食滞痰积。若小儿在内素患食滞痰积，在外受风寒风热之邪，再感天行时气，则可发为麻疹。明代程云鹏《慈幼新书》曰："麻疹之发也，有风热风痰，颗粒浮于皮肤，随出随没，没则又出。"宗元代王珪《泰定养生主论》之记载"风痰者，因感风而发，或风热怫郁而然也，此皆素抱痰疾者"，可知麻疹可因小儿素有痰积，后又感风热之邪引动而成。同时代，武之望《疹科类编》亦有言："麻疹：其间或兼风，或兼痰，或伤食……即随病用对症之药，要之不乱投汤剂，则儿无事也。"指出小儿麻疹兼风、兼痰、伤食的病机。至清代，吴谦等《医宗金鉴》在论麻疹轻重时指出："若素有风寒食滞，表里交杂，一触邪阳火旺之气，内外合发，而正不能制邪，必大热无汗……则为重而难治者也。"小儿初生，脾禀未充，胃气未动，运化力弱，并且小儿除正常生理活动外，亦需不断生长发育，因而对脾胃运化输布水谷精微之气的要求更为迫切，故常表现脾常不足，较成人更易伤食。若小儿平素外感风寒，内伤饮食，后又感天行时邪则可产生麻疹之重症。郑玉坛《彤园医书·小儿科》亦承《医宗金鉴》之言。由此可见，清代医家多认为小儿麻疹重症属于表里夹杂之证，在里，素有痰积、食滞；在表，外感天行时邪，内外合发而正不能制邪，此难治之证。

3. 阳明火毒，肺胃郁热

肺开窍于鼻而外合皮毛，脾开窍于口而外合肌腠，脾胃互为表里。《麻疹全书》言："麻为火毒，出于肺胃。"强调麻疹肺胃火毒之病机，小儿精血未充，体属纯阳，同感非时之气，亦从火化，毒火蕴郁肺胃，麻患应生。明代武之望于《疹科类编》中又有"麻疹，大抵主发肺经之热毒者"之论述，认为麻疹是肺经热毒所致。同时期，陈复正于《幼幼集成》中言："麻虽胎毒，其发也，与痘相似。不知毒起于胃……脏腑之伤，肺则尤甚。"指出小儿麻疹病在肺胃。可见明清诸多医家均认为小儿麻疹可见肺、胃蕴毒郁热之证。但此时期亦有部分医家认为小儿麻疹为手足太阴阳明经蕴热而致，如明代张景岳《景岳全书》载有："麻疹之证多属阳明火毒。"阳明者，乃多气多血之经，麻为阳邪，故本病可见阳明火毒之病机。后至清代陈耕道《疫痧草》载："痧，方书名麻疹……自古无专书也。至石顽《医通》始有麻疹一种，其书曰麻疹者，手足太阴阳明蕴热所致。迩来麻疹变化百出，其危有甚于痘者，书中诸论极详。"进一步提出麻疹为手足太阴阳明蕴热而致。

4. 麻疹收没，阴血耗伤

麻为阳邪，易伤津液，故麻后收没期常有阴血耗伤之表现。明代武之望《疹科类编》记载："麻疹……调理补养病后之元气者，终事也。"指出麻疹容易耗伤正气，故麻疹病后调理时，需补养元气。清代沈金鳌《杂病源流犀烛》言："麻疹出六腑，先动阳分，而后归于阴经，故当发热，必火在荣分煎熬，以至血多虚耗。"指出麻疹发病先动阳分，而后期多耗伤血分，故血多虚耗。清代汪启贤等撰《济世全书》中亦提到："盖麻疹属阳，血多虚耗，今滋补阴血，其热自除，所谓养阴退阳之义。"指出麻疹退后血多虚耗的病机。

（三）证候分类

历代医家对麻疹证候分类的表述有：①邪犯肺卫；②邪入肺脾；③气阴耗伤；④胎元伏毒；⑤胎毒时邪；⑥天行时气；⑦阳明火毒；⑧风寒食滞，表里交杂；⑨风热风痰；⑩肺胃郁热；⑪阴血耗伤；⑫逆证（麻毒闭肺、麻毒攻心、麻毒攻喉）；⑬麻后诸证（麻后潮热、麻后下痢、麻后发颐、麻后口疳、麻后痧癫）。

（四）治疗

关于麻疹的治疗，自古就有"麻不厌透""麻喜清凉"的说法，在麻疹治疗的历史发展过程中，钱乙主"寒凉"的学术观点与陈文中主"温补"之观点的相互碰撞，不仅开启了儿科学术争鸣之先河而且对后世医家产生了深远影响。

纵观历代医家对麻疹的治疗，多以"透、清、养"为基本治疗原则。此外，若小儿体质虚弱，正气无力托毒外达，或因麻毒壅盛，火毒内闭，或因护理不当，或因失治误治，易引起麻毒内陷累及他脏而发生逆证、变证。对于变证、逆证又有宣肺开闭、利咽消肿、开窍息风等多种治疗方法。经过对古代医籍文献的整理，现将麻疹治法概括如下。

1. 辨证论治

（1）透表解毒：麻疹治疗初期需以宣透为主，有"汗"方能透疹。《麻疹全书》对于麻疹的治法就有"故用药之法，总不外透表宣毒"之总结。明代马之琪《疹科纂要》载："麻疹得汗为妙，固不可无汗，亦不可过于汗。"进一步指出，麻疹治疗需以宣透为主，得汗为妙，即透疹需得法，不可过于汗，因过用汗法，反耗阴液。清代吴谦等《医宗金鉴》言："凡麻疹出，贵透彻，宜先用表发，使毒尽达于肌表。若过用寒凉，冰伏毒热，则必不能出透，多致毒气内攻，喘闷而毙。"吴氏认为麻疹未出，治疗先用发表透邪之法，且不可过用寒凉，以防冰伏毒热，邪不得出透。对于麻疹见形者，又提出："麻疹见形，贵乎透彻。出后细密红润，则为佳美。有不透彻者，须察所因。如风寒闭塞，必有身热无汗，头疼呕恶，疹色淡红而黯之证，宜用升麻葛根汤……因毒热壅滞者，必面赤身热，谵语烦渴，疹色赤紫滞黯，宜用三黄石膏汤；又有正气虚弱，不能送毒外出者，必面色㿠白，身微热，精神倦怠，疹色白而不红，以人参败毒散主之。"按所受邪毒及素体正虚情况之不同，提出风寒闭塞者，宜用升麻葛根汤，疏散风寒；毒热壅滞者，宜用三黄石膏汤，清热解毒；正气虚弱者，以人参败毒散，托毒外出。除此之外，明代张昶《小儿诸证补遗》中亦记载麻证初发表，可用升麻葛根汤治之，其言："小儿麻疹，以肺为主……病在于表，宜当汗之……麻证初然发表，升麻葛根汤，升麻、葛根、芍药、甘草。若见红了，再不可用葛根，恐致表虚，使其难靥不收。"认为麻疹初发，病在于表，宜当汗之。

（2）清解肺胃：麻疹在治疗上有"大热者，当利小便；有小热者，宜解毒"之说，《麻疹全书》主张"麻以清凉为主"，并且根据病程的不同阶段，治疗宜有所侧重，其曰："初潮疹宜宣发，已潮宜解毒，将收宜养阴，收后宜安胃。"明代程云鹏《慈幼新书》云："麻疹之发也，有风热风痰……虽值严冬，亦不宜盖覆过暖，闭塞玄府，恐毒入咽喉，令人声哑。治宜清肺降痰，发表令透。"指出麻疹素有风热风痰者，治疗当清肺降痰。清代陈复正《幼幼集成》载："出麻疹因何咳嗽？盖由肺胃相连。肺金被火苦熬煎，以致咳嗽气喘。治法清金降火，不宜误用辛甜。"认为麻疹乃肺火所致，故治疗上提出清金降火之法。吴谦等《医宗金鉴》云："至若已出透者，又当用清利之品，使内无余热，以免疹后诸证。"指出麻疹已经出透者，当用清利之品，使内无余热。叶天士于《幼科要略》指出麻疹治疗"宜苦辛清热"，并且认为清热须分三焦用药，其言："须分三焦受邪……上焦药用辛凉，中焦药用苦辛寒，下焦药用咸寒。"清代谢玉琼《麻科活人全书》提出泻火清金之治疗方法，其认为"麻属心火，必须解毒清凉"，且"麻之发，惟肺受毒最重"，故主张"当先以肺为主，总宜泻火清金"，并指出泻火当用黄连、黄柏、栀子、大青叶、玄参、连翘之类；清金当用黄芩、知母、贝母、麦冬、石膏、天花粉、牛蒡子、地骨皮、桑白皮、杏仁之类。

值得一提的是，麻为阳邪，亦耗津液，故治疗时虽以清热为主，但当以不耗伤津液为宜。如明代张景岳《景岳全书》主张出疹时"治以清火滋阴为主"。清代周学海《脉义简摩》言："疹本出于肺，又发于皮肤肺之部也，热伤津液矣。故麻疹始终以清热养液为第一义。"提出麻疹"清热养液为第一义"。叶天士《临证指南医案》中载病案："谭（六岁），温邪时疠，触自口鼻，秽逆游行三焦，而为麻疹……当与辛苦寒，刘河间法。世俗不知……但以荆、防、蝉壳升提，火得风，焰烈莫遏，津劫至变矣。"指出麻疹当与辛苦寒，慎用荆、防、蝉壳升提之药，恐津劫至变矣。

（3）养血治疹：明代程云鹏《慈幼新书》言："麻疹之发也……亦有可下者，然首尾当滋养阴血……昔人以防风通圣散……升麻能令气上冲，亦不宜多用。盖麻疹标属阴而本属阳也。"指出麻疹标属阴而本属阳，易耗伤阴血，故麻疹初期及末期应注意滋养阴血。至清代，吴谦等《医宗金鉴》亦指出麻疹后期治疗应以养血为主，其曰："且麻疹属阳热，甚则阴分受伤，血为所耗，故没后须以养血为主，可保万全。此首尾治疹之大法，至于临时权变，惟神而明之而已。"夏鼎《幼科铁镜》认为治疗麻疹虽然以托毒透发为宗旨，但属虚者宜益气养血佐以透发，强调麻疹"无烧不出"，宜用"天保采薇汤"，若泄泻内虚，不能送毒者，则"惟用八珍汤以托之，外用葱半斤许，白酒煎，遍身擦之，如再不透……惟用六君子汤循上调治自愈"。沈金鳌《幼科释谜》云："麻疹与痘疮，似似终殊，原同症异……然麻疹一症，先动阳分，而后归于阴经，故标属阴，而本属阳。其热也，气与血分相搏，故血多虚耗。其治也，先发散行气，而后滋阴补血。凡动气燥悍之药，皆不可下也。"认为麻疹治疗当先发散行气，而后滋养补血。另沈金鳌《杂病源流犀烛》亦指出："麻疹出六腑，先动阳分，而后归于阴经，故当发热，必火在荣分煎熬，以至血多虚耗，又必内多实热，故须用养阴退阳之剂……凡一切燥热升阳动气者，皆在禁例。"认为治疗麻疹后期须用养阴退阳之剂，宜四物汤加黄连、防风、连翘等，而禁用燥热升阳动气者，如人参、白术、半夏等。汪启贤等撰《济世全书》载曰："麻疹退后，若有牙根腐烂，鼻血横行，并为失血之症，急宜四物汤加山茵陈、木通、生犀角，以利小便。"对于麻疹退后，虚热上行致牙根腐烂，鼻血横行者，可用四物汤养血补血；茵陈、木通、生犀角利小便而清热。

此外，小儿脏腑娇嫩，形气未充，脾常不足。又小儿生机蓬勃，发育迅速，脾胃负担重，故治疗儿科疾病需时时注意顾护脾胃。清代沈金鳌《幼科释谜》有言："麻疹……叶氏忌升提、忌补涩二语……却不可犯胃气以绝生气。"指出小儿顾护脾胃的重要性。

2. 其他疗法

（1）外治法：清代吴谦等《医宗金鉴》载："疹出三日当收没，不疾不徐始无虞，收没太速毒攻内，当散不散虚热医，外用胡荽酒法宜……应证而施病渐离，外用胡荽酒熏其衣被，使疹透出。"记载可外用胡荽酒熏其衣被，使麻疹透出。

（2）单方治疗：值得一提的是，诸多医家亦有应用单方单药防治麻疹而取得良效者。清代尤乘《寿世编》载："观音柳用枝叶四五钱，冬即枝梗，煎汤服立出，乃速痘、麻疹之神药也。"观音柳即三春柳，又名西河柳，明代缪希雍《先醒斋医学广笔记》就曾盛推其治疹之功。清代医家沈望桥于《经验麻科》一书中言："用丝瓜一个，风干，岁除日放在新瓦面上煅灰，摊地上，去火气，研末，以百沸汤冲服，每岁如此，服至三四次，小儿永不患麻疹矣。"指出丝瓜研末内服，可治小儿麻疹。清代医家张德裕《本草正义》又指出牛蒡"最为麻疹之专药"。

综上所述，中医治疗麻疹积累了丰富经验，且疗效显著，因此考察麻疹之源流对指导临床十分必要，遂整理如上，以期为临床研究提供新思路。

（俞　婧　韩洁茹）

奶麻源流考

明代万全《万氏家传痘疹心法》中已有"奶麻子"的记载，并指出奶麻与"时行疹子"不同，其曰："奶麻子……生下发见于皮肤，不可作时行疹子论，妄用汤剂。"后至清代，诸医家对本病的理解渐臻完善，多以正虚体弱、外邪袭肺，内禀胎毒、肺胃蕴热为主要病因病机，以疏风解表、清热解毒为基本治法。现将诸医籍对本病之病名、病因病机、证候分类及治疗的论述加以梳理归纳，以辨章学术，考镜源流。

（一）病名

历代医家对本病命名比较单一，统称"奶麻"，俗称"奶麻子""奶疹""烧疹子"，为区别于麻疹，又称"假麻"，其病名最早见于明代万全《万氏家传痘疹心法》，其曰："凡小儿出生未满月者，遍身红点，俗呼奶麻子是也。"指出奶麻发病，常见于新生儿，热退疹出，红色丘疹为其发病特点，此后谢玉琼、陈复正、郑玉坛等医家多沿用此称谓。清代叶霖称本病为"奶疹"，其在《痧疹辑要》中云："凡小儿初生未满月者，遍身红点，俗呼奶疹者是也。"吴谦等称此病为"瘟疹"，如《医宗金鉴》曰："瘟疹者，儿在胎中，受母血热之气所蒸已久，及生后外遇凉风，以致遍身红点，如粟米之状。满月内见者名为烂衣疮，百日内见者又名百日疮……调摄谨慎，不治自愈。"此处"瘟疹"指"奶麻"。根据年龄不同，分为"烂衣疮""百日疮"，而未出痘疹之前，即致遍身红点，如粟米之状者称为"瘟疹"，形象生动地体现了奶麻发病的症状表现，郑玉坛等医家亦遵此说，可见历代医家多以其病状分类命名。

（二）病因病机

历代医家认为，本病之病因病机与先天禀赋不足，感受外邪密切相关，即正虚体弱、外邪袭肺，内禀胎毒、肺胃蕴热。现将历代医家所述整理归纳如下。

1. 正虚体弱，外邪袭肺

《灵枢》云："肺者，五脏六腑之盖也。"肺居高位，又为娇脏，因此风寒暑湿燥火外感六淫邪气侵袭人体，均可影响肺的生理功能。而奶麻发病，与小儿感受风、湿、热之邪密切相关。清代吴谦等认为奶麻是由感受风邪，肺卫受邪所致，其在《医宗金鉴》中云："生后不免遇凉风。"陈弘谋《新订痘疹济世真诠》曰："小儿值天气炎热，或过于温暖，而出奶疹、痧疹、风瘾等疹。"陈氏认为气候炎热，小儿不耐高温，感受热邪，发为奶麻等疹疾。后至《痘麻定论》曰："奶麻瘾疹之类，皆风热客于脾肺二经所致。"又云："奶麻是感风热湿热而出。"即外感风热、湿热之邪，侵袭肺卫，郁于肌表，与气血相搏，肺脾母子相传，正邪相争，发为本病。

2. 内禀胎毒，肺胃蕴热

元代朱震亨《格致余论》云："儿之在胎，与母同体，得热则俱热，得寒则俱寒，病则俱病，安则俱安。"朱氏指出母子同体，可相互影响，相互致病。明代万全《万氏家传痘疹心法》曰："此由胎中受热，故生下发见于皮肤。"即万氏认为孕母妊娠期间，母体受热，母热遗于胎儿，而致奶麻。清代吴谦等《医宗金鉴》亦宗此说，其曰："儿在胎中，受母血热之气所蒸已久。"后至谢玉琼在《麻科活人全书》中提到："奶麻者……皆由儿在母胎中，受有热毒所致。"可见孕母内禀胎毒，遗于胎儿，伏毒化热，邪热蕴郁胎儿，致胎儿分娩后，遇外邪而诱发，发为奶麻。

（三）证候分类

历代医家对奶麻证候分类的表述有：①邪郁肌表；②毒透肌肤；③邪犯肺卫；④邪透肌表；⑤肺胃蕴热；⑥疹出邪退。

（四）治疗

明代以前，历代医家并未区分奶麻与麻疹，而将本病视为麻疹论治。后至清代，诸医家明确指出本病与麻疹不同，此后历代医家对本病的理解渐臻完善，并提出有效治疗方药。根据奶麻的基本病因病机，治疗以疏风解表，清热解毒为基本原则，以内治为主，少见外治方。现将奶麻论治归纳整理为以下几点。

1. 辨证论治

（1）清热疏风，解表透疹：奶麻发病，邪犯肺卫，肺卫失宣，治以清热疏风，解表透疹。清代陈弘谋《新订痘疹济世真诠》治疗本病主张"略用疏风清热轻扬之味一剂即安"，认为治疗本病应用疏风清热之品，宜选用荆芥、防风、蝉蜕、连翘疏风解表清热，当归、白芍养血，淡竹叶、滑石清热，甘草调中，治以疏风解表，透疹外出。又《麻痘定论》云："凡小儿乳麻瘾疹风热麻……乃皮肤小病……总无关利害，倘热不退，用荆芥发表汤以散之。"认为本病病轻，但倘若热势不退，可以使用荆芥发表汤发散表邪，透疹外出。

（2）清热解毒，透疹外出：奶麻时邪与气血相搏，蕴于肌腠，治以清热解毒，透疹外出。清代陈复正《幼幼集成》云："婴孩初离胎壳中，遍身斑驳似朱红。胎中热毒于今现，莫作时行麻疹攻。"陈氏指出奶麻与麻疹不同，常发于新生儿，以红色丘疹为主要表现，并提出治疗本病的有效方剂"溯源解毒汤"，由乳母服用，用于治疗小儿出生后，遍身奶麻。又郑玉坛《彤园医书》曰："凡初生之儿或在月内忽然发热，遍身见出红点者，俗名奶麻子是也……切不可误作麻疹施治，主以后二方。"此二方分别为"溯源解毒汤"与"活幼防风汤"，且要母子同服，活幼防风汤可清热解毒，透奶麻毒邪外出，通治奶麻、风疹。

2. 饮食禁忌

小儿出生，乍离母腹，如嫩草之芽，脏腑娇嫩，气血未充，全赖栽培调护，若稍有疏忽，极易患病。故在奶麻期间，乳母的饮食禁忌尤为重要。清代冯楚瞻《冯氏锦囊秘录》云："奈病家但知药上求全，勿于饮食检点。倘调摄得宜，虽不药可等于中医。若服药而失调摄，虽上工亦莫可施其巧也。"故奶麻期间，乳母的饮食禁忌尤为重要。冯氏又曰："饮食宜节……母宜食淡茹斋，切忌风寒及冷水瓜果之物，犯则皮毛闭塞，毒气难泄，遂变紫黑而死矣""最禁鸡鱼炙煿，盐醋五辛，梅桃糖蜜，香鲜之物"。指出乳母不可过食寒凉生冷、油腻荤腥等食物，否则加重小儿病情，危及生命。

综上所述，历代医家对奶麻的认识较为繁多，辨证思路多种多样，遂整理如上，考镜源流，以飨同道。

（杨圣英　王　瑶）

风疹源流考

风疹为外感风邪所引起的一种较轻的急性出疹性疾病，四季皆可发，尤其好发于冬春季节，成人小孩皆可得，以5岁以下小儿多见，具有起病急、症状轻、变证少、恢复快、预后良好等特点。风疹既是一个独立的疾病，又是诸多疾病的症状之一。有广义与狭义之分，狭义之风疹突出特点是具有时行性。宋元及以前诸家将本病皆归为外科疾病论治。随着传染性疾病不断发生与发展，明清时期专著中对儿科风疹有较为明确的论述，并对其有了更深的认识。以下将从病名、病因病机、证候分类及治疗四个方面进行探析整理。

（一）病名

风疹来去迅速，如风一般，故有其名；因其形似"沙子"，且比麻疹症轻，亦有"风痧"之称；因其时隐时现，退后不留痕，亦有"瘾疹"之称。叶天士《幼科要略》有"痧疹""瘄子"（吴音）"疹"（浙江）"丹"（北音）之说，故又称"风痧""野痧"。现代《简明中医辞典》中明确将其统一命名："风痧，又名风疹。"又有"风胗""痞瘟""鬼饭疙瘩"等其他别名与之相似，叙述如下。

1. 以病因病机分类命名

《素问》载："少阴有余病皮痹隐疹。"被认为是疹之病名及病机的最早记载，后世认为这是一种疾病，故在隐字上加一"疒"。西汉时期的《养生方》记载："汗出不可露卧及浴，使人身振寒热，风疹也。"虽同述一名，但并不指现在所言之传染性"风疹"。东汉著名医家张仲景所著《金匮要略》中亦有"瘾疹""隐疹"之称。其曰："邪气中经，则身痒而瘾疹""风气相搏，风强则为隐疹"。又曰："痒为泄风。"指出风邪外泄为身痒之病机。隋代巢元方《诸病源候论》云："邪气客于皮肤，复逢风寒相折，则起风瘙疹。"又曰："人皮肤虚，为风邪所折，则起隐疹。热多则色赤，风多则色白，甚者痒痛，搔之则成疮。"进一步阐释风疹是由"肤虚"兼加"风邪侵袭"所致。唐代孙思邈《千金要方》记载"风胗"病名，其曰："风邪客于肌肤，虚痒成风胗瘙疮。"又曰："赤疹，热时即发，冷即止。白疹，天阴冷即发。"指出赤白疹病因的区别。

宋代官修《太平圣惠方》记载风寒致"瘾疹"的特点，其曰："夫风瘾疹者，由邪气客于皮肤，复遇风寒相搏，则为瘾疹。"杨士瀛《仁斋直指方》中指出风、寒、暑、湿、热之邪皆可导致瘾疹，其曰："风气挟热，起于腠理，皮肤不肿不疼，发为瘙痒，谓之隐疹。此风热之浮浅者也。其亦有寒、暑、湿之气行焉。"其后又以寒热之邪的致病特点不同，将瘾疹分为"赤疹""白疹"。王肯堂《证治准绳》有专门的隐疹瘙痒篇，其中虽有瘾疹成因的论述，但此处仅对妇人瘾疹作以叙述，并未涉及儿科，然其病因病机的阐释对儿科风疹亦有借鉴意义。其曰："夫妇人体虚，为风邪气客于皮肤，复伤风寒，所以则发风瘙隐疹。若赤疹者，由寒湿客于肌中极热，热结则成赤疹也。得大热则发，取冷则瘥也。白疹者，由风气客于肌中热，热与风相搏则成白疹也。得天阴雨寒则发出，风伤亦发，得晴暖则减，着衣暖亦瘥。"在其"疡医"章节中亦有所记载。清末民初何廉臣《重订广温热论》中记载的风痧与风疹的成因较为相似，其言："温热发痧。由于风温者，则为时痧，亦名风痧，俗称红斑痧，病虽传染而症轻。"并提出"红斑痧"之别名，此处应重视其与因温毒而引起的"疫痧"的鉴别。黄元御《四圣心源》将风气相搏，隐见于皮肤者称之为"瘾疹"，并将其痒者称之为"泄风""脉风"，其曰："若风气相搏，势力均平，风强而外泄，气盛而内闭。风强则内气不能尽，气盛则外风不能尽泄，泄之不透，隐见于皮肤之内，是谓瘾疹。气之不透，泄郁而为痒。痒者谓之泄风，又曰脉风。泄风者，风之未得尽泄而遗热于经脉之中也。"

2. 以病症特点分类命名

风疹多发于耳后、颈部及枕部，出现瘰核肿大，可伴有轻度的发热、咳嗽等肺系病，或伴有纳差、恶心呕吐等脾胃病。宋代官修《圣济总录》按其临床寒热之别来区分"赤疹""白疹"。其曰："赤疹者热，白疹者寒。"清代医家邵新甫在评叶天士《临证指南医案》按语中言："瘾者，即疹之属，肿而易痒。"强调疹状突起皮肤，而伴有瘙痒。雷丰在《灸法秘传》中记载："肌发红点，有若蚊咬者为热疹，细粒透显者为风疹，不透出者为隐疹。"因疹的不同症状将热疹、风疹、瘾疹作以区分。郑玉坛《彤园医书》中将"奶麻子之白者"称为"风疹"，其曰："凡初生之儿或在月内忽然发热，遍身见出红点者，俗名奶麻子是也。亦有见出白点者，名曰风疹。"周士祢《婴儿论》中曰："儿四肢若背腹瘢疹出没者，名曰风疹……风疹者，即时毒也，痒剧抓则发疹，为泄风。"进一步阐释了风疹的时行性，并将其称为"泄风"。肺为华盖，称娇脏，开窍于鼻，外合皮毛，风为阳邪，清扬开泄，首先犯肺，继而引发风疹及肺系病症，赵濂《医门补要·小儿叠发风疹》曰："壮热，咳嗽，鼻塞，作呕，眼如含泪，烦躁易啼，身现似针尖红点，此名风疹，非痧也。"谢玉琼《麻科活人全书》曰："婴儿当值炎热天，遍身忽似出麻然，此名风瘾非胎毒，不须用药也会痊。"乳儿体弱，易受外邪侵犯，但发风疹时应与麻疹及胎毒相鉴别开来。吴谦等所撰之《医宗金鉴》将其命为"痦瘟""鬼饭疙瘩"，其云："痦瘟汗出中邪风，状类豆瓣扁雷形。"又曰："此证俗名鬼饭疙瘩，由汗出受风，或露卧乘凉，风邪多中表虚之人。初起皮肤作痒，次发扁疙瘩，形如豆瓣，堆累成片，日痒甚者。"

（二）病因病机

幼小乳儿素有脏腑娇嫩、形气未充，发病容易、传变迅速，易虚易实、易寒易热的生理病理特点，由于其禀赋不耐，素体易受外邪侵袭而诱发风疹。即宋代官修《太平圣惠方》言："夫风瘾疹者，由邪气客于皮肤。"风疹又被称之为风痧，清代雷丰《时病论》对风痧的病因病机归纳较为全面，记载曰："痧之为病，不尽六气所触，或因饥饱劳役，或因秽浊所犯，皆可成痧。"沈麟《重订温热经解》指出风痧为时令性疾病，好发于春季，其曰："春令风温，咳嗽咽痛，身痒，舌上起红刺，如杨梅刺，欲作风痧。"根据历代医家对风疹的认识，总结其病因有以下几点。

1. 风寒外侵，客于肌表

宋代官修《太平圣惠方》记载："夫风瘾疹者，由邪气客于皮肤，复遇风寒相搏，则为瘾疹，若赤疹者，由冷湿搏于肌中，风热结成赤疹也。"书中再次强调"赤疹"为风热之邪被寒湿所劫困于肌中所致。又曰："夫风邪客热在皮肤，遇风寒所折，则起瘾疹。热多则色赤，风多则色白，甚者痒痛。"重点突出寒邪为疹出之转折，寒热相搏则发疹，因受邪偏重不同，疹可赤可白。《小儿卫生总微论方》言："小儿风疾隐疹者，小儿肌肤嫩，血气微弱，或因暖衣而腠理疏开，或天暄而汗津润出，忽为风邪所干，抟于气血，藏流于皮肤之间，不能消散……相连而生……重者名曰瘾疹。"风寒外侵，客于肌表，营卫不和而成风疹。明代《普济方·风瘙瘾疹》言："夫小儿风瘙瘾疹者，由邪风客于腠理，搏于荣卫，遂传而为热，熏散肌肉，溢于皮肤，变生瘾疹。"进一步强调初期客气邪风，袭于肌肤，后期入里化热，营卫失调为风疹之成因。清代顾世澄《疡医大全》引王肯堂《证治准绳》曰："白疹者，由于风气搏于肌中，风冷结为白疹也。遇冷则极，或风中亦极，得晴明则瘥，著厚暖衣亦瘥。"指出白疹由风寒之邪所致，强调遇冷或风中则甚，遇温得缓。赵濂《医门补要·小儿叠发风疹》曰："小儿乃脆嫩弱质，淫风厉气，每能侵犯而发风疹。"再次突出小儿肌肤易受淫邪贼风侵犯而发疹。

2. 风热犯表，郁于肌理

宋代杨士瀛所撰《仁斋直指方》记载："风热在表，天时炎暄而燥气乘之，则为赤疹；风热在表，天时寒凉而冷气折之，则为白疹。"指出"赤疹"为风热袭表兼被燥邪侵犯所致，"白疹"为风热浮表兼被寒邪侵犯所致，此两者皆以风热为患。王肯堂在《证治准绳》中曰："若赤疹者，由冷湿搏于肌中，风热结成赤疹也。遇热则极，若冷则瘥也。"指出赤疹遇热则甚，得冷则缓的特点。至清代何廉臣《重订广温热论》言："温热发痧。由于风温者，则为时痧，亦名风痧，俗称红斑痧，病虽传染而症轻。"强调风痧为风温所致，虽具有传染性，但其症较轻。谢玉琼著《麻科活人全书》曰："若风瘾者……时值天气炎热，感风热而作……乃皮肤小疾，感风热客于脾肺二家所致。"风疹为风热之邪侵犯太阴二经，而出现较轻的皮肤出疹性疾病。王孟英《温热经纬》指出风温热久不愈，可发为"白疹"，其曰："风温证，热久不愈，咳嗽唇肿，口渴，胸闷不知饥，身发白疹如寒粟状。"

3. 痰热郁肺，胃肠湿热

小儿脏腑娇嫩，形气未充，素有"三不足两有余"之说，其中肺、脾常不足，外易受时（风）邪为患，内易为饮食所伤。元代朱震亨《丹溪心法》曰："疹属热与痰……发则多痒或不仁者，是兼风兼温之殊，色红者，兼火化也。"认为疹不仅与肺热有关，还兼有"痰"作祟，疹色红的为痰火所致。清代王孟英《温热经纬》记载："此风邪挟太阴脾湿，发为风疹。"指出风疹为风温时邪为祸，邪气入里，影响脾胃，郁而化热。并认为"火者疹之根，疹者火之苗"。脾在体为肉，喜燥而恶湿，风湿相搏，侵犯脾土，发于肌肤则出疹，即"有诸内必形于诸外"是也。如陆子贤《六因条辨》中说"疹为太阴风热"。肺经气分热邪波及营络而发疹；肺胃伏热，积热日久，亦可郁而发疹。

（三）证候分类

历代医家对风疹证候分类的表述有：①风热侵袭；②热毒入营；③湿毒蕴肤；④气阴两虚。

（四）治疗

本病辨证治疗上，主要是辨轻重，以清热利湿、解毒透疹为主，关键在"透"字，只要因势利导，达邪外出，则预后良好。清代赵濂《医门补要》强调风疹并非痧，但治法同痧，其曰："小儿乃脆嫩弱质，淫风厉气，每能侵犯而发风疹。壮热，咳嗽，鼻塞，作呕，眼如含泪，烦躁易啼，身现似针尖红点，此名风疹，非痧也。治法同痧。有一月发两次者，有连接发三四次者。病孩与乳母，皆宜戒发物。"并提出其孩母之禁忌。潘文清《剑慧草堂医案·防风疹出》中阐述，前期用"辛散法"；欲将发痧治以"分泄法"；风疹已发治以"清解法"；热毒烁肺治以"清化法"，此四法对风疹治疗具有重要的指导意义。吴鞠通在《温病条辨》中首次指出疹虽不难治，但治疗急迫，期限三日。并曰："先用辛凉清解，后用甘凉收功。"叶天士从三焦论治用药，其于《临证指南医案》中提出："疹本六气客邪，风寒暑湿，必从火化……须分三焦受邪孰多，或兼别病累瘵，须细体认。上焦药用辛凉，中焦药用苦辛寒，下焦药用咸寒。"探究古代诸医家治病经验，总结风疹治疗如下。

1. 辨证论治

（1）解表散邪，调和营卫：唐代孙思邈《备急千金要方》中记载麻黄汤治疗风疹。大抵为取其辛温发汗之功，开腠理给邪以出路。清代黄光霁《本草衍句》中记载："麻黄……发太阳少阴之汗，入肺脏大肠之司，去营中之寒邪，泄卫中之表实……血脉兼调，故透出皮肤毛孔之外……发汗解表第一。"周士祢《婴儿论》曰："儿四肢若背腹瘕疹出没者，名曰风疹，宜桂麻各半加荆芥防风汤主之……宜敷姜汁而解也。"桂麻各半汤具有辛温轻散、微汗解表的功效；荆芥防风汤具有疏散解表、清热止痒的功效，二者合用增强其解表透疹止痒的效果。宋代王璆原撰《是斋百一选方》记载治瘾疹，文曰："白芷针刺烧存性，为末，温酒调下二钱"。白芷辛散通温，能祛风解表；以酒调之，加强其辛温散表之功。吴鞠通《温病条辨·解儿难·疹论》曰："一以辛凉为主，如俗所用防风、广皮、升麻、柴胡之类，皆在所禁。俗见疹必表，外道也。大约先用辛凉清解，后用甘凉收功。"书中记载辛凉平剂银翘散，其具有辛凉透表、清热解毒的作用，后世医家取其凉解之功，将银翘散加减用于治疗风疹之邪郁在表证。何廉臣在《重订广温热论》中记载春温初期欲作风痧者，用桑杏消风汤治疗，此为防变之先见，并强调"风痧初起，必须疏达"。常用方剂有荆防败毒散（雷少逸《时病论》方）、连翘败毒散（《伤寒指掌》方）。又强调"散"的重要性，其曰："或宜兼清散，总以散字为重。"选方为防风解毒散。

（2）清热解毒，凉血透疹：血分蕴蓄风邪，日久化热，而出风疹者，大多选用性味苦寒之品，苦以降泄，寒能清热，故有清热解毒之功。唐代王焘《外台秘要》记载慎火草治风疹，因其入血分，能清热凉血。孙思邈《备急千金要方》记载煅云母粉，因其能补肺下气，坚固肌理，祛热解毒。宋代官修《太平圣惠方》中记载："治风瘾疹，遍身痒痛，心胸满闷，宜服羚羊角散方。"此方息风清热，散血解毒，既能散血分之风热，又能解血分之热毒。又曰："治风瘾疹，心闷，犀角散方。"此方能清热凉血解毒。其后又记载鬼箭羽散方、枫香丸方等寒凉解毒剂。唐慎微《证类本草》记载景天、白英、青蒿、螺黡草、甘蕉根、枳壳、大青叶、水萍、紫薇根、积雪草等治风疹。官修《圣济总录》记载：防风汤以清热透疹，除烦止惊；出疹伴有壮热心躁者用犀角汤方。元代许国桢《御药院方》记载消毒犀角饮子以清热解毒，解肌透疹，其曰："治大人小儿内蕴邪热，咽膈不利……遍身风疹，瘴毒赤瘰，及疮疹已出未出，不能快透，并皆治疗。"明代官修《普济方》亦有对风疹的选方用药的论述，如五参散，治小儿肺气，瘙痒瘾疹，癣疥；麝香犀角丹，治瘾疹不瘥；防风汤，治小儿瘾疹风痒；麻黄散，治小儿风瘙瘾疹等。迨至清代，王孟英《温热经纬》记载："风邪挟太阴脾湿，发为风疹，（杨云：白疹乃肺胃湿热也，与脾无涉，亦与风无涉。）用牛蒡、荆芥、防风、连翘、橘皮、甘草之属，凉解之。"邪热入里，太阴阳明热盛，营血受损，则疹色加深。用入血分之药，能疏散血中风热，治疗疹透不畅，皮肤瘙痒之症。因此处杨氏认为白疹与风邪无关，故临床需加以鉴别。吴谦等所撰《医宗金鉴》云："痦瘤……日痒秦艽汤宜服。"秦艽汤即秦艽牛蒡汤，能疏风凉血，清热解毒。叶天士《幼科要略》提出"辛凉解肌"与"辛散解肌"法，其曰："连翘辛凉，翘出众草，能升能清，最利幼科，能解小儿六经诸热。"并曰："疹属阳腑经邪，初起必从表治。"又提出"苦辛清热"法，药用凉膈去硝黄。

（3）清肺化痰，解表除湿：宋代唐慎微《证类本草》记载："侧子，冷酒调服，治遍身风疹。"侧子生于附子之侧，故名，其能祛风散寒，除湿，宜治风疹。清代杨璿所撰《伤寒瘟疫条辨》亦有所述："侧子……其性轻扬，主发散，为风疹及四肢发散要药。"元代朱震亨从痰论治，在《丹溪心法》中曰："在肺，清肺火降痰，或解散出汗，亦有可下者……黄瓜水调伏龙肝去红点瘢。"方用消毒犀角饮子，在清热解表基础上兼以祛痰。

（4）养血祛风，解表止痒：痒自风来，故治风先治血，血行风自灭，风退痒自消。明代王肯堂《证治准绳》中记载有四物汤、逍遥散、加味逍遥散、当归散等方药治疗妇人血虚发疹，对于气血两虚的患儿，亦可加减应用。清代郑玉坛《彤园医书》中以四物汤加减治疗小儿风疹，书中记载："溯源解毒汤（当归、生地、白芍、川芎、炒连、连翘、陈皮、木通、沙参、甘草）母子同服。"《医宗金鉴》记载："痞瘤……夜重当归饮服宁。"气为血之帅，血为气之母，故方中用四物汤养血活血，用黄芪补气固表，又用荆芥、防风、蒺藜、首乌祛风消疹。

2. 其他疗法

（1）针灸疗法：宋代官修《圣济总录》中记载涌泉、曲泽、环跳治疗风疹。方慎庵在《金针秘传》中亦有其记载。明代杨继洲在《针灸大成》中记载："病有三因，皆从气血。"从整体气血调理，皆有益于风疹的治疗与调护，并曰："热风瘾疹：肩髎、曲池、曲泽、环跳、合谷、涌泉。"《普济方》曰："穴下昆仑治刺风疹疼痛。"并在针灸篇中记载曲泽、肩髃、伏兔、合谷等穴，辨证或刺或灸皆有阐述。清代廖润鸿撰《针灸集成》中除以上穴位之外还记载了合谷穴治疗风疹。雷丰在《灸法秘传》中记载："隐疹宜灸曲池，风疹、热疹宜乎合谷、环跳。"所谓"无风不作痒"，针刺合谷、曲池、地机、血海、翳风可配合神阙穴闪罐、隔纸灸治疗风疹，意在强脾胃益气血，固皮肤肌腠。治风先治血，血行风自灭，风灭疹自消，若根源在于血不润肤所致者，当以血海穴（《针灸甲乙经》）来预防、治疗风疹，且此穴具有健脾除湿之功。

（2）刮痧：刮痧具有调气行血、活血透痧、排毒驱邪的作用。清代雷丰《时病论》言："盖痧在皮肤气分者，宜刮之。"张志聪《侣山堂类辨》曰："所谓砂者……故浅者刮之，深者刺之，使邪气外泄，而痛可止。"重点阐释了痧出表浅可刮，入里者需针刺。

（3）搽洗法：晋代葛洪《肘后备急方》载有"《千金翼》疗丹瘾疹方"，应为后人所加，其曰："又主大人小儿风疹。茱萸一升，酒五升，煮取一升，帛染拭之。"吴茱萸性辛苦热，能温、能散、能下；温以驱寒，散以解表邪，下以清里热，用治小儿风疹可效。宋代《证类本草》引唐代《外台秘要》曰："治瘾疹，以慎火草一斤，捣绞取汁，敷上热炙，摩之再三，即瘥。"其又引唐代甄权《药性论》云："景天……能治风疹恶痒。"慎火草即为景天，功擅清热解毒活血，适用于后期外邪入里化热，引动营血而出红疹者。《太平圣惠方》记载："治风瘙瘾疹，遍身皆痒，搔之成疮方。"方中用茵陈、苦参两味煮水擦拭，茵陈清热利湿，苦参清热燥湿止痒。其后又记载用蚕沙煮水洗。其味辛升散，上而走表，下而除湿，故对营虚卫弱，风湿客于肌腠，搏于肌肤腠理之间，淫气妄行者，具有很好的祛风止痒作用。苏颂《本草图经》亦有治婴孺风疹用景天苗与盐同研，取汁外涂。南宋刘昉《幼幼新书》中记载枳实膏治疗风疹肿痒。明代姚太傅所撰《箓竹堂集验方》曰："治遍身风疹方，用芝麻叶擦之即愈。"魏祖清《村居救急方》记载："风疹痒甚……艾叶、菊花、金银花（各等分，叶亦可）、独头蒜共捣烂，入雄黄二钱，麝香少许，涂三四次即愈。"胡濙《卫生易简方》记载治风疹用绿豆研汁煮饮、用苦楝皮煎汤浸洗、用青蒿煎汤洗。

本病虽为轻症但易于传变，或夹杂其他病变，故临床不可淡然置之，应辨清轻重缓急，因势利导。又因风疹与诸多疹证相类似，故临床辨证须谨慎，虽古代医家列举方药颇多，但皆不可草率用之，可参古代医方，以方测证，审慎施治，力求确凿可据，切勿延误。总结以上内容，以助临床参考，丰富临床用药施治思路。

（鞠丽丽　王　海）

丹痧源流考

丹痧之名首见于清代叶天士《临证指南医案》，经过后世医家不断地丰富与发展，各家都对其有着独特的见解和体会，故从病名、病因病机、证候分类及治疗几个方面，对重要医籍中丹痧的相关病证论述进行整理研究，考查其学术发展的规律。

（一）病名

丹痧，又名喉痧、烂喉痧、烂喉丹痧、时喉痧、疫喉痧、丹疹，丹痧即西医所谓猩红热。与丹痧有关的最早论述，可追溯至东汉张仲景《金匮要略》中描述的"阳毒"为病，其文曰："面赤斑斑如锦纹，咽喉痛，唾脓血。"其中发热面红、咽痛等症状与本病有相似之处。隋代巢元方《诸病源候论》载"丹候"之证，曰："丹者，人身体忽然燉赤……或发腹上，如手掌大。"其症状叙述亦类似本病。唐代孙思邈《千金翼方》中列有"丹疹"之证治，亦与本病有关。丹痧之名始见于清代叶天士《临证指南医案》载："疫疬秽邪，从口鼻吸受，分布三焦，弥漫神识……今喉痛，丹疹，舌如朱，神躁暮昏，上受秽邪，逆走膻中。"由上所述，可知叶氏已明确认识到"喉痛""丹疹""舌如朱""神躁暮昏"为丹痧特征症候。清代曹心怡亦宗此说，其《喉痧正的》言："古之所谓烂喉痧者，自雍正癸丑以来始有之，见于吾叶天士先生医案中。"清末何廉臣《重订广温热论》言："温热发痧，由于风温者则为时痧，亦名风痧，俗称红斑痧，病虽传染而症轻；由于温毒者则为疫痧，亦名喉痧，俗称烂喉痧，病多传染而症重。"提出烂喉痧和红斑痧之区别。近代医家张锡纯《医学衷中参西录》云："温疹之证，西人名为猩红热，有毒菌传染，原不易治，而兼咽喉证者治之尤难。"将丹痧与西方医学的猩红热并名。丁甘仁《丁甘仁医案》曰："雍正癸丑年间以来，有烂喉痧一证，于冬春之季，不分老幼，遍相传染。发则壮热烦渴，丹密肌红，宛如锦纹，咽喉肿烂，一团火热内炽。"具体描述丹痧之症状，并且指出本病具有传染性。

（二）病因病机

查阅各医家对丹痧病因病机之论述可知，其病因病机为外感痧毒疫疬之邪，乘时令不正之气，寒暖失调之时，机体脆弱之机，从口鼻侵入人体，蕴于肺胃二经。清代吴贞《伤寒指掌》云："风温之邪袭肺，火燥伤金，故见咽哑喉痛而发痧疹。肺之火毒极，若内湿火上蒸，咽喉作腐者，是烂喉疫痧。"认为丹痧之证是由于风温之邪经口鼻而入，侵犯肺胃所致，咽喉为肺胃之门户，加之素体湿热火盛，方致咽痛声哑，甚则咽喉作腐。陈耕道《疫痧草》述："疫痧之毒，有感发，有传染，天有郁蒸之气，霾雾之施，其人正气适亏，口鼻吸受其毒而发者为感发；家有疫痧，人吸受病人之毒而发者为传染。所自虽殊，其毒则一也。"陈氏提出丹痧发病可由疫毒之邪从口鼻而入所致，又详细地将感发与传染进行区分。其认为正气亏损，复感邪毒为感发，吸受已病之人之邪毒为传染。曹心怡《喉痧正的》云："喉痧一症，由于时行疫疬与风温热之邪煽烁蒸腾为患，一经触发，热若燎原。"认为丹痧是由于时行疫疬和风温之邪相互作用，由肺胃外窜肌肤而发。金德鉴《烂喉痧辑要》云："多因时行疫疬之邪毒，从口鼻入于肺胃，上冲咽喉所致。"金氏亦宗前人之述，认为丹痧为疫疠之毒侵犯肺胃所致。王泰林《环溪草堂医案》言："烂喉丹痧，乃温热时邪，肺胃受病，发于春夏为多。"其宗前人温热时邪袭于肺胃致病之说，并提出此病好发于春夏两季。近代医家张锡纯《医学衷中参西录》谓："夫猩红热非他，即痧疹而兼温病也。尝实验痧疹之证，如不兼温病，其将出未出之先，不过微有寒热，或头微疼，或眼胞微肿，或肢体微酸懒，或食欲不振。其疹既出之后，其表里虽俱觉发热，而实无炽盛之剧热。"认为丹痧是痧疹兼温病所致，并以病案为例，论述了本病与痧疹之区别主要在于是否兼有温邪。丁泽周《丁甘仁医案》曰："疫烂喉丹痧者何也，因此症发于夏秋者少，冬春者多，乃冬不藏精，冬应寒而反温，春犹寒噤，春应温而反冷。经所谓非其时而有其气，酿成疫疠之邪也。邪从口鼻入于肺胃，咽喉为肺胃之门户，暴寒束于外，疫毒郁于内，蒸腾肺胃两经，厥少之火，乘势上亢，于是发为烂喉丹痧。"认为丹痧之发生是由于当令之时节气异常，冬季温暖，春季反而气候寒冷，发为时行疫疠，由口鼻而进入人体，侵犯肺胃，咽喉为肺胃的门户，首当其冲，感受寒邪疫毒，传至肺经和胃经，总可归纳为寒邪束表，疫毒郁内所致。

（三）证候分类

历代医家对丹痧证候分类的表述有：①毒侵肺胃；②痧毒化火；③毒蕴营血；④痧后阴伤。

（四）治疗

本病是一种火毒之证，治法应以辛凉宣透、泻火解毒为主。应在疾病的不同阶段，根据不同证候特点给予相应的治疗。

1. 辨证论治

（1）辛凉透邪，宣肺利咽：清代吴贞《伤寒指掌》载："治宜辛凉清透，大忌辛温升散之品。寒凉苦降，亦在禁忌，防其郁遏内邪也。"认为丹痧初起时邪郁肌表，宜使用辛凉透表之药，透邪外达，禁用辛温发散之药以防助热邪及寒凉苦降之药阻遏邪气于内。并参照治疗"风温袭肺，发而为疹"之治法，其言："治宜辛凉宣泄，清肺达邪，为风温发疹邪在肺卫者正治之法。即烂喉疫痧，亦不外此方。此条风温热邪在于肺卫，欲发疹子，用宣肺达邪清透为治，是正法也。"邪在肺卫时，应宣肺透邪于表。王泰林《环溪草堂医案》言："首用辛凉散邪，继用甘寒化毒，是为大法。"王氏宗前人之述，亦认为治疗丹痧首先应该以辛凉之品透邪于表，又提出继而用甘寒之品清解邪毒。张乃修《张聿青医案》述："此外又有烂喉丹痧一症，其痧未透时，必须表散，本书除瘟化毒汤中有葛根、薄荷，大可胜任。"张氏明确提出丹痧病初，痧疹未透之时，透表药宜用葛根、薄荷，并详述葛根、薄荷因其辛凉甘润之性在本病初期治疗中的重要作用，曰："盖少阴伏邪，达于少阳，必须归于阳明，从肌肉而出，故伤寒论云，阳明者土也，万物所归。若与麻桂羌防等类，必至毒热四窜，奔腾莫制。况葛根、薄荷辛凉甘润，与辛温燥烈之品，自有分别。"陆九芝《丹痧瘢疹辩》谓："而痧之原出于肺，因先有痧邪而始发表热，治痧者当治肺，以升达为主，而稍佐以清凉……痧于当主表散时，不可早用寒泻，惟宗仲景葛根芩连一法，出入增减（方用升、葛、翘、蒡、柴、芩、栀、草、银花、赤芍、元参，或加蚕、蝉、河柳，升散清凉合法），则于此际之细微层折，皆能曲中而无差忒，此治痧疹之要道也。"认为丹痧之病主要责之于肺，治疗时应注意以宣肺透邪为主，稍加辛凉之品以散表热，着重强调不可早用寒凉之药，并详细列举出常用药物。曹颖甫《经方实验录》言："喉痧当以痧为本，以喉为标，但求痧透，则喉自愈，可谓要言不繁。"概括地论述了烂喉痧，痧透则喉疾自愈的观点，强调透痧在丹痧初期的重要性。何廉臣《重订广温热论》云："烂喉痧，病多传染而症重。风痧初起，必须疏达，如荆防败毒散（雷少逸《时病论》方）、连翘败毒散（《伤寒指掌》方）二方均加青松针一两，煎汤代水，投无不效；即或宜兼清散，总以散字为重，防风解毒汤加青松针最效。切忌骤用寒凉。喉痧初起，自须轻散解毒，如加减普济消毒饮（温病条辨方）、代赈普济散（《鞠通医案》方）二方最当。"认为"散"为治疗核心，治疗当以清散解毒来将病邪疏达于表。近代医家张锡纯《医学衷中参西录》谓："其初病之时疹犹未出，即表里壮热，因疹毒之热尚未萌芽，而温病之热已炽盛也。治之者宜将薄荷、连翘、蝉蜕诸托表之药，与玄参、沙参、天花粉诸清里之药并用。"亦认为初病之时应注重托表透疹。又曰："若虑其痧疹不能透达，可用鲜茅根二两水煮数沸，取清汤数盅，以之代水煎药，煎汤一大盅，温服，其疹必完全透出矣。"提出以鲜茅根煮水之法透疹。民国时期沈汉卿《重订温热经解》云："烂喉丹痧，不可治喉，痧出喉自愈。若误用犀角、羚羊、芩、连等药，则痧毒内攻，入里即死。若用温散之品，痧出后，耳下肿大为痧毒，必脓出而后愈也，症颇危险。"沈氏亦宗前人"痧出喉自愈"之观点，认为丹痧之初，应以透疹为要。并强调不可用过于苦寒的药物，并描述了痧毒透出之症状。

（2）清气泻热，凉膈解毒：清代何廉臣《重订广温热论》云："迨表分之痧毒发透，内蕴之伏火方张，势轻者清化，如陈氏清肺饮、夺命饮、犀羚二鲜汤（陈继宣《疫痧草》方）三方酌用；势重者寒泻，如陈氏四虎饮（《疫痧草》方）、拔萃犀角地黄汤加金汁元明粉（《温毒病论》方）二方酌用，方能泻火泄热，热一尽而病自愈。若仍执辛散之方，则火得风而愈炽，炎势燎原，杀人最暴。"认为丹痧早期已过，表之痧毒已透，病症未除，疫毒入里化热，便不可再用辛散之药，应治以清气泻热，凉膈解毒。治疗时可斟酌病势以选用不同的治法方药。病势轻者宜用陈氏清肺饮等清气解毒，病势重者应以陈氏四虎饮等清营泻火。近代张锡纯《医学衷中参西录》言："《伤寒论》白虎汤原为千古不祧之良方。为其兼有疹毒，可于方中加连翘二钱，羚羊角一钱（另煎兑服或锉细末送服无力之家可以金银花二钱代之），再用鲜茅根或鲜芦根煮汤，以之代水煎药。"张氏认为白虎汤清气泻热加之连翘、羚羊角等透疹解毒之品可用于治疗邪热壅盛气分之丹痧。

（3）清营凉血，泻火解毒：清代余霖《疫疹一得》曰："其治法，总宜大清胃热，兼凉血解毒，以清瘟败毒饮为主……此治温毒、热疫、疹并发及时行烂喉丹痧，出死入生之正法眼藏也。"认为若热邪深陷营血，治疗时应着重清营凉血。以清瘟败毒饮清热解毒，凉血泻火，可用于治疗包括丹痧在内的各热入营血病证。并进一步描述了丹痧主证的不同及治疗方剂，即"烂喉痧，或发癍疹，或发丹痧，皆主清瘟败毒饮加减。"近代张锡纯《医学衷中参西录》曾引述："仲景所谓'阳毒之为病，面赤斑斑如锦纹，咽喉痛，唾脓血'者，当即此证。近世方书中又名为烂喉痧，谓可治以《伤寒论》麻杏甘石汤。"张氏认为《金匮要略》中描述的"阳毒"即为丹痧，故用麻杏甘石汤来治疗，以其辛凉宣泄清肺之功来治疗疫毒化火之证。另外张氏详述丹痧之阳明腑实证，云："若其痧疹虽皆透发于外，而火犹炽盛，且深入阳明之腑，其舌从前白者至此则渐黄，心中烦热异常，或气粗微喘，鼻翅煽动，或神昏谵语，脑膜生炎，其大便干燥，小便赤涩，此乃阳明胃腑大实之候。"描述丹痧痧疹已透，却热邪入胃腑，心中烦热，喘热气粗，鼻翼煽动，神昏谵语，大便干燥，小便黄赤，舌红苔黄之阳明腑实证，并提出此证应从阳明经论治。

（4）养阴清热，增液生津：清代金德鉴《烂喉痧辑要》载："治宜先以辛凉透毒，方用银翘散加减；继宜泄热解毒，方用凉营清气汤；终宜滋阴养液，方用养阴清肺汤。不宜辛温解表，或过早使用大剂苦寒、泻下药。"概括地说明了丹痧的各个阶段应采用不同的治法，尤其对后期提出养阴清热的治疗方法，热毒之邪久停于体内，势必伤及营阴，故本病后期应以清营养阴之法来解未清之余毒、养已伤之营阴。

2. 吹法

清代尤怡《金匮翼》载烂喉痧方治疗丹痧，方中以西牛黄、冰片、青黛清热解毒，同时取"真珠"等药的收敛生肌之效，"共为极细末，吹患处效"，即尤氏以吹法来治疗，此方功可清热解毒，祛腐生新。清代陈耕道《疫痧草》载："十宝丹研极细末，每用少许吹喉。功可消肿止痛，化毒生肌。主治疫喉肿痛色艳、烂喉痧证、痘疹后牙疳、杨梅毒结咽喉。"提出以十宝丹研末吹患处，以其消肿止痛，化毒生肌之功来治疗烂喉痧证。清代张绍修《时疫白喉捷要》载一验方，方中牛黄、珍珠、冰片（各一钱）、黄连、郁金（各四钱）、乳香（煅）、孩儿茶（各五钱）、薄荷（七钱）、青黛、硼砂、黄柏、甘草、血竭（各三钱）、白芷（二钱），为极细末，和匀，先用冷茶漱口，每用少许，吹患处。张氏提出先用冷茶漱口，后将药末吹患处的治疗方法，各药合用，清热祛腐，消肿止痛。近代张锡纯《医学衷中参西录》云："若遇证兼喉痧者……可外用硼砂、生寒水石各二钱，梅片、薄荷冰各一分，共研细吹喉中。"明确提出丹痧发于喉者，采用吹法将药物吹于患处，且硼砂清热解毒，寒水石清热泻火，梅片清热止痛，薄荷疏散风热，诸药合用，共达消肿止痛、清热解毒之效。

综上所述，历代医家对丹痧的论述繁多，辨证思路各异，遂整理如下。考镜源流，以飨同道。

（张　静　韩洁茹）

水痘源流考

"水痘"作为病名首见于南宋《小儿卫生总微论方》。自明代以来，对水痘病名、病因病机的认识日臻全面，治疗方法丰富多样。迨至清代，卫气营血辨证的提出，完善了本病的辨治思路。故从病名、病因病机、证候分类、治疗入手，对历代重要医籍中水痘的相关病证论述进行整理研究，考查其学术脉络和规律，颇有意义。

（一）病名

"水痘"一词自提出至今已有近千年历史。纵观历代有关水痘的诸多论述，"水痘"在古代医书中含义有两方面：第一，就疾病名称而言，指外感时邪引起的以皮肤出疹为主的急性传染性疾病；第二，就症状而言，指疱疹内含水液、形态椭圆、状如豆粒的症状。本书所研究的水痘指疾病而言。综合分析水痘诸多称谓的历史，均以病症特点分类命名。

古代医学文献对本病最早的论述为"水疱"。北宋钱乙《小儿药证直诀》详细论述了水疱之病症特点，其曰："肝为水疱，以泪出如水，其色青小。"水疱具有泪出如水、颜色发青、体积较小之状。钱氏又言："心为斑，主心血，色赤而小，次于水疱。"可见，斑之大小次于水疱。延及明代，王肯堂《幼科证治准绳》载道："上水疱者，俗谓之水痘也。"王氏既肯定了水疱与水痘为同一疾病，又将水痘之大小与痘子（脓疱）、瘄子（瘾）、麻子（疹）等作了比较，其曰："痘之形状最大，水痘次之，瘾、瘄又次之，麻子最小，隐隐如麻子也。"同一时期，由董宿撰、方贤编定之《奇效良方》指出："水疱如泪而青。"明代程云鹏《慈幼新书》有言："水疱者，形大皮薄，内含一包清水。"程氏将水疱之病症特点归为形大皮薄、内含清水。由此观之，历代医家所论水疱大小多是相对而言的，并可能包含一定主观色彩，故存在差异。

南宋《小儿卫生总微论方》首次提出了水痘之病名，其曰："其疱皮薄，如水泡，破即易干者，谓之水痘。"指出皮薄如水、破即易干之病症特点，后世医家多宗其说。

迨至明代，张介宾在《景岳全书》中进一步详细论述了顶尖出水、逐日加重、全身瘙痒之状，其曰："凡出水痘，先十数点，一日后其顶尖上有水泡；二日三日又出渐多；四日浑身作痒，疱头皆破，微加壮热即收矣……七八日乃瘥。"阐明水痘的发病过程及预后转归。丁毅《医方集宜》强调"水珠明亮"之特点，其曰："发热身出红点，一二日即成水珠明亮者，乃是水痘。"徐春甫《古今医统大全》首次对水痘与痘疮进行了鉴别，其曰："痘出稠密如蚕种，根虽润顶面白平，摸不碍指，中有清水者……大者曰水痘，非痘疮也。"此处痘疮即天花。徐氏指出，水痘之病症特点为分布稠密、根脚湿润、顶白而平、摸不碍指、中有清水。其后王肯堂《幼科证治准绳》将水痘归入痘疮范畴，值得商榷，其曰："小儿痘疮有正痘与水痘之不同。"王氏引新安张季明之语，阐述水痘与正痘（大痘）之别，曰："其疱皮不薄，如赤根白头，渐渐赤肿，而有脓瘥迟者，谓之大痘……其疱皮薄如水泡，破即易干，而出无渐次，白色或淡红，泠泠有水浆者，谓之水痘。"由是观之，大痘疮皮不薄，根赤头白，逐渐红肿，成脓后痊愈，病程较长；水痘皮薄如水泡，色白或淡红，破后易结痂，不同皮损可分批出现，无规律可循，可资鉴别。

清代医家继承和发展前人对本病的认识，在详细论述水痘病症特点的同时，进一步指明了其与正痘的异同。如张璐《张氏医通》以"色淡浆稀"概括水痘之病症特点，将有无盘顶、红晕深浅作为水痘与正痘之鉴别要点。如张氏所云："凡见顶起盘深，红晕透在肉里，方是正痘；若无盘顶，红色浮在皮肤，即是水痘，非正痘也。"陈复正《幼幼集成》明确指出"水痘似正痘"，并从整体与局部两方面分述水痘之病症特点，更为全面：整体表现为"面红唇赤，眼光如水，咳嗽喷嚏，涕唾稠黏，身热二三日而出，明净如水泡"，局部表现为"明净如水泡，形如小豆，皮薄，痂结中心，圆晕更少，易出易靥"。同一时期，冯兆张在《冯氏锦囊秘录》中将"根脚散大，浆色浅白，顶无痘眼者"名为水痘。冯氏亦称水痘为"肤疮"，对其病症特点的描述与王肯堂相似，其言："若疱皮薄如水泡，顶亮如珠，或破即为干靥，出无渐次，根脚全散，而色白或淡红，泠泠有水浆者，谓之肤疮，又名水痘。"

清末民初何廉臣《湿温时疫治疗法》则根据颜色将水痘分为两类，即"黄色水痘"和"赤色水痘"，其曰："虽同一水痘，同为皮薄色娇。而黄色水痘，一出如豆壳水疱，赤色水痘，一出有红点水疱。"

不同地域对水痘之称谓存在差异，北人所谓"疹子"、南人所谓"赤痘"均指水痘。明代万表《万氏家抄济世良方》明确指出水痘因形如豆粒而得名，其曰："有小泡如痘而微白色易靥者，谓之水痘，北人谓之疹子。"迨至清代，张璐《张氏医通》载道："不三日而灌浆红润，见浆即焦者谓之水痘，南人谓赤痘。"张氏指出，水痘具有灌浆速度快、见浆即干焦之病症特点。

由于水痘疱疹形态不同，尚有"水花儿""凹痘疔""豌豆疮"等别名。清代顾世澄《疡医大全》云："水花儿，即是水痘，遍身扛手，其色白而淡且无红，是水花儿，莫作正痘看。"同一时期，沈金鳌在《杂病源流犀烛》中曰："凡水痘初出，每痘根周围紫硬，顶陷色黑，令儿啼多，烦躁蒸热，名凹痘疔。"另有一名豌豆疮，在古籍中其义有二：一指天花，如隋代巢元方《诸病源候论》言："热毒盛，则生疱疮，疮周匝遍身，状如火疮，色赤头白者毒轻，色黑紫黯者毒重。亦名豌豆疮。"二指水痘，清代周学海《读医随笔》曰："水痘即豌豆疮。"然纵观历代医学文献，唯周学海一人称水痘为"豌豆疮"，乃一家之言，供读者参考。

（二）病因病机

本病由外感水痘时邪所致。小儿因脏腑娇嫩，形气未充，卫外机能低下而易于罹患。其病变脏腑主要在肺脾。盖肺主皮毛，脾主肌肉，水痘时邪从口鼻而入，蕴郁肺脾，与内湿相搏，蕴蒸于肌表，则发为水痘。其病因病机经概括整理为两大类，现分述如下。

1. 外感时邪，肺脾不足

小儿肺脏娇嫩，肺主皮毛开窍于鼻而属卫，肺常虚而卫外不足，则易为水痘时邪所侵袭。如《张氏医通》言："小儿肌肉嫩薄，尤多此证。"水痘时邪经口鼻入侵，致肺气失宣，故本病之初有发热、流涕、咳嗽等肺卫表证。正如宋代《小儿卫生总微论方》言："此为表证，发于腑也。"清代《专治麻痧初编》引同时期强健《痘疹宝筏》云："麻疹水痘皆时行传染，多肺家之候，必兼咳嗽喘息。"且小儿脾常不足，素体脾胃虚弱，又外感水痘时邪，湿邪易郁阻于脾致脾虚水湿不运，正邪相争，邪毒透于肌肤，发为水痘。清代吴谦等《医宗金鉴》云："水痘发于肺、脾二经，由湿热而成也。"同一时期，陈弘谋《新订痘疹济世真诠》言："小儿脾胃湿热，因风而发。"何梦瑶《痘科辑要》曰："此由脾肺湿热，外感风寒而发也。"水痘初起多为轻证，时邪仅侵犯肺、脾两经，属卫气同病；因正盛邪轻，故水痘稀疏，疹色红润，疱浆清亮，之后湿毒随疹透清解，疱疹结痂向愈。如《张氏医通》所云："且见点起发灌浆结痂，止于五六日之间，其邪气之轻浅可知。"

关于水痘致病之外邪，历代医家众说纷纭，有言六淫者，有言疠气者，对六淫中具体何邪致病亦莫衷一是。今之学者多称其水痘时邪，将其归于疠气范畴。明末申斗垣《外科启玄》载道："水痘者，是外感时气而所生也。"清代张璐《张氏医通》指出水痘之病因为"岁气并临，疫疠传染"。又言水痘"皆由风热郁于肌表而发"。张璐所论似前后矛盾，然因疠气是六淫邪气中具有强烈传染性的一类致病因素，故疠气也未脱离六淫邪气的范畴。此外，就具体邪气种类而言，除风热外，古籍中尚有风邪、风寒、湿温兼风之说，均不离风邪。如清代陈弘谋《新订痘疹济世真诠》言其"因风而发"。何梦瑶《痘科辑要》认为"外感风寒而发"。吴杖仙《吴氏医方汇编》阐发了独特见解，其曰："皆由湿温兼风，郁于骨表而发。"

若患儿体虚，感邪重，水痘时邪向内传变，可出现气营两燔、毒乘阳明等证，严重者危及生命。从卫气营血辨证而论，气分热盛，致壮热、烦渴、面红目赤；毒传营分，与内湿相搏外透肌表，则致水痘密集，疹色暗紫，胞浆混浊。清代《杂病源流犀烛》所载"凹痘疔"即气营两燔之证。其中"烦躁蒸热"，为气分热盛；"每痘根周围紫硬，顶陷色黑"，乃毒传营分。《专治麻痧初编》引明代朱惠明《痘疹传心录》言："一儿夏月出水痘稠密间多黑陷，烦渴、便秘、壮热。余谓热毒太甚。"此案气分证与营分证并见，乃热毒太甚，向内传变所致。以经络辨证而言，水痘时邪失于解散，乘于足阳明胃经，可溃齿穿鼻。如朱氏亦曰："一儿水痘结疗于上龈，溃齿穿鼻。余谓痘时失于解散，毒乘阳明。"同一时期，刘金方在《临证经应录》中记载水痘并发缠喉风医案一则，其曰："邵，由水痘四天，误食发物，风热内留，颗粒变为疮疥，痒痛不休。继而自搽冰片等药，邪毒更无出路，蕴伏肺胃致之。咽痛，舌黄，啼哭无泪，两鼻窍张，两胁煽动，肺胀喘满，胸高气急，神识渐近昏迷，势属缠喉风险症。今指纹已过命关。"水痘时邪内侵，已有四日，又误食发物，令风热内留，不得解散。自搽冰片等药，邪毒更无出路，蕴伏肺胃，上壅于咽喉，致喉窍闭阻，而成缠喉风险症。指纹过命关，示病情危重。

2. 胎毒致病

关于水痘之病因病机，在中医学发展史上尚有"胎毒致病"一说，曾为诸多医家所论及。宋代钱乙《小儿药证直诀》云："小儿在胎十月，食五脏血秽，生下则其毒当出。故疮疹之状，皆五脏之液。肝主泪……肝为水疱，以泪出如水，其色青小。"钱氏将水痘之病因归于胎毒，言其病机与肝有密切关系。延及明代，丁毅《医方集宜》载道："发热，身出红点，一二日即成，水珠明亮者，乃是水痘，亦因胎毒所发。"同一时期，孟继孔在《幼幼集》中亦曰："此则胎毒之所发也。"迨至清代，张琰《种痘新书》言："水痘者，亦在胎中，其母饮食之毒，或成胎而再交之火也。其毒不藏脏腑，所以不致伤生，依然潮热起水。"周氏进一步阐明了胎毒之概念。然明末清初，随着温病学说的兴起，历代医家对于水痘之病因病机有了崭新的认识。明末申斗垣《外科启玄》载道："水痘者，是外感时气而所生也。"清代张璐对胎毒致病之说提出了质疑，所著《张氏医通》言："方书所谓痘毒之发，传于心为斑，传于肝为水痘，传于肺为疹，传于脾为痘。其沿街里巷一概出痘者，此则岁气并临，疫疠传染，岂可概为胎毒哉。"张氏指出，水痘乃疫疠之气所致，具有传染性强、症状相似的致病特点。

（三）证候分类

历代医家对水痘证候分类的表述有：①常证：邪伤肺卫（邪郁卫气）、邪炽气营（气营两燔）；②变证：邪毒闭肺、邪陷心肝。

（四）治疗

水痘时邪侵犯肺卫，而见肺卫表证，蕴结肺脾，与内湿搏结，郁而化热，透于肌表，发为水痘。此时表证与里证并见，治宜解表清里，利湿解毒。若表证已解，时邪内传，治宜清热利湿解毒。又患儿多肺脾不足，故当佐以补虚药，复肺脾之虚。现分述如下。

1. 辨证论治

（1）解表清里，利湿解毒：南宋刘昉《幼幼新书》载"麦汤散"，"治婴孩、小儿伤寒，咳嗽温壮，水痘"。方药组成为地骨皮、炙甘草、滑石，各半分，麻黄、人参、知母、羌活、大黄、甜葶苈，各一分。该方以解表清里为主，兼能宣肺利水，使湿毒从小便而去。刘氏指出，应根据小儿年龄大小调整用量，其曰："上为末，每服婴孩、小儿一字或半钱。五、四岁一钱。"此外，本方加小麦煎服，因以为名，颇具特色，如方后所云："以水一药注或半银盏，入小麦或七粒，或十四粒，煎十数沸服。"小麦，味甘，性微寒。明代李时珍《本草纲目》载其有"除客热，止烦渴咽燥，利小便"之功，对本病治疗有所裨益。

迨及明代，麦汤散出现了异名，如李梴《医学入门》所载"小麦汤"，由薛铠撰、薛己所增补之《保婴撮要》所载"参滑散"等。二者方药组成、临床应用均与麦汤散同，药量有细微差异。《保婴撮要》又曰："前方发表散邪，疏通内热之峻剂。若遍身作痛，壮热烦躁，作渴饮冷，大便秘结，小便涩滞，喘嗽等症，宜用此方。然水痘多属表邪，或发热引饮，小便赤涩者，当用升麻葛根汤。"薛氏认为，参滑散为解表清里之峻剂，适用于病邪深入、表里同病者；而病邪轻浅、表证为主者，则当选用升麻葛根汤。同一时期，徐春甫《古今医统大全》言："大者曰水痘，非痘疮也，宜以升麻葛根汤，疹自没矣。"徐氏运用升麻葛根汤治疗水痘，效如桴鼓。该方首载于宋代《太平惠民和剂局方》。方中升麻既辛散透疹，又清热解毒，为君药；葛根解肌透疹，生津除热为臣药；芍药益阴和营，以防君臣升散太过；使以炙甘草调和药性。四药合用，共奏解肌透疹之功。

清代医家沿用解表清里，利湿解毒法治疗水痘，对前人方药进行加减变化，亦有巧妙运用他方者。陈复正《幼幼集成》论曰："水痘……自始至终，惟小麦汤为准。"将小麦汤看作治疗水痘之要方，并详述了该方的组成、用量与煎服法等，其曰："小麦汤，治小儿水痘。白滑石、地骨皮、生甘草（各五分），官拣参、川大黄、净知母、川羌活（各四分），葶苈子（五分），小麦一十四粒引，水煎，热服。"观其方药组成，本方较麦汤散少麻黄一味，改炙甘草为生甘草，解表之力稍逊，而清里之力较强。喻昌《（痘疹）生民切要》言："加减升麻汤，治水痘、赤痘、麻痘疹。"其在升麻葛根汤基础上，加防风、紫苏、柴胡透达表邪，桔梗开宣肺气，苍术燥湿健脾，兼能祛风，广皮、枳壳理气健脾，配以姜枣煎服。方后注曰："水痘、赤痘即此一服。本方不用加减。"可见，本方治疗水痘效果颇佳。吴谦等《医宗金鉴》认为水痘初起应解表，待表证解除后宜清里，其曰："初起荆防败毒散，加味导赤继相从。"前方为扶正解表剂，与水痘肺脾不足，复感外邪之病机相符。后方清热利湿之力甚强，如方歌所云："加味导赤除湿热，生地木通甘草协，翘连滑石苓麦冬，引加灯心称妙诀。"

（2）清热利湿解毒：历代医家以清热利湿解毒立论，创立"透关散""过关散""通关散"等方治疗本病心经有热者，药物组成相似。南宋刘昉《幼幼新书》载有透关散，其曰："治婴孩小儿斑疮、水痘，心躁发渴，大小便不通及小便赤色，口舌生疮，通心经。"药物组成为地扁竹（半两），山栀子仁（一分半），大黄、木通、车前子、滑石、瞿麦、炙甘草（各一分）。此处地扁竹即萹蓄，如元代危亦林《世医得效方》记载："萹蓄（一名地扁竹）。"煎服法为："上为末。每服婴孩一字；二、三岁半钱；四、五岁一钱。以水一药注或半银盏，入紫草三寸，煎十数沸温服。"指出应根据小儿年龄大小调整剂量。方中山栀子仁、车前子、木通、瞿麦、滑石、萹蓄清热利湿，使湿毒从小便而去；大黄泻下通便，导湿毒外出；佐以炙甘草，调和诸药；煎加紫草，增加清热解毒之功。"延及明代，《普济方》收录过关散，在原方基础上，去炙甘草、紫草，调整山栀子仁为一分，重用大黄一钱泻下解毒，加赤茯苓一分清热利湿，加人参一分补益肺脾，煎加灯心草清热利尿。同一时期，董宿《奇效良方》运用通关散治疗水痘。较过关散而言，本方大黄用量减少至一分，而车前子等利湿之品用量增大为三分，其利湿解毒之力更强。方后注曰："禀受稍弱者，五苓散、人参白术散、导赤散亦得。"指出禀赋稍弱者可用药效较缓或攻补兼施之品，以防耗伤正气。

清代《专治麻痧初编》引明代朱惠明《痘疹传心录》之语，记载了水痘毒乘阳明的证治，其曰："一儿水痘结疔于上龈，溃齿穿鼻。余谓痘时失于解散，毒乘阳明。以清胃汤合解毒汤愈。"该书又载："一儿疹后两目赤肿，壮热烦渴。余谓毒不尽解，乘于肝胃。以清胃解毒汤治之愈。"观其病因病机，清胃汤合解毒汤与清胃解毒汤应为一方。原书虽未列具体方药，然查阅《中医儿科学》"十三五"规划教材可知：方中生地、丹皮、赤芍清营凉血，当归养血和血，黄连、连翘清热解毒，升麻清热透疹，天花粉清热生津。从经络辨证而论，黄连、升麻、天花粉归足阳明胃经，本方为毒乘阳明所设；以卫气营血辨证而言，生地、丹皮、赤芍、当归入血分，黄连、连翘、升麻、天花粉入气分，乃遵叶天士《温热论》"入营犹可透热转气"之意，亦颇合气营两燔之病机。故今人多用本方治疗水痘气营两燔者。

2. 外治法

南宋陈文中《小儿痘疹方论》首载"绵茧散"，并详述该方主治，其曰："治小儿因痘疮余毒，肢体节骱，上有疳蚀疮，脓水不绝。"可见，本方原为治疗痘疮（天花）而设。后至明代，《普济方》详细记载了其用法："绵茧散……用出蛾绵茧不以多少，用白矾捶碎，塞入茧内令满，以炭火烧，候白矾汁尽，取出，研细。每用干贴痘疮口内。"其后，朱惠明独具特色地将其应用于水痘之外治。《专治麻痧初编》引朱氏《痘疹传心录》言："一儿水痘失于解散，痘或脓疮不敛。余以绵茧散敷之，又收软解毒之剂愈。"另有烂茅草一味，具解毒燥湿之功，用其末涂抹患处，可疗水痘变疮。清代程鹏程《急救广生集》言："痘溃难靥，多年墙上烂茅草洗，焙为末掺之。取其性寒解毒，又多受霜雪，能燥湿也。水痘变疮，掺之亦效。"

3. 治疗禁忌

明代张洁《仁术便览》言："不宜燥温，温之亦不为害，但不能结痂，则烂成疮搭矣。"张氏认为水痘治疗不宜用温法，温之则不能结痂。同一时期，彭用光《原幼心法》亦有相似论述。延及清代，郑玉坛《彤园医书》指出本病在饮食起居方面的禁忌，其曰："始终忌食姜椒生冷荤腥，外忌沐浴冷水、敷搽凉药，犯之则成疮癫水肿等症；又忌过于温暖，恐痂燥难脱而成烂疮。"《专治麻痧初编》引《景岳全书》曰："凡出水痘先十数点……但有此痘须忌发物。"其又引清代强健《痘疹宝筏》言："药贵轻清不事辛温香燥，忌用发散风药，盖风药胜反动其火耳。"由此可见，本病在药物治疗上忌辛温发散之品，饮食调摄中亦忌腥膻发物。

综上所述，水痘之为病，病症特点相对明确，病因病机较为复杂，治疗方法丰富多样，梳理其发展源流，以冀有裨于临床。

（陈天玺　李三洋）

百日咳源流考

祖国医学对百日咳之认识已历千年，早在《黄帝内经》中就有相似症状记载，但并未形成"百日咳"之称谓。明代孙一奎《赤水玄珠》首次以其咳嗽特征而定名，称"顿嗽"。近现代诸多医家认为，百日咳首见于明代寇平《全幼心鉴》，经考证该书未出现百日咳一词，实为百日咳与"百晬嗽"混淆，故考证百日咳源流颇有意义。现从病名、病因病机证候分类和治疗入手对历代医籍加以梳理研究，考镜源流。

（一）病名

百日咳是一种因时邪疫毒侵犯肺系，夹痰交结于气道所致的呼吸道传染病，为日本译名。我国古代医学文献中并无"百日咳"这一病名称谓，相关论述分散在咳嗽证候中。大概因为其主要症状为咳嗽，在治疗方面难以速效，病程一般约需数周，长者可达 2～3 个月方能痊愈，因此称为百日咳。其因病症特殊性，在古代文献中有很多称谓，常因地方习用而有所差别。现流传至今的诸多称谓虽未在历代重要书籍中一一列出，但循其命名规律，可以归纳为以下三类。

1. 以病因病机分类命名

明代秦昌遇《幼科金针》载："夫天哮者……盖因时行传染，极难奏效。其症咳起连连，而呕吐涎沫，涕泪交流，眼胞浮肿，吐乳鼻血，呕衄睛红。"将本病称为天哮，认为本病由传染而来。根据地域习用的不同，江苏地区又称天哮为"天齁咳"。清代高士宗《医学真传》曰："一气连呛二三十声，少则十数声，呛则头倾胸曲，甚则手足拘挛，痰从口出，涕泣相随……小儿患此，谓之时行顿呛。"此书将此病称为"顿呛"。民国医家吴锡璜《中西温热串解》言："燥乃感阳明燥金之化也。此症必有咳嗽，声甚重浊，甚则咯血，在西医谓之流行性肺病，或名曰疫咳，从一岁至七岁之间为多。"提出百日咳又有"疫咳"之称，结合西医理论认为本病属于流行性疾病，即气候异常导致时疫流行所致，并且以 1～7 岁小儿多发。上述命名体现本病之病因病机与传染疫毒有关，且具有流行性的特点。

2. 以病症特点分类命名

元代王珪《泰定养生主论》言："盖四时不正之气，冬当寒而反热，夏当热而反寒，春宜温而反凉，秋宜凉而反温，故病者大小无异……大抵使人痰涎风壅，热烦头疼身痛等证……以其咳声不响，续续相连，俨如蛙鸣。故又号曰虾蟆瘟。"形象生动地描述出咳声续续相连、俨然如蛙鸣之症状特点，故而命名。值得一提的是，由于历代医家对疾病认知及所处地域风俗不同，后世医家多以"虾蟆瘟""蛤蟆瘟"等称名痄腮，盖因二者发病特点相似，且均具有传染性。痄腮患者头面腮颐肿如瓜瓠，面状似蛙，这一特点与百日咳有明显不同。故历代医籍有同名之述处，当仔细辨之。后至明代孙一奎《赤水玄珠》首次提出"顿嗽"一词，"若咳甚气喘，连声不住，名为顿嗽"。至此，"顿嗽"正式作为病名被提出，并沿用后世。吴元溟《儿科方要》云："顿嗽者，小儿咳即呛顿，连声不已，嗽则脸红，吐则嗽止。"因患儿咳时有呛吐、呛顿的表现，故亦有"呛咳"之称。清代高士宗《医学真传》曰："顿呛者，一气连呛二三十声，少则十数声，呛则头倾胸曲，甚则手足拘挛，痰从口出，涕泣相随，从膺胸而下应于少腹……小儿患此，谓之时行顿呛。"结合本病具有流行病特点，总结前人所述，称本病为"时行顿呛"。此外，吴鞠通《温病条辨》曰："小儿连咳数十声不能回转，半日方回，如鸡声音。"详细描述百日咳咳嗽之剧烈，咳至声音嘶哑，伴有深长鸟鸣样吸气声，故称之为"鸡咳""鹭鸶咳"。

3. 以药物分类命名

清代赵学敏《本草纲目拾遗》提出："鸬鹚涎治肾咳，俗称顿呛，从小腹下逆上而咳，连嗽数十声，少住又作，甚或咳发比呕，牵掣两胁，涕泪皆出，连月不愈者，用鸬鹚涎滚水冲服，下咽即止。"提到用鸬鹚涎治疗本病，故百日咳又有"鸬鹚咳"之称。

（二）病因病机

历代医家对本病病因病机的认识可概括为四类，分别为：外感疫毒，侵袭于肺；痰浊羁留，阻滞气道；肝火郁热，肺气上逆；素体虚弱，气阴亏虚。现将历代医家所述分别论述如下。

1. 外感疫毒，侵袭于肺

明代武之望《疹科类编》言："若咳甚气喘，连声不住，名为顿嗽，甚者饮食汤水俱呛出，或咳出血者，此热毒乘肺，为所熏灼，叶焦而举，故成此症。"认为百日咳盖因时行瘟疫热毒袭于肺，致使津液不胜、肺叶焦举，产生顿嗽。秦景明《幼科医验》言："天哮乃天气不正，乍寒乍热，小儿感之，遂眼胞浮肿，咳嗽则眼泪、鼻涕涟涟，或乳食俱出者是也。"并在其另一部著作《幼科金针》中亦提到："夫天哮者……盖因时行传染，极难奏效。其症咳起连连，而呕吐涎沫，涕泪交流，眼胞浮肿，吐乳鼻血，呕衄睛红。"认为时令气候变迁，感受风寒或温疫之气是本病的病因病机，毒邪侵袭于肺，致使肺气失宣，不降而上逆，故见频频咳嗽，甚则有逆气犯胃，乳食俱出之表现。

值得一提的是，清代高士宗《医学真传》提出："顿呛不服药，至一月亦愈……至一月，则胞中之血一周环复，故一月可愈；若一月不愈，必至两月。"清代许豫和在《许氏幼科七种》中亦提出："俗从而呼为顿嗽。其嗽亦能传染，感之则发作无时……此症最难速愈，必待百日后可痊。"由此可见，与一般小儿咳嗽相比，百日咳之病程较长。有关百日咳病程不能速愈的观点亦已被现代医学所证明，抗生素虽能灭除百日咳杆菌，却不能缩短病程，如国外用百日咳免疫球蛋白治疗，仍不能缩短病程。由此可见清代医家对百日咳的传染性认识比较全面。此外，日本中医学者对本病亦有认识，如大塚敬节《中国儿科医鉴》言："本病呈一种特有之发作性咳嗽，为接触传染病之一。由于咳嗽之际，唾液涎沫飞散，成为间接传染，凡人多有感染素质，故屡屡流行。一岁至三岁者，最易感染。一经遭罹后，能得后天之免疫性，故罕有再犯者。"进一步介绍百日咳的传染途径、易感人群及愈后免疫情况。

2. 痰浊羁留，阻滞气道

元代曾世荣《活幼心书》言："有一症，咳嗽至极时，顿呕吐乳食，与痰俱出尽方少定，此名风痰壅盛。"认为风痰壅盛是导致小儿咳吐的重要因素。所谓"痰为诸病之源"，痰既是病理产物，也是致病因素。因此曾氏所述对后世医家影响深远，后世医籍多有关于因痰浊羁留、阻滞气道致本病的表述，如明代倪朱谟《本草汇言》云："肺气抑逆，痰滞成咳，咳声连发，努气不转，痰逆不出。"清代孙丰年《幼儿科杂症说要》言："顿嗽之症……必吐痰乃止……胃有胶固之痰上蒸于肺，不然何以抱头，何以面赤，何以反食。"同时期何书田《医学妙谛》道："痰哮、咸哮、醋哮，过食生冷及幼稚之童天哮诸症。喉中为甚水鸡声，哮症原来痰病侵。"《剑慧草堂医案》言："顿呛不已，挟感屡发……由热留痰恋所致。"综上所述，小儿体禀纯阳，伏痰内蕴，再与外邪搏结则必郁而化热，煎熬津液，酿为痰浊，阻遏气道，壅塞不宣，势必肺气上逆，而顿呛不已。若久而不愈，痰浊胶固不化，更加阻塞气道，形成顽证。

3. 肝火郁热，肺气上逆

清代唐宗海《医学见能》提到："小儿咳嗽，连呛数十余声者，肝血之不和也。"并在《血证论》中作出进一步陈述，其曰："又有冲气挟肝经相火上乘肺金者，其证目眩口苦，呛咳数十声不止，咳牵小腹作痛，发热颊赤……盖血室为肝之所司，冲脉起于血室，故肝经之火得缘冲气而上。"其认为肝火郁热，肺气上逆是本病的病因之一。肝经郁热，气火上逆，木火刑金，导致气机失调，进而血行不畅，则可见患儿面赤耳红，颈脉怒张，咳时弓背弯腰，涕泪交流，呕逆作吐，汗出涔涔，甚至大小便遗出等状，又因气郁火升迫血妄行，则可见吐血、衄血、咯血、目如拳伤而白睛出血等临床表现。清代李冠仙在《知医必辨》中对因肝气上逆而致呛咳作出详细解释，其言："肺属金，原以制肝木，而肝气太旺，不受金制，反来侮金，致肺之清肃不行，而呛咳不已，所谓木击金鸣也。又或火化为风，眩晕非常。又或上及巅顶，疼痛难恐。又或血不荣肝，因不荣筋，四肢搐搦，周身抽掣。又或疏泄太过，致肾不闭藏，而二便不调。"由此可见，清代医家认为百日咳之发病与肝肺不调密切相关，为后世医家从肝论治提供理论基础。

4. 素体虚弱，气阴亏虚

明代武之望《疹科类编》曰："顿嗽，甚者饮食汤水俱呛出，或咳出血者……然亦有肺气虚极，为毒所遏，而发喘连声不已。"认为百日咳发病根本在于肺虚。小儿素体虚弱，肺脾不足，以致卫外不固，招致外邪，肺气失宣，则咳逆不已。诸多医家均有相似论述，如张景岳《景岳全书》言："若嗽甚气逆，发而不已者，此肺中伏火，金虚叶焦也。"认为百日咳且气逆者，是由肺中伏火、肺之气阴亏虚所致。孙志宏《简明医彀》言："盖儿脏腑脆，难于速效，迁延日久，变为顿嗽。"认为小儿脏腑稚嫩、脆弱，无力抗邪速效，故成本病。清代冯兆张《杂症大小合参》进一步指出："顿嗽……肺虚而嗽者，必气逆虚鸣。"认为肺气虚弱为顿嗽兼气逆虚鸣之发病机理。清代程文囿《医述》引方星岩之说，曰："顿嗽症，大都肺燥津伤，故咳剧痰不易出。"指出百日咳患儿多为肺燥阴亏所致。民国医家吴克潜《儿科要略》亦有相似论述，其言："考流行咳嗽有似时疫之传染，故小儿口鼻感其气息，即可因而致病……一人感之，辗转流传，因小儿肺气之怯弱，故小儿感染为独多。"

（三）证候分类

历代医家对百日咳证候分类的表述有：①外邪束肺（初咳期）：风寒外束、风温犯肺。②痰阻顿咳型（痉咳期）：寒痰凝肺、痰热阻肺、痰湿闭肺。③变期：邪闭心包、引动肝风；心阳虚衰。④气阴亏虚型（恢复期）：肺脾气虚、肺阴耗伤。⑤气逆血郁：火升血郁、木火刑金。

（四）治疗

中医认为，治疗百日咳当分期施治，古代医家虽未提出系统的治疗方案，但对其治疗方药的记载尤为丰富。现将历代中医典籍中所载相关治疗方法归纳如下。

1. 辨证论治

（1）轻宣润降：因百日咳初起之时与感冒症状颇为相似，故在治疗时当先发散表邪。明代唐昌胤首次提出用药"以轻清为佳"之治疗原则，于《辨症入药镜》言："小儿咳嗽……赤面顿嗽，嗽而有浓痰者是也；感寒而嗽者，洒淅恶寒，哮喘不宁，至冬月即发者是也……药剂以轻清为佳。"又因小儿身体清纯，用药轻灵便可中病，故提出"服药亦不宜太骤，逐匙进之，不必尽剂"的服药注意事项。后世医家多有仿效，如清代潘名熊《评琴书屋医略》言："风痰嗽者，肺气壅盛，必顿嗽而后出其痰，浮而有沫，状如津，唾而略稠者是也，宜用轻浮之剂以治之，如薄荷、柴苏（梗叶）、桑白、防风、半夏、黄芩、枳壳之类，少加麻黄、甘草。"王仲奇亦言需用"轻宣润降之法"治疗本病。处方以"炙桑皮一钱、炙兜铃一钱、蒸百部八分、清炙章八分、泡射干八分、生苡仁三钱、佛耳草一钱、使君子肉一钱五分、光杏仁三钱、脆白前一钱五分、玉苏子一钱五分、白茯苓三钱"。由此可见，历代医家多推崇轻宣润降之剂以顾护小儿脏腑，从而达到保肺祛邪之目的。

（2）解表益气：外感疫毒为百日咳首要致病因素，且因其发病初期与时行感冒相似，诸多医家以"人参败毒散"加减治疗，以冀扶患儿正气，兼驱疫邪热毒。明代王三才于《医便》中总结言："治感冒非时伤寒，头疼身热拘急，憎寒壮热，及时行瘟疫热毒……咳声不响，续续相连，俨如蛙鸣……并用此方。"

（3）涤痰止咳：明代吴元溟《儿科方要》言："顿嗽者，小儿咳即呛顿，连声不已，嗽则脸红，吐即嗽止，用厚朴茯苓汤或利痰汤……喘嗽者，气急而喘痰如水鸡叫，五拗汤。"以"厚朴茯苓汤""利痰汤""五拗汤"治疗百日咳，以达涤痰之功。秦昌遇《幼科医验》云："顿咳不止，时吐或甚则连乳俱出……痰结胸中，肺气不顺，连嗽不止……治宜祛风化痰，清金降火。"可使用陈皮、枳壳、元参、天花粉、熟苏子、防风、杏仁、前胡、嫩桔梗、枯黄芩等祛风化痰，清金降火之品治疗。又载："天哮久久，痰涎壅塞，哭不出声，已犯'痰嗽不已、惊风至'之句。急宜降痰、顺气、镇惊之剂。先服紫金锭，次服滚痰丸加竹沥、姜汁，化服。"对于天哮日久不愈，兼见惊风之患儿，可先以"紫金锭"开窍镇惊，再以"滚痰丸"加味以达涤痰止咳之效。秦氏在《幼科金针》中亦有"其症，嗽起连连，而呕吐涎沫"，治宜"降火清金，消痰驱风"之论述，方以"启云抱龙丸"加减治疗顿嗽，可见其对涤痰止咳之法的灵活运用。清代医家亦多推崇涤痰之法，如吴鞠通使用千金苇茎合葶苈大枣泻肺汤治疗"小儿连咳数十声不能回转，半日方回如鸡声音者"。何书田《医学妙谛》云："更有痰哮、咸哮、醋哮，过食生冷及幼稚之童天哮诸症。喉中为甚水鸡声，哮症原来痰病侵……定喘之汤可参用，化痰为主治须明。"民国医家吴克潜《儿科要略》指出："祛痰保肺之中，再参镇静宁咳之品，宜用保肺涤痰汤。"

（4）顺气宁嗽：诸多医家提出"肺气抑逆""肺气不顺"会导致小儿发病时出现咳声连发、努气不转等症状。朱丹溪有言："善治痰者，不治痰而治其气，气顺则一身之津液亦随其而顺矣。"故在治疗时众多医家从顺通肺气入手，求达宁嗽之效。明代医家贾九如《药品化义》有"款花主安肺，为顺气宁嗽之品"之说，清代陈复正习承此法，于《幼幼集成》言："咳而声不出，口鼻出血者，此气逆血亦逆也，须顺气宁嗽，宜官拣参冬花膏。"

（5）调肝止咳：木火刑金是导致小儿呛咳不已的重要原因。清代陈修园《金匮要略浅注》言："小儿患此，谓之时行顿呛。不服药至二个月亦愈……若人过爱其子，频频服药……但理其肺，不理其肝，顿呛未已，又增他痛。"指出治疗百日咳，不可局限在肺，而忽视调肝，否则顿嗽未愈，恐添新疾。林珮琴《类证治裁》提出以"泄木降逆"之法治疗，其云："顿咳……肝胆气升犯肺者，泄木降逆。"应用钩藤、栀子、枳壳、丹皮、陈皮之属调治。唐宗海《医学见能》言："小儿咳嗽，连呛数十余声者，肝血之不和也。宜加味逍遥散。"且载有歌诀道："小儿呛咳用逍遥，姜薄柴芩味治标。丹芍参归香附草，术和芩夏使痰销。"唐氏于《血证论》中对"调肝止咳"法作出进一步扩充，其曰："有冲气挟肝经相火上乘肺金者，其证目眩口苦，呛咳数十声不止，咳牵小腹作痛，发热颊赤，宜四物汤合左金丸，再加人尿、猪胆汁、牡蛎、五味治之。盖血室为肝之所司，冲脉起于血室，故肝经之火得缘冲气而上，小柴胡汤加五味子、青皮、龙骨、牡蛎、丹皮、地骨皮亦治之，重者加胡黄连。"认为应用"四物合左金丸"及"小柴胡汤"加减亦可治疗本病。清代萧琢如《遁园医案》亦有治血理肝之法，方取"当归四逆汤"治疗，言："顿呛者……用药当以治血理肝为主……乃以当归四逆汤与之，一剂知，三剂已。"民国书籍《全国名医验案类编》中记载镇肝止咳之法，言："连声顿咳，似喘非喘……首当潜阳镇冲，故以三甲、石英为君，其次育阴滋燥，故以胶、麦、地、芍为臣，佐以款冬，使以冰糖，为专治干咳而设，庶几潜镇摄纳，纳气归原，则气纳冲平，不专治咳而咳自止矣。"提出以潜阳镇冲之品为君，育阴滋燥柔肝之品为臣，佐以款冬花宁嗽，使以冰糖调补中气、润肺止咳，以求潜镇摄纳，不专治咳而咳自止。

（6）滋阴润肺：明代孙一奎《赤水玄珠》中提出本病由"热毒乘肺"所致，武之望亦有相似论述，指出："热毒乘肺，为所熏灼，叶焦而举，故成此症。"并以"麦门清肺饮加连翘"治疗。清代程文圃《医述》又有："顿嗽症，大都肺燥津伤，故咳剧痰不易出，宜仿清燥救肺汤大意。"以清燥救肺汤，清燥润肺，益气养阴。林珮琴《类证治裁》有言："顿嗽……感燥者甘凉清润之。"以"甘凉润肺"之品，而达养阴润肺，泻肺清热之目的。

（7）补肺益气：在百日咳的治疗上，武之望强调若患儿本身肺气虚极，则治疗时特别指出："不可拘于肺热一端，而纯用清肺解毒之药也。"此说对后世影响较大，清代高士宗《医学真传》亦有言："表里皆虚者，芪、术、参、苓可用。因病加减，在医者之神明。苟不知顿呛之原，而妄以前、杏、苏、芩、枳、桔、抱龙丸辈，清肺化痰，则不可也。"认为若表里皆虚而得百日咳者宜使用芪、术、参、苓等药物补肺益气，切不可一味采用涤痰之法。清代徐大椿受钱乙"有肺虚者，咳而哽气，时时长出气，喉中有声，此久病也，以阿胶散补之"启发，在《兰台轨范》中提出："补肺阿胶散（钱乙）止嗽生津……此方治小儿天哮最效。"

（8）补土生金：清代陈复正《幼幼集成》言："顿嗽……咳而久不止，并无他证，乃肺虚也。只宜补脾为主，官拣人参五味子汤。"重视补脾之法，补土以生金，治疗肺虚顿嗽。吴克潜于《儿科要略》提出以"四君子汤、五味异功散、六君子汤中加入祛痰顺气之品"治疗本病，吴氏认为肺气将乏，邪势方张，不补其气，邪必更深，故在治疗时需顾护脾胃，不可徒攻其痰，以防肺气更虚，邪气更胜，转成虚痨，陷为不治之证。又言："此病后期，宜用保肺扶正汤最妥。兼有他因，则宜就其他因合治之。"由此可见，脾属土，肺属金，二者相生相辅，若肺气亏耗，则脾气虚弱。因此通过健运脾胃，方可达补益肺气之效。

2. 其他疗法

（1）针灸疗法：历代医家应用针灸治疗百日咳疗效显著。明代董宿《奇效良方》载曰："四缝四穴，在手四指内中节。是穴用三棱针出血，治小儿猢狲劳证。"考猢狲即为现代所称之猕猴，劳证最常见的症状即咳嗽，故小儿猢狲劳证指咳声如猕猴之声，与百日咳之"鸡鸣样咳嗽"描述类似。现代儿科学将四缝穴作为治疗百日咳的主要穴位。值得一提的是，《奇效良方》指出："是穴用三棱针出血。"认为当以三棱针点刺放血之法刺激四缝穴，后世医家多宗其说。

（2）推拿疗法：推拿为治疗小儿百日咳的辅助疗法，发挥着一定的作用。后世医家也常根据百日咳的临床表现，采用此法辅助治疗，如清代熊应雄《小儿推拿广意》以补脾益肺的手法治疗本病，云："痰壅作嗽，若嗽日久，津液枯耗，肺经虚矣。肺为诸脏华盖，卧开而坐合。所以卧则气促，坐则稍宽，乃因攻肺下痰之过，名曰虚嗽。又当补脾而益肺，借土气以生金，则自愈矣。治宜推三关、六腑、肺经……痰结壅塞多运八卦。"并以此为基础手法进行加减，言："干咳，退六腑；痰咳，退肺经、推脾、清肾、运八卦、气喘掐飞经走气，并四横纹。"张振鋆《厘正按摩要术》中亦有相似记载，且作出"凡推用葱水"的补充。

（3）食疗法：明代倪朱谟《本草汇言》曰："治大人小儿顿咳不止。用白萝卜捣汁一碗，饴糖五钱蒸化，乘热缓缓呷之。"应用饴糖蒸白萝卜汁治疗大人小儿顿咳不止。清代王翃《万全备急方》曰："治天哮，用二两姜、二两蜜捣汁冲和，在饭镬上蒸，连露三夜。每日临哮时，即以半匙进，黄昏进一次（如姜老少汁，略加浓茶捣）。"对调治天哮之食疗方加以阐述。谢元庆《良方集腋》在前人基础上加以丰富完善，载有多种食疗方法治疗顿嗽，其曰："顿嗽方：每日用鸡蛋一个，一首开去一孔，纳入川贝母末，洁白三盆糖等分，约共三钱。在饭锅上将蛋孔向上蒸熟食之，吃至七个即愈。又方，建兰叶同冰糖煎服。又方，日久不愈，生西瓜子日日煎服之即愈。"由此可见，历代医家治疗百日咳时，亦注意平时养生调治之法，值得后世医家继承。

（4）单验方：历代亦应用单方验方治疗百日咳，如《赤水玄珠》有应用茅根汤治疗"咳久连声不已，口鼻出血"证之记载；《幼科医验》指出应用"楂肉一两、麦芽一两、竹叶四钱、青饼二两、饴糖四两煎膏，服一方，加槟榔五钱、茶叶五钱、石膏一两"治疗"天哮"；《冯氏锦囊秘录》进一步指出"风热天哮"之治方，即"黑玄参（焙）、山栀（炒）、天花粉（焙）、川贝母（焙）、枳壳（焙）、橘红、百部（炒）、黄芩（焙）、杏仁（去皮、尖，炒）各一两，桔梗（焙）、粉甘草（焙）各五钱，薄荷（焙，净叶）七钱，蜜丸，弹子大，灯心汤，或淡竹叶汤化下"。

此外，《兰台轨范》指出应用"阿胶一两半，马兜铃（焙）、恶实（炒）、甘草（炙）各一两，杏仁七钱，上加糯米一合，水煎服"治疗小儿天哮。《本草纲目拾遗》加以总结完善，其言："小儿天哮三奇方：用经霜天烛子、腊梅花各三钱，水蜒蝣一条，俱予收，临用，水煎服，一剂即愈。"《种福堂公选良方》亦载有"海浮石（净末）四钱、飞滑石（净末）四钱、甜杏仁（净末）四钱、薄荷（净末）四钱，上为极细末，每服二钱，用百部煎汤下"方，治疗风湿燥热所致之小儿天哮，咳嗽痰喘。上述均为百日咳的单验效方。

综上所述，历代医家对本病治疗方药的论述繁多，但对病因病机及治法的阐述较少，故以方测证对病因病机、治疗方法进行总结十分裨益，归纳整理如上，以飨同道。

（陈星燃　隋博文）

痄腮源流考

有关"痄腮"的记载，最早可追溯到《华佗神方》。可见，当时人们就对本病有了初步认识。宋金元时期，随着各家流派产生，学术争鸣、百花齐放，诸医家对"痄腮"认识逐渐深入。至金代，窦杰《疮疡经验全书》对痄腮之病位、病因及发病机制进行系统论述，为后世医家认识本病奠定了理论基础。明清时期，随着温病学的发展，痄腮被纳入温病范畴，辨治思路得以丰富完善。故从病名、病因病机、证候分类、治疗入手，对历代重要医籍中有关痄腮的论述进行整理研究，以辨章学术，考镜源流。

（一）病名

《广韵》指出"痄"为"痄疮不合"，"腮"为"颊"。由此可见，"痄腮"一词是对本病特点的高度概括，自提出至今已有近两千年历史，《华佗神方》中列"华佗治痄腮神方"等方，当时人们对痄腮的重视程度可见一斑。历代医家根据本病发病部位、证候特征、流行季节和传染性提出了不同命名，故本病别名颇多，且存在与其他疾病病名混淆的状况。纵观历代有关痄腮的诸多论述，综合分析痄腮诸多称谓的历史，可归纳为三种分类命名。

1. 以病因病机分类命名

晋代葛洪《肘后备急方》以及隋代巢元方《诸病源候论》中虽然没有提出本病的具体命名，但均以"毒肿"论治，《肘后备急方》中列有"毒肿方"专治本病。《诸病源候论》云："毒肿，是风热湿气搏于皮肤……其肿赤而热是也。"唐代孙思邈《备急千金要方》称之"风毒热""头面肿"，对后世医家影响颇深。后至明代，随着疫病研究的深入，痄腮根据其病因、症状的不同出现了新的别称。如根据病因，陶节庵把痄腮称为"时毒""疫毒""大头伤风"，在其著作《伤寒全生集》中指出"大头者，一曰时毒，一曰疫毒。盖天行疫毒之气，人感之而为大头伤风也"。

2. 以病症特点分类命名

《素问》称"颔肿"，即"嗌痛颔肿"之症，指出本病特点，可兼见"少腹控睾，引腰脊，上冲心痛"。后至宋代，诸医家将"痄腮"记作"诈腮""吒腮"或"胙腮"，如刘昉《幼幼新书》言："小儿生下中痄腮风壅候。浑身壮热，耳边连珠赤肿，喉中或结肉瘤起，有此为诈腮风壅。"唐慎微《证类本草》引沈括《灵苑方》之语，载道："糯三升……炒令焦黑，碾为末"治疗"喉闭及咽喉肿痛，吒腮"。又如朱佐《类编朱氏集验医方》载："胙腮则用涂药，轻者但服药而自退，不须用针及药点其疮，当自消也。"

金元时期，痄腮又有了新的称谓，如朱丹溪称之"大头天行病"，《丹溪心法》载有："大头天行病，此为湿气在高颠之上，切勿用降药。"王好古称之"大头痛"，在《此事难知》中曰："夫大头痛者，……此邪发于首，多在两耳前后所先见出者为主为根。"由于本病发作时颊部肿胀如蛙腹，或如鹡鸰颈部，故又有医家称其为"鹡鸰瘟"或"虾蟆瘟"（蛤蟆瘟），如元代朱丹溪《丹溪治法心要》云："此湿气在高颠之上，从两颐颊热肿者是也，俗名鹡鸰瘟。"明代徐春甫《古今医统大全》曰："虾蟆瘟……颈项并腮俱肿，大如虾蟆样者，故名虾蟆瘟。"同时期的许多医学著作中都沿用本病名。清代何廉臣《重订广温热论》亦载："温毒痄腮及发颐，初起咽痛喉肿，耳前后肿，颊肿，面正赤；或喉不痛，但外肿；甚则耳聋，口噤难开，俗名大头瘟、虾蟆瘟者是也。"同一时期，吴鞠通称其为"温毒"，《温病条辨》曰："温毒，咽痛喉肿，耳前耳后肿，颊肿，面正赤，或喉不痛，但外肿。"根据时毒侵犯经脉不同，把痄腮进行分类。此为少阳受邪，即邪毒侵犯少阳。此外，历代医家所述的"大头瘟"也常常包含本病在内，如清代俞根初《重订通俗伤寒论》云："大头伤寒，一名大头瘟，俗称大头风，通称风温时毒。"民国陈守真《儿科萃精》曰："新产月内，小儿两腮肿硬，不乳不啼，名螳螂子，又名痄腮。"

3. 以病位分类命名

《五十二病方》载："颐痈者，冶半夏一，牛煎脂二，醯六……以傅。"此处的"颐痈"即指包括痄腮在内的腮颌部位痛肿而言。痄腮又名"腮毒""赤腮痛",明代万全《万氏密传外科心法》载道:"腮毒生于牙根耳庭之前后……亦名赤腮痛。"清代顾世澄称之"髭发""含腮疮",《疡医大全》载:"痄腮一名髭发,一名含腮疮,生于两腮肌肉不著骨之处。"

除以上病名,本病还有"时毒""搭腮肿""雷头风""猪头温"等民间称谓。尽管痄腮病名繁多,但今多沿用华氏"痄腮"的命名。

(二)病因病机

本病与感受时邪疫毒密切相关。《华佗神方》载:"腮间突然肿起,系属风热之症。"巢氏《诸病源候论》曰:"肿之生也,皆由风邪、寒热、毒气客于经络,使血涩不通,壅结皆成肿也。"随着中医学理论体系的不断发展,人们渐渐认识到痄腮之病因病机,复杂繁多,饮食、情志、过劳等因素皆可引发本病。综览历代文献中有关痄腮病因病机的论述,可将其概括为热毒壅盛、邪犯少阳两类,兹述如下。

1. 热毒壅盛

明代薛己《外科枢要》载:"痄腮属足阳明胃经,或外因风热所乘,或内因积热所致。"同一时期,孙一奎《赤水玄珠》亦载:"多是少阳、阳明二经之火上壅,热极而生风也。故肿每在两颊车及耳前后。"热毒蕴积于胸膈,热极生风,灼津为痰,上攻头面而致痄腮。明代龚云林《小儿推拿方脉活婴秘旨全书》曰:"胸膈蕴积热毒,致生风痰,上攻头面,壅滞不散,发为痄腮。"清代吴谦等医家在进一步阐述痄腮病因病机和症状的基础上,明确了本病的辨证要点,正如《医宗金鉴》言:"痄腮胃热是其端,初起焮痛热复寒,高肿焮红风与热,平肿色淡热湿原。"清代陆以湉《冷庐医话》云:"痄腮之证,初起恶寒发热,脉浮数,耳前后肿痛,隐隐有红色,肿痛将退,睾丸忽胀;亦有误用发汗药,体虚者不任大表,邪因内陷,传入厥阴脉络,睾丸肿痛,而耳后全消者。盖耳后乃少阳胆经部位,肝胆相为表里,少阳感受风热,邪移于肝经也。"该证系由痄腮邪毒,引睾窜腹所致的变证。足少阳胆经与足厥阴肝经互为表里,病则相互传变,厥阴肝经循少腹络阴器,故见睾丸肿胀疼痛。

2. 邪犯少阳

四时邪毒,侵犯少阳,毒邪蕴结,气滞血瘀,发为痄腮。明代徐春甫《古今医统大全》言:"虾蟆瘟,天行邪气客于少阳,颈项并腮俱肿,大如虾蟆样者,故名虾蟆瘟。"清代顾世澄《疡医大全》载:"时毒痄腮,每年仲春少阳时令必多此证。"时邪病毒从口鼻而入,首犯肺卫。肺卫失宣,卫阳郁遏,故初起可见发热、恶寒、头痛、咽痛等肺卫表证。邪毒入里,内犯少阳经脉,循经上攻,与气血相搏,结于耳下腮部,则腮腺肿胀疼痛。清代高秉钧《疡科心得集》云:"夫鸬鹚瘟者,因一时风温偶袭少阳,络脉失和。生于耳下,或发于左,或发于右,或左右齐发。初起形如鸡卵,色白濡肿,状若有脓,按不引指,但酸不痛,微寒微热,重者或憎寒壮热,口干舌腻。"

此外,历代医家在前人理论的基础上,亦阐发了个人独特的见解。清代吴鞠通对痄腮之病因有了进一步认识,正如《温病条辨》载道:"少阴素虚,不能上济少阳,少阳升腾莫制,亦多成是证。"吴氏认为,久病伤阴、房劳过度损及肾阴,阴虚火旺,虚火上承头面亦可发为痄腮。

（三）证候分类

历代医家对痄腮证候分类的表述有：①常证：邪犯少阳、热毒壅盛；②变证：邪陷心肝、毒窜睾腹。

（四）治疗

本病的治疗以清热解毒，消肿散结为主。病初温毒在表，需配合疏风解表。毒陷厥阴者，佐以息风开窍。毒窜腹睾者，佐以清肝泻火，活血止痛。此外，还应配合外治法。现分述如下。

1. 辨证论治

（1）疏散风热，散结消肿：本证见于痄腮初期，感邪较轻者。以轻微发热，耳下腮部肿痛，咀嚼不便，全身症状不显著为特征。故治以疏散风热，散结消肿之法。

明代医家对本病温毒在表者之治疗颇有心得，兹述如下。吴又可提倡治疫当祛其邪，《温疫论》载："客邪贵乎早逐""邪不去则病不瘳"。张介宾《景岳全书》云："凡病在头目，内火未盛者，先当解散，宜正柴胡饮，或败毒散。"外邪侵袭，病位尚浅，病情尚轻者，应以正柴胡饮或败毒散解表散邪。又云："凡风热肿痛，此必痄腮、时毒、痈疡之证，论治俱详外科，当察治之，或其甚者，防风通圣散主之。"对于邪毒内侵，入里化热者，予以防风通圣散清解表里，疏散热邪。徐春甫《古今医统大全》载："虾蟆瘟，天行邪气客于少阳，颈项并腮俱肿，大如虾蟆样者，故名虾蟆瘟，宜用风热药解毒丸间下之。"孙一奎另辟蹊径，主张从痰论治，以清热化痰之法治疗痄腮，《赤水玄珠》曰："予尝治多加痰药于清散之中，取效甚速。"王肯堂《证治准绳》言："若肿燋痛，连耳下者，属手足少阳经。"进一步指出痄腮发病部位与经络的关系，又据此提出："急服活命饮加玄参、芩、连，水酒煎服，及紫金丹汗之"的治疗方法。陈实功《外科正宗》载："痄腮乃风热湿痰所生。有冬温后天时不正感发传染者，多两腮肿痛，初发寒热，以柴胡葛根汤散之。"方中柴胡、黄芩清利少阳；牛蒡子、葛根、桔梗疏风利咽；金银花、连翘清热解毒；板蓝根专解温毒；夏枯草、赤芍疏肝散结；僵蚕祛风通络消肿。诸药同用，共奏清热泻火、疏散风热之功效，受后世医家推崇。

迨至清代，顾世澄继承发展了陈实功治疗本病的临床思维方法，结合自身实践，在《疡医大全》中曰："痄腮乃风热湿痰所主，或冬温后，天时不正……初发寒热，以柴胡葛根汤散之……如在里，内热口干，二便不利者，四顺清凉饮利之，表里俱解；如肿仍不消必欲作脓者，托里为主。"认为风热痰湿是本病的重要致病因素，应以柴胡葛根汤解肌散邪。

本病虽属温毒致病，用药多以辛凉之品为主，然不拘泥于此。清代郑钦安灵活运用仲景之六经辨证，正如《医法圆通》云："治小儿两腮肿，发热恶风。夫两腮近耳下，乃少阳阳明地面，似不可与桂枝汤，今竟以此方治之而愈者，因其发热恶风，知太阳之邪逆于此也。"

（2）清热解毒，软坚散结：痄腮预后虽无不良，但如风热过重，则恐迁延时日，必须施以治疗。宋代刘昉主张先以"夺命散"略吐风涎，次用"匀气散"调理脾胃，续以"朱砂膏夹天竺黄散"清热解毒。《幼幼新书》言："小儿生下中诈腮风壅候。浑身壮热，耳边连珠赤肿，喉中或结肉瘤起，有此为诈腮风壅。此候本固积，热甚即冲上乃如此。所治者，先微下夺命散，略与吐下风涎，后用匀气散补，又用朱砂膏夹天竺黄散与服。"热毒上攻头面，故致痄腮、咽肿，用朱砂膏夹天竺黄散治疗本病，取其清泻脏腑积热之功。金代李东垣所创的二黄汤和普济消毒饮为治疗本证的代表方剂，尤其是普济消毒饮，深受后世医家青睐。明代吴昆《医方考》

曰："黄芩（酒炒）、黄连（酒炒，各五钱）、柴胡（五分）、桔梗……身半以上，天之气也，邪热客于心肺之间，上攻头面而为肿尔。"《东垣试效方》曰："用黄芩、黄连味苦寒，泻心肺间热以为君……新升麻、柴胡苦平，行少阳、阳明二经不得伸；桔梗辛温为舟楫，不令下行。"后世医家多在此方基础上加减化裁，明代官修《普济方》和清代沈金鳌《杂病源流犀烛》均载有："加味消毒饮子，治搭腮肿。荆芥穗、甘草、牛蒡子、防风、羌活、连翘（各等分）上为粗末，水煎，三两服，散毒然后用药涂腮肿处。"清代吴鞠通《温病条辨》云："耳前耳后颊前肿者，皆少阳经脉所过之地……治法总不能出李东垣普济消毒饮之外。其方之妙，妙在以凉膈散为主。"吴氏创普济消毒饮去升麻柴胡黄芩黄连方，用于治疗大头瘟、虾蟆瘟者。清代陆以湉《冷庐医话》云："肿腮体实者，甘桔汤加牛蒡、丹皮、当归之属，一二剂可消；体虚者，甘桔汤加何首乌、玉竹、丹皮、当归之属，二三剂亦愈。如遗毒为害，必须救阴以回津液，补元以生真气，俾邪热之毒，从肿处尽发，方用救阴保元汤。"

民国时期陈守真《儿科萃精》曰："新产月内，小儿两腮肿硬……又名痄腮……起睾丸炎，起卵巢乳腺炎症者，宜用小柴胡汤加石膏，白虎汤，有意想不到之显著效力。"如痄腮并有睾丸红肿、疼痛时，可重用橘核、荔枝核、延胡索煎服，以疏泄厥阴，消肿止痛。如温毒化火，内窜厥阴，出现抽风、昏迷等证时，可参照急惊风处理。

2. 其他疗法

整体观念和辨证论治向来深受重视，历代医家多以内外兼施法治疗本病。外治疗法中尤以针灸疗法、中药敷涂法最为常用，现分述如下。

（1）针灸疗法：金元时期李东垣《东垣试效方》云："肿势甚者，宜砭刺之。"明代万全《万氏秘传外科心法》载："通于肝肾，由少阳、阳明经所生也……如初起时觉痒，用艾灸六七壮，并颊车肩井穴内各三壮，甚效。"清代冯兆张《冯氏锦囊秘录》亦载："痄腮肿胀者，重则瓷锋刺去恶血，轻则或涂或点……散风清热解毒消痰自愈也。"民国时期陈守真《儿科萃精》曰："新产月内，小儿两腮肿硬……又名痄腮……将银针微刺患处出血，以好陈墨磨涂立愈。"

（2）中药敷涂法：《五十二病方》言："颐痈者，冶半夏一，牛煎脂二，醯六……以敷。"葛洪《肘后备急方》载："身体头面，忽有暴肿如吹方，巴豆三十枚，连皮碎，水五升，煮取三升，去滓，绵沾以拭肿上，趁手消，勿近口。"孙思邈《备急千金要方》曰："治卒风咽肿面肿方。杏仁末和鸡子黄，更捣敷上，干复易之。七八度。若肿汁出，煮醋和伏龙肝敷，干更易之。"宋代官修《太平惠民和剂局方》载以外敷"如圣胜金铤"之法治疗痄腮，其曰："腮颔肿痛，能吞水粥者……重舌腮肿，先服一铤，次以一铤安患处，其病随药便消。"同一时期，《圣济总录》云："治腮颔肿痛，或破成疮。芙蓉敷方：芙蓉叶（不拘多少）上一味，烂捣敷之，以帛系定，日一换。"现代药理研究表明，芙蓉叶具有抗炎作用，涂敷患处，具有解毒消肿之功。元代朱丹溪《丹溪手镜》曰："蛤蟆瘟，因风热……侧柏叶自然汁调蚯蚓粪敷。烧灰大妙……或丁香尖、附子尖、南星，醋磨敷皆可。五叶藤汁敷亦可。"明代陈实功《外科正宗》曰："痄腮乃风热，湿痰所生，有冬温后天时不正，感发传染者多……外敷如意黄金散。"方中大黄、黄柏清热燥湿、泻火解毒，为君药。姜黄破血通经、消肿止痛，白芷、天花粉燥湿消肿、排脓止痛，共为臣药。陈皮、厚朴行气燥湿，苍术燥湿健脾，天南星燥湿散结、消肿止痛，为佐药。甘草调和诸药，为使药。诸药合用敷涂患处，共奏清热解毒、消肿止痛之功。延及清代，许克昌、毕法《外科证治全书》载："患生于腮，有曰痄腮，有曰发颐，当分别治之。腮内酸痛者，痄腮也，以赤豆散敷之。"再次将痄腮与发颐加以区分，并治以不同方药，值得学者商榷。清代顾世澄总结各家经验，在《疡医大全》中载有："肥皂同砂糖捣敷，纸盖留顶出气""黄柏、铅粉各等分，研匀凉水调敷""霜后丝瓜煅存性，猪胆汁调敷""扁柏叶捣汁，调蚯蚓泥搽上"等诸方治疗痄腮。同一时期，吴师机《理瀹骈文》云："治头瘟，先用上清散，加冰片，取嚏咽喉痛者尤宜，文中又延胡青黛方，亦可参用膏糁青黛末，贴肿处……又头瘟表症重者，用荆防败毒散或普济消毒饮，煎抹胸口，里症重者，用龙虎双降散、防风通圣散，加元参、牛蒡子煎，抹胸口或抹背心，以清内热。"开拓了本病的治疗思路。

3. 治疗禁忌

王好古推崇李杲观点，在《此事难知》中载："治之宜早，药不宜速，恐过其病，上热未除，中寒已作，有伤人命矣。"提倡治病应趁温毒邪气在表，及早以缓药祛之。徐春甫亦宗此说，认为痄腮之病不宜以峻药攻之。《古今医统大全》载："大头虾蟆之候，尽因风热温邪在于高颠之上，宜败毒散加羌活、黄芩、酒浸大黄随病加减，不可峻用降药。虽有硝黄之剂，必细细呷之。大抵攻之太峻，则邪在上，自如无过之地，及受其害也。"日本后藤省仲介《伤风约言》亦曰："此证初起，若过服凉药，令毒攻喉者险。"民国时期陈守真《儿科萃精》曰："新产月内，小儿两腮肿硬……又名痄腮，此症少迟片刻，肿延喉鼻，则不可救，然亦最忌割治。"

综上所述，历代医家治痄腮诸法历练有得，各臻佳妙。笔者浅析部分中医名家有关痄腮的论述，梳理其源流，以冀有裨于临床。

（毛雪莹　孙许涛）

蛔虫病源流考

《黄帝内经》中已有"长虫""蛟蛕"的记载，皆指"蛔虫"，可见中医对蛔虫病认识之早。后至汉代张仲景《伤寒杂病论》对本病加以辨证施治，并载有"甘草粉蜜汤""乌梅丸"等经方治疗本病，后世医家多宗其说。唐宋医家多主张脾胃虚弱、湿热内蕴、饮食不当为本病致病因素，并创立驱蛔杀虫、补益脾胃、安蛔定痛等治法，此后明清医家对本病治疗方药的记载更加丰富。由于历代医家对本病的论述十分复杂，故从病名、病因病机、证候分类及治疗入手，对历代重要医籍中小儿蛔虫病的相关病证论述进行整理研究，考查其学术脉络和规律，颇有意义。

（一）病名

本病最早记载可见于《黄帝内经》，此后不断丰富发展，历经数千年而沿用至今。总结历代医家对于本病的记载，多以本病的病症特点分类命名，在此归纳如下。

《灵枢》曰："肠中有虫瘕……心肠痛㤞，作痛肿聚，往来上下行，痛有休止，腹热喜渴，涎出者。"此处虫瘕是指虫积肠道，腹部结块，阻碍气机，聚散不定为主要表现的虫病。诸虫之中，蛔虫最多，故虫瘕多见于蛔虫病。东汉张仲景《金匮要略》云："蛔厥者，当吐蛔……蛔闻食臭出，其人当自吐蛔。"蛔厥是指因蛔虫而引起以急性腹痛和四肢厥冷为主要表现的病症。症见腹部绞痛，四肢发凉，痛甚则汗出，或吐涎沫，或吐蛔虫，时发时止，或伴有寒热，胃肠功能紊乱等证候。唐代王焘《外台秘要》云："心里有长虫名曰蛊虫，长一寸许，贯心即死。"即蛔虫贯伤心脏称为"蛊虫"，往往有生命危险。宋代官修《太平圣惠方》曰："夫蛔疳者……其候，常爱合面而卧。惟觉气急，颜色萎黄，肌体羸瘦，啼哭声高。又似心痛，或即频频动静，或即发歇无时。每于月初二三四日，其虫盛矣。"此处提到的"蛔疳"，是因小儿体内滋生蛔虫，日久不愈，脾胃虚弱，气血日亏而成疳积，多以精神萎靡、面黄肌瘦、毛发焦枯、肚大筋露、纳呆便溏为主要表现。

值得一提的是，历代医家对"蛔虫"之名古代称谓较多，特举例归纳如下。

1. 长虫

《素问》曰："胃咳之状，咳而呕，呕甚则长虫出。"此处，"长虫"即指"蛔虫"。隋代巢元方《诸病源候论》曰："长虫，蛔虫也。"

2. 蛟蛕

《灵枢》曰："肠中有虫瘕及蛟蛕……心肠痛㤭，作痛肿聚，往来上下行，痛有休止，腹热喜渴，涎出者，是蛟蛕也。"此处"蛕"通"蛔"。

3. 蚘虫

《金匮要略》曰："腹中痛，其脉当沉，若弦，反洪大，故有蚘虫。"隋代巢元方《诸病源候论》云："蚘虫者，九虫内之一虫也，长一尺，也有长五六寸者。"形象生动指出蛔虫形状，可见古人对此病认识之早，此处"蚘"通"蛔"，后因汉字演化，历代医家书籍多以"蛔虫"命名，故本书其余各处仍用"蛔虫"。

4. 消谷虫

日本丹波元竖《杂病广要》云："蛔虫为物，或谓为消谷虫。"蛔虫以胃肠中水谷精微为食，故称其为"消谷虫"，其在《素问识》中亦有记载，曰："人腹中蛔虫，其状如蚓，此消谷虫也，多则伤人，少则谷不消，知蛔虫常居肠胃中也。"此外《杂病广要》中又有"消食虫"之记载，亦属此类，其曰："虽云酒有别肠，未必非消食虫之能运化。"

5. "新蛔"与"宿蛔"

《杂病广要》所述："蛔虫为物，或谓为消谷虫，或谓为自湿热而生……蛔有宿蛔，有新蛔。宿蛔者，犹龙蛇之于天地间，人所常有，触事而动，然不人人必有，有亦不多。新蛔者，犹蠹蛆之类，须湿热而生，生必繁息，致疾最剧。"指出宿蛔为平人所常有，病情轻微，而新蛔由于湿热而生，病情剧烈，将蛔虫病分为"宿蛔"与"新蛔"。

（二）病因病机

历代医家对蛔虫病的病因病机最早的认识可见于汉代张仲景《伤寒杂病论》，指出寒热错杂，蛔虫受扰，可发为"蛔厥"。汉代以后对本病病因病机认识逐渐完善，总结历代医家所述，本病的病因病机可概括为三类：其一，湿热内蕴，滋生蛔虫；其二，脾胃虚弱，脏腑娇嫩，蛔虫乘虚而入；其三，饮食不节，滋生蛔虫。现分别论述如下。

1. 饮食不节，滋生蛔虫

小儿脾常不足，若饮食不加以节制，嗜食肥甘厚味或生冷油腻，则损伤脾胃，滋生蛔虫，发为本病。早在隋代巢元方《诸病源候论》中就提出："蛔虫者……或因食甘肥而动。"此后，由于儿科不断发展，诸医家对本病的认识逐渐深刻，如宋代官修《太平惠民和剂局方》记载："小儿疾病多有诸虫……或因食甘肥而动。"即明确指出小儿嗜食肥甘之品，饮食不加以节制易滋生蛔虫，发为本病。明代孙一奎《赤水玄珠》曰："虫之生于湿热肥甘也。"两人均提出小儿嗜食肥甘之品易滋生蛔虫。张介宾《景岳全书》曰："而虫能为患者……或由生冷，或由肥甘，或由滞腻，皆可生虫……然以上数者之中，又惟生冷生虫为最。"可见嗜食肥甘厚味、生冷油腻之品皆可生虫。万密斋继承前医经验，其在《育婴家秘》中曰："或伤生冷油腻之物，留而成积，积化为虫也。"秦景明《幼科折衷》中也指出："蛔虫者，失乳饭早，或食肉太早，以致停蓄积滞，化而为虫。"秦氏认为小儿停乳，饮食过早或食肉过早，留而成积，化而生虫。此后，近代诸多医家对饮食不节，滋生蛔虫，发为小儿蛔虫病有相关论述，在此不再赘述。

2. 湿热内蕴，滋生蛔虫

蛔虫寄生在小儿肠道，湿热内蕴可助长其成长，从而导致诸多病症。自金元时期朱丹溪指出蛔虫病亦可因湿热所致，其在《丹溪手镜》中提出："盖因湿热之生。"元代之后，诸医家对湿热内蕴之病因病机认识逐渐完善，如明代秦景明《幼科折衷》曰："湿热相生，而诸般奇形之虫，各从五行之气化生。"张介宾亦宗其说，于《景岳全书》中云："而虫能为患者……然则或由湿热。"后至清代，张璐《张氏医通》曰："虫由少阳风木，湿热郁蒸而成。"又云："人患虫积，多因饥饱失宜，中脘气虚，湿热失运，故生诸虫。"张氏认为饥饱失常，损伤脾胃，湿热内生，故而生虫。汪昂亦有此论述，其在《医方集解》中曰："肠胃之中，无物不容，所以变生诸虫者……或湿热蒸郁而成，亦犹物必先腐而后虫生之义也。"张锡驹《胃气论》曰："蛔者，阴类也，胃中湿热交蒸，顷刻而生。如物藏于器中，烘焙极燥，虽熟不坏。若有湿气，热即霉黦而生虫。"其指出蛔虫因湿热交蒸而生。以上医家均认为湿热内蕴是导致小儿蛔虫病发生的重要病理因素。

3. 脾胃虚弱，蛔虫内侵

脾胃乃后天之本，小儿脾常不足，若脾胃虚弱，胃中虚冷，脏腑气虚，则蛔虫易乘虚而入，为蛔虫病的主要致病原因，历代医家对此皆有论述。如隋代巢元方《诸病源候论》中提出："蛔虫者……腑脏虚弱而动。"后至宋代，王怀隐等《太平圣惠方》曰："诸虫依肠胃之间，若脏腑气实则不为害，若虚则能侵蚀，随其虫之变动，而成诸疾也。"由此可知，脏腑虚弱，蛔虫乘虚而入，发为蛔虫病。官修《太平惠民和剂局方》明确指出小儿疾病多有诸虫，然蛔虫最多，常因脏腑虚弱发为本病。《小儿卫生总微论方》（佚名）同样把病因归为"脾胃虚弱，胃中虚冷。"钱乙《小儿药证直诀》述病因为"小儿本怯者，多此病。"即强调小儿先天脏腑怯弱为重要病理因素。元代罗天益亦宗其说，其在《卫生宝鉴》中提出："小儿疾病多用诸虫，或因脏腑虚弱而动。"后至明代张介宾《景岳全书》曰："凡脏强气盛者，未闻其有虫，正以随食随化，虫自难存；而虫能为患者，终是脏气之弱，行化之迟，所以停聚而渐致生虫耳。"即指出蛔虫病多由于脏腑虚弱，运化失司，聚而生虫所致。秦景明引用前医经验，其在《幼科折衷》曰："其虫或脏腑虚弱而动。"万密斋《育婴家秘》曰："盖因脏腑虚弱而动。"均认为脏腑虚弱，蛔虫引动而发病。后至清代，沈金鳌主张小儿脏腑娇嫩，胃中虚冷，易生蛔虫，其在《幼科释谜》中云："小儿本怯，故胃虚冷，则虫动而心痛。"小儿肠胃之中，无物不容，所以蛔虫为病，责其正气虚衰。可见脾胃虚弱，脏腑娇嫩，蛔虫内侵是本病发生的重要因素。

此外，因蛔虫致病广泛，变化多端，易引起小儿各种病症，如"吐蛔""虫瘕"之症，历代医家多有记载，特举例如下。

寒温不适，虫窜入膈，发为吐蛔。蛔虫好动而尤喜钻孔，特别是受到某些刺激，寒温不适，蛔虫受扰，上窜入膈，钻入胆道而发生吐蛔。早在汉代张仲景《伤寒论》中就指出："厥阴之为病，消渴，气上撞心，心中疼热，饥而不欲食，食则吐蛔，下之利不止。"即明确指出蛔厥的产生是由于寒热错杂，使蛔虫受扰，后世医家亦多沿用此观点。明代张介宾《景岳全书》言："有因胃火而吐蛔者，以内热之甚，蛔无所容而出也……有因胃寒而吐蛔者，以内寒之甚，蛔不能存而出也。"张氏认为胃寒或胃热均可发为吐蛔。

蛔虫阻塞胆道，发为虫瘕。凡诸虫之中，惟蛔虫最多，若虫体过多，壅塞肠中，或虫体扭曲成团，阻塞肠道，肠道梗塞不通，可发为虫瘕。早在《灵枢》就云："肠中有虫瘕……心肠痛怅，作痛肿聚，往来上下行，痛有休止，腹热喜渴，涎出者。"宋代官修《圣济总录》曰："盖较之他虫害人为多。观其发作冷气，脐腹撮痛，变为呕逆，以至心中痛甚如锥刺。"文中所述，突然发作性剧烈腹痛，伴有频繁呕吐，严重者疼痛剧烈难忍即为虫瘕证的主要临床表现。清代张志聪《黄帝内经灵枢集注》云："虫瘕者，癥瘕而成形也……虫聚而壅于胸腹之间，上行则痛，归下则安，故痛有休止也。"张氏认为虫瘕的形成是由于蛔虫扭结成团，虫积肠道，腹部结块，阻碍气机，聚散不定，梗塞不通发为虫瘕。

（三）证候分类

历代医家对蛔虫病证候分类的描述有：①蛔虫；②蛔厥；③虫瘕；④蛔疳。

（四）治疗

早在汉代《伤寒论》《金匮要略》中就对蛔虫病治疗有所记述，其中"甘草粉蜜汤""乌梅丸"均可安蛔定痛，此后医家对于本病治疗不断发展。根据蛔虫病的基本病因病机，治疗以驱蛔杀虫、补益脾胃、安蛔定痛为基本原则，以内治为主，少见外治方。现将蛔虫病辨证论治归纳整理以下几点。

1. 驱蛔杀虫

凡诸虫之中，惟蛔虫最多，故在治疗蛔虫病时，驱蛔杀虫是治疗本病的主要方法。早在唐代《颅囟经》中载有"槟榔、苦楝根、鹤虱（炒，各半两）"驱蛔杀虫。宋代官修《太平惠民和剂局方》载有"化虫丸"治疗小儿肠中诸虫，尤以治疗蛔虫为佳，以腹痛时作，呕吐或吐虫为辨证要点，方中胡粉辛寒有毒，性能杀虫为君药，鹤虱苦辛性平专杀蛔虫，苦楝根驱杀蛔虫，又可缓解腹痛，槟榔苦温驱虫，又能行气导滞，促进虫体排出，白矾酸咸而寒燥湿杀虫，以上共为臣佐药。诸药相合，驱杀之力颇强，并可缓泻以驱虫排虫。然本方药毒性较大，要严格把握用量，不宜久服。使用后要注意调补脾胃，扶助正气，以善其后。若药后虫未驱尽，可隔周再服。年老体弱、小儿要慎用，孕妇禁服。

后至元代，诸医家对驱蛔杀虫之法有更深刻的认识，如曾世荣《活幼口议》曰："先与下虫丸杀虫，其虫困；次与水晶丸推下；余证各与调胃药服。"先以"下虫丸"驱蛔杀虫，继而用"水晶丸"泻下虫体，后调理脾胃以善后。又曾世荣《活幼心书》谓："蛔虫动痛……先以理中汤加乌梅，水煎服，使胃暖不逆，次芦荟丸、使君子丸、化虫饮主之。"先以"安蛔定痛"之法使蛔虫安静，后以芦荟丸、使君子丸、化虫饮驱蛔杀虫治其本。明清时期，对驱蛔杀虫的中药、方剂认识更加全面。明代张洁《仁术便览》云："小儿杀虫，定辰散。"本方中使君子味甘性温，为驱蛔要药，槟榔杀虫兼能缓泻通便，枳壳行气导滞，诸药合用以杀诸虫。万全《幼科发挥》曰："虫病乃蛔虫攻其心痛也……雄黄解毒丸，苦楝根皮煎汤下。"苦楝根亦为驱蛔杀虫良药，为后世医家所重视。清代陈复正引用《外台秘要》"槟榔丸"攻下驱蛔杀虫，其在《幼幼集成》中曰："凡腹内有虫必口馋好甜，或喜食泥土、茶叶、火炭之类，宜攻去之，槟榔丸。"因蛔虫是该病产生的根源，故而驱蛔杀虫是治疗本病的关键。

2. 安蛔定痛

蛔虫病发作之时，使用"驱蛔杀虫"之法若不见效或疼痛难忍者，当施以安蛔定痛之法，以缓痛势。汉代张仲景《金匮要略》云："蚘虫之为病，令人吐涎，心痛，发作有时，毒药不止，甘草粉蜜汤主之。"甘草粉蜜汤中甘草、米粉、蜜皆是甘平安胃之品，服后蛔安痛缓。《伤寒论》《金匮要略》均载有"蛔厥者，乌梅丸主之"。张仲景根据蛔虫"得酸则静，得辛则伏，得苦则下"的特性，故重用乌梅以安蛔，使蛔静痛止为君药，蛔动因于肠寒胃热，故以味辛性温之蜀椒、细辛，温脏而驱蛔，味苦性寒之黄连、黄柏，清热而下蛔，共为臣药。附子、干姜、桂枝助其温脏祛寒、伏蛔之力，又以人参、当归益气补血，扶助正气，炼蜜为丸，甘缓和中。本方以酸苦辛药合用，使虫静下行，疼痛自止。此"安蛔定痛法"为历代医家所沿袭使用。如明代张介宾引用仲景"乌梅丸"安蛔定痛，其在《景岳全书》中曰："有因胃火而吐蛔者……有因胃寒而吐蛔者……仲景乌梅丸之属是也。"元代罗天益《卫生宝鉴》云："脏寒蛔上入膈，吐蛔，此胃寒乃胃虚寒，非实寒也，治用仲景理中丸。"理中丸由干姜、人参、白术、炙甘草组成，功效为温中阳，助运化，罗氏运用仲景理中丸温中祛寒、安蛔定痛，治疗蛔虫上扰属脾胃虚寒者。明代陶华《伤寒全生集》载有"理中安蛔汤"，方用理中汤去甘草、加茯苓，温养脾胃而祛中焦之寒；乌梅、川椒酸辛伏虫，使中焦寒去，虫伏而安，为其配伍特点，本方温中祛寒配以驱蛔，适用于中焦虚寒之蛔扰证。明代龚廷贤《万病回春》亦载本方。

后至清代，医家在继承前人经验的基础上又有所发挥，清代俞根初《通俗伤寒论》载有"连梅安蛔汤"，方中包括胡连一钱、炒川椒十粒、白雷丸三钱、乌梅肉两枚、生川柏八分、尖槟榔两枚，本方重在清泄肝胃配以驱蛔，适用于肝胃热盛，引动蛔虫所致腹痛，饥不欲食，食则吐蛔，甚则蛔暖不安，脘痛烦躁，昏乱欲死等症。吴谦等《医宗金鉴》曰："虫痛不安腹因痛……安中理中治最合。"主张以安中丸、理中丸安蛔定痛。汪琥《伤寒论辨证广注》有言："陶尚文秘方，有理中安蛔散。方中用参术为主，余复嫌其太补，缘立清中安蛔汤以主之。"载其"清中安蛔汤方，治胃实热，呕吐长虫。"方中黄连、黄柏配伍乌梅、川椒清热安蛔，佐以枳实理气导滞，主治胃热虫扰证。以上记载均丰富了"安蛔止痛"的治疗方法。然本法重在安蛔缓急止痛，当病情缓解后，应参照"驱蛔杀虫"法治之。

3. 调理脾胃

脾胃乃后天之本，尤其蛔虫致病多损伤脾胃，脾胃一伤，百病乃生，故不可不调。正如明代万全《幼科发挥》云："人以脾胃为本，所当调理，小儿脾常不足，尤不可不调理也。"所以历代医家在治疗本病时特别重视调理脾胃。明代王肯堂《幼科证治准绳》曰："先用使君子散、芦荟丸取蛔，后温脾胃。"先以使君子散、芦荟丸驱蛔杀虫，继而重视温补脾胃。张介宾《景岳全书》中强调不可滥施攻伐，应当注重调补脾胃，指出："凡诸虫之中，惟蛔虫最多，其逐治之法总若前条，然旋逐旋生，终非善策，欲杜其源，必须温养脾胃，脾胃气强，虫自不生矣。"后至清代，医家对此认识逐渐深刻。夏鼎《幼科铁镜》指出："蛔虫尽出……补脾即安，亦非死症。"夏氏认为待蛔虫排出后，补益脾胃则五脏安和。冯楚瞻亦载调理脾胃之法，其在《冯氏锦囊秘录》中云："若中气虚而虫不安者，但调补脾胃自安。"又《幼幼集成》中记载："小儿虫痛，凡脾胃怯弱者，多有此症。其攻虫取积之法，却又未可常用。及取虫之后，速宜调补脾胃。或集成肥儿丸，或乌梅丸，或六君子汤多服之，以杜虫之复生。"指出"驱蛔杀虫"之法不可常用，待泻下蛔虫后，应当注重调补脾胃，脾胃健则正气存内，蛔虫无法自生。通过调理小儿的脾胃，改善患儿的内环境，使之不利于蛔虫的繁殖和生长，以行驱杀蛔虫之效。正如《幼科发挥》中指出："脾胃壮实，四肢安宁，脾胃虚弱，百病蜂起，故调理脾胃者，医中之王道也。"

综上所述，小儿蛔虫病的病症文献较为丰富，通过搜集古籍文献，梳理其条文论述，总结其理论基础，以供医家同仁参考鉴阅。

（杨圣英　韩洁茹）

蛲虫病源流考

汉代司马迁《史记》曰："病蛲得之于寒温，寒温气宛笃不化为虫。"此为"蛲虫病"最早记载，而"蛲虫"之名首见于隋代巢元方所著《诸病源候论》。至隋唐时期，人们对本病的认识日臻完善，多以饮食不节（洁）、湿热内蕴、脏腑虚弱为主要病因病机。延至宋金元时期，方书中有关本病治疗方药的记载颇为丰富，其治法多以驱虫杀虫、补虚安虫为主。历代医家又加入了自己对本病的理解与体会，使得其理论体系得以不断完善。纵观历代医家对蛲虫病的认识，逐渐形成了相对统一的诊治方法，现加以梳理归纳，理清脉络。

（一）病名

"蛲虫"一词，历经数千年而沿用至今。隋代巢元方首次提出"蛲虫"之名，并将本病归入"九虫"范畴，对蛲虫病之推究，堪称允当，为后世医家奠定了蛲虫病证治理论基础。《诸病源候论》将蛲虫形态描述为："蛲虫，至细微，形如菜虫……形甚细小，如今之蜗虫状。"又言："当以其三种偏发动成病。"将九虫中最易致病的蛔虫、蛲虫、寸白虫再立"三虫"说，亦对其寄居部位和变证加以详细记载，其曰："蛲虫居胴肠……因人疮处，以生诸痈、疽、癣、瘘、痫、疥、龋虫，无所不为（痫，另有写作疮）。"可见当时的人们便已认识到蛲虫之危害。继此以后，医家莫不关注蛲虫为病，竭力治之，以防传变。纵观历代有关蛲虫病的诸多论述，综合分析蛲虫病诸多称谓的历史，将其分类命名归纳为以下两种。

1. 以病位分类命名

《诸病源候论》云："谷道虫者，由胃弱肠虚而蛲虫下乘之也。谷道、肛门，大肠之候。"其中所谓"谷道"即为肛门、大肠。巢氏认为谷道有虫是因胃肠虚弱，正气不足，蛲虫侵犯于此所致。故称其为"谷道虫"。唐代孙思邈《备急千金要方》称之"大孔虫"，其曰："治下赤白痢，大孔虫生悉皆瘥方。"明代张介宾在《景岳全书》中引《备急千金要方》之言，其曰："治大孔虫痒方用大枣蒸烂为膏。"明代官修《普济方》亦言："五圣汤，治下赤白痢，大孔虫息生皆瘥。"文中的"大孔"即肛门，肛门的病变多与虫体活动密切相关。蛲虫活动于大肠和肛门附近，会造成肛门周围及会阴部的瘙痒，严重者可致肛门的感染及溃疡。明代王肯堂《证治准绳》云："若下唇内有疮，此虫在下蚀肛门。"清代吴谦等《医宗金鉴》亦云："肛门作痒系虫伤"。

2. 以虫体形状分类命名

《素问》称之"短虫"，其曰："短虫多则梦聚众。"东汉许慎《说文解字》中明确把"蛲"解释为"腹中短虫也"。后至宋代施发《察病指南》、元代滑寿《读素问钞》、明代张介宾《类经》、清代顾世澄《疡医大全》、清代冯楚瞻《冯氏锦囊秘录》等皆将其按虫体形状命名为"短虫"，日本丹波元坚《素问绍识》亦提到："短虫，长虫，先兄曰，说文蛲，腹中短虫也。蛕，腹中长虫也。"又因蛲虫色白，形细小如线头，故俗称"线虫"。上述中所提到的"短虫""线虫"皆为蛲虫。

（二）病因病机

该病是吞入感染期的蛲虫卵所致。此外，虫卵还须借助人体的内在环境作为生活条件，才易生长繁殖。脾失健运，或中焦积滞，湿热久蕴均可使虫体更易繁殖，加重病情。蛲虫亦可爬向前阴，引起阴痒发红，遗尿或尿频、尿急等症。如《中国医药论文集》载："妇人阴中生细虫，搔痒难忍，为医家屡屡所见之病，是即蛲虫出肛门匍匐入腟内之所致，俗医往往认为阴痒者误也。"现将历代医家所论总结归纳，可知本病与饮食不节（洁）、湿热内蕴、脏腑虚弱等因素密切相关，兹述如下。

1. 饮食不节（洁）

饮食不节，虫动寻食而病；食物不洁，则沾染虫卵而病。巢元方首先提出小儿蛲虫病之传染源，其曰："蛲虫多所变化，亦变作疥。其疮里有细虫，甚难见。小儿多因乳养之人病疥，而染着小儿也。"宋代窦材《扁鹊心书》曰："三虫者，蛔虫，蛲虫，寸白虫也。幼时多食生冷硬物，及腥厌之物，久之生虫。"蛲虫病日久可因虫致瘕，如窦氏所言："蛲虫细如发，随气血周游遍身，出皮肤化为疯癫，住腹中，为蛲瘕。"宋代官修《太平惠民和剂局方》及元代罗天益《卫生宝鉴》中均载有"小儿疾病多有诸虫……或因食甘肥而动"之述。明代《景岳全书》曰："虫能为患者……或由生冷，或由肥甘，或由滞腻，皆可生虫……又惟生冷生虫为最。"认为嗜食生冷肥甘滞腻之品，最易使人生虫。明代万密斋《育婴家秘》提出："盖因小儿食物太早，或伤生冷油腻之物，留而成积，积化为虫也""或因食甘肥而动"。因小儿为稚阴稚阳之体，脏腑娇嫩，形气未充，饮食失宜易损伤脾胃，而生诸虫。同一时期，董宿《奇效良方》载道："杂食生冷、甘肥油腻咸脏物……或食瓜果与畜兽内脏遗留诸虫子类而生。"指出因饮食不节及不洁导致的诸虫滋生。后至清代，林珮琴《类证治裁》言："脏腑之生虫也，肥甘不节，生冷失宜，中脘气虚，湿热不运，诸蛊乃生。"林氏所论"诸蛊"，即是诸虫，系由饮食不节而生。

2. 湿热内蕴

古有"无湿不生虫之说"，蛲虫寄生肠内又可造成脾胃受损，运化失司，湿热内生等一系列病理改变。虫体游行咬蚀，湿热下注，可致肛门奇痒；蛲虫扰动，气机不利，可见恶心、腹痛。金元时期，朱丹溪《丹溪手镜》言："盖因湿热之生，脏腑虚则侵蚀。"提出湿热生虫之论。迨至明代，张三锡《医学六要》曰："湿热郁久，则生虫。"同一时期，张介宾继承和发展了朱丹溪"湿热生虫"理论，认为湿热虽能生虫，然虫证并非皆由湿热所致。张氏在《景岳全书》中曰："而虫能为患者……然则或由湿热……非独湿热已也。"延及清代，《医方集解》《形色外诊简摩》《幼幼集成》等著作皆宗"湿热生虫"之说，《医方集解》有言："人之变生诸虫者……或淫热蒸郁而成，犹物先腐而后虫生也。"周学海《形色外诊简摩》论曰："仓公前案流汗……后案虫气，是正气未伤，而湿热内盛，化生蛲虫，胃中转多一番生气，故上蒸头面而毛发奉美也。若至虫能饮血啮肠，则亦必渐变枯索矣。"清代陈复正亦赞成脾胃湿热可引起蛲虫活动的观点，所著《幼幼集成》载道："饮食者，皆入于胃，胃中有热则虫动，虫动则胃缓，胃缓则涎出。"可见湿热内蕴，为蛲虫病发作的重要病理机制。

3. 脏腑虚弱

《华佗神方》中载："九虫者……九曰蛲虫。此诸虫皆依肠胃之间，若脏腑气实不为害，虚则能侵蚀。"蛲虫常寄居于患儿肛门部。脏腑虚弱，正气亏虚为蛲虫的活动与繁衍提供了有利条件。隋代巢元方《诸病源候论》载："蛲虫是人体虚极重者，故为蛲虫，因动作，无所不为也""胃弱肠虚，则蛲虫乘之。轻者或痒，或虫从谷道中溢出，重者侵蚀肛门疮烂"。巢氏认为蛲虫寄居于肠内，常趁脏腑虚弱之时发作，生化众多。在指出病因病机的基础上，道明了蛲虫病的临床表现。又言："蛲虫居胴肠……因人疮处，以生诸痈、疽、癣、瘘、痼、疥、龋虫，无所不为。"其后，历代医家皆在《诸病源候论》的基础上，加以论述发挥。迨至宋代，官修《太平圣惠方》曰："夫肛门有虫者，由胃弱肠虚，而蛲虫下乘之也。肛门为大肠之候，蛲虫者，九虫内之一虫也，在于肠间，若腑脏气实，则虫不妄动，胃弱肠虚，则蛲虫乘之，重者成疮，或虫从肛门溢出，轻者侵蚀肛门但痒也。"王氏指出，诸虫的滋生及其所以致病，与人体脏腑功能的强弱关系密切。又云："凡人皆有九虫在腹内，值血气虚，则能侵蚀，而蛲虫发动，最能生疮，乃成疽、癣、痼、疥、之属，无所不为。言白秃者，皆由此虫所作，谓头上生疮，有白痂甚痒，其上发并不生，故谓之白秃也。"认为白秃病也是蛲虫所致。宋代《小儿卫生总微论方》载："脾虚胃冷则虫动。"认为脾虚胃冷，腐熟无力亦是导致蛲虫病发作的原因之一。同一时期，钱乙认为小儿素体禀赋不足，脏腑虚弱者，更易感染蛲虫病，所著《小儿药证直诀》言："小儿本怯者，多此病。"自古以来就有"内伤脾胃，百病由生"之说，可见脾胃对于维持身体健康的重要性。脾胃为后天之本，气血生化之源。若病蛲虫日久，损伤脾胃，则见神疲、食欲不振、面黄肌瘦。迨至明代，《景岳全书》云："则凡脏强气盛者，未闻其有虫。正以随食随化，虫自难存。而虫能为患者，终是脏气之弱，行化之迟，则停聚而渐致生虫尔。"以上医家皆认为脏腑虚弱，正气不足是蛲虫病的病因病机之一。

综上所述，蛲虫病之发病，是在脾胃湿热的基础上，由于饮食不洁，误食虫卵，再加上饮食不节，饥饱失时，或嗜食生冷，或因肥甘，或因腻滞，积湿成热而形成，正如清代汪昂《医方集解》所载："肠胃之中，无物不容，所以变生诸虫者，缘正气虚衰，或误食生虫之物，或湿热蒸郁而成，亦犹物先腐而后虫生之义也。"

（三）证候分类

历代医家对蛲虫病证候分类的表述有：①蛲虫；②蛲瘕；③蛲疳。

（四）治疗

蛲虫病的临床论治应从整体出发，分清标本缓急，对于体质强者，当先驱虫。体质弱者，宜攻补兼施。确是体虚甚者，应先予调补，然后驱虫。此外，虫体躁动，疼痛难忍耐时，则应先安虫而后驱虫。若体内有湿热，当以清热燥湿并进，继而调理脾胃善后。脾胃健运，则湿热不能留连，诸虫亦不能复生矣。通过对古代医籍文献中蛲虫病治疗方法的整理，现将蛲虫病的治疗方法归纳为以下几类，兹分述如下。

1. 辨证论治

（1）驱虫杀虫：蛲虫病在治疗上，多以驱虫为主，常以内服、外治相结合，并注意预防，以达根治。早在秦汉时期，《神农本草经》已载有用芜荑"去三虫"，雷丸、贯众"杀三虫"。隋唐时期，孙思邈在《备急千金要方》中曰："以好盐末二两，苦酒半升合铜器中，煮数沸，宿不食，空心顿服之。"提出驱虫药当以空腹服用为妙。随着不断的理论研究与临床实践，古代医家逐渐掌握了蛲虫的生活习性，对其治疗也提出了新的见解。历代典籍中有关蛲虫病治疗的记载，尤以宋代为著。如《仁斋直指方》记载了以食诱虫的"贯众酒法"，其曰："五更嚼炙肉一片，莫吞，俟虫寻肉，其头向上，却吐出肉，嚼使君子三个，并轻粉一字，吞下，少顷，以当晚所煎贯众酒，吞解毒雄黄丸七粒，泻下皆虫也。"又如《小儿卫生总微论方》所载之"月初服药法"，文曰："唯于每月初四五日间，在五更时服之，至日午前，虫尽下矣；后以平调药一两服和之，不可多也。"同一时期，官修《太平圣惠方》以"蛣螂丸"治疗因蛲虫所致的肛门作痒，其曰："治肛门痒，或出脓血，有虫傍生孔窍内，蛣螂丸方。蛣螂（七枚五月五日收去足翅微炙捣末）、新牛粪（半两）、好肥羊肉（一两炒令香）上件药，都捣如膏，丸如莲子大，炙令热，以新绵薄裹，纳下部中，半日，少吃饭即大便中虫俱出，三五度即永瘥。"《幼幼新书》引《婴孺方》治小儿蛲虫方，其言："茱萸根（拣南行者大拇指大，刮去黑皮，用白皮）、桃白皮（三两）上以酒浸一宿，绞去滓。先食，顿服尽。不能顿服，为二服。"日本医家丹波元坚指出先驱虫，后扶正，即先攻后补的治疗方法，所著《杂病广要》载有："凡病气血虽虚，有虫有积者，皆须用追虫杀虫等剂，下去虫积及宿澼痰饮酸腥除尽，方可服补药，不尔，必不为功效。"

（2）补虚安虫：虫居肠道，常会躁扰不宁，引起腹痛，甚至剧烈难忍。其时，不宜骤用杀虫驱泄之剂，而宜先用安虫止痛法。即以安抚虫体为目的的一种治法，让虫体安伏后，再行驱虫，以免服用驱虫药后，虫体窜扰更甚，加重病情。如元代曾世荣《活幼心书》载："胃受极寒极热，亦令虫动，或微痛，或不痛，遂然吐出，法当安虫为上。若以治虫，反伤胃气，固不可也。"通常在驱虫之后，要进行善后调理，以增强体质，使脾胃健旺，气血充盛，以防诸虫复生，特别是体质虚弱的患儿尤应重视。若体虚甚又不任攻伐者，则要用先补后攻法，健运脾胃，待体质强盛之后，方可用驱泄虫体之药。常用来调补脾胃的方剂有四君子汤、香砂六君子汤、八珍汤、归脾汤、人参养荣汤等。明代李梴认为体虚宜先补，以免因强攻而致元气耗散之弊，在《医学入门》中曰："体虚者，俱宜先用温补，扶正元气，然后用王道之药，佐以一二杀虫之剂，如化虫丸，使君子丸、五膈下气丸之类。或追虫后继以温补亦可，不然，虫去而元气亦散矣。"同一时期，张介宾认为调补脾胃，中气充足，则虫自安，所著《景岳全书》言："然以常见验之，则凡脏强气盛者，未闻其有虫，正以随食随化，虫自难存。而虫能为患者，终是脏气之弱，行化之迟，所以停聚而渐至生虫耳……若治虫之法，虽当去虫，而欲治生虫之本，以杜其源，犹当以温养脾肾元气为主，但使脏气阳强，非惟虫不能留，亦不能生也。"清代吴谦等所撰之《医宗金鉴》云："虫痛不安腹因痛，面色乍青乍赤乍白，时痛时止，吐清涎，安虫理中治最合。"

2. 外治法

隋唐时期，孙思邈《备急千金要方》中首载蛲虫病的外治法，其曰："捣槐子纳下部中……或楝实一枚纳孔中。"明代薛铠《保婴撮要》和清代张璐《张氏医通》均提倡内外合用的方法驱杀蛲虫。薛氏记载："虫食肛门，先用化虫丸，后用四味肥儿丸，外以雄黄散纳肛内。"张石顽云："谷道生疮，虫蚀痒痛，胶艾茹归汤，外用雄黄兑法。"并提出治虫之药，需在夏月龙蛇起陆之时服之，方可奏效，若在万物藏之际服用，则不能取效也。

综上所述，蛲虫之为病，病症特点相对明确，病因病机较为复杂，治疗方法丰富多样，梳理其发展源流，以冀有裨于临床。

（毛雪莹　李文昊）

夏季热源流考

夏季热，古代医籍中虽未明确提及本病，但究其病症特点，与暑证、消渴、鬲消、疳热、疰夏等病证有相似之处。近代名医徐小圃通过对本病的长期观察，提出"上盛下虚"是其主要病机，并创温下清上汤治疗本病。20 世纪 50 年代初的全国高等中医药院校教材《中医儿科学》第一版中正式启用夏季热一名。故从病名、病因病机、证候分类、治疗入手，对历代重要医籍中夏季热的相关病证论述进行整理研究，考查其学术脉络和规律，颇有意义。

（一）病名

"夏季热"在中医学中含义相对明确，指婴幼儿在暑天发生的一种特有的季节性疾病，以长期发热、口渴、多饮、多尿、少汗或汗闭为特征。有关本病的近代文献报道较多，但对于病名认识颇不一致。综合分析夏季热诸多称谓，可归纳为两种分类命名。

1. 以病机分类命名

本病迁延日久，或脾肾素亏者，出现上盛下虚之病机，本病因此而得名。清代陈士铎《伤寒辨证录》记载："中暑热之气，两足冰冷，上身火热，烦躁不安，饮水则吐，人以为下寒上热之症。"陈氏所载"下寒上热之症"，虽未明确指夏季热，然其病机、病状与本病相似，可作为辨治本病的参考。《近代中医流派经验选集·徐小圃儿科经验简介》载道："上盛下虚证，一般称作暑期热，多见于夏季。其特点有长期发热，热势朝盛暮衰，头额干灼而两脚不温，汗少，神倦而躁，口渴多饮，小便清长。病势缠绵，形容羸瘦，往往迁延至秋凉后方能向愈。先父早在三十年前发现此病，认为其病主要在元阳虚于下，邪热淫于上，不同于古之消渴症，因名为'上盛下虚证'。"徐小圃认为夏季热的病机为阳虚于下，邪热淫于上，故名为"上盛下虚证"。亦详细论述了其病症特点、好发季节，指明其与古之消渴症有别。

2. 以发病季节分类命名

因本病发病与夏季气候有密切关系，故称其为"夏季热""暑热症"。《儿科名家徐小圃学术经验集·暑热症》言："三十年代初，每逢夏季，上海盛行此病。当时对此病做各种化验检查，均未能发现异常，既非伤寒，又非尿崩症。"徐小圃将本病看作一个单独的疾病，为其后本病病名的确定奠定了理论基础。其后，20世纪50年代初的全国高等中医药院校教材《中医儿科学》第一版中正式启用夏季热一名。

本病尚有其他别名，如由江育仁、王玉润等所著《高等中医院校教学参考丛书·中医儿科学》记载如下：有因本病具有发热、多饮、多尿之症，病在气分，表现为阳明热盛，而称为"阳明经热"者；有因本病发病季节及主要症状而名的，为"小儿汗闭性暑热症""暑热消渴症"者。

纵观古代文献，以下疾病与夏季热相似，可为辨治本病提供参考。第一，暑证。指感受暑热之邪，耗气伤津，以发热口渴、神疲气短、有汗或无汗等为主要表现的证候。清代吴谦等《医宗金鉴》将暑证分为中暑、伤暑等，其曰："中暑，为阳邪，单中暑热也，阳邪身热有汗。伤暑，为阴邪，中暑复感寒也，阴邪身热无汗。"夏季热以发热、少汗或汗闭为特征，其状似伤暑，然其发病非"中暑复感寒也"。第二，消渴、鬲消。消渴是以多饮、多食、多尿、形体消瘦，或尿中有甜味为特征的一种疾病。清代尤怡《金匮翼》云："渴而饮水多，小便数……甜者是消渴也。"鬲消为消渴的一种，后世称之上消，以口渴多饮为主要症状。金代张从正《儒门事亲》载道："其渴也，其状多饮而数溲……此消乃膈膜之消也。"可见，消渴、鬲消中口渴、多饮、多尿之临床表现，与夏季热颇似。第三，疳热。系小儿疳证的合并症之一，以发热、口渴、形瘦为病状。南宋刘昉《幼幼新书》引汉东王先生曰："小儿发热，形瘦，多渴，吃食不长肌肉者，谓之疳热。"较疳热而言，夏季热尚有多尿、少汗或汗闭等症。第四，疰夏。多发生在春夏之交，主要表现为低热，一般无高热、汗闭、口渴多饮、多尿等，可伴有食欲减退、身困乏力。清代李用粹《证治汇补》详细阐述了疰夏之发病季节、病症特点，其曰："每遇春夏之交，日长暴暖，患头眩眼黑，或头胀痛，身倦脚软，身热食少，心烦躁扰，自汗盗汗，名曰疰夏。"如李氏所言，疰夏之发病季节与夏季热基本相同，发热为两病之共有表现。

（二）病因病机

夏季热的发病主要与小儿体质因素有关。小儿先天禀赋不足，肾气不充者，如胎怯，或后天调护失宜，脾胃虚弱者，或病后体虚，如泄泻、麻疹等气阴两伤者等入夏之后不耐暑气熏蒸而患本病。

1. 暑伤肺胃

小儿体质虚弱，不耐夏季炎暑而发为本病。暑性炎热，易耗气伤津。若小儿不耐暑气，肌腠受灼，肺胃受侵，津液耗伤，则发热、口渴多饮。正如清代黄元御《金匮悬解》所言："暑伤肺气，津液枯燥，是以身热而渴。"肺脏外合皮肤腠理，卫气主司玄府开合。暑伤肺卫，则腠理不开，又肺津为暑热所伤，津气两伤，水源不足，无以输布，故见少汗或汗闭。同时，小儿脾常不足，暑伤脾气，中阳不振，气虚下陷，气不化水，使水液趋于膀胱而尿多。又《灵枢·五癃津液别》曰："天暑衣厚则腠理开，故汗出……天寒则腠理闭，气湿不行，水下留于膀胱，则为溺与气。"《黄帝内经》阐明了季节变化对人体水液代谢的影响：生理状态下，夏天腠理开泄，汗多而尿少；冬日腠理闭塞，汗少而尿多。以常衡变可知，在本病之病理状态下，虽为夏季，而汗少尿多。尿多则津伤，津伤则饮水自救，因而形成少汗或汗闭、口渴多饮、多尿。由此可知，本病的诸多症状并非独立存在，而是互为因果的。

2. 上盛下虚

《伤寒辨证录》详细阐述上热下寒之病机，其曰："人以为下寒上热之症，乃暑气阻隔阴阳也，谁知是暑散而肾火不能下归之故乎。人身龙雷之火，因暑气相感，乃奔腾而上。"陈氏认为，暑邪升散，令肾火奔腾而上，不能下归，而成上热下寒证。《近代中医流派经验选集·徐小圃儿科经验简介》言："上盛下虚证，一般称作暑期热，多见于夏季。其特点有长期发热，热势朝盛暮衰，头额干灼而两脚不温，汗少，神倦而躁，口渴多饮，小便清长等症。病势缠绵，形容羸瘦，往往迁延至秋凉后方能向愈。先父早在三十年前发现此病，认为其病主要在元阳虚于下，邪热淫于上，不同于古之消渴症，因名为'上盛下虚证'。"疾病日久或小儿体虚，脾肾之阳衰于下，则见两脚不温、形容羸瘦、小便清长；真阴不足，津亏不能上济于心，心胃之火蒸于上，则见头额干灼、神倦而躁。而上盛下虚证多由暑伤肺胃证迁延不愈而来，故亦有津液耗伤、失于布散之病理机转，而见汗少、口渴多饮等症。

（三）证候分类

历代医家对夏季热证候分类的表述有：①暑伤肺胃；②上盛下虚。

（四）治疗

本病治疗当以清暑泻热，益气生津为主。清暑泻热重在清肺胃热，宜用辛凉清暑之品，不可过用苦寒，以免化燥伤阴；益气生津应当养肺胃，助中气，需选用甘润之品，不可多用滋腻，以防碍胃；亦不可峻补气阳，以免助热。上盛下虚者，治宜温肾阳，清心火，并佐以潜阳。药物治疗同时可佐以食疗，并注意避暑降温，有助康复。

1. 辨证论治

（1）清暑益气，养阴生津：针对本病初期或中期暑伤肺胃之病机，治宜清暑益气，养阴生津，方选王氏清暑益气汤。清代王孟英《温热经纬》载道："清暑益气汤……辄用西洋参、石斛、麦冬、黄连、竹叶、荷秆、知母、甘草、粳米、西瓜翠衣等，以清暑热而益元气，无不应手取效也。"本方清补并用，邪正兼顾，使热清而不伤阴，补虚而不恋邪。此外，徐小圃运用温下清上法的同时，针对上焦邪热甚者、初起暑湿闭汗者，亦遵清暑益气，养阴生津之法。《近代中医流派经验选集·徐小圃儿科经验简介》云："上焦邪热甚者，加莲子心、玄参心、花粉、蛤粉等清热止渴；初起暑湿闭汗者，参以藿、佩、香薷等芳化祛暑之品。"

（2）温补肾阳，清心护阴：病程迁延日久，或脾肾素亏者，常表现为上盛下虚证，治宜温补肾阳，清心护阴，方选温下清上汤（另有八味地黄汤，可参考）。《伤寒辨证录》载道："治法不可治暑，而并不可泻火，必须补火。盖龙雷之火，虚火也。实火可泻，虚火宜补。然补火之中，仍须补水以济之，补水者，补肾中之真水也。真火非真水不归，真火得真水以相合，则下藏肾中，不至有再升之患也。方用八味地黄汤。"陈氏认为，治疗虚火奔腾，当以补火补水之品相合，令真水真火相合，下藏肾中，方选八味地黄汤。又曰："六味地黄汤补水之神药，桂、附引火之神丹，水火既济，何至阴阳之反背乎。"方中六味地黄汤滋阴补肾，"壮水之主，以制阳光"，合肉桂、附子引火归元，令水火既济，则病瘳矣。《近代中医流派经验选集·徐小圃儿科经验简介》曰："先父早在三十年前发现此病……并创清上温下之法，以附子温下，黄连清上为主，佐以龙齿、磁石潜阳，菟丝、覆盆等温肾。因于久泻者，加破故纸、益智仁等固涩之味。上焦邪热甚者，加莲子心、玄参心、花粉、蛤粉等清热止渴；初起暑湿闭汗者，参以藿、佩、香薷等芳化祛暑之品，后期阴阳俱虚者，合黄连阿胶汤以潜阳育阴。另以蚕茧、红枣煎汤代茶，以助中气，治渴溺；无汗者加淡豆豉同煎。每值夏令，患者以千记，均用上法加减出入治愈。"以其为理论基础的验方温下清上汤，组成为附子、黄连、磁石、蛤粉、天花粉、补骨脂、覆盆子、菟丝子、桑螵蛸、白莲须。与前文所述相参，方中加桑螵蛸补肾助阳缩尿，白莲须助君药清上温下。

2. 其他疗法

本病之其他疗法以外治法为主。南宋《小儿卫生总微论方》记载："小儿于立夏之后，有病身热者，慎勿妄为吐下，但以除热汤浴之，除热粉粉之，赤膏摩涂之，出《千金》。除热汤，以白芷根苗、苦参等分为粗散，用清浆水煎，更入盐少许，以浴儿，浴毕用粉粉之……赤膏，丹参、雷丸、芒硝、戎盐、大黄（各三两）。上切碎，用苦酒半升，浸四物一宿，以炼成猪脂一斤煎，三上三下，去滓，入芒硝成膏。每用以摩心下，及涂脐中。"可见，针对小儿夏季发热的外治法十分丰富，如药浴、擦粉、膏摩等，分别用以除热汤、除热粉、赤膏。而本病之突出特点为小儿夏季发热，故上法可创造性地应用于本病治疗中。

综上所述，古籍中虽未将夏季热独立为病，然对其相关病证的论述，结合今人所述，对临床实践颇有指导意义，遂将其源流整理如上，以飨同道。

（陈天玺　张绪峰）